U0237879

陈以平 肾病治验传薪与临床研究

主　编　　张春崧　刘玉宁

副主编　　王琳　须冰

　　　　　张先闻

主　审　　陈以平

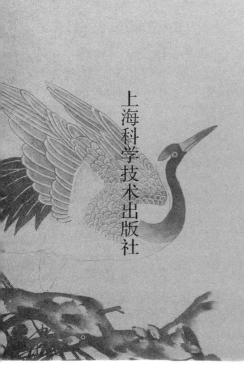

上海科学技术出版社

内 容 提 要

陈以平是我国当代著名的中医、中西医结合肾病专家,我国中西医结合肾脏病学科的奠基人之一,学验具丰,教研相长。本书从陈氏临床典型医案、经验传承、学术特点和科研等方面重点反映了陈氏在中医、中西医结合肾病学术领域的成就,可为当前从事中医、中西医结合肾病临床或科研的工作者提供有益的参考。

图书在版编目(CIP)数据

陈以平肾病治验传薪与临床研究/张春崧,刘玉宁主编. 一上海:上海科学技术出版社,2017.8
ISBN 978 - 7 - 5478 - 2964 - 6

Ⅰ.①陈… Ⅱ.①张… ②刘… Ⅲ.①肾病(中医)—临床医学—经验—中国—现代 Ⅳ.①R256.5

中国版本图书馆 CIP 数据核字(2017)第 175671 号

本书出版受"上海科技专著出版资金"资助

陈以平肾病治验传薪与临床研究
主编 张春崧 刘玉宁

上海世纪出版股份有限公司
上海 科 学 技 术 出 版 社 出版
(上海钦州南路 71 号 邮政编码 200235)
上海世纪出版股份有限公司发行中心发行
200001 上海福建中路 193 号 www.ewen.co
苏州望电印刷有限公司印刷
开本 787×1092 1/16 印张 23.75
字数 450 千字
2017 年 8 月第 1 版 2017 年 8 月第 1 次印刷
ISBN 978 - 7 - 5478 - 2964 - 6/R · 1414
定价:98.00 元

本书如有缺页、错装或坏损等严重质量问题,请向工厂联系调换

编委会名单

主　编

张春崧　刘玉宁

副主编

王　琳　须　冰　张先闻

主　审

陈以平

编委会

（按姓氏拼音排序）

陈万佳　　邓跃毅　　董兴刚　　杜兰屏　　高志卿

贺学林　　金周慧　　兰祝飚　　林　钤　　刘宝利

刘玉宁　　罗健华　　马志芳　　盛凌黎　　沈莲莉

藤田康介　王海颖　　王　琳　　王巍巍　　邢儒伶

须　冰　　殷　敏　　张春崧　　张先闻　　钟逸斐

朱　戎

前　言

陈以平,1938年出生,福建人。上海中医药大学附属龙华医院终身教授、主任医师、博士生导师、博士后流动站合作导师,上海市名中医,全国第五批老中医药专家学术经验继承班导师,中国中西医结合学会肾脏疾病专业委员会名誉主任委员,我国中西医结合肾脏病学科的奠基人之一。

陈师在临证之际倡导"辨证与辨病相结合、宏观辨证与微观辨病相结合、祛邪与扶正相结合",开创性的将肾脏病理诊断引入中医辨证论治中,带领团队开展了系列临床与基础研究,在膜性肾病、IgA肾病、糖尿病肾病的临床、科学研究中取得了突破性成果。摸索总结出了肾病中医治疗规律,形成了陈师肾病系列方;在国内首先报道昆明山海棠治疗肾炎蛋白尿,冬虫夏草、虫草菌丝及蝉花治疗慢性肾衰;自主研发的清热膜肾颗粒、参芪膜肾颗粒、补肾升血颗粒、黑料豆颗粒等制剂在临床上取得了满意疗效并被广泛应用。

陈师的治学特点之一是秉持了"开放"的态度,是一种双向的开放,内学外传。内学,博学广记,活到老学到老,吸收中西医医学新知和医疗经验,然后消化吸收为我所用,使得自己的诊疗水平总能保持在一个很高的水平上;外传,在先前的每一本专著中,陈师都毫无保留地将自己的临床经验笔录在字里行间,正如叶任高教授在陈师《肾脏病辨病与辨证治疗》序言中云:"陈教授将数十年之临床经验,总结成书,特别是在临证经验和典型病例等节段中,能将个人临证心得无私地奉献给读者,我读后觉得收获良多……故深感医案乃前人经验之结晶,不可忽视也。今作者将其医案列入书中,留之后人,实功德无量之举。"而陈师经常告诉我们,不怕被人学去经验,希望自己的经验能有助于更广大的患者,如陈师在《行医五十五年纪念册》中的感悟:"《三国志·陈登传》广陵太守陈登得一怪病,面赤呕吐,延华佗治,予药,吐出三升小虫子,病愈。语其食鱼而得,三年后会复发,遇良医可治。陈登三年后旧病复发,寻华佗,华佗采药未归,旁无人能治,陈登病逝。当初听闻这则故事,我感

1

慨若是此方药得以留传，可救陈登一命。我想我做了一辈子医生，虽不能与华佗相比，但是若有一些临床经验一定要毫无保留地传于后人，可以造福更多的人。"曾有患者根据自己的病情对号入座，用《肾脏病辨病与辨证治疗》一书中的药方自治获良效而传为佳话。

因此在以往的几部专著编写过程中，我们一直秉承了这个风格，尽量最原汁原味地将陈师的经验奉献给广大同道及读者。我们这本书的内容是建立在《肾脏病辨病与辨证治疗》《陈以平学术经验撷英》二书的基础上，补充了最新整理、总结的陈师临诊经验和医案，使内容更加完备，力争能更准确地体现陈师临床经验、科研思路的原貌。本书主要分为四部分内容，第一部分是医案集萃，收集的是陈师不同年代的典型案例，并按疾病类型分别列举，从中细细品味，能感受到陈师临诊经验的形成及完善之脉络，不可不谓之重器；第二部分为临证发微，介绍了陈师具有代表性、不同时期的学术思想与理论；第三部分为肾脏病传薪录，以师生问答的形式来记录陈师临诊的经验心得；第四部分为临床科研，选取了具有深远意义乃至获得重大成果奖项的课题。

编写本书，初衷是为了对陈师行医五十五年生涯的一个回顾总结，尤其是她在肾病诊疗方面经验学识的整理。值陈师行医五十五年的庆典之际，终于完稿并献于庆典，作为一份礼物以资纪念。

由于时间仓促，一些资料的收集及整理还不甚充分，书中难免有不足。在此也请各位同道及广大读者不吝指正，以便今后修订完善。

编　者
2017 年 6 月

目　录

— 第一章　医案集萃 —
······ 1

第二章 临证发微

······ 163

—·　第三章　传　薪　实　录　—·

…… 201

—·　第四章　临　床　研　究　—·

…… 285

第一章　医案集萃

第一节 常见症状

蛋白尿

案 1 沈某,女,34 岁。初诊日期:1999 年 9 月 20 日。

患者发现蛋白尿 3 年,来诊时尿常规示:尿蛋白 100~300 mg/dl;24 小时尿蛋白定量为 1.2 g。偶感疲乏腰酸,余无不适,舌净,脉细。

太子参 30 g,党参 30 g,丹参 30 g,麦冬 12 g,菊花 10 g,莲肉 30 g,菟丝子 15 g,杜仲 15 g,桑寄生 15 g,山药 15 g,鱼腥草 30 g,益母草 30 g,枸杞子 15 g。

上方连续服用 3 个月,尿蛋白转阴,复查 24 小时尿蛋白定量为 0.2 g。守方巩固治疗 3 个月,1 年后随访,尿常规一直为阴性。

案 2 骆某,女,45 岁。初诊日期:1996 年 11 月 17 日。

患者发现蛋白尿已 5 年余,曾经多方治疗效不佳。目前尿常规示:尿蛋白(++),红细胞 0~2 个/HP;24 小时尿蛋白定量为 1.0 g。无浮肿、咽痛,略感疲乏。舌净,脉细。

黄芪 45 g,党参 30 g,丹参 30 g,白术 15 g,石龙芮 30 g,薏苡仁根 30 g,薏苡仁 30 g,杜仲 15 g,桑寄生 30 g,茯苓 15 g,小石韦 30 g,益母草 30 g,山药 20 g,莲肉 20 g,金樱子 30 g。

二诊:自觉体力大增,精神好转。复查尿常规示:尿蛋白(+);24 小时尿蛋白定量为 0.5 g。上方减石龙芮,加龟甲 12 g。服用 2 月余,尿蛋白转阴。

继续巩固治疗 1 年,尿常规一直为阴性。随访 3 年,未见复发。

案 3 仇某,男,21 岁。初诊日期:1994 年 3 月 5 日。

1 个月前因发热咽痛,尿中多泡沫,查尿常规示:尿蛋白 300 mg/dl。经抗生素治疗,热已退,略咳,咽有黏痰,复查尿常规示:尿蛋白 150 mg/dl。舌尖红苔薄黄,脉细。

七叶一枝花 15 g,蝉衣 9 g,蒲公英 30 g,板蓝根 15 g,火鱼草 30 g,田字草 30 g,白花蛇舌草 30 g,前胡 12 g,玉米须 30 g,小石韦 30 g,紫菀 12 g,桔梗 6 g,甘草 6 g。

二诊:尿蛋白为 30 mg/dl,咽痛咳嗽已除,舌红稍淡。

上方去前胡、紫菀、桔梗、甘草,加太子参 30 g、麦冬 12 g、地骨皮 20 g。

三诊：尿蛋白转阴,改服清心莲子饮加减。

调治3月余,病情未见反复,嘱患者小心摄护,以防复发。

案4 陈某,男,9岁。初诊日期：2001年4月11日。

患者于1999年2月出现浮肿,住院治疗考虑肾病综合征,予泼尼松40 mg/日服1个月,减至15 mg/日,复发,再加至40 mg/日,其后不详。于2000年6月住某医院,肾活检示局灶节段硬化性肾炎。予环磷酰胺冲击治疗(每次8 mg/kg,每2周1次)加服泼尼松(25～40 mg/日)。现环磷酰胺已累计达150 mg/kg,泼尼松40 mg/隔日。尿常规示：尿蛋白100 mg/dl。患者苔薄白,脉细。

黄芪12 g,生地12 g,龟甲12 g,生牡蛎30 g,山药15 g,山茱萸10 g,泽泻10 g,丹皮12 g,猪苓12 g,太子参30 g,茯苓12 g,玉米须30 g,知母9 g,黄柏9 g,白术10 g,女贞子9 g,党参9 g,丹参15 g,莲肉30 g,生晒参须6 g。

另服胃舒宁、百令胶囊、贝那普利。

2001年4月25日复诊：服上药14剂后,查尿常规示：尿蛋白15 mg/dl。继用上方。

2001年5月8日复诊：查尿常规阴性,有出虚汗,稍咳,舌根薄腻。嘱服泼尼松35 mg/隔日。继续服药并观察病情。

2001年5月23日复诊：查尿常规阴性,嘱服泼尼松30 mg/隔日,上方再服。

2001年6月18日复诊：查尿常规阴性,夜间出汗、胃痛已除,舌根白腻,嘱服泼尼松25 mg/隔日,继用上方,成药同上。

案5 黄某,男,33岁。初诊日期：2016年8月12日。

体检发现尿蛋白,至医院查24小时尿蛋白定量多次检查最高0.3 g,尿常规中蛋白大多阴性,尿β₂微球蛋白略高,为0.54,尿视黄醇结合蛋白3.16(<0.7),尿微蛋白/肌酐5.11,尿α₁微球蛋白、尿NAG正常,肾功能正常。自觉腰酸,夜尿2次,偶有肢肿,苔薄白,质红,脉细。追问病史：年幼时有哮喘病史,当年服中药数年,内有细辛。

黄芪30 g,葛根15 g,川芎15 g,黄精20 g,枸杞子15 g,杜仲15 g,山茱萸15 g,蝉花15 g,莪术12 g,桑螵蛸15 g,红花10 g,鸡血藤30 g,狗脊15 g。

2016年10月13日复诊：自觉一般状况可,腰酸不明显,夜尿1次,10月8日查24小时尿蛋白定量0.052 g,尿视黄醇结合蛋白1.64,尿微蛋白/肌酐2.13。苔薄白,质红,脉细。上方去狗脊。

2016年12月8日复诊：一般情况可,复查化验进一步好转,12月5日查24小时尿蛋白定量0.11 g,尿视黄醇结合蛋白1.36,尿微蛋白/肌酐1.53。苔薄白,质红,脉细。予膏方调理。

黄芪300 g,葛根150 g,川芎150 g,黄精200 g,枸杞子150 g,杜仲150 g,山茱萸150 g,蝉

花 150 g,莪术 120 g,桑螵蛸 150 g,红花 100 g,鸡血藤 300 g,覆盆子 300 g。

另:人参粉 150 g,参三七粉 100 g,紫河车 100 g,蛤蚧 2 对(研细),阿胶 250 g,冰糖 400 g。黄酒少许为引。

血 尿

案 1 范某,男,16 岁。初诊日期:1999 年 6 月 16 日。

肉眼血尿半年余,已在多个医院检查:腹平片静脉肾盂造影无异常;肾穿刺示:IgA 肾炎,轻微病变;尿红细胞容积为 97.5 fl,相差显微镜为均一形红细胞;膀胱镜见血尿来自左侧输尿管。患者面色稍苍白,诉神疲乏力,手心热,腰膝酸软,尿色红,尿常规示红细胞(++++)。舌质淡红,脉细弱。

党参 30 g,黄芪 30 g,玉竹 12 g,白术 12 g,石斛 30 g,白茅根 30 g,茜草 15 g,茯苓 10 g,知母 10 g,紫草 10 g,金银花 15 g,参三七 3 g,连翘 15 g,萆薢 12 g,生地 15 g,丹皮 10 g,炙甘草 6 g。

服上方后,血尿消失。续用上方巩固治疗,1 个月后尿常规检查阴性,后复查 3 次尿常规均阴性。

案 2 孙某,男,11 岁。初诊日期:1997 年 3 月 29 日。

患肾炎已 2 年余,尿常规示:尿蛋白阴性,红细胞(++~+++)。曾在某医院行肾活检,诊断为系膜增生性肾炎,用茜草双酯及保肾康治疗,但镜下血尿一直不减。1997 年 3 月来诊,患者稍消瘦,无浮肿及明显不适。舌质偏红苔薄白,脉细。

生地 12 g,龟甲 12 g,女贞子 12 g,旱莲草 20 g,龙葵 30 g,藕节 30 g,生地榆 30 g,生蒲黄 12 g。

二诊:尿常规示红细胞 6~8 个/HP。症情明显好转。因久病入络,故当加强活血通络之品,上方加当归 12 g、赤芍 12 g。

药后复查尿常规示:红细胞 3~4 个/HP。再予上方加菟丝子 12 g、杜仲 12 g。

经上方调治,患儿血尿消失,继续巩固治疗 1 年后停药。

案 3 陆某,男,15 岁。初诊日期:2000 年 12 月 11 日。

患者于 2000 年 7 月出现上呼吸道感染,扁桃体肿大后出现血尿、蛋白尿,在舟山某医院住院治疗,诊断为 IgA 肾病(未作肾活检),上呼吸道感染。住院时查 B 超示:左肾静脉受压之比为 7.6/1.4,左肾静脉流速为 12.7 cm/秒,符合胡桃夹肾之诊断。双肾 B 超示:左肾小结晶,发病时尿常规有蛋白(++),红细胞(+)/HP。现查蛋白(±),红细胞(+)/HP。咽红,舌苔白腻。

当归 15 g,川芎 15 g,赤芍 12 g,丹皮 9 g,炮穿山甲片 9 g,女贞子 12 g,黄芩 15 g,生地 15 g,龟甲 9 g,龙葵 30 g,旱莲草 15 g,生蒲黄 9 g,薏苡仁 30 g,大蓟 30 g,薏苡仁根 30 g,马鞭草 30 g。

至 2001 年 6 月 11 日来诊时,患者自觉诸症好转,尿蛋白阴性,红细胞 0~1 个/HP。嘱继用上方以巩固疗效。

案 4 林某,女,12 岁。初诊日期:1997 年 7 月 29 日。

患者于 2 岁时曾因尿路感染,查尿常规示:红细胞(+)。经抗感染治疗后,病情无明显好转,曾先后多次在数家医院住院治疗,尿中红细胞一直未见消失,亦无明确诊断。来诊时患者仍有镜下血尿,无浮肿、泡沫尿、腰酸、腹痛等症,胃纳可,夜寐安,二便调。舌淡苔薄白,脉细。查尿常规:红细胞 10~15 个/HP,24 小时尿蛋白定量为 0.85 g;肾功能示:血肌酐为 110 μmol/L,内生肌酐清除率为 47.59 ml/分钟;尿相差显微镜:均一形红细胞占 88%;B 超示:双肾无占位病变,SMA 与 AO 夹角为 26°,SMO 起始部到左肾静脉距离为 2.99 mm,SMO 与 AO 在左肾静脉水平上的距离上段为 3 mm,中段为 3.99 mm,下段为 4.15 mm,左肾静脉受压前后狭窄处直径为 1.34 mm,扩张处直径为 6.69 mm,比值为 5:1,左肾静脉血流速度为 20.7 cm/秒。

当归 15 g,川芎 15 g,赤芍 12 g,炮穿山甲片 9 g,黄芩 15 g,白茅根 30 g,龙葵 30 g,丹皮 12 g,黄芩 9 g,生地榆 30 g。

患者服药后,病情逐渐好转,1 个月后,尿常规检查基本正常,至 1997 年 12 月 20 日复查:查尿常规阴性;24 小时尿蛋白定量为 0.54 g;肾功能示:血肌酐为 47.4 μmol/L,内生肌酐清除率为 168.21 ml/分钟;B 超示:双肾无占位病变,SMA 与 AO 夹角为 28.1°,SMO 起始部到左肾静脉距离为 6.18 mm,SMO 与 AO 在左肾静脉水平上的距离上段为 4.74 mm,中段为 5.59 mm,下段为 6.94 mm,左肾静脉受压前后狭窄处直径为 12.07 mm,扩张处直径为 6.5 mm,比值为 3.14:1,左肾静脉血流速度为 36 cm/秒。

案 5 蔡某,女,21 岁。初诊日期:2007 年 9 月 24 日。

患者 2007 年年初因感冒后出现肉眼血尿,经抗生素治疗后肉眼血尿消失,但多次查尿常规:蛋白波动于(+)~(++),红细胞波动于(±)~(+),肾功能正常,血压正常,因无自觉不适,故未积极治疗。3 个月前患者感冒后再次出现肉眼血尿,B 超及静脉肾盂造影均无异常,外院予抗生素治疗后,尿色转清,复查尿常规示蛋白(+),红细胞(++)/HP,疑诊 IgA 肾病,予肾炎康复片、金水宝等口服治疗,效欠佳,随访尿常规,尿蛋白波动于(±)~(+),镜下血尿(++)/HP。故为进一步治疗,患者转至本院门诊求治。现无浮肿及明显不适,偶腰酸,纳可,大便调,夜寐尚安。舌质偏红苔薄黄腻,脉细数。实验室检查:尿常规:蛋白 0.015 g/L,红细胞(++)/μl;24 小时尿蛋白定量 0.28 g。

半枝莲 30 g,紫草 20 g,当归 15 g,生地 12 g,丹皮 12 g,参三七 10 g,藕节 30 g,蛇舌草 30 g。

2007 年 10 月 22 日复诊:服药 1 个月,患者诉劳累后腰酸,夜寐易惊醒,余症平。查尿常规:蛋白 0.015 g/L,红细胞 6~9 个/HP。上方加灵芝 30 g。

2007 年 11 月 26 日复诊:继续服药 1 个月余,诉夜寐已安,唯劳累后稍感腰酸。查尿常规:蛋白 0.015 g/L,红细胞 2~4 个/HP。舌质偏红,苔薄黄微腻,脉细。上方加白术 15 g、山药 15 g、大蓟 30 g。

2007 年 12 月 24 日复诊:腰酸较前改善,无明显不适,舌红,苔薄黄。尿常规:蛋白(-),红细胞 2~4 个/HP。上方去大蓟,加茜草 15 g。

案 6　吴某,男,5 岁。初诊日期:2007 年 3 月 13 日。

患儿于 2003 年无明显诱因下出现肉眼血尿,多于感染后出现。至某医院就诊,尿相差显微镜检查提示肾性血尿,即予行肾活检:光镜提示肾小球轻微病变;电镜提示薄基底膜肾病可能,Alport 综合征不能排除。未予特殊治疗,随访尿常规,每于感染后出现肉眼血尿,偶有少量蛋白尿。平素易感,有鼻炎病史。其母亦有血尿病史。现无不适主诉。舌质红苔薄,脉细。实验室检查:尿常规:蛋白(+),红细胞 100 个/HP。

黄芪 12 g,太子参 30 g,生地 12 g,女贞子 10 g,旱莲草 15 g,山药 15 g,丹皮 10 g,枸杞子 12 g,当归 6 g,龟甲 9 g,白茅根 30 g,茜草 15 g,白术 10 g,地骨皮 15 g,小蓟 15 g。

2007 年 4 月 24 日复诊:患儿精神良好,无不适主诉。复查尿常规:红细胞 20~30 个/HP,蛋白(-)。舌质红,苔中薄黄,脉细。上方继续。

2007 年 6 月 5 日复诊:近日来晨起喷嚏连连,喉中有黏痰,寐后头汗多。查咽红,扁桃腺Ⅱ°肿大。查尿常规:红细胞 50 个/HP,蛋白(±)。舌净,脉细。

太子参 15 g,生黄芪 15 g,生地 12 g,山茱萸 12 g,山药 15 g,杜仲 10 g,川牛膝 10 g,白茅根 30 g,炒荆芥 6 g,茜草 12 g,炒蒲黄 9 g,玄参 10 g,丹皮 9 g,女贞子 9 g,旱莲草 12 g,野菊花 9 g。

2007 年 7 月 23 日复诊:上方服用 2 周后复检尿常规:红细胞(-),蛋白(+)。此次就诊前 4 日曾有一过性发热史,体温 39℃,自服美林、双黄连等,目前热已退,诸症平。查咽稍红,舌苔薄腻。

太子参 15 g,生地 12 g,山茱萸 12 g,山药 15 g,杜仲 10 g,川牛膝 10 g,白茅根 30 g,炒荆芥 6 g,茜草 12 g,玄参 10 g,丹皮 9 g,女贞子 9 g,旱莲草 12 g,野菊花 9 g,金银花 12 g,连翘 12 g。

案 7　王某,女,7 岁。初诊日期:2007 年 2 月 26 日。

患儿 2006 年 9 月起出现尿频、尿急,无尿痛,当地医院查尿常规:红细胞 6~8 个/HP;清洁中段尿培养无细菌生长。肾功能正常。予抗感染、护肾治疗后临床症状有改善。但不久出现症情反复,此后接受中药治疗,随访尿红细胞波动于(++)~(+++);尿微量白蛋白22.5 mg/L。现尿频不明显,但时有排尿不畅感,盗汗,无尿痛,无浮肿,纳可,大便畅。舌质偏红苔薄黄,脉细。

生地 10 g,丹皮 10 g,赤芍 10 g,地骨皮 15 g,龟甲 9 g,枸杞子 12 g,生黄芪 12 g,白茅根 30 g,小蓟 30 g,马鞭草 15 g,当归 6 g,太子参 30 g,白术 6 g,旱莲草 15 g。

2007 年 3 月 19 日复诊:复查尿常规:蛋白(-),红细胞 1~3 个/HP。因红细胞量少,相差镜未能明确红细胞类型。B 超检查提示:不能排除左肾静脉受压综合征(左肾静脉腹主动脉前端内径 1.9 mm,左肾静脉腹主动脉左侧段内径 6.5 mm,血流速 21.5 cm/秒)。患儿平素易汗出,有盗汗,余症平。

生地 12 g,穿山甲片 10 g,当归 12 g,赤芍 12 g,生蒲黄 9 g,川芎 6 g,生黄芪 15 g,葛根 15 g,白茅根 30 g,糯稻根 30 g,生牡蛎 15 g。

2007 年 4 月 2 日复诊:多次随访尿常规均正常。药后盗汗较轻明显改善。诉平素易感冒,时易鼻衄。上方加茜草 10 g。

案 8 黄某,男,23 岁。初诊日期:2015 年 6 月 17 日。

2015 年 1 月 3 日患者剧烈运动后,出现肉眼血尿,运动后加重,遂至某医院就诊,查肾脏CT:左侧输尿管扩张,肾盂积水,建议患者行手术治疗,患者拒绝。后至另院就诊,膀胱镜+输尿管镜示:左侧射血伴左侧肾盂输尿管处血丝,肾左侧输尿管上端狭窄。尿红细胞异性率:非肾性血尿。予 DJ 管置入,卡巴克络、云南白药对症治疗,血尿较前好转,2 周后撤出DJ 管,血尿仍肉眼可见,运动时加重,休息后好转。该院会诊后诊断为左肾静脉受压综合征。现血尿仍有,运动后加重,左下肢乏力,大便调,肾功能正常,无贫血,舌暗苔黄腻,脉弦滑。2015 年 6 月 17 日查尿常规:红细胞 20 283 个/μl,白细胞 7 个/μl,蛋白(+),比重1.023,pH 5.5。

生地 12 g,当归 12 g,赤芍 12 g,川芎 9 g,丹皮 9 g,黄芩 15 g,白茅根 30 g,白术 15 g,生黄芪 30 g,党参 30 g,仙鹤草 30 g,生地榆 30 g,干姜 3 g。

另:炮穿山甲粉 5 g/日、鹿角粉 6 g/日,以及云南白药每次 0.5 g,每日 4 次。

2015 年 6 月 25 日复诊:尿常规:蛋白(+),红细胞 126 个/μl,比重 1.010,pH 6.0。尿血明显好转,但左侧腰部有牵强感,患者舌暗苔黄腻,脉弦滑。上方加白芍 30 g、甘草 6 g。

2015 年 7 月 26 日复诊:尿常规:蛋白(-),红细胞 2 个/μl,比重 1.010,pH 6.5。现左侧腰腿酸,舌红苔薄白,脉弦。上方加川断 9 g、狗脊 12 g。停用卡巴克络 1 周,另服用固本方阿胶颗粒。

2015 年 8 月 6 日复诊:8 月 1 日尿常规:蛋白(-),红细胞 3 个/μl,比重 1.020,pH 6.0,异性红细胞 50%;8 月 6 日尿常规:蛋白(-),红细胞 3 804 个/μl,比重 1.025。无明显诱因复发,脉细,舌薄白。服 2015 年 6 月 25 日复诊方。

2015 年 8 月 20 日复诊：尿常规：蛋白(+),红细胞 10 402 个/μl,比重 1.025,白细胞 31 个/μl。乃劳累过度,血尿复发,腰酸痛,偶有肉眼血尿,有血块,脉细。上方继服。

2015 年 9 月 2 日复诊：尿常规：红细胞 219 个/μl,pH 7.5,比重 1.015。方同上。

2015 年 9 月 20 日复诊：尿常规：蛋白(++),红细胞 17 139 个/μl,比重 1.030,pH 5.5。肉眼血尿,脉细舌薄白,面色稍苍白,舌红苔净,脉细。

党参 30 g,生芪 45 g,白术 12 g,当归 9 g,茯苓 15 g,茜草 15 g,金银花 12 g,连翘 12 g,女贞子 20 g,旱莲草 20 g,仙鹤草 30 g,川断,12 g,狗脊 15 g,鹿角粉 6 g。

另：复方阿胶口服液,云南白药。

2015 年 10 月 15 日复诊：尿常规：蛋白(±),红细胞 3 777 个/μl,比重 1.020,pH 5.5。上方加藕节 30 g、槐米 30 g。另：天龙粉 3 g/日。

2015 年 10 月 29 日复诊：尿常规：蛋白(-),红细胞 6 个/μl,比重 1.010,pH 6.5。上方去藕节、槐米。

水 肿

案1 张某,女,48 岁。初诊日期：2001 年 5 月 9 日。

诉下肢凹陷性浮肿数年,近 3 个月加剧,曾多方治疗收效不显,故前来门诊。查下肢凹陷性浮肿(+++),眼睑也有浮肿,尿常规阴性,肾功能正常,舌质暗苔白,脉沉,既往无肝、心、肾病史,但近期月经紊乱,水肿在直立时加剧,卧床后可减轻,诊为特发性水肿。

肉苁蓉 20 g,巴戟天 12 g,泽兰 15 g,莪术 15 g,当归 12 g,威灵仙 15 g。

7 剂后水肿明显减轻,予上方巩固治疗 30 剂。

案2 周某,男,64 岁。初诊日期：1993 年 7 月 27 日。

患肾病综合征已 4 月余,在外地治疗,肿势益剧,故前来门诊,刻诊面色无华,气促不能平卧,恶心尿少,伴腹水,尿蛋白(++++),血肌酐 180 μmol/L,尿素氮 8.5 mmol/L,24 小时尿蛋白 6.5 g,白蛋白/球蛋白为 28/26,苔白腻,脉沉。患者不愿用激素治疗而要求服中药治疗。

黄芪 60 g,红参 10 g,白术 15 g,防己 12 g,山茱萸 12 g,炮附子 15 g,茯苓 30 g,泽泻 15 g,桂枝 6 g,车前子 30 g,益母草 30 g,葶苈子 15 g,葫芦瓢 30 g,制大黄 15 g。

二诊：服上方 7 剂后尿量增多,每日尿量达 2 500～3 000 ml,水肿逐渐消退,气促好转。上方去益母草、葫芦瓢、葶苈子,加茺蔚子 30 g、金樱子 30 g、玉米须 30 g。同时配服活血通脉胶囊,黑料豆丸。

三诊：服上方 30 剂后下肢水肿好转,腹水已消,尿蛋白(+++),24 小时尿蛋白 3.4 g,白蛋白/球蛋白为 31/27。上方去红参,加当归 15 g、黄精 15 g。

四诊:尿蛋白(++),血肌酐 120 μmol/L,尿素氮 8 mmol/L,白蛋白/球蛋白为 33/27,24 小时尿蛋白 1.8 g。上方去炮附子,加淫羊藿 15 g、怀山药 15 g。

案3 吴某,男,12 岁。初诊日期:2001 年 3 月 14 日。

患肾病综合征 3 年余,用激素治疗有效,但减药常易反跳,现服泼尼松 15 mg/日,2 周前因轻感冒,尿蛋白反跳(+++),并出现颜面浮肿,尿量减少,下肢轻度凹陷性浮肿,咽略痛,略咳。苔薄白,脉浮。

党参 30 g,丹参 30 g,益母草 30 g,冬瓜皮 30 g,桑白皮 30 g,苍术 12 g,白术 12 g,猪苓 12 g,葫芦瓢 30 g,炮附子 6 g,半枝莲 30 g,白花蛇舌草 30 g,茯苓 12 g,防己 12 g,炙麻黄 9 g。

上药服 14 剂后水肿消退,尿蛋白(+),上方减炮附子、葫芦瓢、麻黄,加玉米须 30 g、薏苡仁 30 g、小石韦 30 g。再服 14 剂后尿常规转阴。

案4 王某,男,64 岁。初诊日期:1999 年 1 月 13 日。

患者于 1998 年 5 月因左肾积水、肾功能不全入某医院住院治疗,经对症及护肾治疗后好转出院。但出院后患者时有眼睑及双下肢水肿,近来有所加重,查肾功能示:血肌酐 114 μmol/L,尿素氮 6.2 mmol/L,血尿酸 290 μmol/L;尿常规示:蛋白(+),红细胞 18 个/HP。平时服用抗肾衰药,浮肿不减。就诊时颜面、双下肢浮肿明显,面色苍白,腰酸乏力,畏寒,四肢不温,舌淡胖,边有瘀点、齿印,脉弦沉。B 超示:双侧颈总动脉粥样斑块(软斑),左侧为主(前后壁均有)。

炮附子 9 g,桂枝 6 g,党参 30 g,丹参 30 g,苍术 12 g,白术 12 g,淫羊藿 15 g,当归 12 g,黄精 20 g,茯苓 15 g,泽泻 15 g,黄芪 15 g,车前子 30 g,葫芦瓢 30 g,枸杞子 15 g,巴戟天 15 g。

另服活血通脉胶囊、银蒺胶囊。

守方迭进 50 剂,肿势渐退,双下肢偶尔微肿,精神振,步履轻快,仍感乏力,面色少华,时易外感,舌淡胖,苔薄白,脉细弱。复查血脂及肾功能:三酰甘油 1.0 mmol/L,胆固醇 5.44 mmol/L,白蛋白/球蛋白为 50/28.6,血肌酐 89 μmol/L,尿素氮 6.37 mmol/L。

黄芪 60 g,党参 30 g,丹参 30 g,苍术 12 g,白术 12 g,泽兰 15 g,当归 12 g,首乌 20 g,川芎 15 g,葛根 15 g,参三七 9 g,泽泻 15 g,茯苓 15 g,黄精 15 g,枸杞子 12 g,制大黄 15 g。

另服溶栓胶囊、活血通脉胶囊。

守方迭进,浮肿全消,无不适,肾功能正常,复查 B 超示左侧颈总动脉前壁粥样软斑消失。至 2000 年 1 月 12 日,复查肾功能示:血肌酐 55 μmol/L,尿素氮 6.9 mmol/L,血尿酸 280 μmol/L,血糖 5.9 mmol/L,白蛋白/球蛋白为 51/26;三酰甘油 1.1 mmol/L,胆固醇 5.2 mmol/L。至 2000 年 9 月 19 日,复查血液流变学及血脂均正常,嘱继续服药以巩固疗效。

腰　痛

案 1　陆某,男,64 岁。初诊日期:2000 年 9 月 20 日。

昨晚起剧烈腰痛,连及少腹,伴恶心呕吐,并见肉眼血尿,在急诊室曾用山莨菪碱静滴,X线摄片见右侧输尿管有结石阴影,目前剧痛稍减,但腰痛仍未消除,故来门诊,查舌苔干腻,脉弦紧。

台乌药 12 g,川牛膝 30 g,王不留行子 15 g,当归 12 g,白芍 30 g,甘草 9 g,威灵仙 30 g,金钱草 30 g,海金沙 15 g,鸡内金 15 g。

服药后 3 小时腰痛即减轻,3 剂药后腰痛全除。

案 2　王某,女,55 岁。初诊日期:2000 年 4 月 11 日。

诉腰痛尿频已半年余,夜尿 4~5 次,既往有慢性肾盂肾炎病史,近日做中段尿培养阴性,尿蛋白 15 mg/dl,白细胞少许,红细胞 3~4 个/HP,血肌酐 85 μmol/L,尿素氮 6 mmol/L,血尿 β_2M 升高。舌淡苔薄黄腻,脉细数。

川断 15 g,狗脊 15 g,半枝莲 30 g,黄精 15 g,山茱萸 15 g,刘寄奴 30 g,猪苓 15 g,茯苓 15 g,鹿衔草 30 g,桑寄生 12 g,威灵仙 15 g,车前草 30 g,白花蛇舌草 30 g。

药后腰痛明显减轻,上方去白花蛇舌草、半枝莲,加枸杞子 15 g、巴戟天 12 g。

服药 30 剂后腰痛已除,夜尿减少,自诉体力精神均有明显好转,尿常规蛋白阴性,红细胞 2~3 个/HP,白细胞阴性。

案 3　郁某,女,52 岁。初诊日期:2000 年 6 月 5 日。

腰痛 4~5 个月,诉清晨痛剧,起床活动后疼痛可减轻,尿常规阴性,X 线摄片检查,示第 3~5 腰椎均有骨质增生。舌净,脉细。

补骨脂 12 g,杜仲 12 g,小茴香 9 g,核桃肉 12 g,穿山甲 9 g,川断 15 g,狗脊 15 g,当归 10 g,生薏苡仁 30 g,鹿角霜 12 g,威灵仙 30 g,炙乳香 4.5 g,炙没药 4.5 g。

服上药 14 剂后疼痛明显减轻,再服 1 个疗程后腰痛痊愈。

案 4　尤某,女,24 岁。初诊日期:2001 年 3 月 28 日。

4 年前因发热咽痛出现肉眼血尿,伴尿频尿急,曾予诺氟沙星治疗,尿常规蛋白(++),红细胞 30~50 个/HP,相差显微镜示尿红细胞异形率为 76%,尿红细胞容积为 65 fl,诊为慢性肾炎,曾服多种中西药物,但尿常规仍有蛋白(+~++),红细胞 10~15 个/HP,近 1 年来腰痛绵绵,劳累后加剧,手心热,咽干痛,色红。舌质红苔薄黄,脉细。

生地 12 g,龟甲 12 g,女贞子 12 g,旱莲草 15 g,桑椹子 30 g,生蒲黄 10 g,薏苡仁 30 g,射

干 15 g,薏苡仁根 30 g,马鞭草 30 g,杜仲 12 g,桑寄生 12 g。

服上方 30 剂后腰痛减轻,咽痛除,尿蛋白微量,红细胞 3~5 个/HP。守上方调治 3 个月余,尿常规转阴,嘱勿劳累,避风寒,以防肾炎复发。

高血压

案 1 陈某,男,8 岁。初诊日期:1990 年 3 月 17 日。

因头痛、视力突然下降而住院,测血压 185/135 mmHg,经肾脏 CT 检查发现左肾中栓楔形低密度改变,诊断为肾血管性高血压。在某研究所门诊治疗 1 个月余,虽已用多种降压药,但血压仍未明显下降,遂来我院就诊。测血压 185/130 mmHg,诉头晕颈强,面色苍白,舌苔薄黄,脉细弦。肾功能正常,尿常规示阴性。

党参 30 g,丹参 30 g,黄芪 30 g,川芎 15 g,葛根 20 g,益母草 30 g,杜仲 15 g,桃仁 15 g,防己 15 g,金银花 12 g,菊花 10 g,生蒲黄 10 g,地龙 10 g,赤芍 15 g,桑寄生 15 g。

上方服 1 个月后,血压为 100/65 mmHg,再守上方服 2 个月余,血压降至 90/65 mmHg,随访 CT 示左肾中栓楔形低密度影已消失,降压药已停用。

案 2 杨某,男,27 岁。初诊日期:1998 年 12 月 14 日。

患肾病 6 年,1992 年 12 月出现头晕头痛,测血压 250/150 mmHg,在外院肾科住院用尿激酶 6 万 U 静滴,每日 1 次,共 2 周,并用硝苯地平(20 mg/次,3 次/日)、卡托普利(25 mg/次,3 次/日)、倍他洛克(50 mg/日)、双氢克尿噻(25 mg/日),血压虽有下降但仍不理想。出院后遂来我院就诊,当时查尿常规蛋白(++~+++),24 小时尿蛋白定量为 3 g,血肌酐为 220 μmol/L,尿素氮为 10.5 mmol/L,血压为 180/110 mmHg,面色萎黄,神疲乏力。苔薄白腻,脉沉弦。

黄芪 30 g,川芎 15 g,葛根 15 g,黄精 15 g,枸杞子 15 g,党参 30 g,丹参 30 g,杜仲 15 g,防己 15 g,当归 12 g,益母草 30 g,山药 12 g,黄芩 20 g,莲肉 20 g,薏苡仁 30 g,地骨皮 20 g。

上方连续服用 2 个月余,测血压 130/90 mmHg,24 小时尿蛋白定量为 0.4 g,尿常规检查示蛋白微量,血肌酐为 136 μmol/L,尿素氮为 7.6 mmol/L,降压药已减量,目前服维持量贝那普利 10 mg/日,患者自觉头晕头痛已除,疲乏好转,已恢复上班,但嘱患者中药及降压药仍需维持,随访病情稳定。

案 3 刘某,女,38 岁。初诊日期:2001 年 4 月 11 日。

患者患肾病 4 年余,近年来肾功能逐渐下降,血压升高,血肌酐为 350 μmol/L,尿素氮为 15 mmol/L,伴肾性贫血,血红蛋白为 70 g/L,血压为 180/120 mmHg,尿蛋白为 0.03 g/L,尿红细胞 3~4 个/HP,经服降压药硝苯地平(10 mg/次,3 次/日)、珍菊降压片(1 粒/次,3 次/

日),血压为 150/110 mmHg,主诉腰酸乏力,烦躁,咽干。舌质淡红,苔中剥,脉细弦。

枸杞子 15 g,菊花 10 g,杜仲 15 g,生白芍 15 g,制大黄 15 g,黄精 15 g,丹参 15 g,首乌 15 g,牛膝 15 g,益母草 30 g,鸡血藤 15 g,泽兰 12 g,当归 10 g,生石决明 15 g,珍珠母 15 g。

上方连续服用 1 个月余,症情好转,腰酸改善,咽痛除,复查血肌酐为 220 μmol/L,尿素 氮为 9 mmol/L,血红蛋白为 100 g/L,血压为 120/80 mmHg。

案 4 战某,男,52 岁。初诊:2008 年 3 月 4 日。

患者半年前无明显诱因下出现头晕不适,伴耳鸣,耳鸣以夜间为主,日间减轻,无视物模 糊,无恶性呕吐,无四肢活动不利。外院测血压偏高,最高时为 160/110 mmHg,予氨氯地平 5 mg 每日 1 次降压治疗,血压波动于 140/95 mmHg,头晕耳鸣症状未见明显改善。曾服用中 药调治,均为滋阴平肝潜阳之类,亦未取得明显疗效。今转至本院门诊求治,现头晕,无头 痛,夜间耳鸣较甚,重则影响睡眠,口干,目干涩不适,晨起腹泻,无腹痛,病程中无视物模糊, 无恶性呕吐,无晕厥倒仆,夜尿 2～3 次。舌淡红苔白厚腻,脉细弦。

熟附子 6 g,茯苓 9 g,白芍 9 g,白术 6 g,干姜 6 g,肉豆蔻 15 g,补骨脂 15 g,五味子 10 g, 吴茱萸 6 g,半夏 9 g,天麻 9 g。

2008 年 3 月 11 日复诊:服药 1 周后,头晕耳鸣较前改善,大便成形,每日 1 次,苔腻较 前渐化。血压波动于 130/85 mmHg。舌淡红,苔白腻,脉细。上方加泽泻 10 g。

案 5 池某,女,55 岁。初诊:2008 年 6 月 19 日。

患者近 1 个月来自感头晕目眩,耳如蝉鸣,乏力懒动,食纳欠馨,腰膝酸软,大便秘结,小 便清长,手足怕冷。外院尿检正常,B 超双肾及输尿管未见异常。患者既往有高血压病史 8 年,规律服用降压药,平素血压控制尚可。有糖尿病病史 2 年,口服降糖药物,血糖控制稳 定。患者形体丰腴,双下肢无浮肿。舌淡苔薄白微腻,脉沉细。

当归 12 g,白芍 15 g,杏仁 9 g,麻仁 9 g,升麻 9 g,肉苁蓉 30 g,川牛膝 15 g,泽泻 10 g,杜 仲 10 g,淫羊藿 15 g,枸杞子 15 g,厚朴 6 g。

2008 年 7 月 2 日复诊:服上方 1 周后大便通畅,眩晕、腰膝酸软较前好转,唯耳鸣不减。 上方续服 3 周后耳鸣渐少,大便趋于正常。血压稳定,血糖正常。效不更方,继服。守方加 减连服 3 个月,诸症消失而愈。随访半年,未见复发。

案 6 李某,男,64 岁。初诊:2008 年 4 月 4 日。

患者约 10 年前劳累后反复头痛,至附近医院就诊发现血压升高,不规则服用降压药,血 压控制不稳定,经常感觉头痛,面红,休息后略缓解。近 3 年来较规律服用降压药物,氨氯地 平 5 mg/日,但血压控制不理想。近 2 个月,患者自觉头痛加重,时伴胸闷、心悸,腰酸易疲劳, 中上腹胃脘时有胀痛,大便溏,夜尿 2～3 次。遂来本院门诊求治。测血压:180/110 mmHg。

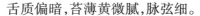

舌质偏暗,苔薄黄微腻,脉弦细。

桑寄生 20 g,党参 20 g,首乌 20 g,珍珠母 30 g,鸡血藤 30 g,菊花 12 g,白蒺藜 12 g,桑白皮 15 g,钩藤 15 g,茯苓 15 g,枳壳 10 g,川芎 10 g。

2008 年 4 月 18 日复诊: 服药后头痛明显减轻,腰酸较前改善,胃脘微胀痛,大便基本成形,苔腻渐化,脉弦细。测血压:140/90 mmHg。上方去桑白皮,加厚朴 6 g。

2008 年 4 月 30 日复诊: 药后头痛及胃脘胀痛已除,稍感腰酸,晨起口干,大便已成形,夜尿 1~2 次。舌质略暗,苔薄白,脉弦细。血压波动于(140~145)/(85~90) mmHg。上方去菊花、厚朴,加葛根 30 g,杜仲 15 g。

嘱:上方间歇服用以巩固疗效,并注意调适饮食劳作。

乳糜尿

案 1 孙某,男,51 岁。初诊日期:2008 年 5 月 26 日。

患者于 2007 年 11 月无明显诱因下出现泡沫尿,因当时无明显不适,故未加重视。2008 年 2 月出现双侧眼睑浮肿伴双下肢作胀,至当地医院查尿常规:蛋白(++++),红细胞(+++),24 小时尿蛋白定量 9.46 g,肾功能正常,拟诊"肾病综合征"。予甲泼尼龙 56 mg/日口服治疗 2 周后,复检尿蛋白转阴。继续激素巩固治疗 2 个月后,患者自觉尿液混浊逐渐加重,排尿如米泔水,且肝功能出现异常,随即予激素减量至 30 mg/日口服,尿浊无明显改善,尿中泡沫逐渐增多,症情反复,复检尿常规:蛋白(+++),红细胞(+++);24 小时尿蛋白定量 8.86 g;血白蛋白 22 g/L。转至上海某医院就诊,入院予行肾活检病理诊断为:轻度局灶阶段硬化性肾炎。给予甲泼尼龙 24 mg/日口服。住院期间行行淋巴管造影检查提示双肾上极旁淋巴管窦道(具体报告未见)。追问病史,患者有乳糜尿病史 18 年,间歇发作,劳累后加重,未正规治疗。现腰酸乏力,尿中泡沫,尿浊,严重时如米泔水,面色萎黄,双下肢作胀,双下肢压迹(+),胃纳一般,大便尚调。尿常规:蛋白(++++),红细胞满视野;24 小时尿蛋白定量:5.795 g,乳糜试验(+);血白蛋白 30 g/L;谷丙转氨酶 68 U/L。舌质淡紫苔白腻,脉沉细。

黄芪 45 g,党参 30 g,山药 20 g,生地 12 g,熟地 12 g,莲肉 30 g,菟丝子 15 g,淫羊藿 15 g,粉草薢 15 g,郁金 10 g,茯苓 12 g,杜仲 12 g,当归 12 g,苍术 15 g,白术 15 g,鹿角霜 12 g。

2008 年 6 月 9 日复诊: 上方服后,乏力略有改善,双下肢浮肿减轻,但尿中仍有泡沫,尿浊,尿常规:蛋白(+++),红细胞(+);24 小时尿蛋白定量:4.4 g。膀胱镜下逆行插管行乳糜尿手术治疗,但术后乳糜尿依旧,排尿如米泔水。舌质淡紫苔白腻,脉沉细。

黄芪 45 g,黄精 20 g,狗脊 20 g,当归 12 g,虎杖 15 g,菟丝子 30 g,金樱子 30 g,粉草薢 30 g,水蛭 9 g,苍术 15 g,白术 15 g,薏苡仁 30 g。

另:鹿角粉 6 g/日,分两次口服。

2008 年 7 月 1 日复诊: 乳糜尿缓解,尿浊渐轻,尿中泡沫较前减少,双下肢浮肿已除。

自觉下肢乏力,动则易汗出,大便调,纳可。舌质淡紫,苔薄白微腻,脉沉。24 小时尿蛋白定量:1.19 g。上方去水蛭,加生牡蛎 15 g、僵蚕 20 g、糯稻根 30 g。

嘱继续服用鹿角粉,6 g/日;活血通脉胶囊(主要成分为水蛭)。

随访:患者以上方加鹿角粉及活血通脉胶囊口服调治半年,乳糜尿未出现反复,尿蛋白逐渐减少,24 小时尿蛋白定量波动于 0.2~0.4 g。

案 2 洪某,女,49 岁,泰国曼谷人。初诊日期:2006 年 7 月 7 日。

患者既往患高血压病史 20 余年,16 年前诊断为高血压肾病。1999 年 3 月 26 日查肾功能示:血尿素氮 55 mg/dl,血肌酐 5.3 mg/dl,西医予以血液透析治疗。2005 年 12 月行右侧肾移植,肾源为其弟,手术后并发胃肠道粘连,腹膜粘连,先后行手术 10 余次。因并发腹腔内淋巴管渗漏,先后引流腹腔液 4 000 ml,化验证实主要为淋巴液。术后服用抗排斥药物。2006 年 6 月 20 日复查肾功能示:血尿素氮 43 mg/dl,血肌酐 2.3 mg/dl。时见下肢肿胀,昼重暮轻,纳差,腹胀,小便难,舌淡黯,苔薄白腻,脉细弱。查:面色黯黄,眼睑浮肿,腹部保留引流管,无明显压痛,双下肢压迹(+)。

黄芪 20 g,当归 12 g,黄精 15 g,狗脊 12 g,党参 15 g,白术 12 g,粉萆薢 15 g,金樱子 12 g,黑豆 30 g,槟榔 10 g,木瓜 10 g,地肤子 12 g,山药 15 g,桑寄生 12 g,白花蛇舌草 15 g,菟丝子 12 g。

2006 年 7 月 16 日复诊:下肢水肿明显减轻,朝轻暮重,饮食前后腹胀痛明显,需要止痛药物控制,大小便顺利则下肢水肿减轻,时有怕冷,感冒好转,腹腔引流液明显减少,从 300~350 ml 每日减少到 5~7 ml 每日,引流管处有渗出。舌淡黯,苔厚腻,舌底脉络曲张,无齿痕。

上方减当归、狗脊、木瓜、地肤子,加淫羊藿 12 g、鹿角霜 10 g、熟地 12 g、郁金 10 g、延胡索 12 g、菖蒲 10 g、制大黄 6 g。

2006 年 8 月 13 日复诊:服药后复查肾功能示血尿素氮 30 mg/dl,血肌酐 2.1 mg/dl。已经拔除引流管。目前腹胀等症明显减轻,偶有腹痛,查舌质淡红,苔薄白,脉沉细。效不更方,原方续用。

2006 年 8 月 22 日复诊:近日感冒,鼻塞,尿频,腹痛减轻,下肢轻度水肿。查舌淡暗,苔薄白。

黄芪 30 g,川芎 15 g,葛根 15 g,枸杞子 15 g,黄精 20 g,巴戟天 12 g,党参 12 g,丹参 20 g,粉萆薢 12 g,狗脊 12 g,当归 12 g,鸡血藤 15 g,蛇舌草 30 g,制大黄 6 g。

第二节　病理分型肾病

IgA 肾病

案 1　朱某,女,15 岁。初诊日期:1997 年 3 月 17 日。

因血尿、蛋白尿来上海就诊,某医院肾穿刺示:IgA 肾炎(系膜增生型),予泼尼松 30 mg/日,服药半年余,疗效不显著,泼尼松已减为 15 mg/日,遂来我院就诊。复查尿常规示:蛋白(+++),红细胞(++~+++),24 小时尿蛋白定量为 2.3 g。患者诉腰酸,手心热。舌红,脉细。

生地 12 g,龟甲 12 g,女贞子 12 g,旱莲草 20 g,马鞭草 30 g,薏苡仁 30 g,苍术 12 g,白术 12 g,薏苡仁根 30 g,炮穿山甲片 12 g,生蒲黄 10 g,莲肉 30 g,炙乳香 3 g,炙没药 3 g,川断 15 g,狗脊 12 g,桑寄生 15 g。

患者回外地一直坚持服药半年,症见好转,并逐渐减去泼尼松,再半年后复查尿常规示阴性,24 小时尿蛋白定量为 0.17 g,随访多年病情已完全缓解。

案 2　包某,男,38 岁。初诊日期:1996 年 4 月 17 日。

患者于 1983 年无明显原因出现肉眼血尿,应用抗感染治疗后好转。1985 年类似发作 1 次,1990 年 9 月又出现血尿,持续至今。现口服泼尼松 60 mg,隔日 1 次,查肾功能基本正常,肾脏 B 超示:左肾 90 mm×36 mm,右肾 93 mm×37 mm;尿常规:蛋白(+),红细胞 0~1 个/HP。面色苍白,眼睑浮肿。舌黄腻,脉细数。

太子参 30 g,山药 15 g,莲肉 30 g,麦冬 15 g,菟丝子 15 g,猪苓 12 g,茯苓 12 g,党参 30 g,丹参 30 g,杜仲 15 g,薏苡仁 30 g,桑寄生 15 g,薏苡仁根 30 g,苍术 12 g,白术 12 g,小石韦 30 g,鱼腥草 30 g。

门诊随访治疗,症状较平稳,并予激素正规减量。至 1998 年 8 月行肾穿刺检查诊断为:IgA 肾病(系膜增生性肾炎),查尿常规:蛋白(+),红细胞 8~15 个/HP,白细胞 1~2 个/HP。调整方药,以滋阴清热,化湿宁络为法。

生地 12 g,龟甲 12 g,女贞子 12 g,旱莲草 20 g,炮穿山甲片 10 g,龙葵 30 g,柴胡 15 g,黄芩 12 g,马鞭草 30 g,薏苡仁根 30 g,苍术 15 g,白术 15 g,薏苡仁 30 g。

至 2001 年 4 月 3 日来诊时,激素已停用 4 个月余,无不适症状,查尿常规阴性,嘱继续服药,并随访。

案3 段某,男,18 岁。初诊日期：2000 年 8 月 11 日。

患者于 2000 年 5 月 28 日无明显诱因出现发热,体温 37.5℃,面目浮肿伴泡沫尿,遂至某医院就诊,尿常规示：蛋白(+++),红细胞(++++),肾功能正常。肾活检示 IgA 肾病(局灶增生)。泼尼松由每日 55 mg,服 8 周后减至 45 mg,共 2 周,激素减量后加吗替麦考酚酯 750 mg/次,2 次/日。用药后患者面肿好转,尿常规(8 月 7 日)示：蛋白(++),红细胞(+++);24 小时尿蛋白定量为 1.3 g。舌红苔薄白,脉细。

生地 15 g,炮穿山甲片 9 g,女贞子 15 g,旱莲草 15 g,生蒲黄 9 g,龟甲 9 g,龙葵 30 g,马鞭草 30 g,薏苡仁 30 g,薏苡仁根 30 g,杜仲 15 g,桑寄生 15 g,苍术 12 g,白术 12 g。

并配以诺迪康、清热败毒饮。至 2001 年 6 月 12 日,吗替麦考酚酯已停,泼尼松已减至 5 mg 隔日服,患者自我感觉良好,平日一直在服冬虫夏草(自己磨粉装胶囊),尿常规阴性,24 小时尿蛋白定量为 0.3 g,嘱继续服药以巩固疗效。

案4 张某,男,45 岁。初诊日期：2000 年 7 月 15 日。

因浮肿蛋白尿住外院,经肾穿刺示 IgA 肾病(弥漫系膜增生伴硬化),24 小时尿蛋白定量为 4.3 g,血肌酐 171 μmol/L,尿素氮 9.8 mmol/L,经泼尼松 60 mg 共 1 个月,环磷酰胺 0.8 mg 冲击一次,尿激酶 4 万 U 每日静脉滴注共 2 周,复查血肌酐 232 μmol/L,尿素氮 18 mmol/L,浮肿减轻,尿蛋白不减,遂来我院门诊,当时服雷公藤 10 mg,3 次/日,保肾康 3 粒,3 次/日。苔薄黄,脉细弦。

桂枝 4.5 g,柴胡 9 g,黄芩 12 g,白术 12 g,枸杞子 15 g,菊花 10 g,党参 15 g,白芍 20 g,蝉花 15 g,巴戟天 12 g,黄芪 12 g,六月雪 30 g,制大黄 10 g,猪苓 15 g,茯苓 15 g。

服药 1 个月后复查,血肌酐 166 μmol/L,尿素氮 12.7 mmol/L,尿常规示：蛋白 30 mg%,红细胞(+)。守上方 3 个月,停雷公藤,仍服保肾康,加服冬虫夏草 2 g/日。复查血肌酐 64 μmol/L,尿素氮 6.3 mmol/L,尿常规示阴性。

案5 张某,女,33 岁。初诊日期：2001 年 5 月 21 日。

患者于 6 月前出现头痛,血压 180/110 mmHg,查 24 小时尿蛋白定量为 5.25 g,行肾活检示：IgA 肾病(硬化性肾炎),口服贝那普利、氨氯地平、泼尼松(20 mg/日)等药。来诊时双眼睑及双下肢无浮肿,泼尼松已停用,现口服甲泼尼龙 8 mg/日,查尿常规示：蛋白(+++),红细胞 0~2 个/HP;肾功能检查示：血肌酐 219 μmol/L,尿素氮 21.04 mmol/L,肌酐清除率 25.35 mmol/L;24 小时尿蛋白定量为 6.44 g。苔薄黄,脉细弦。

柴胡 9 g,黄芩 12 g,白术 12 g,枸杞子 15 g,菊花 10 g,白芍 12 g,黄芪 12 g,党参 15 g,六

月雪 30 g,黄精 20 g,蝉花 15 g,猪苓 12 g,茯苓 12 g,制大黄 10 g。

并配以百令胶囊、依那普利。

2001 年 6 月 18 日复诊: 头晕,腰酸,查尿常规示:蛋白(++),红细胞阴性;肾功能检查示:血肌酐 171.4 μmol/L,尿素氮 14.45 mmol/L,24 小时尿蛋白定量为 3.693 g。嘱甲泼尼龙改 6 mg/日,并继续服用上方加杜仲 15 g。

2001 年 7 月 11 日复诊: 自述无特殊不适感,查尿常规示:蛋白(+),红细胞阴性;肾功能检查示:血肌酐 111.4 μmol/L,尿素氮 7.6 mmol/L,24 小时尿蛋白定量为 1.02 g。上方再进。

案6 黄某,男,27 岁。初诊日期:1996 年 4 月 3 日。

患者蛋白尿 5 年余,尿常规检查多示:蛋白(+++),红细胞 40~50 个/HP,"二对半"检查示"大三阳"。就诊时述腰酸乏力,胃纳不振,泛酸,苔厚腻,脉濡。拟诊为乙肝肾,辨其为肝脾湿热,予清化湿热,健脾理气。

党参 30 g,丹参 30 g,苍术 15 g,白术 15 g,益母草 30 g,半枝莲 30 g,茯苓 15 g,猪苓 15 g,当归 12 g,槟榔 30 g,小石韦 30 g,白花蛇舌草 30 g,藿香 12 g,川连 6 g,郁金 15 g,白蔻仁 3 g,煅瓦楞 12 g。

同时服用乙肝冲剂、至灵胶囊、贝那普利。

药后苔腻化,尿常示:蛋白(++),红细胞 5~6 个/HP。守上方服半年余,尿常规检查无进一步好转,遂建议做肾活检,结果为:IgA 肾病(局灶增生伴系膜增生)。改服下方:

生地 12 g,龟甲 12 g,女贞子 12 g,旱莲草 20 g,薏苡仁 30 g,薏苡仁根 30 g,川断 15 g,狗脊 15 g,马鞭草 30 g,白茅根 30 g,莲肉 30 g,炮穿山甲片 12 g,苍术 12 g,白术 12 g,桑寄生 15 g。

服上方 2 个月后尿常规检查转阴性,其后随访 3 年余症情稳定。

案7 陈某,男,38 岁。初诊日期:2013 年 12 月 18 日。

患者泡沫尿伴眼睑浮肿 6 年,未重视诊治,今年 8 月因头晕查血压 160/100 mmHg,进一步查尿蛋白(+++),24 小时尿蛋白定量 2.3 g,于 12 月初某医院肾穿刺活检示 IgA 肾病,血肌酐 193.8 μmol/L,尿素氮 11.49 mmol/L,尿酸 567 μmol/L,予福辛普利、黄葵胶囊等对症治疗,为求中医治疗遂来求诊。诉:活检后腰区隐痛,晨起眼见虚浮,刷牙时有恶心感,无肢肿,尿多泡沫,大便调,寐安,纳可。

柴胡 9 g,黄芩 12 g,炒白术 12 g,白菊花 12 g,白芍 15 g,枸杞子 5 g,黄芪 30 g,川芎 15 g,黄精 20 g,葛根 15 g,杜仲 15 g,蝉花 15 g,积雪草 30 g,苍术 12 g,薏苡仁 30 g,虎杖 15 g。

2014 年 3 月 10 日复诊: 血肌酐 122 μmol/L,尿素氮 7.57 mmol/L,尿酸 482 μmol/L。24 小时尿蛋白 570 mg。诉:眼睑虚肿仍有,腰区不适,运功后腰酸痛,大便调,舌红苔薄黄,脉细数。上方加狗脊 15 g。

2014 年 5 月 19 日复诊：血肌酐 106 μmol/L，尿素氮 8.08 mmol/L，尿酸 464 μmol/L，24 小时尿蛋白 740 mg。诉：腰区仍有隐痛，但较前改善，大便调，舌暗红苔根部薄黄，脉细。上方加参三七粉 2 g、川断 12 g。

案 8 虞某，男，46 岁。初诊日期：2013 年 12 月 16 日。

患者 2006 年体检发现肾功能减退，即至医院查血肌酐 183 μmol/L，尿素氮 9.64 mmol/L，尿酸 628 μmol/L，24 小时尿蛋白定量 2.9 g，予肾穿刺示 IgA 肾病，予激素治疗后肾功能无改善，唯蛋白尿显著减少，遂半年后停服激素而予对症治疗，血肌酐一直在 160～180 μmol/L 之间。2013 年 12 月 5 日查血肌酐 182 μmol/L，尿素氮 10.7 mmol/L，尿酸 574 μmol/L，24 小时尿蛋白定量 0.61 g，遂来求诊。诉：尿多泡沫，无浮肿，无恶心，大便调，寐安，纳可。

黄芪 45 g，当归 12 g，狗脊 15 g，黄精 15 g，虎杖 15 g，山茱萸 12 g，红花 9 g，葛根 15 g，桑螵蛸 15 g，莪术 12 g，玉米须 30 g，蝉花 15 g。

2014 年 3 月 31 日复诊：血肌酐 158 μmol/L，尿素氮 10.9 mmol/L，尿酸 549 μmol/L，24 小时尿蛋白定量 0.64 g。诉：口腔溃疡，余症平稳，舌红苔薄白腻，脉细数。上方去玉米须，加苍术 12 g、白术 12 g、薏苡仁 30 g、麦冬 12 g、生石膏 15 g、竹叶 15 g。

案 9 叶某，女，48 岁。初诊日期：2013 年 8 月 5 日。

患者 2005 年 7 月体检发现蛋白尿，12 月于当地医院查尿蛋白(+++)，24 小时尿蛋白定量 2.83 g，肾功能正常，行肾穿刺示 IgA 肾病(轻中度系膜增生)，予激素加吗替麦考酚酯治疗有效。2006 年 8 月尿蛋白阴性，后因外感易反复，2008 年停服激素，后间断服用吗替麦考酚酯，予氯沙坦钾治疗，疗效不佳，近来尿蛋白渐增，遂来求诊。2012 年 8 月 16 日查血肌酐 57 μmol/L，尿素氮 5.2 mmol/L，尿酸 243 μmol/L，尿蛋白(+++)；2013 年 2 月 7 日查血肌酐 71 μmol/L，尿素氮 6.1 mmol/L，尿酸 318 μmol/L，24 小时尿蛋白定量 3.93 g；2013 年 5 月 20 日查 24 小时尿蛋白定量 3.21 g；2013 年 7 月 25 日查 24 小时尿蛋白定量 3.34 g。诉：时有双下肢肿，疲乏，时有腰酸，寐欠安，大便调，纳可。

苍术 12 g，白术 12 g，藤梨根 30 g，益母草 30 g，金樱子 30 g，莲肉 30 g，薏苡仁 30 g，杜仲 15 g，丹皮 15 g，寄生 12 g，丹参 30 g，党参 30 g，黄芪 30 g，山药 20 g，制首乌 20 g，金雀根 30 g。

2013 年 9 月 9 日复诊：2013 年 9 月 5 日查尿素氮示 4.3 mmol/L，血清肌酐 65 μmol/L，血白蛋白 39.5 g/L，24 小时尿蛋白定量 3.42 g。诉：乏力，无肢肿，纳可，大便调，舌红苔薄黄腻，脉细数。上方去首乌，加蝉花 15 g、积雪草 30 g。

2013 年 10 月 21 日复诊：2013 年 10 月 18 日查 24 小时尿蛋白定量示 1.96 g。诉：幽门螺杆菌(+)，乏力，胃脘不适，纳可，大便调。舌红苔薄黄腻，脉细数。上方加蒲公英 30 g。

2014 年 3 月 17 日复诊：2014 年 3 月 12 日查尿素示 5.8 mmol/L，血清肌酐 66 μmol/L，尿酸 304 μmol/L，24 小时尿蛋白定量 1.44 g，尿常规：蛋白（++），红细胞 12 个/μl。诉：偶有胃脘不适，无肢肿，有神经性皮炎，纳可，大便调。舌红苔薄白腻，脉细数。初诊方去首乌，加蝉花 15 g、扦扦活 15 g、地肤子 15 g、白鲜皮 15 g。

2014 年 5 月 19 日复诊：2014 年 5 月 15 日查尿素示 7.1 mmol/L，血清肌酐 68 μmol/L，尿酸 307 μmol/L，24 小时尿蛋白定量 1.48 g，尿常规：蛋白（+++），红细胞 20 个/μl。诉：胃脘不适已除，无肢肿，纳可，大便调，舌红苔薄白，脉细。2013 年 9 月 9 日方加蒲公英 30 g、紫花地丁 30 g、僵蚕 15 g。

案 10 臧某，男，48 岁。初诊：2007 年 12 月 10 日。

患者 30 年前体检发现镜下血尿，每于"上感"后加重，休息及感冒痊愈后镜下血尿减少或消失，故未正规治疗。5 年前自觉尿中泡沫增多，伴头晕不适，查尿常规提示尿蛋白波动于（+）~（++），血压偏高，波动于（130~140）/（90~100）mmHg，不规则服用降压药物。2004 年常规体检肾功能正常，血肌酐 94 μmol/L，血尿素氮 3.8 mmol/L；三酰甘油 3.1 mmol/L，胆固醇 5.6 mmol/L。10 日前，患者自觉尿中泡沫较前明显增多，头晕加重，即至附近医院查血压 160/110 mmHg，肾功能示：血肌酐 440 μmol/L，血尿素氮 21.2 mmol/L，尿酸 592 μmol/L，即转某医院诊治，当时查肾功能：血肌酐 415 μmol/L，血尿素氮 22.9 mmol/L，尿酸 623 μmol/L；24 小时尿蛋白定量 8.1 g；同位素检查示：左肾 GFR 26.1，右肾 GFR 29.8，双肾总 GFR 55.9；B 超示：左肾 99 mm×45 mm×51 mm，右肾 103 mm×53 mm×58 mm；眼底检查提示眼底动脉硬化 II 级。本月初行肾活检，病理提示为：IgA 肾病（硬化型）。予泼尼松 60 mg，每日 1 次口服，吗替麦考酚酯 0.5 g，每日 3 次口服，同时服药硝苯地平、阿罗洛尔控制血压。现自觉乏力，余无不适主诉，纳可，无恶心呕吐，夜尿 1 次，大便日行 1~2 次。舌淡红，苔薄黄，脉细滑。

柴胡 9 g，黄芩 12 g，白术 12 g，白芍 20 g，枸杞子 15 g，菊花 12 g，黄芪 30 g，葛根 15 g，川芎 15 g，黄精 20 g，杜仲 15 g，蝉花 15 g，积雪草 30 g，制大黄 15 g，覆盆子 15 g，鸡血藤 30 g，红花 10 g，桑螵蛸 15 g。

2008 年 1 月 14 日复诊：诉乏力较前略改善，夜尿 3 次，余症平，纳可，大便调。舌质淡红，苔根白腻，脉沉滑。目前西药口服甲泼尼龙 48 mg/日，吗替麦考酚酯 0.5 g，每日 2 次，以硝苯地平、阿罗洛尔控制血压，监测血压波动于（100~135）/（60~80）mmHg，别嘌醇片 0.1 g，每日 2 次口服降低血尿酸。查尿常规：蛋白（+++），红细胞 159.6/μl；24 小时尿蛋白定量：5.5 g；肾功能：血肌酐 414 μmol/L，血尿素氮 23.2 mmol/L，尿酸 410 μmol/L。

柴胡 9 g，黄芩 12 g，白术 12 g，白芍 20 g，枸杞子 15 g，菊花 12 g，黄芪 30 g，葛根 15 g，川芎 15 g，黄精 20 g，杜仲 15 g，蝉花 15 g，积雪草 30 g，制大黄 15 g，苍术 12 g，薏苡仁 30 g。

2008 年 2 月 18 日复诊：前方续服 1 个月，自觉精神状态较前明显好转，无头晕，无浮肿,无关节红肿疼痛。纳可,夜尿2次,大便调。舌质淡紫,苔白腻,脉沉细。平时血压波动于120/80 mmHg。复查尿常规:蛋白(+++),红细胞39.4/μl;24小时尿蛋白定量:3.81 g;肾功能:血肌酐295 μmol/L,血尿素氮22 mmol/L,尿酸537 μmol/L。上方加土茯苓30 g、六月雪30 g、白豆蔻3 g、藿香12 g。

案11 杨某,男,48岁。初诊日期:2006年12月11日。

患者2005年11月上呼吸道感染后出现血尿、蛋白尿,外院肾穿刺:IgA肾炎(系膜增生型伴30%新月体形成),肾功能示:尿素氮7.6 μmol/L,肌酐160 μmol/L,血尿酸403 μmol/L;尿常规:尿蛋白(++),红细胞(++),白细胞(-),24小时尿蛋白定量0.96 g。予甲泼龙0.5 g冲击3日后,再予甲泼尼龙0.25 g冲击3日,目前服泼尼松20 mg,隔日1次,吗替麦考酚酯0.5 g,每日2次及双嘧达莫、贝那普利、百令胶囊。2006年10月10日查:24小时尿蛋白定量0.01 g,尿常规:红细胞35个/HP,肌酐125 μmol/L,血尿酸490 μmol/L。夜寐欠佳,偶有头晕,时腰酸胀,舌黄腻,脉细。

白花蛇舌草30 g,忍冬藤30 g,紫花地丁30 g,生丹参15 g,制大黄15 g,赤芍药12 g,焦槟榔15 g,宣木瓜15 g,淮山药12 g,生地黄12 g,制黄精15 g。

2007年2月6日复诊: 2007年2月3日检查肾功能示:尿素氮4.9 mmol/L,肌酐118 μmol/L,血尿酸340 μmol/L,钾3.61 mmol/L;尿常规:尿蛋白(-),隐血(++),红细胞78.7/μl(非均性);泼尼松10 mg,每日1次,吗替麦考酚酯0.5 g每日2次口服。诉腰酸胀,头晕,舌红苔黄腻,大便日1~2次。

白花蛇舌草30 g,忍冬藤30 g,紫花地丁30 g,生丹参15 g,制大黄15 g,赤芍药12 g,焦槟榔15 g,宣木瓜15 g,淮山药12 g,生地黄12 g,制黄精15 g,抚川芎15 g,粉葛根15 g,生地黄12 g,生龟甲12 g,党参30 g,丹参30 g,生地榆30 g,生侧柏叶15 g。

2007年5月8日复诊: 2007年3月10日查肾功能示:尿素氮4.8 mmol/L,肌酐113 μmol/L,血尿酸333 μmol/L,钾3.22 mmol/L;尿常规:尿蛋白(-),红细胞39.1/μl;2007年4月29日查肾功能示:尿素氮4.0 mmol/L,肌酐122 μmol/L,血尿酸328 μmol/L,钾3.82 mmol/L;尿常规:尿蛋白(-),红细胞24.4,白细胞2.2,pH 5.5,尿比重1.020。诉头晕,腰酸胀,消瘦明显,近5个月来体重下降5 kg,纳可,寐安,大便调。泼尼松10 mg,隔日1次,吗替麦考酚酯0.5 g,每日2次,已服半年。舌淡红,苔根薄黄。

北柴胡9 g,酒黄芩12 g,炒白术12 g,枸杞子15 g,白芍药20 g,怀菊花12 g,生黄芪12 g,党参15 g,丹参15 g,制黄精20 g,巴戟天15 g,六月雪30 g,猪苓12 g,茯苓12 g,制大黄12 g。

2007年9月4日复诊: 2007年6月13日查肝肾功能示:白蛋白44.2 g/L,球蛋白22.5 g/L,谷丙转氨酶14 U/L,谷草转氨酶18 U/L,血肌酐114 μmol/L,尿素氮3.90 mmol/L,血尿酸366 μmol/L,三酰甘油1.44 mmol/L,胆固醇4.32 mmol/L,高密度脂蛋白1.01 mmol/

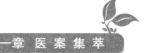

L,低密度脂蛋白2.32 mmol/L;尿常规:pH 6.0,尿比重1.015,红细胞6.90,尿蛋白(-);24小时尿蛋白0.06 g;2007年7月21日检查示:肾功能:尿素氮5.2 mmol/L,肌酐101 μmol/L,血尿酸418 μmol/L,钾3.14 mmol/L;尿常规:尿蛋白(-),pH 5.0,尿比重1.025;2007年8月31日检查:肾功能示:尿素氮5.2 mmol/L,肌酐110.4 μmol/L,血尿酸390.4 μmol/L;尿常规:尿蛋白(-),隐血(+),红细胞226.6/μl,pH 5.0,尿比重1.025。腰酸,乏力,头晕,舌淡红,苔薄白腻。泼尼松10 mg,隔日1次,吗替麦考酚酯0.5 g(早)、0.25 g(晚)。

太子参15 g,生黄芪15 g,生地黄15 g,山茱萸15 g,淮山药15 g,盐杜仲15 g,川牛膝12 g,白茅根30 g,黑荆芥12 g,生茜草15 g,炒蒲黄15 g,浙玄参10 g,牡丹皮10 g,女贞子15 g,旱莲草15 g,野菊花15 g,潞党参15 g,凤尾草30 g,全当归12 g。

上方加减服用,肾功能逐渐改善恢复,2009年4月停泼尼松,5月停吗替麦考酚酯。拟膏方巩固治疗。

2007年10月20日检查肾功能示:尿素氮6.0 mmol/L,肌酐100.4 μmol/L,血尿酸373.3 μmol/L;尿常规:尿蛋白(-),白细胞47/μl,pH 5.0,尿比重1.025。

2007年12月20日检查肾功能示:尿素氮3.8 mmol/L,肌酐96.8 μmol/L,血尿酸380.9 μmol/L;尿常规:尿蛋白(-),pH 5.0,尿比重1.025。

2008年2月26日检查肾功能示:尿素氮4.2 mmol/L,肌酐82.5 μmol/L,血尿酸345 μmol/L;尿常规:尿蛋白(-),红细胞(-),白细胞(-),pH 5.0,尿比重1.020。

2008年5月4日检查肾功能示:尿素氮4.6 mmol/L,肌酐97.6 μmol/L,血尿酸379 μmol/L,钾3.3 mmol/L;尿常规:尿蛋白(-),红细胞(-),pH 5.0,尿比重1.020;24小时尿蛋白0.09 g/1 500 ml。

2009年1月22日检查肾功能示:血肌酐83 μmol/L,尿素氮3.7 mmol/L,血尿酸363 μmol/L;血脂:三酰甘油0.83 mmol/L,胆固醇4.0 mmol/L;尿常规:红细胞3.1/μl,白细胞1.3/μl,尿蛋白(-),pH 5.0,尿比重1.020;24小时尿蛋白0.04 g/2 700 ml。

2009年7月11日检查尿常规:尿比重1.015,尿蛋白(-),红细胞(-);肾功能示:血肌酐95.6 μmol/L,尿素氮4.2 mmol/L,血尿酸425.5 μmol/L。

2009年11月7日检查肾功能示:尿素氮3.4 mmol/L,肌酐90.1 μmol/L,血尿酸431.6 μmol/L,钾4.29 mmol/L;尿常规:尿蛋白(-),红细胞(-),pH 5.0,尿比重1.015。

太子参150 g,生黄芪300 g,生地黄150 g,山茱萸150 g,淮山药150 g,盐杜仲150 g,川牛膝120 g,白茅根300 g,黑荆芥120 g,生茜草150 g,炒蒲黄150 g,浙玄参100 g,牡丹皮100 g,女贞子150 g,旱莲草150 g,生蒲黄90 g,潞党参150 g,凤尾草300 g,全当归120 g,川续断120 g,汉狗脊120 g,川芎150 g,葛根150 g,黄精200 g,苍术120 g,白术120 g,猪苓120 g,茯苓120 g。

另:生晒参150 g,胎盘粉100 g,参三七粉50 g,天花粉50 g,龟甲胶150 g,阿胶100 g,枸杞子200 g。黄酒为引。

服膏方后,一剂中药服用 2 日继续巩固,症情稳定。

生黄芪 30 g,生地黄 15 g,山茱萸 15 g,淮山药 15 g,盐杜仲 15 g,川牛膝 12 g,牡丹皮 10 g,女贞子 15 g,旱莲草 15 g,潞党参 15 g,凤尾草 30 g,全当归 12 g,抚川芎 15 g,粉葛根 15 g,制黄精 20 g。

2013 年 5 月 31 日复诊:尿常规:尿蛋白(-),红细胞 0.9 个/μl,白细胞 1.5 个/μl;肾功能示:尿素氮 3.8 mmol/L,肌酐 83.5 μmol/L,血尿酸 368.8 μmol/L,钾 3.72 mmol/L,钙 2.52 mmol/L,磷 1.04 mmol/L。

膜性肾病

案 1 杨某,男,23 岁。初诊日期:1999 年 5 月 17 日。

患者去年 1 月出现浮肿,泡沫尿,尿常规检查:尿蛋白(++++),住当地医院治疗,经泼尼松、尿激酶、肝素、环磷酰胺等治疗 10 周后无效。在上海某医院肾活检提示为膜性肾病,就诊时激素及其他西药均已停用,血浆白蛋白/球蛋白为 21/15,尿常规检查:尿蛋白(+++),24 小时尿蛋白定量为 9.03 g,患者自觉疲乏无力,胃纳尚可,下肢轻度浮肿。舌质干,苔薄白腻,脉濡数。

党参 30 g,丹参 30 g,薏苡仁 30 g,薏苡仁根 30 g,赤小豆 30 g,苍术 30 g,猪苓 15 g,茯苓 15 g,山药 30 g,益母草 30 g,蒲公英 30 g,小石韦 30 g,白术 30 g,金樱子 15 g。

服药 1 个月后,自觉症状好转,水肿消退,但尿常规检查:尿蛋白(++++),舌苔薄,脉细。于上方中去蒲公英、猪苓、茯苓、金樱子、赤小豆,加黄芪 30 g、当归 12 g、熟地 15 g,另配合服用食疗方,每日 1 剂。治疗 1 年后,尿常规阴性,其他检查项目均在正常范围内,随访至今未见复发。

案 2 吴某,男,25 岁。初诊日期:1999 年 3 月 8 日。

患者因腰酸乏力、浮肿半年余,在当地医院肾穿刺病理诊断为膜性肾病(Ⅰ期),曾服用吗替麦考酚酯,疗效欠佳已停用,现服用泼尼松 20 mg/日。刻诊:下肢浮肿,腰酸乏力,面色少华,小便清长,纳差腹胀,大便溏薄。舌质红,苔根部白腻,脉弦数。尿常规检查:尿蛋白(+++),红细胞(+),24 小时尿蛋白定量 6.4 g,血清总蛋白 44 g/L,白蛋白 22 g/L。

黄芪 60 g,巴戟天 15 g,苍术 15 g,白术 15 g,猪苓 15 g,茯苓 15 g,山药 20 g,淫羊藿 15 g,薏苡仁 30 g,党参 30 g,丹参 30 g,首乌 20 g,当归 20 g,金樱子 30 g,白花蛇舌草 30 g。

另服活血通脉胶囊(4 粒/次,3 次/日)、黑料豆丸(10 g/次,2 次/日)。

药后浮肿已消退,腰酸乏力好转,血浆蛋白水平上升,但 24 小时尿蛋白定量不降反升。

1999 年 5 月 10 日复诊:白蛋白/球蛋白为 35/22,24 小时尿蛋白定量 8.9 g,肾功能正常,血尿酸 780 μmol/L,三酰甘油 3.97 mmol/L,总胆固醇 11.4 mmol/L,泼尼松 15 mg/日,患

者一直反复咽痛。舌红苔薄黄,脉弦数。

黄芪 30 g,当归 20 g,苍术 15 g,白术 15 g,芙蓉叶 30 g,益母草 30 g,党参 30 g,丹参 30 g,生地 15 g,龟甲 12 g,半枝莲 30 g,金樱子 30 g,山药 20 g,虎杖 30 g,僵蚕 12 g,灯心草 12 g,白花蛇舌草 30 g。

1999 年 7 月 20 日复诊:服上药后效果明显,24 小时尿蛋白定量降至 3.04 g,白蛋白/球蛋白为 34/22,三酰甘油 2.7 mmol/L,总胆固醇 9.3 mmol/L,仍予前方继服。

其后门诊随访,患者 24 小时尿蛋白定量逐渐降低,未有反复。至 2000 年 5 月 24 日复诊,患者已恢复上班半年余,泼尼松业已停服半年,24 小时尿蛋白定量降至 1.13 g,白蛋白/球蛋白为 45/22,血尿酸 360 μmol/L,三酰甘油 1.52 mmol/L,总胆固醇 4.73 mmol/L。无不适感,守方更进。

2001 年 5 月 14 日复诊:24 小时尿蛋白定量<0.15 g,余化验指标均正常,予服清热膜肾冲剂善后。

案3 唐某,男,58 岁。初诊日期:1999 年 3 月 8 日。

患者 1997 年 7 月底在无明显诱因下出现双下肢浮肿,于某医院就诊查 24 小时尿蛋白定量 1.6 g,予中药治疗效果不佳,至该年 10 月复查 24 小时尿蛋白定量为 4.0 g,予泼尼松及环磷酰胺治疗,疗效亦欠佳而停用,后经肾穿刺明确诊断为膜性肾病(Ⅱ期),遂来我院就诊。就诊时见双下肢浮肿明显,易感冒发热,苔薄黄腻,脉滑数,24 小时尿蛋白定量 7.1 g,白蛋白/球蛋白为 16.8/18.7,三酰甘油 4.2 mmol/L,总胆固醇 13.9 mmol/L。

黄芪 30 g,当归 12 g,苍术 15 g,白术 15 g,猪苓 15 g,茯苓 15 g,淫羊藿 15 g,巴戟天 15 g,山药 20 g,金樱子 30 g,益母草 30 g,鸡冠花 15 g,白花蛇舌草 30 g。

并配以活血通脉胶囊、黑料豆丸、氟伐他汀钠口服。

1999 年 5 月 17 日复诊:药后浮肿稍退,上周又发热伴腹泻,24 小时尿蛋白定量 6.87 g,白蛋白/球蛋白为 21.5/20,三酰甘油 2.08 mmol/L,总胆固醇 8.3 mmol/L,苔薄黄腻,脉滑数。上方减巴戟天、淫羊藿、鸡冠花、金樱子,加半枝莲 30 g、莲肉 30 g、灯心草 30 g、藿香 12 g、白蔻仁 3 g、狗脊 15 g。

1999 年 7 月 19 日复诊:浮肿明显消退,24 小时尿蛋白定量 3.57 g,白蛋白/球蛋白为 25.8/24.4,三酰甘油 2.15 mmol/L,总胆固醇 8.16 mmol/L,舌红苔薄白,脉细数。上方去藿香、白蔻仁,加首乌 15 g、虎杖 30 g。

1999 年 12 月 17 日复诊:浮肿全消,症平稳,24 小时尿蛋白定量 2.9 g,白蛋白/球蛋白为 31.5/24。舌净,脉细。

黄芪 30 g,当归 15 g,泽泻 15 g,党参 20 g,丹参 20 g,山药 30 g,白花蛇舌草 30 g,虎杖 30 g,狗脊 15 g,僵蚕 12 g,苍术 15 g,白术 15 g,首乌 20 g,灯心草 30 g,金樱子 30 g,芙蓉叶 30 g。

2000年5月11日复诊：坚持守方服药半年，无不适，因外地来沪就诊不方便，故托人转方。24小时尿蛋白定量1.44 g，白蛋白/球蛋白为39.3/21.4，三酰甘油1.6 mmol/L，总胆固醇6.3 mmol/L。守方续治。

2001年2月27日复诊：托人转方。症情平稳，24小时尿蛋白定量0.54 g，白蛋白/球蛋白为37.7/25.7，血脂正常。

案4 蒋某，男，48岁。初诊日期：2000年8月30日。

患者因双下肢浮肿伴尿多泡沫半年余于2000年5月在某医院查尿常规示蛋白(++++)，24小时尿蛋白定量为5.5 g，予激素、雷公藤治疗疗效不佳，且出现肝功能损害而停用雷公藤，后予肾穿刺明确诊断为膜性肾病(Ⅱ期)，遂由病友介绍而来我院门诊。就诊时见患者双下肢浮肿，激素面容，泼尼松50 mg/日，尿常规示：蛋白(++++)，红细胞(+)；24小时尿蛋白定量为7.5 g。苔薄白腻，脉弦滑。

党参30 g，丹参30 g，山药20 g，薏苡仁30 g，益母草30 g，半枝莲30 g，知母12 g，黄柏12 g，苍术12 g，白术12 g，当归15 g，生地12 g，菟丝子15 g，猪苓15 g，茯苓15 g，金樱子15 g，白花蛇舌草30 g。

并予活血通脉胶囊口服，嘱泼尼松减量。

2000年9月27日复诊：肢肿仍有，白蛋白/球蛋白为33/19，24小时尿蛋白定量为4.0 g，三酰甘油2.15 mmol/L，总胆固醇6.3 mmol/L。上方加僵蚕15 g、芙蓉叶30 g。

2000年11月28日复诊：肿势渐消，咽痒咳嗽，苔黄腻，脉滑数，泼尼松30 mg/日，24小时尿蛋白定量为2.5 g。首诊方去益母草，加灯心草10 g、桑白皮30 g、枇杷叶15 g。嘱咽痒咳嗽缓后改服9月27日方。

2001年2月7日复诊：浮肿全消，白蛋白/球蛋白为39/26，24小时尿蛋白定量为0.975 g，三酰甘油1.15 mmol/L，总胆固醇5.5 mmol/L，泼尼松20 mg/日。守2000年9月27日方继服。

2001年6月26日复诊：症情平稳，无不适感，舌净，脉细。白蛋白/球蛋白为41/23，24小时尿蛋白定量为0.24 g，血脂正常。守方继服。

案5 李某，男，6岁。初诊时间：2009年10月22日。

患儿于2009年5月因"眼睑浮肿1周"住外院治疗期间，发现尿蛋白(++)，伴有镜下血尿，行肾穿刺示：膜性肾病，结合其乙肝"两对半"、风湿免疫全套及既往史，诊为"特发性膜性肾病"，予贝那普利治疗4个月后复查，2009年10月查：24小时尿蛋白0.48 g，白蛋白44.6 g/L，血肌酐39 μmol/L，尿常规示：镜下红细胞20~30个/HP。来诊时见：体瘦，口干，纳可，二便调。舌体瘦小而红，苔薄白，脉细弦。

女贞子12 g，旱莲草20 g，生蒲黄9 g，龟甲12 g，苍术15 g，白术15 g，薏苡仁30 g，蛇舌草 30 g,山药 20 g。

1 个月后患者尿蛋白及镜下尿红细胞进行性下降,效不更方,至 2012 年 10 月 21 日复查:白蛋白 47.9 g/L,血肌酐 41.9 μmol/L,尿常规:尿红细胞(-),24 小时尿蛋白 0.07 g。继续随访 1 年,病情无反复。

案 6 陈某,男,28 岁。初诊日期:2012 年 6 月 14 日。

患者 2010 年体检发现蛋白尿(++),24 小时尿蛋白定量 2.34~2.44 g。某医院行肾活检诊断为膜性肾病,予泼尼松 70 mg,每日 1 次,正规激素治疗,尿蛋白逐渐减少,24 小时尿蛋白定量最低为 0.3 g,至 2011 年底停用激素。近半年随访尿蛋白,发现 24 小时尿蛋白定量 1.87 g 而来就诊。诉劳累后双下肢轻度浮肿,反复易感,经常有咽痛,脐周发疹伴瘙痒,大便调。

黄芪 30 g,党参 30 g,丹参 30 g,苍术 12 g,白术 12 g,薏苡仁 30 g,泽泻 15 g,白花蛇舌草 30 g,芙蓉叶 30 g,半枝莲 30 g,金樱子 30 g,川芎 15 g,当归 15 g,山药 30 g,白芍 20 g,首乌 20 g。

二诊:药后脐周发疹伴瘙痒,现已改善。动则汗出,无浮肿,舌尖稍红,苔薄,脉小滑。24 小时尿蛋白定量 0.94 g(3 900 ml)。上方改泽泻 30 g、白芍 30 g,加茯苓 20 g、甘草 6 g。

三诊:动则汗出改善,皮肤瘙痒已除。24 小时尿蛋白定量 0.32 g(2 900 ml),尿常规:蛋白(-)。上方加莲肉 30 g、丹皮 10 g。

案 7 徐某,男,38 岁。初诊日期:2009 年 12 月 20 日。

患者因发现蛋白尿 1 个月于 2009 年 12 月在他院肾穿刺诊为乙肝相关性膜性肾病,"乙肝五项"提示"小三阳",乙肝病毒 DNA 阳性,未曾予激素和免疫抑制剂治疗,口服拉米夫定治疗,肝功能基本正常。口干,口苦,腹胀,纳差,眼睑及双下肢凹陷性浮肿。尿常规:蛋白(+++),24 小时尿量 700~800 ml,尿蛋白定量 2.24 g/L,血肌酐 86 μmol/L,尿素氮 6.7 mmol/L,血白蛋白 24 g/L,总蛋白 55 g/L。

苍术 15 g,白术 15 g,猪苓 15 g,茯苓 15 g,炙麻黄 9 g,桑白皮 30 g,冬瓜皮 30 g,川芎 9 g,大腹皮 15 g,木香 10 g,益母草 15 g,葫芦瓢 30 g,半枝莲 30 g,白花蛇舌草 30 g。

二诊:浮肿减轻,腹胀减轻,仍纳差,口干,口苦,大便 3 日 1 行,4 小时尿量 1 100 ml,尿蛋白定量 4.15 g/L,血肌酐 97 μmol/L,尿素氮 7.6 mmol/L,血白蛋白 25 g/L,总蛋白 53 g/L。舌红苔黄腻,脉弦滑。

当归 15 g,枸杞子 15 g,首乌 15 g,鸡骨草 30 g,田基黄 30 g,茵陈 30 g,虎杖 15 g,苍术 15 g,白术 15 g,猪苓 15 g,茯苓 15 g,灵芝 30 g,麦芽 30 g,山药 30 g,薏苡仁 30 g。

三诊:无眼睑浮肿,双下肢轻度浮肿,无腹胀,纳可,但咳嗽咳痰,痰黄稠,左下肺可闻及明显干湿啰音,小便量可,大便仍干,2 日 1 行。24 小时尿量 1 500 ml,尿蛋白定量 3.85 g/L,

血肌酐 87 μmol/L,尿素氮 7.1 mmol/L,血白蛋白 26 g/L,总蛋白 59 g/L。舌红苔黄腻,脉滑数。

炙麻黄 9 g,杏仁 9 g,生石膏 30 g,炙甘草 9 g,薏苡仁 30 g,冬瓜仁 30 g,苇茎 15 g,桃仁 12 g,清半夏 12 g,厚朴 12 g,茯苓 15 g,苏子 9 g。

四诊:周身浮肿减轻,咳嗽咳痰减轻,无腹胀,纳可,小便量可,大便可,2 日 1 行;24 小时白定量 1.76 g,血白蛋白 29 g/L,总蛋白 61 g/L。舌红苔白腻,脉沉缓。

黄芪 30 g,当归 12 g,党参 30 g,丹参 30 g,山药 15 g,鸡骨草 15 g,红枣 30 g,苍术 12 g,白术 12 g,猪苓 15 g,茯苓 15 g,田基黄 15 g,首乌 15 g,茵陈 30 g,淫羊藿 15 g,金樱子 30 g。

五诊:无眼睑浮肿,双下肢轻度浮肿,无腹胀,纳可,无咳嗽咳痰,纳可,小便量可,大便正常。24 小时尿量 1 600 ml,尿蛋白定量 0.32 g/L,血肌酐 92 μmol/L,尿素氮 7.5 mmol/L,血白蛋白 36 g/L,总蛋白 65 g/L。舌红苔薄腻,脉沉缓。继续予上方服用。

案 8　周某,女,27 岁。初诊日期:2012 年 6 月 2 日。

2009 年发现蛋白尿,未予重视。2012 年 3 月 22 日于某院住院,查:尿素 2.7 mmol/L,血清肌酐 48 μmol/L,尿酸 358 mol/L,白蛋白 24 g/L,24 小时尿蛋白定量 1 520 mg(尿量 1 500 ml),肾穿刺示:膜性肾病 II 期。诉劳累后下肢浮肿,近 1 周较明显,双下肢肿,胃纳可,夜寐安,大便 2~3 次。4 月间有发水痘 2 周。目前服缬沙坦 160 mg/日,拜阿司匹林 0.1 g/日。

苍术 15 g,白术 15 g,淮山药 20 g,茯苓 12 g,猪苓 12 g,当归 15 g,半枝莲 15 g,僵蚕 15 g,白花蛇舌草 30 g,芙蓉叶 30 g,薏苡仁 15 g,黄芪 30 g,党参 30 g,丹参 30 g,金樱子 30 g。

另:黑料豆丸 2 袋,2 次/日;百奥 2 粒,3 次/日。

2012 年 7 月 7 日复诊:诉双下肢仍肿,无眼睑浮肿,口唇周围有水疱,胃纳可,寐多梦,大便日 1~3 次,苔薄腻脉细。2012 年 6 月 4 日查:尿素 3.1 mmol/L,血清肌酐 56 μmol/L,尿酸 374 μmol/L,白蛋白 32 g/L,24 小时尿蛋白定量 3 249 mg/3 000 ml;2012 年 7 月 2 日查:尿素 4.3 mmol/L,血清肌酐 53 μmol/L,白蛋白 32 g/L,24 小时尿蛋白定量 2 843 mg/2 100 ml。上方加菟丝子 15 g。

2012 年 8 月 25 日复诊:诉偶有双下肢肿,面部痤疮反复,小便有灼热感,寐欠安,时有腰酸痛,舌淡红苔薄白,脉细。2012 年 8 月 20 日查:尿素 4.6 mmol/L,血清肌酐 62 μmol/L,尿酸 305 μmol/L,白蛋白 32 g/L,24 小时尿蛋白定量 2 309 mg/1 500 ml。2012 年 6 月 2 日方去金樱子,加紫花地丁 30 g、重楼 15 g。

2013 年 5 月 22 日复诊:已无下肢肿,近来下颌痤疮明显,大便隔日 1 行,药后头晕,多有咽哑、咽痛,无痰。舌质暗,苔薄。2012 年 9 月 21 日查:尿素 4.0 mmol/L,血清肌酐 52 μmol/L,白蛋白 32 g/L,24 小时尿蛋白定量 2 074 mg/2 900 ml;2012 年 11 月 19 日查:24 小时尿蛋白定量 582 mg/1 500 ml;2012 年 11 月 21 日查:尿素 4.7 mmol/L,血清肌酐

45 μmol/L，白蛋白 37 g/L；2012 年 12 月 24 日查：24 小时尿蛋白定量 1 264 mg/1 800 ml；2013 年 1 月 28 日查：24 小时尿蛋白定量 339 mg/1 500 ml；2013 年 3 月 25 日查：24 小时尿蛋白定量 573 mg/1 600 ml；2013 年 5 月 2 日量：24 小时尿蛋白定量 360 mg/1 500 ml。

苍术 15 g，白术 15 g，淮山药 20 g，茯苓 12 g，猪苓 12 g，当归 15 g，半枝莲 15 g，僵蚕 15 g，白花蛇舌草 30 g，芙蓉叶 30 g，薏苡仁 15 g，黄芪 30 g，党参 30 g，丹参 30 g，紫花地丁 30 g，蒲公英 30 g，地肤子 15 g，丹皮 12 g，赤芍 9 g，黄芩 12 g。

2013 年 7 月 25 日复诊：下颌痤疮已除，吹空调后易发咽痛，口气时重，舌红苔薄白腻。2013 年 7 月 20 日查：尿素 3.3 mmol/L，血清肌酐 51 μmol/L，白蛋白 46 g/L，尿酸 295 μmol/L，三酰甘油 1.01，总胆固醇 4.45；24 小时尿蛋白定量 58 mg/1 700 ml。上方继服。

案 9 刘某，女，68 岁。初诊日期：2011 年 9 月 14 日。

2010 年 11 月因体检尿蛋白（++），红细胞（－），至某院查肾功能：白蛋白 33.4 g/L，尿素 10.13 mmol/L，血清肌酐 148 μmol/L；24 小时尿蛋白 3 012 mg；抗 SSA（+）、抗 SSB（+），行肾穿刺：膜性肾病（Ⅲ期），11 月 25 日开始泼尼松（50 mg，每日 1 次）+雷公藤多苷（20 mg，每日 3 次）治疗。尿蛋白及肾功能均好转，药物逐渐减量，目前泼尼松（20 mg，每日 1 次）、雷公藤多苷（20 mg，每日 3 次。曾减量后出现尿蛋白反复）。现神疲乏力，无肢肿，泡沫尿，纳可，大便日行 1~2 次，寐欠安，夜尿 2 次。2011 年 9 月 9 日查：白蛋白 34.8 g/L，尿素 6.7 mmol/L，血清肌酐 108 μmol/L，尿酸 254 μmol/L；24 小时尿蛋白定量 1 195 mg。

黄芪 30 g，黄精 20 g，葛根 20 g，川芎 15 g，杜仲 15 g，苍术 12 g，白术 15 g，山药 20 g，薏苡仁 30 g，当归 15 g，白花蛇舌草 30 g，僵蚕 15 g，淫羊藿 15 g。

另：黑料豆丸（2 包，2 次/日），百奥（2 粒，3 次/日）。

2013 年 6 月 27 日复诊：一直服用上方治疗至今，泼尼松 5 mg，每日 1 次。时有乏力，下肢酸软。2013 年 5 月 15 日查：24 小时尿蛋白 189 mg；白蛋白 40.2 g/L，尿素 5.69 mmol/L，血清肌酐 67 μmol/L，尿酸 334 μmol/L；血红蛋白 116 g/L，谷丙转氨酶 29 U/L，天冬氨酸转氨酶 22 U/L。上方继服。嘱停泼尼松。

案 10 钱某，男，70 岁。初诊日期：2012 年 11 月 12 日。

患者 2012 年 5 月因尿多泡沫伴双下肢肿于当地医院查尿蛋白（++++），24 小时尿蛋白定量 5 g，肾穿刺活检示：膜性肾病（Ⅰ期），血肌酐 91 μmol/L，血白蛋白 25.8 g/L，予甲泼尼龙、环磷酰胺治疗无效，遂停用环磷酰胺，甲泼尼龙逐渐减量，为求中医治疗遂来诊。诉：尿多泡沫，无肢肿，大便调，寐安，纳可，甲泼尼龙 10 mg/日。舌红苔薄白，脉细。2013 年 10 月 11 日查：血肌酐 63 μmol/L，血白蛋白 23.1 g/L，24 小时尿蛋白定量 3.8 g；2013 年 11 月 11 日查：血肌酐 84 μmol/L，血白蛋白 30 g/L，24 小时尿蛋白定量 4.0 g。

黄芪 30 g，苍术 15 g，白术 15 g，山药 20 g，猪苓 12 g，茯苓 12 g，当归 15 g，半枝莲 15 g，僵

蚕 15 g,白花蛇舌草 30 g,芙蓉叶 30 g,薏苡仁 30 g,黑大豆 30 g,丹参 30 g,党参 30 g。

2013 年 4 月 1 日复诊:2013 年 3 月 29 日查:血肌酐 87 μmol/L,尿素氮 4.1 mmol/L,尿酸 326 μmol/L,血白蛋白 39.5 g/L,24 小时尿蛋白 0.98 g。诉:无浮肿,诸症平稳,甲泼尼龙 2 mg/日。舌红苔薄黄腻,脉细数。上方迭进。

2014 年 2 月 24 日复诊:2014 年 2 月 21 日查:血肌酐 88 μmol/L,尿素氮 6.1 mmol/L,尿酸 354 μmol/L,血白蛋白 48.1 g/L,尿蛋白微量。诉:一直服用上方至今,近来便秘,无肢肿,余症平稳。舌暗红苔薄白腻,脉细弦。上方去黑大豆、芙蓉叶,加白蔻仁 3 g、蝉花 15 g。

案 11 王某,男,57 岁。初诊日期:2013 年 11 月 18 日。

患者 2009 年因尿多泡沫尿伴双下肢浮肿而诊断为肾病综合征,予肾穿刺活检示:膜性肾病(Ⅰ~Ⅱ期),予激素、环磷酰胺、他克莫司治疗有效,曾指标均转阴正常。2010 年底因工作劳累复发,予他克莫司、吗替麦考酚酯等治疗效平,近一年来血肌酐逐渐升高,最高到 200 μmol/L,为求中医治疗遂来诊。诉:尿多泡沫,双下肢肿,纳欠佳,尿量 1 000 ml/日,大便调,寐安。2013 年 6 月 27 日查:血肌酐 148 μmol/L,血白蛋白 26.8 g/L,24 小时尿蛋白定量 4 g;2013 年 11 月 4 日查:血肌酐 162 μmol/L,血白蛋白 26.2 g/L,24 小时尿蛋白定量 6.3 g。

黄芪 30 g,川芎 15 g,葛根 15 g,淫羊藿 15 g,苍术 15 g,白术 15 g,山药 20 g,当归 20 g,白花蛇舌草 30 g,薏苡仁 30 g,猪苓 12 g,茯苓 12 g,蝉花 15 g,丹参 30 g,党参 30 g,金樱子 15 g,菟丝子 30 g,僵蚕 15 g。

另:黑料豆颗粒 2 包,3 次/日;活血通脉胶囊 4 粒,3 次/日。

2013 年 12 月 23 日复诊:2013 年 12 月 18 日查:血肌酐 173 μmol/L,尿素氮 11.69 mmol/L,尿酸 417 μmol/L,血白蛋白 21.6 g/L,24 小时尿蛋白 9.65 g。诉:已停服吗替麦考酚酯,药后精神为济,肢体浮肿改善,纳可,较前增味,大便调。舌红苔薄黄腻,脉细数。

生黄芪 60 g,淫羊藿 20 g,益母草 30 g,当归 20 g,山药 30 g,党参 30 g,丹参 30 g,金樱子 30 g,红枣 15 g,苍术 15 g,白术 15 g,猪苓 15 g,茯苓 15 g,炮附子 9 g,白花蛇舌草 30 g,川芎 15 g,葛根 15 g,蝉花 15 g。

2014 年 4 月 21 日复诊:2014 年 4 月 14 日查:血肌酐 147 μmol/L,尿素氮 11.61 mmol/L,尿酸 364 μmol/L,24 小时尿蛋白定量 4.1 g。现无肢肿,疲乏,纳欠佳。舌红苔中黄腻,脉细数。上方加谷芽 15 g、麦芽 15 g、鸡内金 15 g。嘱艾灸关元、气海、足三里、肾俞、脾俞。

案 12 陈某,男,31 岁。初诊日期:2011 年 11 月 8 日。

患者 2010 年 2 月因尿多泡沫尿伴双下肢浮肿而查尿蛋白(+++),24 小时尿蛋白定量 7 g,予肾穿刺活检示:膜性肾病(Ⅲ期),予激素治疗无效,后加用环孢素,疗效亦不佳,后改为环磷酰胺冲击治疗,因脱发等副作用而停用,不愿服用他克莫司、吗替麦考酚酯而来求中医治疗。2011 年 3 月曾于我院门诊服用中药治疗有效。诉：尿多泡沫，双下微肿，纳平，大便调，寐安。舌红苔薄白腻，脉细。2011 年 6 月 18 日查：血肌酐 68 μmol/L，血白蛋白 29 g/L，24 小时尿蛋白定量 4 g。

黄芪 30 g，党参 30 g，丹参 30 g，苍术 12 g，白术 12 g，薏苡仁 30 g，泽泻 15 g，白花蛇舌草 30 g，芙蓉叶 30 g，半枝莲 30 g，金樱子 30 g，川芎 15 g，丹参 30 g，党参 30 g，金樱子 30 g，狗脊 15 g，淫羊藿 15 g。

另：黑料豆颗粒 2 包，3 次/日；活血通脉胶囊 4 粒，3 次/日。

2012 年 7 月 24 日复诊： 2012 年 7 月 10 日查：血肌酐 64 μmol/L，尿素氮 7.2 mmol/L，尿酸 566 μmol/L，血白蛋白 38.6 g/L，24 小时尿蛋白 1.14 g。诉：一直服用上方治疗至今，手足易抽筋，纳可，寐安，大便调。舌红苔薄白腻，脉细数。

生黄芪 45 g，当归 15 g，虎杖 15 g，黄精 15 g，狗脊 15 g，苍术 12 g，白术 12 g，薏苡仁 30 g，山药 20 g，丹参 30 g，党参 30 g，土茯苓 30 g，金樱子 30 g，白芍 20 g，木瓜 15 g，甘草 6 g，海螵蛸 15 g。

2013 年 4 月 2 日复诊： 2012 年 10 月 30 日查：血肌酐 62.1 μmol/L，尿素氮 6.0 mmol/L，尿酸 599.4 μmol/L，24 小时尿蛋白 0.58 g；2013 年 4 月 30 日查：血肌酐 82.3 μmol/L，尿素氮 6.0 mmol/L，尿酸 576 μmol/L，24 小时尿蛋白 0.46 g。诉：略畏寒，腰区凉，饮食不慎易腹泻，舌红苔中薄白，脉细。

生黄芪 45 g，当归 15 g，狗脊 15 g，黄精 15 g，虎杖 15 g，苍术 12 g，白术 12 g，薏苡仁 30 g，山药 20 g，益母草 30 g，淫羊藿 15 g，桑螵蛸 15 g，僵蚕 15 g，络石藤 30 g。

2013 年 5 月 6 日复诊： 2013 年 4 月 30 日查：血肌酐 86.5 μmol/L，尿素氮 4.9 mmol/L，尿酸 630 μmol/L，24 小时尿蛋白定量 0.15 g。诉：腹泻改善，易牙龈肿痛，余症平。舌红苔薄少，脉细数。上方迭进。

案 13 陈某，女，41 岁。初诊日期：2014 年 1 月 29 日。

患者明确膜性肾病（经肾穿刺证实）3 余年，予激素加环磷酰胺治疗无效，肾功能正常，低蛋白血症，曾予中药治疗，24 小时尿蛋白定量 1 g 左右。曾予环孢素治疗效不显，后改予他克莫司治疗，疗效不显，遂求中医治疗。目前泼尼松 20 mg/日，他克莫司 3～2 mg/日，2014 年 1 月 27 日查：血浆白蛋白 28 g/L，24 小时尿蛋白定量 3 283 mg/2 500 ml。诉：无肢肿，疲乏，易外感，纳可，寐欠安，大便调。舌红苔薄黄腻，脉细数。

黄芪 30 g，白术 12 g，芙蓉叶 30 g，当归 12 g，黄芩 12 g，半枝莲 15 g，黑大豆 15 g，山药 15 g，薏苡仁 15 g，薏苡仁根 15 g，丹参 15 g，玉米须 15 g，益母草 15 g，白茅根 15 g，石菖蒲 6 g，粉草薢 15 g。

2014 年 2 月 11 日复诊： 2014 年 2 月 9 日查：24 小时尿蛋白定量 2 546 mg，微量蛋白 1 860 mg/2 700 ml。尿常规蛋白（+++），红细胞（-），尿比重 1.013。药后症平，寐欠安，纳

可,舌红苔薄黄,脉细数。上方去玉米须,加河白草 30 g、合欢皮 15 g。

2014 年 3 月 12 日复诊:2014 年 3 月 4 日查:血浆白蛋白 35 g/L,球蛋白 23 g/L,肌酐 65 μmol/L,尿素氮 7.2 mmol/L,尿酸 491 μmol/L,胆固醇 6.07 mmol/L,三酰甘油 2.8 mmol/L;24 小时尿蛋白定量 940 mg/1 700 ml。尿常规蛋白(++),红细胞 4~5 个/HP,白细胞 6~10 个/HP,尿比重 1.014。诉:时有尿液浑浊,体检发现甲状腺结节,寐欠安,舌红苔薄白剥腻,脉濡。上方加夏枯草 12 g、龙须草 15 g。

2014 年 4 月 15 日复诊:2014 年 4 月 15 日查:24 小时尿蛋白定量 492 mg/2 400 ml。尿常规蛋白(-),红细胞 1~3 个/HP,白细胞(-),尿比重 1.009。诉:咽痒无痛,寐安,舌红苔薄白剥腻,脉濡。泼尼松 15 mg/日,他克莫司 2 mg,2 次/日。上方去薏苡仁根,加漏芦 15 g、荆芥 6 g。

案 14 张某,男,21 岁。初诊日期:2013 年 2 月 2 日。

患者 2011 年 11 月因恶心呕吐就诊时发现尿蛋白(+++),无明显双下肢肿,于 2011 年 12 月 5 日住院检查,24 小时尿蛋白定量 0.4 g,肾穿刺是膜性肾病(Ⅱ期),予氯沙坦钾 50 mg/日治疗。至 2012 年 3 月因学习劳累后尿蛋白增多,双下肢出现浮肿,24 小时尿蛋白定量多于 2 g,给予泼尼松 40 mg+环磷酰胺冲击治疗,至 2012 年 11 月环磷酰胺累计量总 5.6 g,此后开始配合中药治疗,予激素逐渐减量并停止环磷酰胺冲击,病程中血压始终正常。诉:双下肢浮肿,纳平,大便调,寐欠安。舌红苔薄黄腻,脉细弦数。2012 年 11 月 23 日查:24 小时尿蛋白定量 2 724 mg/2 200 ml。尿常规:蛋白(+++),白蛋白/球蛋白为 41.8/26.9,血肌酐 46,尿酸 448,血尿素氮 4.71,总胆固醇/三酰甘油为 8.28/2.81。

黄芪 30 g,白术 12 g,苍术 12 g,芙蓉叶 30 g,当归 15 g,黄芩 12 g,半枝莲 30 g,山药 15 g,薏苡仁 15 g,淫羊藿 12 g,丹参 30 g,白花蛇舌草 30 g,猪苓 12 g,茯苓 12 g,生地 15 g,龟甲 15 g,生牡蛎 15 g,黄芩 15 g,地骨皮 15 g,虎杖 12 g,葛根 15 g,红花 9 g,鸡血藤 15 g,山茱萸 15 g。

另服:黑料豆丸 20 g,2 次/日;活血通脉胶囊 4 粒,3 次/日。

2013 年 4 月 2 日复诊:2013 年 3 月查:尿蛋白(+++)。诉无浮肿,无特殊不适,舌尖略红苔薄黄,脉细。

黄芪 30 g,白术 12 g,苍术 12 g,芙蓉叶 30 g,当归 15 g,黄芩 12 g,半枝莲 30 g,山药 15 g,薏苡仁 15 g,丹参 30 g,白花蛇舌草 30 g,猪苓 12 g,茯苓 12 g,党参 30 g,丹参 30 g,金樱子 15 g。

2013 年 9 月 25 日复诊:2013 年 7 月 15 日查:24 小时尿蛋白定量 690 mg/1 300 ml;2013 年 8 月 22 日查:24 小时尿蛋白定量 646 mg/1 400 ml。诉面部皮肤灼热,尿灼热感,大便调,舌红苔薄黄腻,脉细。上方去党参,加生地 12 g、龟甲 12 g、紫花地丁 30 g。

2014 年 4 月 16 日复诊:2013 年 11 月 4 日查:24 小时尿蛋白定量 623 mg/1 500 ml;

2014年2月27日查：24小时尿蛋白定量259 mg/1 300 ml；2014年4月15日查：24小时尿蛋白定量235 mg/1 300 ml。诉皮肤灼热已除，余无特殊不适，已停用激素、环磷酰胺一年余，舌淡红苔薄白，脉细。上方去丹参、金樱子。

2014年11月26日复诊： 2014年9月17日查：24小时尿蛋白定量174 mg/1 400 ml；2014年11月23日查：24小时尿蛋白定量120 mg/1 000 ml。诉寐欠安，余症平稳，舌淡红苔薄白，脉细。2013年4月2日方加灵芝30 g。

2015年6月3日复诊： 2015年2月11日查：24小时尿蛋白定量105 mg/1 500 ml；2015年5月26日查：24小时尿蛋白定量128 mg/1 500 ml。诉寐尚安，较前改善，无腰痛，无肢肿，二便调，纳可，舌红苔根薄黄，脉细。上方去芙蓉叶、金樱子。

案 15 李某，男，54岁。初诊日期：2007年7月9日。

患者于2007年2月无明显诱因下出现双下肢浮肿，伴尿中泡沫，2007年3月就诊于某医院，查24小时尿蛋白定量4.89 g，行肾活检病理提示：膜性肾病Ⅱ～Ⅲ。未予激素及免疫抑制剂治疗。予对症治疗，并予氯沙坦钾50 mg每日2次口服治疗，双下肢浮肿基本消退，但尿中泡沫明显，查24小时尿蛋白定量3.69 g，肾功能正常，血浆白蛋白37.67 g/L。现乏力，夜寐欠安，余症无特殊。夜尿1次，大便调。舌质红苔黄腻，脉弦。

黄芪30 g，苍术15 g，白术15 g，山药20 g，猪苓12 g，茯苓12 g，当归15 g，半枝莲30 g，僵蚕15 g，白花蛇舌草30 g，芙蓉叶30 g，薏苡仁30 g。

2007年7月23日复诊： 服药中复查24小时尿蛋白定量曾一度降低至2.14 g，但3日前复检24小时尿蛋白定量5.99 g，劳累后双下肢有浮肿，休息后可缓解。舌质红，苔根黄腻。上方加槟榔15 g、木瓜15 g、党参30 g、丹参30 g、白蔻仁3 g。

2007年8月15日复诊： 药后双下肢浮肿已消除，尿中泡沫时多时少，复查24小时尿蛋白定量：3.02 g，血浆白蛋白31.2 g/L。舌质偏红，苔腻渐化。

黄芪30 g，苍术15 g，白术15 g，山药20 g，猪苓12 g，茯苓12 g，当归15 g，半枝莲30 g，白花蛇舌草30 g，芙蓉叶30 g，僵蚕15 g，薏苡仁30 g，党参30 g，丹参30 g，金樱子30 g，狗脊15 g。

2007年9月26日复诊： 诸症尚平稳，无双下肢浮肿，尿中仍有泡沫，面部及颈部有痤疮。查24小时尿蛋白定量：2.76 g。舌质偏红，苔薄微黄，脉细。上方加金银花15 g、蒲公英15 g。

2007年11月6日复诊： 药后面部痤疮减少，诸症平，24小时尿蛋白定量1.4 g。舌质偏红，苔薄，脉细。守方续治。

随访：患者以上方加减巩固治疗，定期随访尿蛋白定量，至2008年5月12日复诊时查24小时尿蛋白定量为0.7 g。

案 16 王某,女,28 岁。初诊日期:2006 年 4 月 25 日。

患者 5 年前体检时发现蛋白尿,因无明显自觉不适症状,故未予重视。此后多次尿检均提示蛋白尿,遂于 2003 年 1 月至天津某医院求治,查 24 小时尿蛋白定量<1.0 g,乙肝"三对半"提示"大三阳",予行肾组织活检,病理提示:乙型肝炎病毒相关性肾炎(膜性肾病)。以干扰素加中药汤剂治疗,治疗期间随访尿蛋白波动于(+)~(++)。2005 年 8 月患者产后 2 月复查尿常规示尿蛋白波动于(++)~(+++),肾功能始终正常。继续当地中药汤剂口服治疗,疗效不显。就诊时,患者诉泡沫尿,口苦口黏,时伴恶心感,疲劳明显,久立后腰及双下肢酸楚,无明显浮肿。舌质偏红,苔薄黄微腻,舌边有瘀斑,脉细。尿常规:蛋白(++),红细胞(-);24 小时尿蛋白定量 1.34 g;血清白蛋白 44.3 g/L;肝功能正常。

苍术 12 g,白术 12 g,山药 20 g,薏苡仁 30 g,薏苡仁根 30 g,鸡骨草 30 g,红枣 15 g,麦芽 30 g,当归 15 g,党参 30 g,丹参 30 g,郁金 15 g,茵陈 15 g,黄芪 30 g,藤梨根 30 g,猪苓 12 g,茯苓 12 g,女贞子 12 g,旱莲草 20 g,生地 10 g。

2006 年 5 月 30 日复诊: 患者服药 1 个月,自觉口苦口黏症状较服药前有所改善,恶心感已除,仍有疲劳感,久站后腰部酸痛。舌质偏红,舌边有瘀斑,苔薄白微腻,脉细。查尿常规:蛋白(++),红细胞(-);24 小时尿蛋白定量 1.081 g。上方加狗脊 15 g、桑寄生 15 g。

2006 年 7 月 4 日复诊: 药后口苦已除,腰部酸痛减轻,但久立后腰部仍有不适感。余症平。舌质略红,舌边瘀斑较前略淡,苔薄白,脉细。查尿常规:蛋白(++),红细胞(-);24 小时尿蛋白定量 0.884 g。守方续治。

2007 年 6 月 16 日复诊: 患者在当地医院续服上方 1 年,24 小时尿蛋白定量逐步下降(0.884 g→0.612 g→0.428 g→0.235 g→0.246 g),此次 24 小时尿蛋白定量 0.3 g,诉大便时溏薄,劳累后稍感腰酸。舌质淡,苔薄。上方去郁金、茵陈、女贞子、旱莲草、生地,加金樱子 30 g。

2007 年 10 月 22 日复诊: 患者无特殊不适主诉,查尿常规:蛋白(-),红细胞(-);24 小时尿蛋白定量 0.071 g。上方继服。

案 17 谷某,女,62 岁。初诊日期:2004 年 11 月 24 日。

患者 1 年前无明显诱因下出现双下肢浮肿,因无其他不适,故未及时诊治。2 个月前,患者自觉浮肿较前加重,伴乏力,尿中大量泡沫,至当地医院查尿常规发现蛋白尿伴镜下血尿(具体不详),随即转至上海某院求治,查尿常规:蛋白(+++)、红细胞(+);24 小时尿蛋白定量 12.74 g;血浆白蛋白 22 g/L;血三酰甘油 6.6 mmol/L;乙肝"两对半":HbsSg(+),HbsAb(+),HbcAb(+),HbeAg(-),HbeAb(+);肝肾功能均正常,拟诊肾病综合征予行肾活检,病理提示:膜性肾病。予利尿、降脂、抗凝等对症治疗后,症状略有改善。今为进一步治疗转至本院门诊。既往有高血压病史二年余,规律性服用降压药后血压保持稳定。无糖尿病病史。现仍有双下肢凹陷性浮肿,尿中大量泡沫,诉乏力,近日有咳嗽,喉中黏痰,色淡黄,易咯,无发热,无咽痛,时伴有恶心感。尿量尚可,夜尿 3~4 次,大便调,纳一般。舌质淡红,舌边有瘀斑,薄白腻,脉细。

黄芪 30 g,苍术 15 g,白术 15 g,山药 20 g,猪苓 12 g,茯苓 12 g,半枝莲 30 g,僵蚕 15 g,白花蛇舌草 30 g,芙蓉叶 30 g,薏苡仁 30 g,当归 15 g,牛蒡子 30 g,前胡 12 g,紫菀 12 g,鱼腥草 30 g。

咳嗽缓解后服药如下。

黄芪 30 g,苍术 15 g,白术 15 g,山药 20 g,猪苓 12 g,茯苓 12 g,半枝莲 30 g,僵蚕 15 g,白花蛇舌草 30 g,芙蓉叶 30 g,薏苡仁 30 g,当归 15 g。

另服活血通脉胶囊、黑料豆丸。

2005 年 1 月 6 日复诊：服药后咳嗽已除,自觉浮肿较前减轻,尿中仍有泡沫。舌质淡红,苔薄腻,脉细。查尿常规：蛋白(+++);24 小时尿蛋白定量 3.7 g;血清白蛋白 25 g/L。上方加金樱子 30 g、淫羊藿 15 g、狗脊 15 g。

2005 年 3 月 10 日复诊：此次服药后自觉浮肿较前明显减轻,尿中泡沫亦较前减少,无咳嗽,无恶心,纳可,大便调,舌质淡红,苔薄白腻,脉细。查 24 小时尿蛋白定量 1.88 g;血清白蛋白 25 g/L;血三酰甘油 2.68 mmol/L。效不更方。

2005 年 6 月 16 日复诊：双下肢轻度浮肿,尿中泡沫较多,无咳嗽。舌质稍红,苔薄腻,脉细。24 小时尿蛋白定量 3.6 g;血清白蛋白 24.9 g/L;血肌酐 64.7 μmol/L,血尿素氮 5.91 mmol/L,尿酸 447 μmol/L。上方加鸡骨草 30 g、狗脊 15 g。

2008 年 1 月 23 日复诊：患者一直服上方,每 3~6 月复查 24 小时尿蛋白定量,逐步下降(2.3 g→1.9 g→0.9 g→0.38 g→0.46 g),血清白蛋白逐渐上升(27.7 g/L→29.8 g/L→33.5 g/L→33 g/L→40.9 g/L)。精神状态良好,无浮肿,尿色清,少量泡沫,24 小时尿蛋白定量 0.26 g;血清白蛋白 41.8 g/L。守方不变。

案 18 夏某,女,5 岁。初诊日期：2010 年 11 月 2 日。

患儿于 2010 年 5 月因"支原体肺炎"住外院治疗期间,发现尿蛋白(++~+++),不伴有镜下血尿,胡桃夹 B 超(-),免疫全套(-),行肾穿刺示：早期膜性肾病,予泼尼松配合贝那普利、保肾康、黄芪冲剂等治疗 6 个月后复查,2010 年 11 月 1 日查 24 小时尿蛋白 4.051 g/1 260 ml,白蛋白 25.2 g/L,遂慕名来诊。来诊时见眼睑浮肿,中上腹不适,时有咳嗽,大便黏滞难解,2~3 日 1 行。舌淡红,苔薄黄腻,脉濡细。

苍术 15 g,白术 15 g,猪苓 12 g,茯苓 12 g,薏苡仁 30 g,半枝莲 15 g,僵蚕 15 g,白花蛇舌草 30 g,黄芪 30 g,芙蓉叶 30 g,山药 20 g,当归 15 g,前胡 9 g,紫菀 9 g,鱼腥草 30 g,野菊 9 g,桑叶 9 g。

嘱患儿泼尼松缓慢撤减至停用,同时配合活血通脉胶囊、黑料豆颗粒。

二诊：患儿复诊时已完全停用激素,咳嗽除。上方减前胡、紫菀、鱼腥草、野菊、桑叶。

此后守方加减治疗,患儿尿蛋白进行性下降,至 2011 年 2 月 21 日复查:白蛋白 37.2 g/L,血肌酐 23 μmol/L,血尿素氮 3.6 mmol/L,24 小时尿蛋白定量 0.207 g,随访一年后查 24 小时尿蛋白 0.064 g。

案 19 孔某,男,63 岁。初诊日期:2015 年 10 月 12 日。

2014 年 5 月患者出现泡沫尿,足背浮肿,未予重视。至 2015 年 1 月患者自觉泡沫尿增多,伴有腹胀,双下肢浮肿明显,遂至医院,诊为"肾病综合征",肾穿示:膜性肾病Ⅲ期,予以甲泼尼龙 48 mg,每日 1 次,联合环磷酰胺治疗,尿蛋白未见明显改善,2015 年 8 月患者因不能耐受环磷酰胺出现恶心、呕吐等症状,加之尿蛋白未见明显改善予以停用。西药治疗期间患者出现头面部瘙痒疼痛,外院诊断为"带状疱疹",予抗病毒治疗,此后水肿进行性加重,故来寻求进一步治疗方案。现患者全身浮肿,腹胀,畏寒,纳差,大便质溏,日 1~2 行,尿量 800 ml/日,头面部瘙痒。舌红胖大,苔白腻,脉细滑。2015 年 10 月 12 日查肾功能:白蛋白 19 g/L,血清肌酐 81 μmol/L,24 小时尿蛋白 2.5 g。

生黄芪 60 g,川芎 15 g,葛根 15 g,苍术 15 g,白术 15 g,当归 15 g,白花蛇舌草 30 g,党参 30 g,丹参 30 g,狗脊 15 g,巴戟天 15 g,山药 30 g,薏苡仁 30 g,柴胡 9 g,黄芩 12 g,板蓝根 30 g,炮附子 9 g,干姜 3 g,甘草 6 g。

同时配合肝素、尿激酶、那曲肝素钠抗凝降纤,胸腺五肽调节免疫,艾灸、羊奶粉、海参、黑料豆颗粒辅助治疗。

2015 年 11 月 12 日复诊:服上方后,头面部瘙痒已除,仍全身浮肿,腹胀,畏寒,纳差,大便质溏,日 1~2 行,尿量 700~800 ml/日,舌质红,舌体胖大,苔薄白,脉细。2015 年 11 月 5 日查:白蛋白 19 g/L,肌酐 65 μmol/L;24 小时尿蛋白 1.2 g。

生黄芪 45 g,山茱萸 20 g,淫羊藿 15 g,当归 20 g,山药 30 g,党参 30 g,丹参 30 g,金樱子 30 g,苍术 15 g,白术 15 g,龟甲 12 g,猪苓 15 g,茯苓 15 g,白花蛇舌草 30 g,女贞子 15 g,益母草 30 g,炮附子 9 g,茵陈 9 g。

患者随后长服此方,病情逐渐缓解,尿量增多,肿退症平,临床指标改善。

2016 年 11 月 12 日复诊:2016 年 11 月 5 日查:白蛋白 34 g/L,肌酐 75 μmol/L;24 小时尿蛋白 0.8 g,尿量 1 800 ml/日。继服上方,随访。

微小病变病

案 1 傅某,男,16 岁。初诊日期:1992 年 7 月 27 日。

2 年前因全身浮肿,住某医院治疗,尿常规检查示:蛋白(++++),24 小时尿蛋白定量为 12.4 g,白蛋白/球蛋白为 1/1.26,肾功能正常,血压正常,肾活检提示为:微小病变性肾小球病,经用泼尼松、免疫抑制剂及抗凝等治疗后,尿蛋白转阴,但在激素减量过程中,病情反复,至今已反复住院 4 次,目前仍服用泼尼松 32.5 mg/日,尿蛋白(+++)。患者满月脸明显,面部及躯干可见多处痤疮,自觉神疲,胃纳尚可。舌尖红,苔白腻,脉细数。

生地 15 g,知母 12 g,黄柏 12 g,石龙芮 15 g,生山楂 15 g,芙蓉叶 30 g,黄芩 20 g,茯苓 15 g,猪苓 15 g,益母草 30 g,车前草 30 g,桑白皮 30 g,虎杖 30 g,白花蛇舌草 30 g。

服用上方 3 周后痤疮感染基本控制,尿常规检查阴性,但仍感腰酸,下肢轻度浮肿,舌苔薄白腻,脉细弦。泼尼松改为 45 mg,隔日服。

生地 15 g,苍术 9 g,汉防己 12 g,金樱子 15 g,菟丝子 15 g,猪茯苓 15 g,黄芩 12 g,山药 20 g,金钱草 30 g,车前草 30 g,益母草 30 g,薏苡仁 30 g。

以上方为主化裁服用半年后,诸症消失,病情平稳,泼尼松也减至 5 mg/日,后一直以下方调治,并停服西药。1 年后完全缓解,随访 6 年未见复发,并顺利进入大学就读。

生地 15 g,黄精 15 g,党参 15 g,丹参 15 g,枸杞子 12 g,杜仲 12 g,黄芪 20 g,薏苡仁 30 g,益母草 30 g。

案 2 杨某,男,28 岁。初诊日期:1999 年 1 月 25 日。

患者幼儿时曾患肾炎,1998 年 12 月因双下肢伴颜面浮肿 1 周于外院门诊,查尿常规示:蛋白(+++),红细胞 3~6 个/HP,肾功能正常,24 小时尿蛋白定量为 7.46 g,遂收治入院行肾穿刺示:微小病变,予泼尼松 60 mg/日治疗后,浮肿消退而出院。1999 年 1 月 25 日来我院门诊,就诊时无明显浮肿,一般情况尚可,24 小时尿蛋白定量 1.62 g,白蛋白/球蛋白为 18.8/24,三酰甘油 3.31 mmol/L。舌红苔薄黄腻,脉弦滑。

太子参 30 g,生地 12 g,龟甲 12 g,地骨皮 20 g,丹皮 15 g,红藤 30 g,苍术 15 g,白术 15 g,薏苡仁 30 g,知母 12 g,猪苓 12 g,茯苓 12 g,莲肉 30 g,小石韦 30 g,党参 20 g,丹参 20 g,黄柏 12 g。

1999 年 3 月 22 日复诊:服药后复查尿常规阴性,白蛋白/球蛋白为 45/33,三酰甘油 1.71 mmol/L,诸症平稳。守方继服,并嘱激素减量。

1999 年 6 月 14 日复诊:诉腰酸乏力,尿常规阴性,24 小时尿蛋白定量 1.62 g,白蛋白/球蛋白为 44/28,肾功能正常,三酰甘油 1.37 mmol/L。前方减知母、黄柏,加杜仲 12 g、桑寄生 15 g。

2000 年 7 月 3 日复诊:其后患者症情稳定,坚持守方服药,并予激素正规减量。无不适,尿常规阴性,24 小时尿蛋白定量<0.15 g,激素已停服 1 月。

案 3 于某,男,15 岁。初诊日期:2013 年 6 月 4 日。

患者 2008 年初腹泻后出现双下肢浮肿,当地医院查尿蛋白(++++),24 小时尿蛋白定量 3.65 g,予雷公藤 20 mg,3 次/日,治疗 1 周后尿蛋白阴性,予某院行肾活检示:微小病变肾病,予停用雷公藤,改口服泼尼松 30 mg/日,及缬沙坦、百令胶囊、新肾炎片等口服,尿蛋白持续阴性，半年后停用激素。2009 年 4 月因感冒蛋白尿反复，重复予泼尼松 30 mg/日，半年后以雷公藤 20 mg，3 次/日维持治疗半年，此后未再以激素及免疫抑制剂治疗，24 小时尿蛋白定量及尿常规持续阴性。2013 年 4 月患者劳累感冒后尿中出现泡沫，查尿蛋白（+++），24 小时尿蛋白定量 2 g，予泼尼松 10 mg，2 次/日，雷公藤 20 mg，3 次/日治疗，1 周后尿蛋白转阴。5 月 2 日尿蛋白（+++），24 小时尿蛋白 2.45 g/24 小时（尿量 3 300 ml），白蛋白 47.4 g/L，尿素 9.3 mmol/L，血清肌酐 51 μmol/L，尿酸 395 μmol/L，三酰甘油 0.61 mmol/L，胆固醇 3.5 mmol/L。遂来求诊，诉自觉乏力，时有大便溏薄，舌偏红，苔薄白腻，脉细数。目前泼尼松 20 mg/日，雷公藤 20 mg/3 次/日。

生地 12 g，龟甲 12 g，党参 30 g，丹参 30 g，苍术 12 g，白术 12 g，杜仲 12 g，薏苡仁 30 g，猪苓 12 g，茯苓 12 g，石韦 30 g，薏苡仁 30 g，金樱子 15 g，山药 20 g，芡实 30 g。

2013 年 7 月 2 日复诊：诉双上肢皮肤痤疮，久坐后双下肢乏力，余症平，舌质偏红，苔薄白腻，脉细数。已经停用雷公藤 1 个月，目前泼尼松 20 mg/日。2013 年 6 月 27 日查：尿蛋白（-），白蛋白 42.6 g/L，尿素 3.38 mmol/L，血清肌酐 60 μmol/L，尿酸 427 μmol/L，三酰甘油 1.5 mmol/L，胆固醇 4.9 mmol/L，谷丙转氨酶 35 u/L。上方加紫花地丁 30 g、蒲公英 30 g、地肤子 15 g。

2013 年 8 月 12 日复诊：诉纳差，口气重，大便黏滞日 1 行，舌红苔中黄腻，脉细数。目前泼尼松 10 mg/日。2013 年 8 月 9 日查：尿蛋白（-），红细胞 11.6 u/L，pH 6.5，尿比重 1.015；白蛋白 46.6 g/L，尿素 2.84 mmol/L，血清肌酐 54 μmol/L，尿酸 442 μmol/L，三酰甘油 1.24 mmol/L，胆固醇 4.95 mmol/L，谷丙转氨酶 32 U/L。上方加槟榔 15 g、木瓜 15 g、麦冬 15 g。

案 4 王某，女，24 岁。初诊日期：2013 年 7 月 4 日。

患者 2012 年 11 月体检发现蛋白尿，24 小时尿蛋白定量>1 g，血浆白蛋白 20.4 g/L，肾功能正常，行肾穿刺示微小病变，予激素足量治疗加中药治疗，疗效不显遂来求诊。诉：泼尼松 40 mg/日，无肢肿，疲乏，时有腰酸，寐欠安，大便调，纳可。舌红苔薄黄，脉细数。2013 年 5 月 13 日查：24 小时尿蛋白定量 5.43 g；2013 年 6 月 17 日查：24 小时尿蛋白定量 3.29 g；2013 年 7 月 1 日查：24 小时尿蛋白定量 4.16 g。

苍术 12 g，白术 12 g，藤梨根 30 g，益母草 30 g，金樱子 30 g，莲肉 30 g，薏苡仁 30 g，杜仲 15 g，丹皮 15 g，寄生 12 g，丹参 30 g，党参 30 g，黄芪 30 g，山药 20 g，制首乌 20 g，龟甲 12 g，生地 12 g。

2013 年 8 月 12 日复诊：2013 年 8 月 2 日查：24 小时尿蛋白定量 1.77 g；尿素 3.0 mmol/L，血清肌酐 40 μmol/L，尿酸 218 μmol/L。诉：泼尼松 30 mg/日，乏力，无肢肿，纳可，大便调。舌红苔薄白腻，脉细数。上方加金雀根 30 g。

因服用中药有效，患者一直门诊随访抄方，未来陈师处调整，后门诊医生告知，患者尿检一直好转正常,至 2014 年 3 月已经停服激素,检查情况:2013 年 11 月 6 日示 24 小时尿蛋白定量 0.36 g;2013 年 12 月 5 日示 24 小时尿蛋白定量 0.13 g,尿素 3.45 mmol/L,血清肌酐 33.9 μmol/L,尿酸 211 μmol/L;2014 年 1 月 6 日示 24 小时尿蛋白定量 0.18 g;2014 年 2 月 22 日检查示 24 小时尿蛋白定量 0.09 g;2014 年 3 月 29 日示 24 小时尿蛋白定量 0.04 g。

轻微病变病

许某,男,18 岁。初诊日期:2010 年 6 月 28 日。

患者 2008 年 12 月因全身浮肿、蛋白尿、血尿就诊于某院,相关检查提示:24 小时尿蛋白定量 1.05 g;肝肾功能:白蛋白 15 g/L,球蛋白 21 g/L,血肌酐 77 μmol/L,尿素 4.6 mmol/L,尿酸 539 μmol/L;血脂示:总胆固醇 16.1 mmol/L,三酰甘油 2.7 mmol/L;2009 年 3 月 15 日行肾穿示:轻微病变,予泼尼松 50 mg,每日 1 次,自诉尿蛋白转阴(报告未见),1 个月后开始减量,期间反复反跳,每次加药至 50~60 mg 后尿蛋白可转阴。3 个周期再次反跳,目前予泼尼松 50 mg,每日 1 次,自诉 1 周前尿蛋白转阴(报告未见)。现症平,舌薄白。

生地 15 g,龟甲 12 g,党参 30 g,丹参 30 g,泽兰 15 g,苍术 12 g,白术 12 g,杜仲 15 g,薏苡仁 30 g,薏苡仁根 30 g,猪苓 12 g,茯苓 12 g,小石韦 30 g,金樱子 15 g,知母 9 g,黄柏 9 g,山茱萸 12 g,白花蛇舌草 30 g,山药 20 g。

2010 年 8 月 17 日复诊:尿常规示:尿蛋白(-),潜血(-),沉渣红细胞 6.4/μl,pH 7.0,尿比重 1.017;肝肾功能:白蛋白 48 g/L,球蛋白 23 g/L,谷丙转氨酶 15 U/L,血肌酐 68 μmol/L,尿素氮 3.8 mmol/L,血尿酸 373 μmol/L;血脂示:总胆固醇 3.62 mmol/L,三酰甘油 1.18 mmol/L。现症平,时有手抖,血压 110/60 mmHg,舌红苔薄白,脉弦细。目前泼尼松 35 mg,每日 1 次。上方减知柏,加生黄芪 15 g。

2011 年 4 月 26 日复诊:以往泼尼松 20 mg 时反跳,近期查:尿常规示:尿蛋白(+),潜血(-),pH 6.0,尿比重 1.021。诉自觉乏力,余症平,纳可,大便调。舌白,脉细。目前泼尼松 25~15 mg,隔日 1 次。上方加藤梨根 30 g、丹皮 15 g。

2011 年 12 月 20 日复诊:尿常规示:尿蛋白(-),潜血(-),pH 5.0,尿比重 1.020;肝肾功能:白蛋白 43 g/L,谷丙转氨酶 29 U/L,谷草转氨酶 19 U/L,血肌酐 49 μmol/L,尿素氮 3.3 mmol/L,血尿酸 412 μmol/L;血常规示:血红蛋白 147 g/L。现纳可寐安,胃胀时有,大便调,血压 90/60 mmHg。舌薄白,脉细。泼尼松 25 mg,隔日 1 次。

生地 15 g,龟甲 12 g,党参 30 g,丹参 30 g,苍术 12 g,白术 12 g,生黄芪 15 g,砂仁 3 g,杜仲 15 g,薏苡仁 30 g,薏苡仁根 30 g,猪苓 12 g,茯苓 12 g,小石韦 30 g,藤梨根 30 g,白花蛇舌草 30 g,山药 20 g,丹皮 15 g,海螵蛸 15 g。

2012 年 7 月 3 日复诊:尿常规示:尿蛋白(-),潜血(-),pH 6.5,尿比重 1.017;肝肾功能:白蛋白 45 g/L,球蛋白 24 g/L,谷丙转氨酶 34 U/L,血肌酐 63 μmol/L,尿素氮 4.8 mmol/

L,血尿酸 456 μmol/L;血脂示：总胆固醇 3.77 mmol/L,三酰甘油 1.73 mmol/L。时有大便溏薄日 1~3 行,纳可,血压 130/62 mmHg。舌边尖红苔白腻。泼尼松 15 mg,隔日 1 次。上方去丹皮、砂仁,加炮姜 9 g。

2015 年 5 月 26 日复诊： 于 2013 年初停服激素,一直在药店买药,一剂药服 2 日。近期复查：尿常规示：尿蛋白(-),潜血(-),pH 6.5,尿比重 1.015;肝肾功能：白蛋白 48 g/L,球蛋白 23.4 g/L,谷丙转氨酶 38 U/L,谷草转氨酶 20 U/L,血肌酐 53 μmol/L,尿素氮 4.9 mmol/L,血尿酸 425 μmol/L;血脂示：总胆固醇 3.46 mmol/L,三酰甘油 0.76 mmol/L。现症平,2 周前有上腹部不适,无发酸嗳气,服胃药后好转(不详)。舌净,脉细。2011 年 12 月 20 方去丹皮、海螵蛸。

2015 年 10 月 26 日复诊： 尿常规示：尿蛋白(-),潜血(-),沉渣红细胞 0/μl;肝肾功能：白蛋白 48.8 g/L,球蛋白 23 g/L,谷丙转氨酶 20 U/L,谷草转氨酶 25 U/L,血肌酐 53 μmol/L,尿素氮 2.17 mmol/L,血尿酸 528 μmol/L。现症平,劳累后腰痛,休息后缓解,大便成形,舌质略红,苔薄白腻,脉细。予膏方治疗,2011 年 12 月 20 方去丹皮、海螵蛸,加生黄芪 300 g、莲肉 300 g、淫羊藿 120 g、景天三七 150 g、当归 90 g、鸡血藤 300 g、菟丝子 150 g。

另：生晒参 150 g,胎盘粉 50 g,龟甲胶 100 g,阿胶 150 g,冰糖 500 g。黄酒为引。

2016 年 10 月 18 日复诊： 尿常规示：尿蛋白(-),潜血(-),沉渣红细胞 1.8 个/μl,pH 6.5,尿比重 1.015;肝肾功能：白蛋白 44.1 g/L,球蛋白 23.6 g/L,谷丙转氨酶 19 U/L,谷草转氨酶 22 U/L,血肌酐 53 μmol/L,尿素氮 3.92 mmol/L,血尿酸 451 μmol/L。现症平,舌薄白,脉细。膏方再进。

系膜增生性肾小球肾炎

案1 陈某,男,49 岁。初诊日期：2000 年 10 月 18 日。

患者 21 岁时就发现有蛋白尿,治疗情况不详。此次因感冒而诱发,尿中泡沫多半月余,尿常规示：蛋白(+++),红细胞(++++);肾功能检查示：血肌酐 116 μmol/L,尿素氮 5.5 mmol/L,血尿酸 508 μmol/L;24 小时尿蛋白定量为 3.1 g。2000 年 11 月 2 日于我院行肾穿刺,光镜示：系膜增生性肾炎。电镜示：急性系膜增生性肾小球肾炎。B 超检查示：左肾囊肿,右肾钙化点。三酰甘油 3.86 mmol/L,血压 150/105 mmHg。

黄芪 30 g,杜仲 12 g,桑寄生 12 g,土茯苓 30 g,当归 12 g,枸杞子 15 g,苍术 12 g,白术 12 g,莲肉 30 g,地骨皮 20 g,黄芩 15 g,黄精 15 g,白蔻仁 3 g,石菖蒲 12 g。

并嘱常规口服活血通脉胶囊(3 片/次,3 次/日)、清热膜肾冲剂(1 包/次,2 次/日)及贝那普利、硝苯地平、尼群地平等药降压及对症治疗。

至 2001 年 5 月 15 日来诊时,病情明显好转,尿常规示：蛋白(±),红细胞 4~6 个/HP,

24 小时尿蛋白定量为 0.71 g,三酰甘油正常,余未见异常。嘱继续服药观察。

案 2 李某,男,26 岁。初诊日期:1999 年 9 月 30 日。

患者 1 个月前感冒后逐渐出现颜面、下肢浮肿,尿常规示:蛋白(+++),肾活检提示为系膜增生性肾小球肾炎,就诊时血压 130/90 mmHg,尿常规示:蛋白(+++),24 小时尿蛋白定量 2.8 g,白蛋白/球蛋白为 27/30,症见腰酸膝软,乏力,纳呆,咽痛,下肢轻度浮肿。舌质暗,苔薄白,脉细。

黄芪 60 g,党参 30 g,苍术 12 g,白术 12 g,当归 12 g,金樱子 15 g,桃仁 12 g,山药 20 g,川芎 15 g,谷芽 15 g,麦芽 15 g,车前子 15 g,杜仲 15 g,桑寄生 20 g,小石韦 15 g。

服药后症状逐步改善,经 3 个月治疗后,尿常规:蛋白阴性,24 小时尿蛋白定量 0.18 g,水肿完全消退,查血白蛋白/球蛋白为 38/28。随访至今未复发。

案 3 朱某,女,15 岁。初诊日期:1997 年 8 月 19 日。

患者患慢性肾炎 2 年,平时尿常规多示蛋白(±~+),红细胞(++),在外地久治未愈而来沪求诊,遂收住入院经肾穿刺诊为系膜增生性肾炎,查 24 小时尿蛋白定量为 1.8 g,尿常规示蛋白(++),红细胞(+),无明显不适。苔薄白,脉细。

生地 12 g,龟甲 12 g,女贞子 10 g,旱莲草 15 g,苍术 15 g,白术 15 g,山药 20 g,芡实 30 g,小石韦 30 g,金樱子 30 g,黄芪 12 g,桑寄生 12 g。

服药 30 剂后查尿常规蛋白(±),红细胞 0~2 个/HP,24 小时尿蛋白定量为 0.45 g。出院后继服此方半年余,随访 3 年未有复发。

案 4 张某,男,59 岁。于 2004 年 11 月 17 日初诊。

2003 年 1 月发现尿蛋白(+++),24 小时尿蛋白定量 0.276 g,后行右髂内动脉瘤破裂术后,发生肉眼血尿,肾功能:血肌酐 393 μmol/L,血尿素氮 11.6 mmol/L,尿蛋白(+++),红细胞 12~20 个/HP。肾穿刺示:系膜增生肾小球肾炎伴新月体形成。予以吗替麦考酚酯每次 0.5 g,每日 2 次。并甲泼尼龙静脉冲击 360 mg,2 日→120 mg,2 日→80 mg,2 日后,改用泼尼松 60 mg 每日口服。近查尿常规红细胞 0/μl,蛋白(++);肾功能:血尿素氮 13.10 mmol/L,血肌酐 179 μmol/L,尿酸 334 μmol/L;血压 125/80 mmHg,在服用氯沙坦钾、非洛地平,目前口服甲泼尼龙 4 mg 隔日服及吗替麦考酚酯 0.5 g,每日 2 次。来诊时脉弦,苔薄黄腻,诉 2 周前发热。

白花蛇舌草 30 g,半枝莲 30 g,忍冬藤 30 g,紫花地丁 30 g,赤芍 15 g,生地 15 g,黄精 20 g,党参 30 g,丹参 30 g,葛根 20 g,蝉花 15 g,槟榔 15 g,木瓜 15 g。

二诊:感冒咳嗽 1 周,咽痒,苔薄黄腻,在服泼尼松 7.5 mg 隔日服及吗替麦考酚酯 0.5 g,每日 2 次。复查血肌酐 211 μmol/L,血尿素氮 14 mmol/L,尿酸 398 μmol/L;尿常规:蛋白

100 mg/dl,红细胞 10 个/μl。

处方 1:

桑叶 10 g,野菊 10 g,金银花 15 g,连翘 15 g,荆芥 6 g,牛蒡子 15 g,佛耳草 30 g,前胡 12 g,紫菀 12 g,炙麻黄 9 g,杏仁 9 g,甘草 6 g。

处方 2:

柴胡 9 g,黄芩 20 g,菊花 12 g,枸杞子 12 g,白芍 12 g,苍术 12 g,白术 12 g,制大黄 12 g,蝉花 15 g,黄芪 20 g,川芎 15 g,葛根 15 g,黄精 20 g,杜仲 15 g。

三诊:血肌酐 171 μmol/L,血尿素氮 14.2 mmol/L,尿酸 349 μmol/L,24 小时尿蛋白 0.18 g,尿常规:蛋白(±),红细胞 0/μl。咳嗽已愈,脉细,苔薄白。目前服甲泼尼龙 7.5 mg 隔日,每次吗替麦考酚酯 0.25 g,每日 2 次。上方 2 加党参 30 g、丹参 30 g、黄芪 30 g、蝉花 15 g、女贞子 12 g。

四诊:血肌酐 170 μmol/L,血尿素氮 15 mmol/L,尿酸 346 μmol/L,24 小时尿蛋白 0.27 g,尿常规:蛋白(-),红细胞 4 个/μl。现无明显不适,舌淡苔薄黄。服吗替麦考酚酯每次 0.25 g,每日 2 次及泼尼松 7.5 mg,隔日 1 次,另服氯沙坦钾、非洛地平、氟伐他汀钠。

黄芪 10 g,蝉花 15 g,女贞子 12 g,黄精 20 g,枸杞子 15 g,山茱萸 12 g,党参 30 g,丹参 30 g,薏苡仁 30 g,薏苡仁根 30 g,苍术 12 g,白术 12 g,葛根 15 g,蛇舌草 30 g,桃仁 30 g,龟甲 12 g,白芍 20 g,莪术 10 g,制大黄 10 g。

五诊:血肌酐 144 μmol/L,血尿素氮 13.7 mmol/L,尿酸 319 μmol/L,尿常规:蛋白(-),红细胞(-)。腰部切口疝,诉腹胀,舌暗红苔腻脉沉。上方加广木香 9 g 继服,并嘱门诊随访。

案5 张某,男,20 岁。于 2002 年 6 月 10 日初诊。

2002 年 4 月患者因出现颜面浮肿,查尿常规示:蛋白 3 g/L,红细胞(++),24 小时尿蛋白定量 1.6 g,遂住我院行肾穿刺示系膜增生性肾炎,予泼尼松 30 mg/日治疗,肾功能(6 月 5 日)示:血肌酐 86.4 μmol/L,尿素氮 3.51 mmol/L,尿酸 367.4 μmol/L,尿常规示:蛋白 100 mg/dl,红细胞(+),24 小时尿蛋白定量 0.9 g,诉咽痛,尿多泡沫。舌净,脉细。

柴胡 9 g,黄芩 9 g,白芍 20 g,生地 12 g,龟甲 10 g,大蓟 30 g,小蓟 30 g,金银花 15 g,连翘 15 g,当归 12 g,赤芍 12 g,丹皮 12 g,紫草 20 g,薏苡仁 30 g,薏苡仁根 30 g,荠菜花 30 g。

2002 年 10 月 14 日复诊:尿常规:蛋白(-),红细胞(-),白细胞少见。无咽痛,尿泡沫不显,舌净,脉细。泼尼松 5 mg/日。上方改龟甲 12 g,去金银花、连翘,加白术 15 g、山药 15 g、猪苓 12 g、茯苓 12 g。

2003 年 3 月 10 日复诊:尿常规持续正常。24 小时尿蛋白定量 0.1 g,泼尼松 2.5 mg/日。无不适,舌胖,苔薄黄,脉弦细。上方去荠菜花、薏苡仁根、紫草,加寄生 12 g、山茱萸 12 g、黄精 12 g。

2003 年 8 月 25 日复诊：泼尼松已停服 5 个月，尿常规持续正常。症平，舌红苔薄白。上方去大蓟、小蓟、蝉花，加黄芪 15 g、益智仁 12 g。

2004 年 5 月 24 日复诊：患者泼尼松已停服 15 个月，尿常规持续正常，血肌酐 65 μmol/L，尿素氮 4.5 mmol/L，尿酸 252 μmol/L，白蛋白/球蛋白为 45/34 g/L。症平，舌净，脉细。嘱上方继服，门诊随访。

膜增生性肾小球肾炎

案 1　孙某，女，29 岁。初诊日期：1997 年 5 月 20 日。

患者患肾炎 3 年，经肾活检诊为膜增生性肾炎，尿常规检查示：蛋白（+++），红细胞（+++）。今年妊娠 7 个月生产一子，产后恶露不净，查肾功能示：血肌酐 130 μmol/L，尿素氮 9 mmol/L；尿常规示：蛋白（+++），红细胞（+++）；24 小时尿蛋白定量为 3.9 g。来诊时神萎面色少华，下肢浮肿不显。脉细弱，舌薄白质带紫暗。

淫羊藿 15 g，巴戟天 12 g，黄精 15 g，枸杞子 15 g，苍术 12 g，白术 12 g，猪苓 12 g，茯苓 12 g，六月雪 30 g，桃仁 30 g，当归 12 g，川芎 9 g，炮姜炭 9 g，炙甘草 6 g。

并配服活血通脉胶囊，3 片/次，3 次/日。

药用 7 剂后，恶露已净，症状好转，拟上方减炮姜炭、炙甘草，继用 30 剂。复查肾功能示：血肌酐 60 μmol/L，尿素氮 4.0 mmol/L，血尿酸 0.32 μmol/L；24 小时尿蛋白定量为 2.62 g。

守方调理 3 年多，症情稳定，肾功能在正常范围，24 小时尿蛋白定量为 1~1.5 g。已恢复工作。

案 2　汪某，男，8 岁。初诊日期：1993 年 6 月 14 日。

患者于 1992 年 12 月出现眼睑浮肿，尿呈酱油色，查尿常规示：蛋白（++++），红细胞（+++）；肾功能示：血肌酐 554 μmol/L，尿素氮 32.7 mmol/L。尿量减少，伴腹水。于当地医院诊为肾炎性肾病，急性肾功能不全。后入某医院，予以泼尼松等治疗，2 周后查尿常规示：蛋白（++），红细胞（++）；肾功能示：血肌酐 94.7 μmol/L。曾加用环磷酰胺治疗，现服泼尼松 40 mg，隔日服。肾活检示：膜增生性肾小球肾炎。来诊时无脚肿，尿量为 1 000 ml/日，查尿常规示：蛋白（+~++），红细胞 2~8 个/HP；血压 105/60 mmHg。汗多，无浮肿，纳差，二便正常。

党参 15 g，丹参 15 g，苍术 12 g，白术 12 g，猪苓 12 g，茯苓 12 g，益母草 30 g，金银花 12 g，连翘 15 g，玄参 15 g，黄芩 15 g，丹皮 12 g，鱼腥草 30 g，生地 15 g，龟甲 12 g，地骨皮 15 g。

1993 年 6 月 28 日复诊：有时头痛，脉细数，舌根薄腻。现服泼尼松 40 mg，隔日口服。尿常规示：蛋白阴性，红细胞 2~3 个/HP；血压 110/90 mmHg。

金银花 12 g,连翘 12 g,当归 12 g,川芎 6 g,益母草 30 g,蒲公英 30 g,桃仁 15 g,红花 9 g,汉防己 15 g,赤芍 15 g,小石韦 30 g,杜仲 15 g,桑寄生 30 g,野菊 12 g,蝉衣 10 g,车前草 30 g。

1993 年 7 月 5 日复诊:尿常规:蛋白阴性,红细胞 4~8 个/HP,舌净。首诊方减地骨皮、玄参,加马鞭草 30 g、炮穿山甲片 6 g、女贞子 10 g、旱莲草 15 g。

出院后一直函诊,至 1997 年 10 月 6 日来诊告之:1997 年 6 月 12 日复查肾功能示:血肌酐 139.9 μmol/L,尿素氮 5.05 mmol/L,血尿酸 292 μmol/L;9 月 12 日复查肾功能示:血肌酐 117.19 μmol/L,尿素氮 4.29 mmol/L,血尿酸 288.46 μmol/L;血常规示:血红蛋白 126 g/L,红细胞 4.2×10^{12}/L;尿常规阴性。血压 120/70 mmHg。B 超示:右肾 95 mm×37 mm,左肾 96 mm×43 mm,双肾及膀胱未见明显异常;24 小时尿蛋白定量为 0.083 g。

生地 12 g,龟甲 10 g,党参 15 g,丹参 15 g,黄芪 12 g,女贞子 12 g,旱莲草 15 g,炮穿山甲片 6 g,当归 12 g,枸杞子 15 g,黄精 15 g,制大黄 10 g,苍术 12 g,白术 12 g,山茱萸 12 g,山药 15 g,鱼腥草 15 g,白花蛇舌草 30 g。

1999 年 8 月 9 日复诊:血肌酐 110.9 μmol/L,尿素氮 3.49 mmol/L,血尿酸 199.57 μmol/L;白蛋白/球蛋白为 45.65/28.98;尿常规:蛋白 15 mg/dl,红细胞 0~2 个/HP。血压 120/70 mmHg。咽部充血。

淫羊藿 12 g,山茱萸 12 g,山药 20 g,党参 30 g,丹参 30 g,龟甲 12 g,黄芪 12 g,女贞子 10 g,旱莲草 15 g,当归 10 g,苍术 12 g,白术 12 g,野菊花 12 g,赤芍 12 g,挂金灯 12 g,炮穿山甲片 10 g,大蓟 30 g,制大黄 10 g,黄精 15 g。

1999 年 11 月 29 日复诊:尿常规阴性,肾功能正常。小便中有泡沫,纳可,寐安,无外感,咽痛除。上方减挂金灯、野菊花、大蓟,加薏苡仁 30 g、杜仲 12 g、桑寄生 12 g。

2000 年 7 月 24 日复诊:近日查尿常规阴性,有时有微量蛋白,肾功能正常。无明显不适,纳眠可,二便调,舌淡胖有齿痕,苔白微腻。上方减女贞子、旱莲草,加枸杞子 15 g。

2001 年 1 月 8 日复诊:服上方至今,复查尿常规蛋白微量;肾功能示:血肌酐 134 μmol/L,尿素氮 5.8 mmol/L;血常规示:血红蛋白 138 g/L。患者无明显不适,在校能正常学习。继用上方加小石韦 30 g、玉米须 30 g。并配以黄葵胶囊。

2001 年 7 月 2 日复诊:血肌酐 66 μmol/L,尿素氮 3.98 mmol/L,血尿酸 388 μmol/L;总蛋白 72.9 g/L,白蛋白/球蛋白为 52.4/20.5;尿常规阴性;血常规示:血红蛋白 130 g/L,红细胞 4.32×10^{12}/L。血压 120/70 mmHg。脉细苔薄白。继用上方。

案 3 邱某,男,64 岁。初诊日期:1990 年 2 月 15 日。

1989 年 5 月,患者感冒后出现血尿,至某医院诊治,血压 120/90 mmHg,尿常规检查:蛋白(++),红细胞(+++);血肌酐 184.8 μmol/L,尿素氮 16.3 mmol/L,血红蛋白 93 g/L,红细胞 3.15×10^{12}/L,尿相差显微镜检查为异常形态红细胞,B 超提示有腹水,肾活检为膜增生性肾小球肾炎 I 型,经激素、输血等治疗后,腹水消失,但尿蛋白、尿红细胞仍在(++)左右,患者就诊时头晕乏力,咽痛,易感冒,腰酸,下肢浮肿,舌尖红,苔薄白,脉沉细。尿常规检查:蛋白(++),红细胞(++++)/HP。

党参30 g,黄芪30 g,女贞子15 g,旱莲草30 g,生地15 g,龟甲15 g,川连6 g,炮姜4.5 g,生蒲黄15 g,炮穿山甲片9 g。

服药1月后,症情好转,血肌酐105.6 μmol/L,尿素氮8.36 mmol/L,尿常规示:蛋白(+),红细胞少许。患者仍有咽痛,腰膝酸软。舌苔净,脉细。

熟地15 g,淫羊藿15 g,仙茅15 g,山药15 g,龟甲15 g,女贞子15 g,党参30 g,丹参30 g,黄芪30 g,大蓟30 g,薏苡仁根30 g,生地榆30 g,黑料豆30 g,炮穿山甲片9 g,当归12 g。

经上方调治1月后,尿常规示:蛋白微量,红细胞阴性。此后继续以上方化裁治疗半年,至今未有反复。

案4 张某,男性,62岁。初诊日期:2006年3月20日。

患者因肝癌术后11个月出现颜面及双下肢浮肿,收住某院,查胸片示两下胸膜增厚;B超示少量腹水,肝MT术后;尿常规蛋白(++++),红细胞(++++),肌酐312 μmol/L,尿素氮12.8 mmol/L,尿酸509 μmol/L,白蛋白24.2 g/L,总蛋白41.7 g/L;肾脏活检病理为膜增生性肾小球肾炎。西医予甲泼尼龙120 mg冲击3日,80 mg冲击2日,40 mg静滴2日,然后改为口服泼尼松30 mg/日,并曾配合环磷酰胺冲击治疗,因病情危重拟中西医结合治疗而来我院就诊。来诊时患者面色萎黄虚浮,双下肢凹陷性浮肿,腹水征(+),舌苔厚腻,脉弦,纳差,腹胀,神疲乏力。

党参30 g,丹参30 g,苍术12 g,白术12 g,猪苓12 g,茯苓12 g,薏苡仁30 g,陈皮6 g,半夏12 g,苏梗12 g,藤黎根30 g,川连6 g,厚朴6 g,藿香12 g,鸡内金12 g,麦芽15 g,木瓜15 g,槟榔15 g,黄精20 g,枸杞子15 g。

2006年5月29日复诊:见苔腻渐化,胃纳稍增,查尿常规蛋白(+++),红细胞(+++),肌酐196 μmol/L,尿素氮16.4 mmol/L,尿酸495 μmol/L,白蛋白29.5 g/L,总蛋白53.4 g/L,血红蛋白120 g/L。

上方去川连、藿香、槟榔、木瓜,加淫羊藿15 g、巴戟天15 g、山茱萸15 g、黑料豆30 g、白鲜皮30 g、积雪草30 g、炮穿山甲片10 g。

2006年6月28日复诊:诉下肢浮肿明显减轻,但时有下肢抽筋。查24小时尿蛋白定量1.88 g,白蛋白/球蛋白为35.3/26,肌酐187.2 μmol/L,尿素氮13.5 mmol/L,尿酸489 μmol/L,纤维蛋白原5.5 g/L,为血红蛋白127 g/L。苔薄黄腻,脉细弦。上方加白芍20 g、甘草6 g、片姜黄9 g。

2007年3月21日复诊:复查24小时尿蛋白定量0.39 g,尿常规蛋白(+),红细胞(+++);纤维蛋白原4.4 g/L,白蛋白/球蛋白为46.5/36.7,肌酐218 μmol/L,尿素氮17 mmol/L,尿酸678 μmol/L。泼尼松已减量至5 mg/日。

生黄芪 45 g,狗脊 15 g,虎杖 15 g,当归 12 g,山茱萸 12 g,黄精 20 g,红花 10 g,鸡血藤 30 g,桑螵蛸 15 g,葛根 20 g,莪术 10 g,蝉花 15 g,淫羊藿 20 g,巴戟天 15 g,炮穿山甲片 10 g,生地榆 30 g,龙葵 30 g,白鲜皮 30 g。

2008 年 8 月 25 日复诊: 24 小时尿蛋白定量 0.14 g,白蛋白/球蛋白为 43.2/25.4,肌酐 174 μmol/L,尿素氮 11.2 mmol/L,尿酸 498 μmol/L,纤维蛋白原 3.4 g/L。自停中药。

2008 年 12 月 18 日复诊: 诉自停中药 2 个月余,复查 24 小时尿蛋白定量 0.32 g,肌酐 182 μmol/L,尿素氮 11.2 mmol/L,尿酸 492 μmol/L,谷丙转氨酶 65 U/L,天冬氨酸转氨酶 47.2 U/L,转肽酶 119.2 U/L,纤维蛋白原 4.36 g/L。尿常规蛋白(-),红细胞(+)。诉常有腹泻,胃纳欠佳,舌苔薄腻,脉弦。时值冬令,故予膏方调补。

生黄芪 450 g,虎杖 300 g,川断 120 g,狗脊 150 g,黄精 200 g,山茱萸 120 g,红花 90 g,鸡血藤 300 g,莪术 100 g,川芎 150 g,葛根 150 g,桑螵蛸 150 g,淫羊藿 150 g,巴戟天 150 g,炮穿山甲片 90 g,当归 150 g,地肤子 300 g,白鲜皮 150 g,枸杞子 200 g,景天三七 100 g,郁金 150 g,片姜黄 90 g,党参 300 g,丹参 300 g,山药 300 g,苍术 150 g,白术 150 g,薏苡仁 300 g,莲肉 300 g,焦山楂 120 g,焦神曲 120 g,谷芽 150 g,麦芽 150 g,鸡内金 150 g,青皮 60 g,陈皮 60 g。

另:生晒参 150 g,参三七 50 g,胎盘粉 50 g,天龙粉 100 g,龟甲胶 150 g,阿胶 100 g,冰糖 500 g,枸杞 200 g。黄酒为引。

膏方服完后已停用激素和环磷酰胺,继用前方调理。

2009 年 9 月 3 日复诊: 复查尿常规蛋白(-),红细胞(+),24 小时尿蛋白定量 0.2 g,白蛋白/球蛋白为 44.6/29 g/L,肌酐 150 μmol/L,尿素氮 10 mmol/L,尿酸 500 μmol/L,血红蛋白 148 g/L,甲状旁腺激素 67.3,肝功能正常。血糖 4.7 mmol/L。诸症好转。继予前方调治,并嘱门诊随访。

局灶性节段性肾小球硬化

案1 石某,女,21 岁。初诊日期:1999 年 11 月 30 日。

患者发热咽痛伴血尿 3 日入院,在外院已服抗生素,发热已退,但仍有咽痛,咽部充血,舌苔薄黄,脉细数,尿常规检查:蛋白(++～+++),红细胞 20～100 个/HP,24 小时尿蛋白定量 1.4 g,入院 1 周后做肾活检诊断为轻度局灶增生。

金银花 12 g,连翘 12 g,生地 12 g,丹皮 12 g,赤芍 12 g,黄芩 15 g,大蓟 15 g,小蓟 15 g,白茅根 30 g,薏苡仁 30 g,薏苡仁根 30 g。

药后咽痛减轻,尿色转清,尿常规示:蛋白(±),红细胞(+)。上方减薏苡仁、薏苡仁根,加当归 12 g、白术 12 g、太子参 30 g、杜仲 12 g、桑寄生 12 g。

服药后尿常规阴性,守方巩固 3 个月,随访至今已 1 年,症情平稳,已恢复上学。尿常规

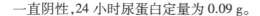

一直阴性,24 小时尿蛋白定量为 0.09 g。

案 2 冯某,男,12 岁。初诊日期:2001 年 1 月 22 日。

患者 1 年前出现全身浮肿,查尿常规示:蛋白(+++),于当地医院予以常规治疗,出院时,尿常规阴性,当时服泼尼松 40 mg/日,之后尿蛋白时有时无。2000 年 8 月,在上海某医院做肾活检示:肾小球局灶节段透明变性及硬化。查肝功能:血清总蛋白 59 g/L,血清白蛋白 34 g/L,三酰甘油 2.04 mmol/L,血清总胆固醇 6.64 mmol/L,免疫球蛋白未见异常,24 小时尿蛋白定量 0.3 g,乙肝"二对半"HBSAB(+)。现服双嘧达莫、活力钙、泼尼松(40 mg/日)。来诊时无明显不适,纳可,寐安,二便调。舌根薄白,脉细。

黄芪 12 g,生地 12 g,山茱萸 12 g,丹皮 12 g,苍术 12 g,白术 12 g,猪苓 12 g,茯苓 12 g,生牡蛎 15 g,龟甲 10 g,小石韦 30 g,玉米须 30 g,泽兰 12 g,知母 12 g,黄柏 12 g,山药 20 g,当归 10 g,薏苡仁 30 g,生晒参须 6 g。

并配以活血通脉胶囊、骨化三醇、贝那普利等药常规口服。至 4 月 23 日复诊时,尿常规阴性,症平,嘱泼尼松 35 mg/日。5 月 21 日来诊时,泼尼松已减至 25 mg/日,尿常规阴性,无不适,嘱继续服药。6 月 18 日,泼尼松改为 8 片隔日服,尿常规阴性,患者胃纳欠佳,上方加谷芽 15 g、麦芽 15 g、鸡内金 12 g。

案 3 夏某,男性,18 岁。初诊日期:1999 年 12 月 21 日。

患者 1999 年 8 月无明显诱因下出现双下肢浮肿,遂于当地医院就诊发现尿蛋白(+++),并伴有低蛋白血症及高三酰甘油血症,诊为肾病综合征,予肾穿刺病理示局灶增生伴部分肾小球硬化,曾予泼尼松 60 mg/日口服及甲泼尼龙、地塞米松、氮芥冲击疗法,效果均不明显,并一度并发严重感染及胸腹水,故予激素减量。就诊时患者双下肢浮肿,腰酸乏力,腹胀,纳呆,二便调,泼尼松 30 mg/日。查体:满月脸,心肺如常,腹软稍隆,移动性浊音(+),双下肢压迹(+),舌质红,苔薄白腻,脉弦细数。实验室检查:血常规示血红蛋白 61 g/L;尿常规示蛋白 500 mg/dl,余阴性;肾功能示白蛋白/球蛋白为 14.8/16.2,血肌酐 33.1 μmol/L,尿素氮 3.56 mmol/L;24 小时尿蛋白定量为 8.72 g;三酰甘油 2.4 mmol/L。

柴胡 9 g,黄芩 10 g,炒白术 12 g,枸杞子 15 g,杭白菊 12 g,白芍 20 g,苍术 12 g,猪苓 12 g,茯苓 12 g,黄芪 12 g,党参 15 g,丹参 15 g,山药 15 g,知母 9 g,黄柏 9 g,丹皮 9 g,白花蛇舌草 30 g。

另外同时服用活血通脉胶囊、黑料豆丸。

2000 年 2 月 16 日复诊:诸症均有明显缓解,肢肿、腹水渐退,舌尖红,苔薄,脉细数。实验室检查:血常规示血红蛋白 128 g/L;尿常规示 150 mg/dl,余阴性;肾功能示白蛋白/球蛋白为 40.4/20.9,血肌酐 87.6 μmol/L,尿素氮 3.32 mmol/L;24 小时尿蛋白定量为 1.28 g。守方继服,嘱泼尼松减量服用,成药继服。

2000 年 5 月 17 日复诊：诸症已缓，肢肿、腹水已消，泼尼松 5 mg/日，舌红苔少，脉细数，尿常规示蛋白 50 mg/dl，红细胞 1~3 个/HP。上方减知母、黄柏、杭白菊，加黄精 15 g、薏苡仁 30 g、龟甲 12 g。

2000 年 7 月 11 日复诊：诸症平稳，无不适，泼尼松已停服，尿常规阴性，肾功能示白蛋白/球蛋白为 40.8/21.2，血肌酐 87.3 μmol/L，尿素氮 3.57 mmol/L；24 小时尿蛋白定量<0.15 g。守 2000 年 5 月 17 日方再进，以图守功。

2001 年 2 月复诊：患者已能正常上课。

2001 年 6 月 11 日复诊：患者各项检查均正常，无不适症状。嘱继续守方服药以巩固疗效。

案 4　郑某，男，40 岁。初诊日期：2001 年 3 月 19 日。

患者 20 年前劳累后出现浮肿，尿多泡沫，肉眼血重视治疗，后血尿缓解但尿多泡沫反复未愈。2000 年其于某医院住院做肾穿刺活检示局灶硬化性肾炎，予对症、保肾等治疗，疗效不佳，遂于 2001 年 1 月起予泼尼松 70 mg/日口服治疗，效果不佳，24 小时尿蛋白定量由服药前的 2.7 g 增加至 15 g，外院嘱其激素减量，并来我院门诊。诊时患者诉失眠，头晕，下肢肿，不耐久劳。其舌淡白，苔薄白，脉细数。目前泼尼松 50 mg/日，血肌酐 136 μmol/L，尿素氮 8.4 mmol/L，血尿酸 458 μmol/L，三酰甘油 3.03 mmol/L，胆固醇 8.35 mmol/L，24 小时尿蛋白定量 15.1 g，白蛋白/球蛋白为 30/22。

党参 30 g，丹参 30 g，当归 20 g，黄精 20 g，首乌 15 g，龟甲 12 g，桃仁 20 g，苍术 15 g，白术 15 g，山药 20 g，薏苡仁 30 g，藤梨根 30 g，莲肉 30 g，猪苓 12 g，茯苓 12 g，白花蛇舌草 30 g。

另服活血通脉胶囊、黑料豆丸。

2001 年 4 月 25 日复诊：服药 1 个月，肢肿渐消，自觉精神振作，24 小时尿蛋白定量 12.5 g。守方继服。

2001 年 8 月 15 日复诊：5 月 16 日查血肌酐 115 μmol/L，尿素氮 6.2 mmol/L，血尿酸 432 μmol/L，三酰甘油 2.99 mmol/L，胆固醇 6.92 mmol/L，24 小时尿蛋白定量 5.72 g，白蛋白/球蛋白为 31/23。7 月 17 日查 24 小时尿蛋白定量 4.1 g。8 月 14 日查血肌酐 96 μmol/L，尿素氮 6.0 mmol/L，血尿酸 377 μmol/L，三酰甘油 1.67 mmol/L，胆固醇 5.21 mmol/L，24 小时尿蛋白定量 2.06 g，白蛋白/球蛋白为 35/24。无不适，泼尼松 5 mg，隔日口服。守方更进。

案 5　陈某，男，40 岁。初诊日期：2014 年 3 月 5 日。

患者 2013 年 1 月体检发现血肌酐 165 μmol/L，自诉既往体检血尿素和血肌酐正常，2014 年 1 月 8 日至 2 月 4 日住贵阳某医院查血肌酐 171.5 μmol/L，尿蛋白（+++），血白蛋白 41.8 g/L，24 小时尿蛋白定量 3.5 g，予肾穿刺局灶节段肾小球硬化症，未予激素治疗，曾服用他克莫司治疗，因血肌酐上升超过 200 μmol/L 而予停用，改予对症治疗（肾衰宁、百令胶囊、海昆肾喜、缬沙坦、黄葵胶囊、贝那普利等），2014 年 2 月 12 日查血肌酐 158.1 μmol/L，尿素氮 7.94 mmol/L，尿酸 562 μmol/L；24 小时尿蛋白：2 517 mg/2 500 ml。为求中医治疗遂来诊。诉：无肢肿，偶有腰背酸痛，大便调，纳可，寐安。舌暗红苔薄黄，脉细。

生黄芪 45 g，当归 15 g，狗脊 15 g，虎杖 15 g，黄精 15 g，山茱萸 12 g，红花 9 g，鸡血藤 30 g，葛根 15 g，桑螵蛸 15 g，莪术 12 g，玉米须 30 g，菟丝子 30 g，僵蚕 20 g，制大黄 15 g。

2014 年 11 月 21 日复诊：2014 年 3 月 10 日查血肌酐 163.4 μmol/L，尿素氮 8.3 mmol/L，尿酸 609.7 μmol/L；24 小时尿蛋白：1 467 mg/1.95 L；2014 年 5 月 6 日查血肌酐 154.9 μmol/L，尿素氮 6.6 mmol/L，尿酸 560 μmol/L；24 小时尿蛋白：1 708 mg/1.8 L；2014 年 8 月 1 日查血肌酐 126 μmol/L，尿素氮 8.36 mmol/L，尿酸 574 μmol/L；24 小时尿蛋白：1 022.9 mg/1.7 L；2014 年 11 月 12 日查血肌酐 123.1 μmol/L，尿素氮 7.51 mmol/L，尿酸 585 μmol/L；24 小时尿蛋白定量：1 578 mg/2 500 ml。诉：唇色稍暗，余症平稳，二便调。舌红苔薄白，脉细。上方加景天三七 15 g。

2015 年 6 月 10 日复诊：2015 年 3 月 24 日查血肌酐 138.1 μmol/L，尿素氮 7.91 mmol/L，尿酸 544 μmol/L；24 小时尿蛋白：1 858.6 mg/2.3 L；2015 年 6 月 5 日查血肌酐 126.4 μmol/L，尿素氮 6.6 mmol/L，尿酸 600 μmol/L；24 小时尿蛋白定量 999.1 mg/2.0 L。诉：目前中药加缬沙坦、贝那普利治疗中，未服用降尿酸药物，无腰酸痛，二便调，舌红苔薄白，脉细。上方加川芎 15 g、巴戟天 15 g。

案 6 姚某，男，36 岁。初诊：2007 年 4 月 10 日。

患者 2003 年单位体检时发现尿蛋白（+++），尿红细胞少量；肾功能检查提示血肌酐轻度升高，当时未加重视，故未经正规治疗。此后多次随访尿常规尿蛋白波动于（+）~（++），尿红细胞少量；血肌酐波动于正常临界值。2006 年 12 月体检查尿常规示尿蛋白（++）；24 小时尿蛋白定量：3.93 g，血肌酐 170 μmol/L。至医院诊治，予行肾活检，病理提示为局灶节段增生性肾小球肾炎，予泼尼松 50 mg，每日 1 次口服。服用激素后，尿蛋白逐渐减少，而血肌酐逐渐升高。今为进一步治疗，转至本院门诊。现腰酸，余症平，纳可，二便调，无浮肿。目前泼尼松 50 mg，每日 1 次口服；缬沙坦、硝苯地平口服。舌红苔薄黄，脉细弦。2007 年 2 月 26 日查：血肌酐 199 μmol/L，尿素氮 12.1 mmol/L，血尿酸 478 μmol/L；24 小时尿蛋白定量：2.03 g；2007 年 3 月 19 日查肾功能：血肌酐 237 μmol/L，尿素氮 16.6 mmol/L，血尿酸 647 μmol/L；24 小时尿蛋白定量：0.12 g；2007 年 3 月 28 日查肾功能：血肌酐 263 μmol/L，尿素氮 18.3 mmol/L，血尿酸 903 μmol/L。

黄芪 15 g，黄精 20 g，狗脊 15 g，当归 12 g，虎杖 15 g，山茱萸 12 g，红花 10 g，鸡血藤 30 g，葛根 15 g，桑螵蛸 15 g，知母 15 g，黄柏 15 g，忍冬藤 30 g，玉米须 30 g，粉萆薢 15 g，土茯苓 30 g，制大黄 15 g。

2007 年 9 月 26 日复诊：已服中药 6 月，时有腰酸，余症平，大便日行 1 次。目前泼尼松

5 mg,每日 1 次,共服 1 个月。舌质略红,苔薄白,脉沉。2007 年 5 月 24 日查肾功能:血肌酐 152 μmol/L,尿素氮 9.9 mmol/L,血尿酸 404 μmol/L;24 小时尿蛋白定量:0.17 g。2007 年 9 月 24 日查肾功能:血肌酐 153.4 μmol/L,尿素氮 6.33 mmol/L,血尿酸 389 μmol/L;24 小时尿蛋白定量:0.17 g。

黄芪 30 g,葛根 15 g,川芎 15 g,黄精 20 g,枸杞子 15 g,杜仲 15 g,蝉花 15 g,积雪草 30 g,苍术 12 g,白术 12 g,薏苡仁 30 g,制大黄 15 g。

2008 年 2 月 20 日复诊:诸症平。大便日行 1 次,夜尿 1 次。目前泼尼松 5 mg,每日 1 次,共 4 个月。余西药继服。查肾功能:血肌酐 133.6 μmol/L,尿素氮 8.34 mmol/L,血尿酸 472 μmol/L;尿蛋白 15 mg/ml,尿红细胞(-)。上方加党参 30 g、丹参 30 g。

案7 沈某,女,45 岁。初诊:2007 年 12 月 10 日。

患者 2007 年 5 月单位体检发现尿中蛋白,至某医院复查尿常规:蛋白(++),红细胞(+),24 小时尿蛋白定量 1.69 g,以肾炎康复片、缬沙坦、百令胶囊等口服治疗,2 个月后复查 24 小时尿蛋白定量 2.16 g,于 2008 年 7 月底住院行肾活检,病理提示为:局灶节段硬化性肾小球肾炎,未予激素及免疫抑制剂治疗,予缬沙坦加量口服,同时服用黄葵胶囊。随访尿常规尿蛋白波动于(++),今至我院门诊寻求中药治疗。现患者无特殊不适主诉,无浮肿,胃纳可,略口干,尿中泡沫。一周前复查 24 小时尿蛋白定量为 1.34 g。舌质略红,苔根部黄微腻,脉细数。

苍术 12 g,白术 12 g,薏苡仁 30 g,薏苡仁根 30 g,黄芩 15 g,柴胡 10 g,丹皮 15 g,当归 12 g,桑寄生 20 g,地骨皮 20 g,藤梨根 30 g,枸杞子 15 g,菊花 12 g,葛根 15 g,黄柏 15 g。

2007 年 12 月 31 日复诊:期间曾有外感咳嗽,服药后已除,咽痛消失。复查 24 小时尿蛋白定量:0.96 g。舌尖偏红,苔薄,苔根黄腻已化,脉细带数。

黄芪 30 g,葛根 15 g,川芎 15 g,黄精 20 g,枸杞子 15 g,杜仲 15 g,桑寄生 20 g,当归 12 g,地骨皮 20 g,丹皮 15 g,莲肉 30 g,苍术 12 g,白术 12 g,薏苡仁 30 g,薏苡仁根 30 g,藤梨根 30 g。

2008 年 2 月 25 日复诊:上方调治近 2 月,自觉诸症平稳,复查 24 小时尿蛋白定量:0.63 g。效不更方,上方继服。

随访:患者以上方加减治疗,复检尿常规波动于(-)~(±),24 小时尿蛋白定量 0.54→0.37 g→0.21 g。

案8 陈某,男,9 岁。初诊日期:2001 年 4 月 11 日。

患者自 1999 年 2 月起出现浮肿,诊为"肾病综合征",予泼尼松 40 mg,每日 1 次,1 个月后见效开始减用,至 15 mg,每日 1 次,后复发,再加至 40 mg,每日 1 次,后具体不详;2000 年 6 月住上海某医院,肾穿诊为"局灶节段硬化性肾炎",予环磷酰胺冲击治疗(每次 8 mg/kg,每 2 周 1 次)+泼尼松(25~40 mg/日),现环磷酰胺已达 150 mg/kg。目前服泼尼松 40 mg,隔日 1 次。尿常规示：蛋白 100 mg/dl。舌苔薄白,脉细。

生黄芪 12 g,生地 12 g,龟甲 12 g,生牡蛎 30 g,山药 15 g,山茱萸 10 g,泽泻 10 g,丹皮 12 g,猪苓 12 g,茯苓 12 g,太子参 30 g,玉米须 30 g,知母 9 g,黄柏 9 g,白术 10 g,女贞子 9 g,党参 15 g,丹参 15 g,莲肉 30 g,生晒参须 6 g。

2001 年 5 月 8 日复诊: 尿常规示阴性;曲安西龙 32 mg/日,现虚汗多,略咳,舌根苔白厚。上方加糯稻根 30 g。

2001 年 6 月 5 日复诊: 尿常规示阴性;现咳嗽喷嚏,无咳痰,出虚汗,偶有腹痛,出虚汗减少,现曲安西龙 32 mg/隔日,舌根苔黄腻。上方去糯稻根,加煅瓦楞 12 g、延胡索 12 g。

2003 年 5 月 8 日复诊: 一直上方加减,现已停曲安西龙 6 月,症情平稳,近 1 年尿常规均(-),5 月 1 日无明显诱因下尿蛋白(++);5 月 5 日尿蛋白(++);5 月 8 日尿蛋白(+++),24 小时尿蛋白 1.32 g。尿道口红,伴尿频,舌根白腻。

蒲公英 30 g,薏苡仁 30 g,小石韦 30 g,玉米须 30 g,太子参 30 g,地骨皮 20 g,丹皮 12 g,白术 15 g,猪苓 15 g,苦参 15 g,山药 15 g,莲肉 30 g,灯心草 6 g,芙蓉叶 15 g。

另外用珠黄散。

2003 年 5 月 21 日复诊: 已服曲安西龙 36 mg/日,15 日,尿常规(-),纳眠可,大便调,尿道口炎症已除。2001 年 4 月 11 日方加延胡索 12 g、佛手 6 g。

2003 年 7 月 2 日复诊: 已服曲安西龙 32 mg/隔日,4 周。尿常规(-),胃痛好转,舌苔白腻,小腿部疼痛。

生地 12 g,龟甲 12 g,党参 30 g,丹参 30 g,知母 10 g,黄柏 10 g,小石韦 30 g,薏苡仁 30 g,山药 30 g,苍术 12 g,白术 12 g,猪苓 12 g,茯苓 12 g,白花蛇舌草 30 g,白蔻仁 3 g,黄精 15 g,玉米须 15 g。

2004 年 8 月 24 日复诊: 已停曲安西龙,尿常规(-),症平。上方去知柏、小石韦、白蔻仁,加黄芪 12 g、山茱萸 10 g、菟丝子 10 g。

此后随访尿常规一直阴性,其后每年膏方巩固。

案 9 汪某,男,40 岁。初诊日期:2007 年 4 月 9 日。

患者 5 岁时患肉眼血尿,未经治疗恢复正常,此后未监测。2006 年 11 月 29 日无明显诱因下出现头痛,查血压 220/160 mmHg,24 小时尿蛋白 4.35 g,血肌酐 225 μmol/L,血白蛋白 31 g/L,B 超示:左肾 105 mm×42 mm,右肾 107 mm×36 mm,2006 年 11 月肾穿病理示:局灶节段硬化性肾炎,予硝苯地平、卡维地洛、缬沙坦、可乐定治疗。

黄芪 30 g,川芎 15 g,葛根 15 g,杜仲 15 g,黄精 20 g,枸杞子 15 g,蝉花 15 g,积雪草 30 g,黄芩 20 g,苍术 12 g,白术 12 g,薏苡仁 30 g,制大黄 12 g,地骨皮 20 g。

2007 年 8 月 15 日复诊: 查 24 小时尿蛋白定量 0.542 g,血肌酐 181 μmol/L,血压 120/80 mmHg。

黄芪 30 g,川芎 15 g,葛根 15 g,杜仲 15 g,黄精 20 g,枸杞子 15 g,蝉花 15 g,积雪草 30 g,苍术 15 g,白术 15 g,党参 30 g,丹参 30 g,薏苡仁 30 g,制大黄 12 g,藤梨根 30 g,白花蛇舌草 30 g。

2008 年 1 月 4 日复诊: 24 小时尿蛋白定量 1.373 g,血肌酐 198 μmol/L。舌质红,苔薄腻,唇紫。上方加红花 9 g、鸡血藤 30 g。

2008 年 6 月 3 日复诊: 24 小时尿蛋白定量 0.353 g,血肌酐 167 μmol/L,血尿酸 316 μmol/L。继服上方。

案 10 朱某,男,43 岁。初诊日期:2010 年 1 月 4 日。

2003 年 10 月 30 日体检时发现血肌酐 96 μmol/L,血尿酸 519 μmol/L,予苯溴马隆、碳酸氢钠等,未予重视。2006 年 12 月 20 日查尿蛋白 100 mg/dl,沉渣红细胞 154/μl,至 2009 年 11 月查 24 小时尿蛋白定量 3.3 g,血肌酐 111 μmol/L。2009 年 12 月 14 日行肾穿示:6 个小球,1 个球性硬化,系膜基质轻度节段增生,片状小管萎缩,间质纤维化(+),散在少量炎症细胞浸润,血管病变重,细动脉管壁明显增厚,管腔狭窄、闭锁,小动脉内膜增厚,纤维化,免疫荧光(-),诊断为局灶节段性肾小球硬化,给予氯沙坦钾、碳酸氢钠、辛伐他汀等。现自觉体力不如以前,时有腰酸头晕耳鸣,胃纳可,寐欠安,夜尿 2 次,大便调,皮下脂肪瘤,血压 110/80 mmHg,舌净,脉细。2009 年 12 月 29 日查 24 小时尿蛋白定量 1.89 g/2 250 ml;尿常规示:尿蛋白(+),沉渣红细胞 122.7/μl,pH 7.0,尿比重 1.006;肝肾功能:白蛋白 43 g/L,球蛋白 27 g/L,谷丙转氨酶 24 U/L,谷草转氨酶 22 U/L,血肌酐 119 μmol/L,尿素氮 6.6 mmol/L,血尿酸 411 μmol/L。

生黄芪 15 g,杜仲 15 g,虎杖 15 g,狗脊 15 g,当归 15 g,山茱萸 12 g,红花 9 g,鸡血藤 30 g,川芎 15 g,葛根 15 g,桑螵蛸 15 g,玉米须 30 g,猫爪草 30 g,制大黄 9 g。

2010 年 3 月 15 日复诊: 24 小时尿蛋白 513.8 mg/24 小时;尿常规示:尿蛋白(+),沉渣红细胞 159.7 个/μl,pH 5.0,尿比重 1.014;肝肾功能:白蛋白 43 g/L,球蛋白 25 g/L,谷丙转氨酶 21 U/L,血肌酐 83 μmol/L,尿素氮 7.1 mmol/L,血尿酸 462 μmol/L;血脂示:总胆固醇 4.51 mmol/L,三酰甘油 2.22 mmol/L。夜尿频多,头晕消除,皮痒,舌净。上方去猫爪草,加绞股蓝 30 g、苍术 12 g、白术 12 g、薏苡仁 30 g。

2010 年 5 月 11 日复诊: 24 小时尿蛋白定量 0.9 g/2 800 ml;尿常规示:尿蛋白(++),潜血(++),沉渣红细胞 4~5 个/HP,pH 6.0,尿比重 1.036;肝肾功能:白蛋白 43 g/L,球蛋白 27 g/L,谷丙转氨酶 20 U/L,谷草转氨酶 19 U/L,血肌酐 82 μmol/L,尿素氮 5.5 mmol/L,血尿酸 483 μmol/L;二氧化碳结合力 30 mmol/L;血脂示:总胆固醇 4.14 mmol/L,三酰甘油 1.81 mmol/L。现易头晕,余症平,无浮肿,血压 115/70 mmHg,舌淡红苔薄白。

生黄芪 15 g,杜仲 15 g,虎杖 15 g,狗脊 15 g,当归 15 g,菟丝子 30 g,金樱子 30 g,粉草薢 30 g,苍术 15 g,白术 15 g,薏苡仁 30 g,狗脊 15 g,党参 30 g,丹参 30 g,僵蚕 20 g。

2010 年 7 月 26 日复诊：24 小时尿蛋白定量 0.16 g/2 700 ml；尿常规示：尿蛋白（±），潜血（++），沉渣红细胞 132.3 个/μl，pH 6.5，尿比重 1.011；肾功能：血肌酐 96 μmol/L，尿素氮 4.8 mmol/L，血尿酸 442 μmol/L。近期较劳累，夜尿 1~2 次，晨起咽痒而咳，最近感冒 1 次。上方加龙葵 30 g。

2010 年 11 月 22 日复诊：24 小时尿蛋白定量 0.55 g/2 400 ml；尿常规示：尿蛋白（++），沉渣红细胞 465.3 个/μl，pH 6.5，尿比重 1.015；肝肾功能：白蛋白 43 g/L，球蛋白 27 g/L，血肌酐 87 μmol/L，尿素氮 4.8 mmol/L，血尿酸 457 μmol/L；血脂示：总胆固醇 4.09 mmol/L，三酰甘油 2.17 mmol/L。夜尿 1 次，多梦，夜尿减少。上方去龙葵。

2012 年 7 月 23 日复诊：近 1 年半一直以上方治疗，近期复查：24 小时尿蛋白定量 0.19 g/1 200 ml；尿常规示：尿蛋白（-），沉渣红细胞 224.3 个/μl，pH 7.0，尿比重 1.014；肾功能：血肌酐 81 μmol/L，尿素氮 6.6 mmol/L，血尿酸 482 μmol/L；血脂示：总胆固醇 5.02 mmol/L，三酰甘油 2.49 mmol/L。上方去粉草薢，加蝉花 15 g。

2015 年 7 月 28 日复诊：3 年前就诊后一直按原方服用，未间断。近 2 年来血肌酐 77~87 μmol/L 之间，总胆固醇正常，三酰甘油略高 1.8~2.82 mmol/L。近期复查：24 小时尿蛋白定量 0.18 g/2 600 ml；尿常规示：尿蛋白（-），潜血（++），沉渣红细胞 103.5 个/μl，pH 6.5，尿比重 1.013；肝肾功能：白蛋白 45 g/L，球蛋白 18.1 g/L，谷丙转氨酶 22 U/L，谷草转氨酶 18 U/L，血肌酐 81 μmol/L，尿素氮 4.8 mmol/L，血尿酸 406 μmol/L；血脂示：总胆固醇 4.51 mmol/L，三酰甘油 2.04 mmol/L。现胃纳可寐安，眠浅，大便调日 2 行，易感冒。2010 年 5 月 11 日方去狗脊，加当归 12 g、红花 9 g。

案 11 羊某，女，36 岁。初诊日期：2010 年 8 月 31 日。

患者今年 5 月无明显诱因下出现双下肢浮肿乏力，当地医院查尿蛋白（++）、红细胞（-），24 小时尿蛋白 1 g，予黄葵胶囊、贝那普利等口服治疗症状无改善，于今年 7 月 23 日行肾活检：局灶节段性肾小球肾炎，免疫荧光均（-）。20~23 个小球，1~2 个肾小球弥漫基质轻中度增多性节段系膜细胞轻中度增生，毛细血管腔明显变小或闭塞，内皮细胞肿胀，肾小球基底膜增厚，节段双轨形成，余肾小球毛细血管襻开放，少现系膜细胞轻度增生，肾间质（-），部分小叶间动脉内膜增厚，纤维化。目前服用黄葵胶囊、厄贝沙坦、骨化三醇、金水宝胶囊。现诉时有腰酸，无浮肿，余症平，舌质略红，苔薄，脉细。2010 年 8 月 3 日尿常规：尿蛋白（+++）、红细胞少许，血肌酐 50 μmol/L，尿素氮 3.92 mmol/L，尿酸 343 μmol/L，白蛋白 36.8 g/L，三酰甘油 2.19 mmol/L，胆固醇 4.92 mmol/L；24 小时尿蛋白：1.74 g/2 000 ml。

生龟甲 12 g，生地黄 12 g，女贞子 12 g，旱莲草 20 g，生蒲黄 10 g，薏苡仁 30 g，薏苡仁根 30 g，苍术 12 g，白术 12 g，淮山药 15 g，牡丹皮 15 g，莲子肉 30 g，小石韦 30 g，白花蛇舌草 30 g，猪苓 12 g，茯苓 12 g，党参 30 g，丹参 30 g。

2010 年 11 月 1 日复诊：2010 年 9 月 27 日查白蛋白 40.8 g/L，球蛋白 33.6 g/L，肌酐

48 μmol/L，尿素氮 2.95 mmol/L，尿酸 346 μmol/L，三酰甘油 2.64 mmol/L，胆固醇 4.93 mmol/L，高密度脂蛋白 1.12 mmol/L，低密度脂蛋白 3.03 mmol/L，谷丙转氨酶 62 U/L，谷草转氨酶 33 U/L，尿常规示红细胞(-)，尿蛋白微量，pH 6.0，尿比重 1.025，24 小时尿蛋白 0.1 g。2010 年 10 月 28 日查肝功能示：谷丙转氨酶 71 U/L；肾功能示：血肌酐 48 μmol/L，尿素氮 2.22 mmol/L，血尿酸 345 μmol/L；尿常规示阴性。晨起腰酸，纳食正常，大便调，寐安。上方加鸡骨草 30 g、甘草 9 g。

2010 年 11 月 22 日复诊： 2010 年 11 月 18 日查肝功能示：谷丙转氨酶 85 U/L；肾功能示：血肌酐 54 μmol/L，尿素氮 3.37 mmol/L，血尿酸 328 μmol/L；血脂：三酰甘油 2.02 mmol/L，胆固醇 5.06 mmol/L；血常规：血红蛋白 140 g/L；尿常规示阴性；现咳嗽有痰，有哮喘，过敏性鼻炎史，舌净脉细。

膏方，2010 年 8 月 31 日方加：鸡骨草 300 g，生甘草 90 g，平地木 300 g，天浆壳 90 g，制前胡 120 g，生紫菀 120 g，鱼腥草 300 g，功劳叶 120 g，褚实子 120 g，淫羊藿 120 g，制百部 150 g，巴戟天 120 g，生黄芪 300 g，菟丝子 150 g，制黄精 200 g，山茱萸 120 g，全当归 120 g，炙麻黄 90 g，绞股蓝 300 g，焦山楂 150 g，神曲 150 g。

另：生晒参 150 g，胎盘粉 100 g，蛤蚧 1 对（研细粉），龟甲胶 150 g，鹿角胶 100 g，冰糖 500 g，枸杞子 200 g。黄酒为引。

2012 年 12 月 10 日复诊： 期间症情多平稳，偶有尿蛋白轻微反复，服用原中药方多能控制缓解，平素中药一剂服 2 日。2012 年 12 月 3 日查生化示：谷丙转氨酶 64 U/L，血肌酐 42 μmol/L，尿素氮 5.73 mmol/L，血尿酸 273 μmol/L，三酰甘油 1.44 mmol/L，胆固醇 5.23 mmol/L；尿常规示尿蛋白(-)红细胞 3.2/μl；24 小时尿蛋白：0.05 g/1 290 ml。诉咽部有异物感，咳嗽阵作，记忆力减退，时有皮肤痒疹，皮疹已改善，纳可，寐易醒，大便 2 日 1 行，便干结。舌红苔薄黄腻，脉细。2010 年 11 月 22 日膏方加地肤子 30 g、白鲜皮 15 g。

2013 年 11 月 18 日复诊： 2013 年 11 月 10 日查生化示：谷丙转氨酶 38 U/L，血肌酐 40 μmol/L，尿素氮 5.39 mmol/L，血尿酸 253 μmol/L，三酰甘油 1.16 mmol/L，胆固醇 4.4 mmol/L；尿常规示尿蛋白(-)，红细胞 3.9/μl，pH 6.0，尿比重 1.020；24 小时尿蛋白：0.07 g/1 400 ml；诉哮喘间断发作，纳可，大便调，时大便数日 1 行。舌红苔薄黄腻，脉细。2010 年 11 月 22 日膏方加胡颓叶 12 g、五味子 6 g。

2014 年 12 月 4 日复诊： 2014 年 11 月 13 日生化示：白蛋白 45.1 g/L，谷丙转氨酶 96 U/L，谷草转氨酶 50 U/L，血肌酐 41 μmol/L，尿素氮 2.94 mmol/L，血尿酸 310 μmol/L，三酰甘油 1.26 mmol/L，胆固醇 5.06 mmol/L；低密度脂蛋白 3.11 mmol/L；24 小时尿蛋白：0.05 g/1 450 ml；胃纳可，寐欠安，易醒，日间困倦，乏力，大便 1~3 日 1 行，时每日 2~3 行，不规律，仍有哮喘发作，舌净脉细。膏方 2011 年 10 月 12 日方加胡颓叶 12 g、平地木 15 g、生射干 12 g、抚川芎 9 g、云茯苓 15 g、桃仁 9 g、杏仁 9 g、桑白皮 30 g、酒黄芩 15 g、天浆壳 12 g。

另：生晒参 150 g，胎盘粉 100 g，蛤蚧 2 对（研细粉），龟甲胶 150 g，鹿角胶 100 g，冰糖

500 g,枸杞子 200 g。黄酒为引。

2015 年 10 月 13 日复诊: 2015 年 10 月 6 日生化示:白蛋白 44.1 g/L,谷丙转氨酶 131 U/L,谷草转氨酶 70 U/L,血肌酐 44 μmol/L,尿素氮 2.9 mmol/L,三酰甘油 1.21 mmol/L,胆固醇 5.13 mmol/L;尿常规示尿蛋白(−),隐血(+),红细胞 1.7/μl,pH 5.5,尿比重 1.015;纳可,寐安,大便调,每 1~2 日 1 行,易感冒,睡后颈部多汗,偶有哮喘发作,舌净脉细。2014 年 12 月 4 日膏方再进。

2016 年 12 月 5 日复诊: 2016 年 11 月 18 日生化示:白蛋白 40.3 g/L,谷丙转氨酶 70 U/L,谷草转氨酶 42 U/L,血肌酐 41 μmol/L,尿素氮 3.02 mmol/L,血尿酸 347 μmol/L,三酰甘油 1.5 mmol/L,胆固醇 5.1 mmol/L;尿常规(−);24 小时尿蛋白:0.19 g/1 357 ml;现皮肤瘙痒(湿疹),余症平,纳可,舌质偏红,苔薄,夜寐环颈汗出,咳嗽有痰,舌净脉细。2014 年 12 月 4 日膏方加枇杷叶 12 g、白鲜皮 30 g、地肤子 15 g,用料加阿胶 100 g。

案 12 杜某,男,20 岁。初诊日期:2012 年 9 月 17 日。

患者 2009 年 2 月无明显诱因下出现全身浮肿伴泡沫尿,当时医院查尿蛋白(+++),肾活检提示微小病变,予泼尼松 60 mg 口服 10 周未见转阴,波动于(+)~(++)。2009 年 5 月起激素减量+环孢素 100 mg 每日 2 次口服,监测环孢素浓度调整至 75 mg 每日 2 次,2 周后尿蛋白转阴性。2009 年 6 月 22 日出现右耳前瘘管感染伴流脓,予抗生素口服、局部清洗消毒后症情控制,但蛋白尿反复,浮肿再现。2009 年 8 月 3 日查尿蛋白(++++),尿量减少,曾予血液净化联合白蛋白治疗,并予甲泼尼龙 240 mg/日,共 3 日,尿量增加,口服他克莫司胶囊 1 周出现肾功能异常,仍以环孢素+泼尼松口服治疗,蛋白尿逐渐减少,复读肾活检病理片:拟诊局灶节段性肾小球硬化。此后泼尼松减量过程中有反复(泼尼松 20 mg,每日 1 次),加量至 30 mg,每日 1 次,环孢素 75 mg,每日 2 次后尿蛋白转阴。2 周前泼尼松减量至 22.5 mg,每日 1 次后症情反复,尿蛋白(++++),24 小时尿蛋白不详,予停用环孢素改服吗替麦考酚酯 0.75 g,每日 2 次,无效。因痤疮伴尿蛋白增多于 8 月 13 日至 30 日住院治疗,期间查 24 小时尿蛋白定量 3 360 mg/1 450 ml;尿常规示:尿蛋白(++),沉渣红细胞 8/μl;肝肾功能:白蛋白 18.2 g/L,血肌酐 57.1 μmol/L,尿素氮 4.69 mmol/L;目前口服 10 mg,隔日 1 次。2012 年 9 月 14 日复查:24 小时尿蛋白定量 5.72 g/2 350 ml;肝肾功能:白蛋白 25.3 g/L,球蛋白 19.6 g/L,血肌酐 56.8 μmol/L,尿素氮 2.83 mmol/L,血尿酸 402.2 μmol/L。诉晨起双下肢微肿,面部痤疮,背部仍有渐发,大便尚调,口干,舌红苔少。

白花蛇舌草 30 g,忍冬藤 30 g,紫花地丁 30 g,赤芍 12 g,生地 12 g,黄精 20 g,党参 30 g,丹参 30 g,葛根 20 g,蝉花 15 g,山药 15 g,龟甲 12 g,藤梨根 30 g,北沙参 30 g。

2012 年 10 月 15 日复诊: 24 小时尿蛋白定量 7.21 g/2 600 ml;尿常规示:尿蛋白(++);肝肾功能:白蛋白 23.3 g/L,球蛋白 22.2 g/L,血肌酐 53.6 μmol/L,尿素氮 3.16 mmol/L,血尿酸 390.1 μmol/L;空腹血糖 5.03 mmol/L;血脂示:总胆固醇 15.36 mmol/L,三酰甘油

3.39 mmol/L。晨起手作胀,无下肢肿,发疹仍有,舌红苔薄少。现泼尼松 10 mg,隔日 1 次。

生黄芪 15 g,杜仲 15 g,虎杖 15 g,狗脊 15 g,当归 15 g,金樱子 30 g,菟丝子 30 g,僵蚕 20 g,党参 30 g,丹参 30 g,苍术 15 g,白术 15 g,薏苡仁 30 g,丹皮 15 g,紫花地丁 30 g。

2013 年 4 月 8 日复诊:2013 年 1 月 19 日已停用甲泼尼龙。近期复查:24 小时尿蛋白定量 0.06 g/2 000 ml;尿常规示:尿蛋白(−),潜血(−),pH 6.5,尿比重 1.005;肾功能:血肌酐 52.28 μmol/L,尿素氮 4.72 mmol/L,血尿酸 490.5 μmol/L;血脂示:总胆固醇 3.69 mmol/L,三酰甘油 1.04 mmol/L。舌薄质嫩,脉细。上方减丹皮,加络石藤 30 g。

2014 年 3 月 31 日复诊:停激素及其他药物 1 年,二剂药服服 3 日。近期复查:24 小时尿蛋白定量 0.02 g/2 300 ml;尿常规示:尿蛋白(−),沉渣红细胞 1 个/HP,pH 6.0,尿比重 1.010;肝肾功能:白蛋白 53.2 g/L,球蛋白 20.5 g/L,血肌酐 53.9 μmol/L,尿素氮 3.67 mmol/L,血尿酸 427.4 μmol/L;血脂示:总胆固醇 3.62 mmol/L,三酰甘油 0.84 mmol/L。腰酸痛仍有,余症平,舌红多裂纹苔根薄白腻。2012 年 10 月 15 日方去丹皮、紫花地丁,加杜仲 12 g、寄生 12 g。

2015 年 8 月 4 日复诊:停激素 2 年余,中药显效。近期复查:尿常规示:尿蛋白(−),潜血(−),pH 6.5,尿比重 1.010;肝肾功能:白蛋白 48.8 g/L,球蛋白 33 g/L,谷丙转氨酶 14.2 U/L,谷草转氨酶 13.2 U/L,血肌酐 61.5 μmol/L,尿素氮 3.55 mmol/L,血尿酸 478 μmol/L。现未服降尿酸药物,仅服柠檬水。现纳寐可,大便调,每日 1~2 行,胸背部痤疮,脓头多发。舌红有裂纹。上方加生地 12 g、丹皮 12 g、当归 12 g、赤芍 12 g、白鲜皮 30 g、地肤子 15 g、黄芩 12 g、金银花 12 g,连翘 12 g。

新月体肾炎

案 1 石某,女,41 岁。初诊日期:2007 年 6 月 7 日。

患者 2004 年单位体检时发现肾功能损害(具体不详),当时唯自觉易疲劳,因原有结节性血管炎,故外院曾予雷公藤多苷片口服治疗。半年前患者自觉乏力加重,伴食欲减退,随访肾功能血肌酐 331 μmol/L,尿素氮 14 mmol/L,血尿酸 547 μmol/L,予肾衰宁等对症治疗,症状缓解不明显。1 个月后(2007 年 1 月)复查肾功能血肌酐 522 μmol/L,尿素氮 16 mmol/L,血尿酸 521 μmol/L,考虑患者短期内肾功能恶化较快,故外院予行肾活检,病理提示:① 新月体性肾炎。② 血管炎可能。即予甲泼尼龙 500 mg 静脉点滴,共 3 日,环磷酰胺 0.8 g 静脉点滴共 3 日,继以泼尼松 60 mg 口服,每日 1 次。2 周后重复上述方案治疗,同时予低分子肝素抗凝治疗。1 个月后复查肾功能血肌酐 667 μmol/L,尿素氮 30.8 mmol/L,血尿酸 660 μmol/L,考虑肾功能持续恶化,激素加免疫抑制剂冲击治疗无效,故予停用环磷酰胺,激素逐渐减量。为进一步治疗,患者转至本院门诊寻求中医治疗。就诊时,患者口服泼尼松 20 mg/日,环磷酰胺总计 4.0 g。诉乏力,纳呆口苦,腹胀,双下肢轻度浮肿,夜尿多,大便黏滞不爽,右下肢少量色素沉着。舌质淡苔白厚腻,脉细弦。实验室检查:肾功能血肌酐 620 μmol/L,尿素氮 26 mmol/L,血尿酸 604 μmol/L;24 小时尿蛋白定量 0.3 g;血红蛋白 98 g/L。

白花蛇舌草 30 g,忍冬藤 30 g,紫花地丁 30 g,白蔻仁 3 g,丹参 30 g,川芎 15 g,葛根 15 g,赤芍 15 g,木瓜 12 g,当归 12 g,鸡血藤 30 g,槟榔 30 g,藿香 9 g,制大黄 12 g。

2007 年 6 月 21 日复诊: 目前泼尼松口服 10 mg/日。诉头晕,疲乏,浮肿渐退,胃纳略增。舌质淡,苔腻渐化,脉细弦。上方去槟榔、藿香、白蔻仁、木瓜,加黄精 20 g、枸杞子 15 g、蝉花 15 g、桃仁 15 g。

2007 年 7 月 26 日复诊: 诸症较前改善,易疲劳,夜尿 2~3 次,大便日行 2~3 次。舌淡,苔薄白,脉细。复查肾功能血肌酐 569 μmol/L,尿素氮 11.8 mmol/L,血尿酸 433 μmol/L;血红蛋白 114 g/L。目前已停服泼尼松。效不更方,守方再进。

2007 年 9 月 6 日复诊: 胃纳可,无恶心呕吐,稍感怕冷,易疲劳,无浮肿,夜尿 2 次,大便调。舌淡红,苔薄,脉细。复查肾功能血肌酐 481.9 μmol/L,尿素氮 9.6 mmol/L,血尿酸 671 μmol/L。守方继服。

案 2 王某,男,24 岁。初诊:2007 年 11 月 12 日。

患者今年 2 月反复感冒,其后出现泡沫尿,无自觉不适症状,故未加诊治。今年 9 月患者单位体检查血压 170/110 mmHg,尿蛋白(+++),肾功能血肌酐 128.2 μmol/L,尿素氮 5.0 mmol/L。随即转至上海某医院就诊,复检尿常规:蛋白(++++),红细胞 8~10 个/HP;24 小时尿蛋白定量为 2.373 g;肾功能:血肌酐 120 μmol/L,尿素氮 3.4 mmol/L,血尿酸 392 μmol/L;血白蛋白 33.4 g/L,球蛋白 33 g/L,血三酰甘油 1.22 mmol/L,血胆固醇 5.0 mmol/L,乙肝"二对半"(-),免疫系列检查均(-)。予行肾活检,病理提示:新月体性肾小球肾炎(15 个小球中 13 个小球形成新月体,一个为细胞性新月体,12 个小球为大小不等纤维性新月体,小管间质病变中重度)。予足量激素泼尼松 50 mg,每日 1 次口服,并以福辛普利、非洛地平、氯沙坦钾口服控制血压,降低蛋白尿。出院时(2007 年 10 月 9 日)尿常规:蛋白(++);血肌酐 127 μmol/L,尿素氮 8.5 mmol/L,血尿酸 384 μmol/L;血白蛋白 29.3 g/L,球蛋白 25 g/L。1 周后复检尿蛋白(+++),考虑单纯激素治疗疗效欠佳,故予激素逐渐减量,并予加用吗替麦考酚酯 0.75 g,每日 2 次口服。为进一步治疗,患者转至本院门诊求治。现泡沫尿,伴腰酸,久行后双下肢酸楚,面部痤疮,夜间睡眠欠佳。舌质偏红苔薄黄,脉细滑。

黄芪 30 g,葛根 15 g,川芎 15 g,黄精 20 g,枸杞子 15 g,杜仲 15 g,蝉花 15 g,积雪草 30 g,地骨皮 20 g,丹皮 15 g,莲肉 30 g,苍术 12 g,白术 12 g,薏苡仁 30 g,薏苡仁根 30 g,白花蛇舌草 30 g,制大黄 6 g,半枝莲 30 g,紫花地丁 30 g。

2007 年 12 月 31 日复诊: 服药后尿中泡沫有所减少,腰酸较服药前改善,久行后仍感双下肢乏力。复查:肾功能:血肌酐 118 μmol/L,尿素氮 8.3 mmol/L;尿蛋白(+);24 小时尿蛋白定量：216 mg。目前服用泼尼松 30 mg，每日 1 次，吗替麦考酚酯 0.75 g，每日 2 次。效不更方。

案 3 陈某，女，39 岁。初诊日期：2007 年 12 月 17 日。

患者 1 个月前出现胸闷、咳嗽伴痰中带血，尿中有泡沫至当地医院诊治，经查诊断为右下肺炎，予替卡西林/克拉维酸钾、克林霉素等静点治疗，症状无明显改善，尿中泡沫较前增多，同时自觉恶心，测血压(170~180)/120 mmHg，查尿常规：蛋白(+++)，白细胞 10~15 个/HP；肾功能血肌酐 606 μmol/L，尿素氮 16.6 mmol/L，血红蛋白 95 g/L。即于 11 月 17 日转院诊治，复查尿常规：蛋白(++++)，红细胞(++++)，白细胞(++)；肾功能：血肌酐 734 μmol/L，尿素氮 19.2 mmol/L，血尿酸 577 μmol/L；血红蛋白 90 g/L；尿相差红细胞形态检查提示为均一性红细胞。于 11 月 30 日行肾活检，病理提示为：硬化性肾炎(新月体肾炎来源)，27 个小球 22 个球性硬化，多数硬化小球周围可见纤维性新月体或细胞纤维新月体，小管间质重度病变，间质纤维化(+++)，大量炎症细胞浸润。明确病理诊断后于 12 月 4 日起予甲泼尼龙 500 mg，每日 1 次，3 日+环磷酰胺 200 mg，隔日 1 次，3 日→甲泼尼龙 240 mg，每日 1 次，3 日→泼尼松 55 mg，每日 1 次口服，至今 7 日。同时服药硝苯地平、硫酸亚铁维生素复合物、碳酸钙及骨化三醇等。血压平素波动于(140~150)/(80~90) mmHg。现泡沫尿，夜尿多，3~4 次，尿量无明显减少，胃纳不佳，时有恶心，无浮肿，大便日行 2 次。舌淡边有齿痕苔薄白腻，脉细弦带数。2007 年 12 月 10 日尿常规：蛋白(++++)，红细胞(++++)，白细胞(++)；肾功能：血肌酐 795 μmol/L，尿素氮 37 mmol/L，血尿酸 587 μmol/L；血白蛋白：35 g/L；血红蛋白 81 g/L。

白花蛇舌草 30 g，紫苏 30 g，半夏 10 g，白蔻仁 3 g，丹参 30 g，川芎 15 g，葛根 15 g，赤芍 15 g，木瓜 12 g，当归 12 g，鸡血藤 30 g，槟榔 30 g，藿香 9 g，制大黄 12 g。

2007 年 12 月 31 日复诊：药后精神略振，双下肢浮肿已退，恶心减少，自觉尿中泡沫较前减少。舌淡，苔薄白腻，脉细。复查尿常规：蛋白(+++)，红细胞(+)，白细胞(-)；肾功能：血肌酐 639 μmol/L，尿素氮 20.1 mmol/L，血尿酸 458 μmol/L；血红蛋白 86 g/L。上方加熟附子 6 g。

IgM 肾病

案 1 周某，男，16 岁。初诊日期：1998 年 5 月 27 日。

患者因浮肿蛋白尿于外院经肾穿刺诊断为 IgM 肾病(轻度局灶增生)，给予泼尼松 40 mg/日，吗替麦考酚酯 1.5 g/日，治疗 3 月余，浮肿减轻，但 24 小时尿蛋白定量由 4.3 g 反增至 9 g，白蛋白/球蛋白为 17/13，继续治疗，症情未进一步改善，遂来我院就诊。患者面部虚浮，有痤疮，下肢凹陷性浮肿明显，感乏力，腿酸软，手心热。舌质黯苔白腻，脉濡细。

生地 12 g,龟甲 12 g,女贞子 12 g,旱莲草 15 g,薏苡仁 30 g,苍术 15 g,白术 15 g,山药 20 g,当归 12 g,菟丝子 12 g,金樱子 15 g,杜仲 12 g,生牡蛎 15 g,知母 12 g,黄柏 12 g,黄精 15 g,薏苡仁根 30 g。

另服黑料豆丸 10 g/次,2 次/日;活血通脉胶囊 4 粒/次,3 次/日。

上方服 3 个月,泼尼松减量至 2.5 mg/日,吗替麦考酚酯 1.0 g/日,复查 24 小时尿蛋白定量为 0.33 g,白蛋白/球蛋白为 40/23。上方巩固半年,停激素及吗替麦考酚酯,随访 2 年症情平稳,目前患者已停药,恢复上学。

案 2 李某,女,23 岁。初诊日期：1999 年 8 月 19 日。

患者因发热咽痛后出现肉眼血尿而就医,查尿红细胞满视野,外院予清热消炎药及抗生素后热退、咽痛除,但尿常规红细胞依旧,迁延半年余,遂来我院就诊。经肾穿刺诊断为 IgM 肾病(系膜增生型),患者诉偶有腰酸,平时疲乏,余无不适,舌净,脉细。

党参 30 g,丹参 30 g,当归 12 g,赤芍 12 g,茜草根 15 g,龙葵 30 g,桑寄生 15 g,苍术 10 g,白术 10 g,杜仲 12 g,红藤 30 g,旱莲草 20 g,大蓟 30 g,猪苓 12 g,茯苓 12 g。

药后尿常规检查阴性,此方巩固 3 个月,随访尿常规检查一直阴性。

案 3 赵某,女,32 岁。初诊日期：2000 年 3 月 28 日。

患者肾病综合征 2 年,大量蛋白尿,血浆蛋白低,浮肿,曾服泼尼松、环磷酰胺无效,已停西药。来我院经肾穿刺诊断为 IgM 肾病(轻微病变型),24 小时尿蛋白定量为 5 g,尿常规示蛋白(+++),白蛋白/球蛋白为 28/25,肾功能正常,下肢凹陷性浮肿明显,自诉疲乏,腰酸,牙龈肿痛。舌苔薄腻,脉沉细。

党参 30 g,丹参 30 g,山药 20 g,薏苡仁 30 g,薏苡仁根 30 g,红藤 30 g,杜仲 12 g,苍术 15 g,白术 15 g,当归 12 g,小石韦 30 g,首乌 15 g,竹叶 15 g,桑寄生 12 g。

服药半年,24 小时尿蛋白定量为 1.33 g,白蛋白/球蛋白为 35/28,浮肿已退,继续随访。

第三节　继发性肾病

糖尿病肾病

案 1　金某,男,56 岁。初诊日期：2001 年 1 月 8 日。

患者糖尿病 20 余年,现口服降糖药格列喹酮 2 片,3 次/日,血糖维持在 6~7 mmol/L 之间,尿蛋白(+++),24 小时尿蛋白定量为 2.1 g,胆固醇 6.3 mmol/L,三酰甘油 3.6 mmol/L,症见面色苍白虚浮,神疲乏力,便秘,舌苔白厚腻,脉沉弦。血压 160/100 mmHg。

黄芪 60 g,山茱萸 30 g,党参 30 g,丹参 30 g,当归 15 g,黄精 20 g,赤芍 30 g,蚕茧壳 20 g,牛膝 30 g,制大黄 15 g,川芎 15 g,葛根 15 g。

二诊：服药 28 剂后大便通畅,苔腻化,尿蛋白(±~+),24 小时尿蛋白定量为 0.3 g。

黄芪 60 g,山茱萸 30 g,当归 15 g,山药 15 g,苍术 15 g,枸杞子 15 g,黄精 15 g,制大黄 15 g,灵芝 30 g,蚕茧 20 g。

同时加服胰激肽释放酶 2 片/次,3 次/日,绞股蓝总苷片 2 片/次,3 次/日。2 月后复诊尿常规阴性,继续门诊随访,症情稳定。

案 2　龚某,女,64 岁。初诊日期：2000 年 6 月 19 日。

患糖尿病 10 余年,3 年来出现蛋白尿,去年发现肾功能下降,半年来浮肿加剧,尿量减少,脉沉弦细,舌淡白,查血肌酐 375 μmol/L,尿素氮 20 mmol/L,白蛋白 23.8 g/L,24 小时尿蛋白 6.86 g。

黄芪 60 g,党参 30 g,丹参 30 g,益母草 30 g,山药 15 g,葫芦瓢 30 g,车前子 30 g,黄精 20 g,苍术 12 g,白术 12 g,枸杞子 20 g,汉防己 12 g,山茱萸 30 g,炮附子 12 g,桂枝 6 g。

服 14 剂药后浮肿明显消退,继服上方加牛蒡子粉 5 g/次,2 次/日,配合活血通脉胶囊。1 个月后,复查血肌酐 233 μmol/L,尿素氮 15 mmol/L,白蛋白 32 g/L,24 小时尿蛋白定量为 0.92 g。继续门诊随访,症情稳定。

案 3　余某,男,80 岁。初诊日期：1999 年 3 月 24 日。

患者有 40 年高血压病史,15 年糖尿病病史。1997 年出现泡沫尿,尿常规示：蛋白

（++++）；肾功能示：血肌酐 70 μmol/L，尿素氮 5 mmol/L；血脂示：三酰甘油 2.75 mmol/L，胆固醇 7.5 mmol/L；血糖 12.1 mmol/L，未予重视，仅控制血压及皮下注射胰岛素 50 U，每日 2次。1998 年 9 月发生第 5 次脑梗死。来诊时查肾功能示：血肌酐 120 μmol/L，尿素氮 10.5 mmol/L，尿酸 410 μmol/L，血糖 8.3 mmol/L；胆固醇 6.1 mmol/L，三酰甘油 3.72 mmol/L；24 小时尿蛋白定量为 5.12 g，血压 220/90 mmHg。饮食控制不佳，晨起血压明显高于其他时间，降压药用贝那普利 10 mg/日，氨氯地平 5 mg/日，珍菊降压片 1 粒/次，3 次/日，下肢轻度凹陷性浮肿，全身乏力。胰岛素为早上 30 U，晚上 20 U。

黄芪 60 g，山茱萸 20 g，灵芝 30 g，枸杞子 20 g，黄精 15 g，杜仲 15 g，川芎 15 g，桑寄生 15 g，葛根 15 g，制大黄 12 g，苍术 12 g，山药 15 g，桂枝 6 g，泽泻 12 g。

并配以羚羊角粉、牛蒡子粉。

复诊：复查肾功能示血肌酐 138 μmol/L，尿素氮 14.9 mmol/L，尿酸 420 μmol/L，血糖 5.6 mmol/L；胆固醇 4.74 mmol/L，三酰甘油 2.13 mmol/L；24 小时尿蛋白定量为 2.34 g，血压 195/70 mmHg。双下肢稍有浮肿，纳差，皮肤瘙痒。上方加首乌 20 g、白蔻仁 3 g、地肤子 30 g。

2000 年 2 月 16 日复诊：复查肾功能示血肌酐 121 μmol/L，尿素氮 11.5 mmol/L，尿酸 450 μmol/L，血糖 8.1 mmol/L；胆固醇 4.41 mmol/L，三酰甘油 1.7 mmol/L；血压 210/70 mmHg。现患者双下肢稍有浮肿，纳差。继用上方。

2001 年 1 月 29 日复诊：因肺炎，心衰于医院抢救，住院 2 个月余，停中药 3 个月余。出院后来门诊治疗，诉纳差，尿中泡沫多，血糖 6.2 mmol/L。

黄芪 45 g，灵芝 30 g，山茱萸 12 g，黄精 20 g，枸杞子 20 g，葛根 15 g，川连 6 g，竹叶 15 g，地骨皮 20 g，当归 15 g，牛蒡子 30 g，谷芽 15 g，麦芽 15 g，山楂 15 g，牛膝 30 g，制大黄 15 g，白芍 20 g，忍冬藤 30 g。

2001 年 2 月 27 日复诊：复查肾功能示血肌酐 158.2 μmol/L，尿素氮 11.94 mmol/L，尿酸 520 μmol/L，血糖 10.1 mmol/L，三酰甘油 2.9 mmol/L；24 小时尿蛋白定量为 2.62 g。上方再进，并配大黄苏打片。

2001 年 3 月 28 日复诊：家属代诊，胃纳差，睡眠差，稍有下肢肿。晨起血压 210/70 mmHg，下午 170~180 mmHg/70~80 mmHg，大便通畅。上方减竹叶、川连、忍冬藤、白芍，加白术 9 g、太子参 30 g。

2001 年 4 月 25 日复诊：复查肾功能示血肌酐 138.8 μmol/L，尿素氮 14.1 mmol/L，血糖 7.8 mmol/L，24 小时尿蛋白定量为 1.8 g。下肢无浮肿，胃纳欠佳，舌根黄腻。上方加川芎 15 g、杜仲 15 g。

2001 年 5 月 30 日复诊：症尚可，浮肿不显，尿中泡沫多。上方继服。成药同上。患者自服药 2 年以来，症情基本稳定，嘱继续服药以观察病情变化。

案4 庄某,男,56岁。初诊日期:2013年6月27日。

有2型糖尿病史13年,高血压史2年,合并蛋白尿2年,未肾穿刺,24小时尿蛋白最多达6 g,2013年2月因肺炎住院治疗后出现肾功能减退,近期因反复双下肢肿住院治疗,期间查:白蛋白19.25 g/L,血清肌酐178 μmol/L,总胆固醇8.04 mmol/L;血红蛋白109 g/L,24小时尿蛋白3 920 mg(尿量2 000 ml),B超示双肾实质回声增强。因仍高度浮肿,遂来求诊。诉:双下肢高度浮肿,服利尿剂每日尿量可达2 000 ml,时有痰多,大便欠调不规则,畏寒。舌淡红苔薄白,脉沉细。

黄芪45 g,黄精20 g,灵芝30 g,葛根20 g,川芎15 g,牛蒡子30 g,僵蚕15 g,淫羊藿15 g,巴戟天15 g,汉防己12 g,蝉花15 g,制大黄15 g,赤芍20 g,桂枝9 g,炮附子9 g,川连10 g,鹿角胶10 g(烊冲)。

另:田七粉3 g/日。

2013年7月25日复诊:诉药后双下肢肿明显改善,畏寒减轻,大便调畅,仍有咳痰,尿量尚可,舌淡红苔薄白,脉沉细。上方加胡颓叶15 g。

案5 吴某,男,39岁。初诊日期:2013年4月2日。

患者发现糖尿病4年,口服降糖治疗,血糖控制尚可;高血压病3年,缬沙坦治疗,血压稳定。2012年初尿检发现微量蛋白尿,波动于200～400 mg之间,无浮肿,自觉视物模糊,遂来求诊。诉:视物模糊,纳可,尿多泡沫,大便调,寐安。舌红苔薄白,脉细数。2013年3月26日查血肌酐82 μmol/L,尿素氮7.7 mmol/L,尿酸380 μmol/L。

黄芪45 g,灵芝15 g,山茱萸15 g,当归12 g,牛蒡子30 g,僵蚕15 g,苍术15 g,山药20 g,密蒙花12 g,穿山龙30 g。

2013年7月21日复诊:2013年4月13日查24小时尿蛋白789 mg;2013年6月17日查24小时尿蛋白1 078 mg。诉多眼眵,空腹血糖尚可,餐后未监测。舌红苔薄黄,脉细数。上方加景天三七15 g。

2014年5月23日复诊:2013年8月23日查尿微量蛋白292 mg/L;2013年10月22日查尿微量蛋白371 mg/L;2014年1月20日查尿微量蛋白291 mg/L;2014年4月29日查尿微量蛋白301 mg/L。诉双眼干涩有异物感,视物模糊,排尿欠畅,舌暗红苔薄黄,脉弦。2013年4月2日方加参三七粉2 g。

2014年6月23日复诊:2014年6月20日查24小时尿蛋白289 mg。诉尿泡沫不显著,无浮肿,眼角干涩有改善,舌暗红苔薄,脉细数。上方去密蒙花,加淫羊藿15 g。

案6 莫某,男,45岁。初诊日期:2015年6月10日。

患者有糖尿病病史18年,目前胰岛素治疗,血糖控制尚可,合并蛋白尿史6年多,肾功能减退2年多。2013年3月于某医院住院肾穿刺示糖尿病肾病,予对症治疗为主,2014年

11 月查血肌酐 221 μmol/L 而来我院服中药治疗 5 月余,肾功能不稳定。诉双下肢肿,尿量偏少,大便尚调,无恶心,无腰痛,纳可,寐安。舌红苔薄黄,脉细。2014 年 11 月 11 日查血肌酐 221 μmol/L,尿素氮 11.6 mmol/L,尿酸 498 μmol/L,24 小时尿蛋白定量 10.95 g;2015 年 1 月 22 日查血肌酐 166 μmol/L,尿素氮 11.1 mmol/L,尿酸 353 μmol/L;2015 年 5 月 29 日查血肌酐 223 μmol/L,尿素氮 12.6 mmol/L,尿酸 391 μmol/L;尿常规:蛋白(++++),红细胞 48 个/μl,尿糖(+)。

生黄芪 60 g,山茱萸 20 g,川芎 15 g,葛根 18 g,苍术 15 g,山药 18 g,牛蒡子 30 g,黄精 18 g,僵蚕 15 g,桂枝 6 g,参三七粉 2 g,蝉花 15 g,赤芍 18 g,巴戟天 15 g。

2015 年 7 月 15 日复诊: 2015 年 7 月 10 日查血清肌酐 182 μmol/L,尿素 10.6 mmol/L,尿酸 405 μmol/L;尿常规:蛋白(+++),红细胞 38 个/μl,尿糖(+)。诉双下肢仍肿,尿量偏少,尿多泡沫,大便通调,无恶心,无腰痛,纳可,寐安,舌红苔薄白,脉细。上方加益母草 15 g、茯苓 15 g。

2015 年 8 月 18 日复诊: 2015 年 8 月 16 日查血清肌酐 158 μmol/L,尿素 9.3 mmol/L,尿酸 436 μmol/L;尿常规:蛋白(+++),红细胞 18 个/μl,尿糖(++)。诉:双下肢肿明显消退,尿量正常,尿多泡沫,大便通调,无恶心,无腰痛,纳可,寐安,舌红苔薄白,脉细。上方去赤芍,加鬼箭羽 15 g。

案7 龚某,男,59 岁。初诊日期:2008 年 4 月 22 日。

患者有糖尿病史 17 年,平时口服降糖药,血糖控制尚稳定。年初开始出现双下肢浮肿,朝轻暮重,至附近医院查尿常规:蛋白(++~+++),红细胞 2~3 个/HP,肾功能:血肌酐 160 μmol/L,尿素氮 8.9 mmol/L,血尿酸 512 μmol/L。即改用胰岛素控制血糖,测空腹血糖波动于 6~7 mmol/L,同时口服复方 α-酮酸片、肾衰宁等,水肿退而复来,肾功能复检未见明显改善。遂求治于本院门诊。现患者双下肢浮肿较明显,畏寒肢冷,乏力,纳差,恶心,尿少,大便干结,2 日 1 行,无呕吐,无腹胀,面色灰暗。舌质暗紫苔水滑而厚,脉沉细。实验室检查:尿常规:蛋白(++),红细胞 0~2 个/HP,白细胞 4~5 个/HP;24 小时尿蛋白定量:2.32 g;血总白蛋白 51.9 g/L,白蛋白:30.1 g/L,血肌酐 204 mmol/L,尿素氮 12.1 mmol/L,血尿酸 498 μmol/L。

黄芪 60 g,党参 30 g,丹参 30 g,益母草 30 g,山药 15 g,葫芦瓢 30 g,车前子 30 g,黄精 20 g,苍术 12 g,白术 12 g,枸杞子 20 g,汉防己 12 g,山茱萸 30 g,肉苁蓉 30 g,炮附子 12 g,桂枝 6 g。

2008 年 5 月 6 日复诊: 诉服上方 5 剂后,尿量逐渐增多,浮肿逐渐消退。现 14 剂方药已服完,双下肢浮肿基本消退,唯诉午后双下肢略感作胀。自测空腹血糖波动于 6~7 mmol/L,尿蛋白(+)。恶心已除,胃纳略增,大便日行 1 次,苔薄白腻,脉沉细。效不更方,再进 14 剂。配合活血通脉胶囊 2 粒,每日 3 次口服。

2008 年 5 月 20 日复诊：胃纳已增，无恶心，双下肢无浮肿，精神良好，畏寒已有明显改善，大便日行 2 次。舌暗，苔薄白，脉沉细。24 小时尿蛋白定量 0.98 g，血白蛋白 32 g/L；肾功能：血肌酐 146 μmol/L，尿素氮 10.2 mmol/L，血尿酸 432 μmol/L。上方减防己、葫芦瓢，改山药 30 g、益母草 15 g、炮附子 9 g，加川芎 10 g、当归 6 g。

案 8 郑某，女，63 岁。初诊日期：2008 年 11 月 3 日。

患者有糖尿病史 20 余年，不规则服用格列奇特及二甲双胍片，饮食不控制，血糖未得到有效控制，空腹血糖波动于 14 mmol/L 上下，最高时可达 20 mmol/L。半年前出现双下肢浮肿时隐时现，尿中泡沫，未加重视，近 2 月浮肿加重，尿中泡沫增多，伴乏力，至附近医院查尿蛋白(+++)，2 周前至医院住院治疗，住院期间查 24 小时尿蛋白定量 5.3 g，肾功能 GFR 51 ml/分钟，同位素 GFR 66.4 m/分钟，诊断为糖尿病肾病，改用胰岛素皮下注射控制血糖，并予缬沙坦、百令胶囊等对症治疗。经治血糖控制稳定，但自觉症状未见明显改善，出院时 24 小时尿蛋白定量 7.24 g。出院后即转至本院门诊求治。患者有高血压病史 10 余年，规律服用降压药物，血压控制尚可。现双下肢浮肿，泡沫尿，劳累后自觉腰酸不能直立，头晕，口干欲饮，胃纳可，大便调。舌质偏暗红苔薄少，脉弦。

黄精 20 g，黄芪 15 g，葛根 15 g，生地 20 g，麦冬 10 g，玄参 10 g，川芎 10 g，当归 10 g，山茱萸 18 g，丹皮 15 g，山药 30 g，熟地 10 g，鸡血藤 15 g，枸杞子 15 g，菊花 20 g，白蒺藜 30 g，生白芍 15 g，钩藤 15 g。

2008 年 11 月 17 日复诊：药后双下肢浮肿渐退，尿中泡沫自觉有所减少，仍有腰酸口干，头晕较前减轻。尿检：蛋白(++)。舌质偏红，苔薄，脉弦。上方改葛根 30 g、玄参 20 g。

2008 年 12 月 28 日复诊：上方服用 1 个月，患者双下肢浮肿消除，自觉尿中泡沫亦有所减少。口干减轻，诉药后大便略溏，解便前伴腹痛，解便后可缓解。复查 24 小时尿蛋白定量 2.34 g。上方减玄参，加首乌 20 g、煅牡蛎 15 g。

案 9 顾某，女，52 岁。初诊日期：2007 年 10 月 31 日。

患者 6 年前出现多饮、多食、多尿，经查血糖升高，明确诊断为糖尿病，口服格列齐特，血糖控制尚。近一年来自觉尿中出现泡沫，伴乏力易疲劳。外院查尿蛋白(++~+++)，血肌酐略偏高(具体不详)，诊为糖尿病肾病，予积极控制血糖及血压，对症治疗，症状未见明显改善。尿蛋白始终波动于(++)~(+++)，血肌酐波动于 140~170 μmol/L。近 2 周患者无明显诱因下自觉尿中泡沫较前明显增多，并出现双下肢浮肿，休息后未见缓解，故来就诊。现患者泡沫尿，双下肢明显浮肿，伴乏力，怕冷，足背肌肉疼痛作胀，口淡无味，稍有恶心，夜尿 2~4 次。舌质淡边有齿痕苔薄白，脉细滑。实验室检查：肾功能：血肌酐 153 μmol/L，尿素氮 13.3 mmol/L，尿酸 369 μmol/L；空腹血糖：11.13 mmol/L；糖化血红蛋白：6.2%；24 小时尿蛋白定量：6.11 g/1 850 ml。

黄芪 45 g，山茱萸 20 g，茯苓 20 g，川芎 15 g，泽泻 15 g，黄精 20 g，淫羊藿 15 g，巴戟天 15 g，制大黄 15 g，苍术 15 g，山药 20 g，陈皮 15 g，蝉花 15 g，枸杞子 20 g，炮附子 9 g。

服药 2 月，尿中泡沫有所减少，双下肢浮肿较前明显减轻，尿量较前有所增加，乏力、腰酸、怕冷，药后亦有所改善。诉腹胀，纳欠佳。舌质稍暗，苔薄腻，脉细。血压：130/80 mmHg。肾功能：血肌酐 129 μmol/L，尿素氮 11.3 mmol/L，尿酸 310 μmol/L；空腹血糖：10.13 mmol/L；糖化血红蛋白：7.5%；24 小时尿蛋白定量：4.44 g/1 850 ml。上方加桂枝 6 g、制香附 9 g。

狼疮性肾炎

案 1 张某，女，14 岁。初诊日期：1999 年 12 月 7 日。

患者 1999 年 7 月于无明显诱因下出现颜面、手足红色斑疹，在某医院就诊，拟诊为系统性红斑狼疮，予泼尼松 20 mg/日口服，效不显遂加量至 30 mg/日，仍不效，遂前往另一医院就诊，查 ANA(+)1：80 颗粒型，抗 RNP(+)，抗 Sm(+)，24 小时尿蛋白定量为 2.8 g，诊为狼疮性肾炎，予泼尼松 50 mg/日，期间曾予环磷酰胺 0.6 g 冲击 2 次，面部、手足部皮损依旧，复查 24 小时尿蛋白定量为 2.97 g，后慕名前来我院就诊。初见时患者颜面、手足均有狼疮皮损，咽痛，尿灼热，满月脸激素面容。舌红根白腻，脉细数。

生地 15 g，丹皮 15 g，女贞子 12 g，黄芩 15 g，紫草 15 g，山药 15 g，龙葵 30 g，半枝莲 30 g，当归 12 g，赤芍 12 g，苍术 12 g，白术 12 g，薏苡仁 30 g，青蒿 30 g，白花蛇舌草 30 g。

服药后皮损渐隐，但 24 小时尿蛋白定量不降反升，最多时达 4.68 g。期间因陈师赴台讲学故由门生代诊。2000 年 5 月 22 日患者进食"肯德基"后面部骤然发斑，斑色鲜红，肢体稍肿，心悸，口干，便秘，舌红边尖有点刺，苔薄黄，脉细数。24 小时尿蛋白定量为 3.78 g。

紫丹参 30 g，白术 12 g，猪苓 12 g，茯苓 12 g，生地 15 g，丹皮 15 g，当归 12 g，赤芍 15 g，桃仁 30 g，薏苡仁 30 g，山药 15 g，青蒿 30 g，半枝莲 30 g，白花蛇舌草 30 g。

期间配合环磷酰胺 0.8 g 冲击 2 次，服上药后 24 小时蛋白降至 1.7 g，余症皆有缓解，唯面部斑疹难退，遂改投 1999 年 12 月首诊方加党参 30 g、丹参 30 g、桃仁 15 g、红花 6、藤藜根 30 g，并加口服羚羊角粉 1 支/日。效大显，皮疹隐退，24 小时尿蛋白定量稳中有降。

2000 年 9 月 25 日复诊：见面部光洁，余无不适，24 小时尿蛋白定量为 0.75 g。守方续治，泼尼松已由初诊时 45 mg/日降至 15 mg/日。

案 2 李某，女，19 岁。初诊日期：1996 年 3 月 30 日。

患者外院已确诊为狼疮性肾炎，初诊时尿少肢肿，虽服用利尿剂但每日尿量仍只有 500～700 ml 左右，胃纳不振，时有腹泻，腰酸乏力，舌淡苔白腻，脉细数，泼尼松 30 mg/日口服，环磷酰胺 0.6 g 冲击每月 1 次，24 小时尿蛋白定量为 8.29 g。

党参 30 g,丹参 30 g,苍术 12 g,白术 12 g,女贞子 12 g,枸杞子 15 g,猪苓 15 g,茯苓 15 g,山药 20 g,半枝莲 30 g,益母草 30 g,葫芦瓢 30 g,桃仁 30 g,黄精 15 g,薏苡仁 30 g,薏苡仁根 30 g,车前草 30 g,白花蛇舌草 30 g。

服药后尿量日增,胃纳渐馨,腹泻止,苔腻化,24 小时尿蛋白定量渐少。守法出入,上方去益母草、半枝莲、白花蛇舌草、葫芦瓢、车前草,加当归 12 g、金樱子 30 g、菝葜 30 g,改桃仁 15 g。其后随访临证加减,泼尼松减量至 10 mg 维持。

2000 年 9 月 13 日复诊:诉偶有乏力,余无不适,24 小时尿蛋白定量为 0.21 g。后随访,症情稳定,尿常规一直正常。

案 3 周某,女,22 岁。初诊日期:1999 年 4 月 28 日。

患者 1998 年因颜面红斑伴双下肢肿,24 小时尿蛋白定量为 12 g,于某医院诊为狼疮性肾炎(Ⅱ型),予甲泼尼龙冲击后改泼尼松口服治疗,期间配合环磷酰胺冲击,24 小时尿蛋白定量在 4 g 左右,但激素治疗后一直面部升火,颧红,手足心热,心悸,午后低热,盗汗,为求中医治疗来我院就诊。舌红少苔,脉细数。

知母 15 g,黄柏 15 g,生地 15 g,女贞子 12 g,丹皮 15 g,旱莲草 12 g,猪苓 15 g,山药 15 g,桃仁 15 g,益母草 30 g,丹参 30 g,白花蛇舌草 30 g,白术 12 g,菝葜 30 g,红花 6 g,半枝莲 30 g,薏苡仁 30 g,生牡蛎 30 g。

服药后诸症渐缓,阴液来复,守方恒进。

2000 年 9 月 6 日复诊:24 小时尿蛋白定量由初诊时 4.5 g 降至 1.32 g,以泼尼松 10 mg 维持。

2001 年 2 月 27 日复诊:症情稳定,24 小时尿蛋白定量为 0.46 g,泼尼松仍以 10 mg 维持。

案 4 俞某,男,49 岁。初诊日期:1995 年 10 月 27 日。

患者于 1989 年初因持续性高热,尿常规检查:蛋白(++),血沉 120 mm/小时,轻度贫血,并伴有胸腔积液,住某医院治疗,3 次找到红斑狼疮细胞,确诊为狼疮性肾炎。经服激素及中药后,病情基本缓解并恢复正常工作。1995 年 8 月患者自停激素,加之劳累,旧疾复发,肢体高度浮肿,尿常规检查:蛋白(++++),24 小时尿蛋白定量 6.76 g,白蛋白/球蛋白为 27/28,血沉 135 mm/小时,抗 DNA>100,尿素氮 12.9 mmol/L,血肌酐 170 μmol/L,在某医院住院肾穿刺诊为狼疮性肾炎(Ⅱ型),用泼尼松 60 mg 和环磷酰胺冲击治疗 1 月后出院,遂来我院门诊就诊。当时患者满月脸,颜面虚浮,下肢呈凹陷性水肿。脉细数无力,舌质红,苔薄黄腻。

党参 30 g,丹参 30 g,生地 15 g,首乌 15 g,当归 12 g,黄精 20 g,白花蛇舌草 30 g,苍术 12 g,白术 12 g,桃仁 30 g,菝葜 30 g,赤芍 15 g,山药 30 g,薏苡仁 30 g,猪苓 15 g,茯苓 15 g,

制大黄 12 g。

连续服用 3 个月,服药期间配合服用活血通脉胶囊(4 粒/次,3 次/日)、黑料豆丸(10 g/次,2 次/日),症情缓解,水肿消退,泼尼松减量至 35 mg/日,环磷酰胺冲击治疗按计划进行,查 24 小时尿蛋白定量为 4.5 g,白蛋白/球蛋白为 31/28,血胆固醇 8 mmol/L,血沉 60 mm/小时,尿素氮 9 mmol/L,血肌酐 145 μmol/L。前法既效,再予上方加黄芪、金樱子、山楂各 30 g。

服用此方 1 年后复查 24 小时尿蛋白定量 0.67 g,血脂正常,血沉为 5 mm/小时,尿素氮 5.86 mmol/L,血肌酐 120 μmol/L,血常规正常,已停止环磷酰胺冲击治疗,改泼尼松 20 mg 隔日口服。患者为外地人,一直以函诊方式进行随访治疗,患者病情稳定,已恢复工作。

案 5 周某,女,29 岁。初诊日期:2013 年 7 月 16 日。

患者临床诊断狼疮性肾炎 10 年余,反复双下肢肿伴尿多泡沫,曾予泼尼松、环磷酰胺、吗替麦考酚酯等治疗,病情反复,未得到很好控制。24 小时尿蛋白 4~8 g,2013 年 6 月肾穿刺示:狼疮性肾炎〔Ⅳ S(A/C)+Ⅴ〕,目前予泼尼松 60 mg/日加他克莫司 1 mg,2 次/日治疗,诉双下肢肿,尿多泡沫,面部皮疹红斑,黑眼圈,纳可,二便尚调。2013 年 6 月查 24 小时尿蛋白定量 4.6 g,血浆白蛋白 24 g/L,抗中性粒细胞胞质抗体(−)。

苍术 15 g,白术 15 g,女贞子 12 g,旱莲草 20 g,党参 30 g,丹参 30 g,薏苡仁 30 g,当归 12 g,生地 12 g,赤芍 12 g,黄精 15 g,菝葜 30 g,山药 30 g,丹皮 15 g,僵蚕 15 g,鬼箭羽 30 g,龟甲 12 g,白花蛇舌草 30 g,猪苓 15 g,茯苓 15 g。

另:黑料豆丸 2 袋,2 次/日;活血通脉胶囊 4 粒,3 次/日。

2013 年 8 月 19 日复诊:双下肢肿消,纳可,寐安,二便调,月经数月未行,黑眼圈,舌红苔薄白腻,脉细数。目前予泼尼松 50 mg/日,加他克莫司 1 mg,2 次/日治疗。2013 年 8 月 5 日查尿素 8.1 mmol/L,血清肌酐 73 μmol/L,尿酸 519 μmol/L,尿常规:蛋白(++),pH 7.0,尿比重 1.023;24 小时尿蛋白定量 2.265 g/1 500 ml。上方加益母草 30 g。

案 6 许某,女,25 岁。初诊日期:2013 年 7 月 8 日。

患者 14 年前发热伴全身皮疹,当地医院查尿蛋白(+++),行肾穿刺示狼疮性肾炎(Ⅳ型),予激素加环磷酰胺治疗,症情缓解,尿蛋白波动在(++)~(+++)之间,2005 年症情反复,尿少肢肿,予激素加服吗替麦考酚酯治疗,症情改善,浮肿消退,尿蛋白依旧,后于北京服用中药治疗,尿蛋白波动于微量~(++);2007 年底劳累后,病情再次反复,浮肿伴大量蛋白尿,遂重复肾活检示狼疮性肾病〔Ⅳ G(A)型〕,新月体肾炎,予激素加吗替麦考酚酯、他克莫司后症情有所缓解,血肌酐 130 μmol/L 波动,此后血肌酐有所升高,多在 150~160 μmol/L 之间,渐行停服免疫抑制剂,目前仅激素 1 粒维持服用,遂来求中医治疗。诉:时有腰酸,乏力,月经量多,时有双下肢肿,晨起目浮,纳可疲乏,大便调。2013 年 5 月 12 日查血肌酐 152 μmol/L,尿素氮 13.7 mmol/L,尿酸 355 μmol/L,尿蛋白(++);2013 年 7 月 5 日查血肌酐

163 μmol/L,尿素氮 11.6 mmol/L,尿酸 442 μmol/L,血红蛋白 82 g/L。

党参 30 g,丹参 30 g,当归 12 g,赤芍 12 g,桃仁 30 g,黄精 20 g,枸杞子 15 g,猪苓 12 g,茯苓 12 g,淫羊藿 15 g,葛根 15 g,白芍 20 g,白花蛇舌草 30 g,生黄芪 15 g,川芎 15 g,蝉花 15 g,苍术 12 g,白术 12 g。

2013 年 8 月 20 日复诊：2013 年 9 月 5 日查血清肌酐 132 μmol/L,尿素 11.8 mmol/L,尿酸 435 μmol/L;24 小时尿蛋白定量 0.65 g,血红蛋白 90 g/L。诉：服用上方尿量明显增加,惟易腹泻,肢肿消除。舌淡红苔薄白,脉细数。上方去桃仁,改蝉花 10 g,加山药 20 g、鬼箭羽 30 g。

2013 年 10 月 14 日复诊：2013 年 9 月 5 日查血清肌酐 116 μmol/L,尿素 10.8 mmol/L,尿酸 345 μmol/L;尿蛋白(+),血红蛋白 80 g/L。诉：服初诊方肢肿消退明显,服二诊方后双下肢微肿,月经量多,纳可,大便调。舌淡红苔薄白,脉细数。上方加麦冬 12 g。

尿酸性肾病

案 1 张某,男,52 岁。初诊日期：1996 年 9 月 25 日。

患痛风病多年,指关节痛风结节明显肿大,影响关节屈伸,原来一直在西医医院就诊,但也未有正规治疗,时常间断。初来我院就诊时,查血红蛋白 71 g/L,血肌酐 240 μmol/L,尿素氮 15.2 mmol/L,尿酸 550 μmol/L,血沉 90 mm/小时,尿常规示：蛋白 150 mg/dl。舌苔白腻,脉弦带数。

土茯苓 30 g,熟地 15 g,山茱萸 15 g,萆薢 30 g,桃仁 15 g,红花 6 g,当归 15 g,党参 30 g,丹参 30 g,黄精 15 g,首乌 20 g,虎杖 30 g,制大黄 15 g。

二诊：药后关节痛除,但结节尚未消除。上方加黄芪 30 g、玉米须 30 g。

三诊：服前方 30 剂后复查血肌酐 170 μmol/L,尿素氮 12.5 mmol/L,尿酸 430 μmol/L。上方减土茯苓,加川断 15 g、狗脊 15 g。

继服上药 3 个月,复查血肌酐 100 μmol/L,尿素氮 5.7 mmol/L,尿常规检查阴性,血沉 5 mm/小时,血红蛋白 94 g/L。守上方加减,随访 4 年余,肾功能正常。

案 2 殷某,男,45 岁。初诊日期：1997 年 5 月 30 日。

右下肢足踝部关节肿痛已 3 个月,近 3 年来,每年发作 3~4 次,不能步履,在外已服西药苯溴马隆、别嘌呤醇,症状未能改善,痛剧时加服布洛芬能缓解一时疼痛,为此特从外地来沪就诊。当时患者症见右足踝仍显肿胀,皮肤略红,行走不便,舌苔黄腻,脉弦带数,查肾功能正常,血肌酐 70 μmol/L,尿素氮 6 mmol/L,尿酸 630 μmol/L,尿蛋白(+)。

苍术 12 g,黄柏 12 g,当归 12 g,赤芍 15 g,土茯苓 60 g,土牛膝 12 g,虎杖 15 g,丹参 30 g,桃仁 15 g,红花 12 g,忍冬藤 30 g,蒲公英 30 g,金银花 12 g,连翘 12 g。

服药后关节痛除,已能下地行走,苔腻渐化。更方再进。

熟地 15 g,山茱萸 15 g,丹皮 12 g,山药 15 g,土茯苓 30 g,粉草薢 30 g,当归 15 g,鸡血藤 30 g,黄精 15 g,肉苁蓉 15 g,淫羊藿 12 g,黄芪 45 g。

平时予别嘌呤醇,并嘱严格控制饮食,避免富含嘌呤食品的摄入。随访 3 年余,痛风未再发作,血尿酸由 630 μmol/L 下降至 410 μmol/L,尿蛋白(-)。

案 3 施某,男,50 岁。初诊日期:1987 年 11 月 15 日。

患尿酸性肾病已 6 年余,每年春天痛风性关节炎均会发作,近来查血肌酐 120 μmol/L,尿素氮 9.0 mmol/L,血尿酸 660 μmol/L,血压 160/100 mmHg,尿蛋白(+~++),24 小时尿蛋白定量为 1.2 g,血脂正常,双下肢轻度凹陷性浮肿,感疲乏,偶有腰酸腹胀,舌苔白腻,脉弦滑。

黄芪 60 g,薏苡仁 30 g,土茯苓 30 g,苍术 15 g,白术 15 g,川朴 9 g,石韦 30 g,枸杞子 20 g,淫羊藿 15 g,当归 12 g,肉苁蓉 15 g,仙茅 15 g,山药 15 g,丹皮 12 g,益母草 30 g,佛手 9 g,莲子肉 15 g,砂仁 3 g,莱菔子 9 g,车前子 30 g。

二诊:药后水肿渐消,尿蛋白(+)。上方去车前子、益母草、莱菔子,加黄精 15 g、制大黄 15 g。

三诊:复查血肌酐 89 μmol/L,尿素氮 7 mmol/L,血尿酸 320 μmol/L,尿常规正常。上方继续服用,同时配合小苏打每次 1 g,每日 3 次,氯沙坦钾每次 1 片,别嘌呤醇每日 0.1 g。患者一直坚持中西结合治疗,随访至今已 13 年,肾功能一直在正常范围,尿常规蛋白(±~+),24 小时尿蛋白定量 0.5 g,血压 120/80 mmHg。

案 4 某,男,53 岁。初诊日期:1999 年 4 月 19 日。

该患者有痛风病史 10 余年,1999 年 3 月出现肾功能不全,于某医院查肾功能:血肌酐 538 μmol/L,尿素氮 17 mmol/L,血尿酸 521 μmol/L,B 超示:慢性肾功能不全。1999 年 4 月 5 日再查肾功能:血肌酐 574 μmol/L,尿素氮 21.6 mmol/L,血尿酸 520 μmol/L。病情加重,测血压 150/100 mmHg,即来我院门诊。

熟地 12 g,山茱萸 15 g,黄芪 45 g,川断 15 g,狗脊 15 g,土茯苓 30 g,丹皮 12 g,白术 12 g,桃仁 15 g,红花 10 g,黄精 20 g,枸杞子 20 g,虎杖 30 g,制大黄 15 g,粉草薢 15 g。

1999 年 5 月 20 日复诊:患者痛风发作,膝关节及踝关节疼痛,足肿,腰酸甚。舌腻,脉滑。

苍术 12 g,黄柏 12 g,川牛膝 15 g,金银花 12 g,忍冬藤 30 g,虎杖 30 g,粉草薢 15 g,当归 12 g,赤芍 12 g,桃仁 12 g,土茯苓 30 g,红花 6 g。

服上药 14 剂后,脚部肿痛明显好转,腰酸缓解。至 8 月 16 日复查肾功能:血肌酐 447 μmol/L,尿素氮 17.8 mmol/L,血尿酸 643 μmol/L,血糖 5.6 mmol/L,痛风未发。1 个月后再查肾功能示：血肌酐 453 μmol/L，尿素氮 18.21 mmol/L，血尿酸 480 μmol/L，血糖 5.3 mmol/L。随访 2 年余肾功能稳定。

案5 郑某，男，68 岁。初诊日期：2012 年 10 月 18 日。

有痛风、高尿酸血症史 5 年，间歇出现足趾及踝关节红肿疼痛，近 2 年发作较频繁，半年左右 1 次，平时饮食控制，间断服用别嘌呤醇片。两周前出现右踝关节红肿疼痛，血肌酐 177 μmol/L，尿素氮 10.5 mmol/L，尿酸 596 μmol/L，外院予痛风冲剂口服疗效欠佳，故今转至本院门诊求治。现右踝关节红肿，局部皮肤肤温升高，伴腰酸，夜尿频多。舌质红舌苔黄腻，脉细。

苍术 12 g，黄柏 12 g，当归 12 g，赤芍 15 g，土茯苓 60 g，土牛膝 12 g，虎杖 15 g，丹参 30 g，桃仁 15 g，红花 12 g，忍冬藤 30 g，蒲公英 30 g，金银花 12 g，连翘 12 g。

二诊：药后 2 周，关节疼痛、腰酸均减，舌苔渐化，复查尿酸 552 μmol/L，血肌酐 92 μmol/L。上方加半枝莲 15 g、当归 15 g。

三诊：药后关节红肿轻减，腰酸已消。舌质淡红，苔黄腻已化，脉细弦。

熟地 15 g，山萸萸 12 g，丹皮 12 g，山药 15 g，土茯苓 30 g，粉草薢 30 g，当归 15 g，鸡血藤 30 g，黄精 15 g，淫羊藿 12 g，黄芪 45 g，肉苁蓉 15 g。

案6 林某，男，45 岁。初诊日期：2007 年 4 月 24 日。

有高尿酸血症史 6 年，间歇出现足趾及踝关节红肿疼痛，近 1 年来尿中出现泡沫，劳累时明显，同时出现夜尿增多，但未引起重视，未行正规诊治。2 周来出现右足趾麻木、疼痛，食欲减退，伴晨起刷牙时恶心。遂至当地医院诊治，查尿蛋白（++），肾功能血肌酐 717 μmol/L，即转至本院求治。现右足趾麻木、疼痛，局部皮肤微红，肤温略有升高，乏力，纳差，晨起刷牙时恶心，无呕吐，尿量无明显减少，夜尿多，皮肤瘙痒，无胸闷气促，大便尚调。既往有高血压病史 4 年，血压最高时 180/110 mmHg，口服珍菊降压片，血压控制不理想。急查肾功能：尿酸 616 μmol/L，血肌酐 724 μmol/L，尿素氮 23.6 mmol/L；血钾正常；血红蛋白 91 g/L。血压：165/100 mmHg；尿蛋白（++）。舌质偏暗苔黄腻，脉弦小滑。

黄精 15 g，枸杞子 15 g，杜仲 15 g，葛根 15 g，川芎 15 g，忍冬藤 15 g，蒲公英 30 g，连翘 12 g，虎杖 15 g，桃仁 15 g，红藤 15 g，六月雪 15 g，莪术 15 g，薏苡仁根 15 g，制大黄 15 g，沙苑子 12 g。

2007 年 5 月 8 日复诊：服药 2 周，足趾疼痛减轻，局部已无红肿，恶心已除，胃纳不振，苔薄黄微腻，脉弦滑。血压：140/90 mmHg。复查尿酸 536 μmol/L，血肌酐 631.8 μmol/L，尿素氮 27.2 mmol/L。尿蛋白（++）。前方再进。

2007 年 5 月 28 日复诊：药后足趾疼痛已缓解，乏力较前改善，无恶心呕吐，夜尿 2～3 次，大便日行 2 次，质软成形，纳一般，皮肤瘙痒减轻。近来血压控制稳定。黄腻苔已化。复查尿酸 417 μmol/L，血肌酐 496 μmol/L，尿素氮 28.8 mmol/L，尿蛋白（+）。

黄芪 45 g，黄精 20 g，狗脊 12 g，当归 12 g，虎杖 15 g，山茱萸 12 g，红花 10 g，鸡血藤 30 g，川芎 15 g，土茯苓 30 g，桑螵蛸 15 g，葛根 20 g，制大黄 15 g。

2007 年 7 月 3 日复诊：自觉诸症平稳，无关节疼痛，无恶心呕吐，夜尿 2 次，大便调。胃纳已增，饮食控制尚可，血压稳定。舌质偏暗，苔薄白，脉弦。复查尿酸 347 μmol/L，血肌酐 414 μmol/L，尿素氮 26.2 mmol/L，尿蛋白（++）。

熟地 12 g，山茱萸 15 g，黄芪 45 g，川断 15 g，狗脊 15 g，土茯苓 30 g，丹皮 12 g，桃仁 12 g，红花 10 g，当归 12 g，首乌 15 g，虎杖 30 g，黄精 20 g，党参 30 g，丹参 30 g，制大黄 15 g。

此后患者持续服用上方，2007 年 9 月 7 日复查尿酸 359 μmol/L，血肌酐 319 μmol/L，尿素氮 25.2 mmol/L，尿蛋白（++）。症情稳定，继上方调治，随访。

案 7　殷某，男，79 岁。初诊日期：2008 年 9 月 23 日。

患者罹患痛风病近 10 年，双下肢踝关节、膝关节及上肢腕关节经常游走性红肿疼痛，双手指关节有痛风结节。间歇至附近医院就诊，但未正规接受治疗。近 3 个月来尿中泡沫明显，伴有乏力，至附近医院查尿蛋白 1.5 g/L；肾功能：血肌酐 240 μmol/L，血尿素氮 15.2 mmol/L，尿酸 550 μmol/L；血常规示血红蛋白 71 g/L。现乏力，泡沫尿，关节酸胀疼痛，夜尿 3 次，大便隔日 1 行。舌质淡暗苔白腻，脉弦带数。

土茯苓 30 g，熟地 15 g，山茱萸 15 g，粉萆薢 30 g，桃仁 15 g，红花 6 g，当归 15 g，党参 30 g，丹参 30 g，黄精 15 g，首乌 20 g，虎杖 30 g，制大黄 15 g。

2008 年 10 月 7 日复诊：药后关节酸痛基本除，但手指关节结节未消，尿中仍见泡沫，双下肢略有浮肿。上方加黄芪 30 g，玉米须 30 g。

2008 年 10 月 21 日复诊：诸症尚平稳，复查肾功能：血肌酐 170 μmol/L，血尿素氮 12.5 mmol/L，尿酸 430 μmol/L。上方去土茯苓，加川断 15 g、狗脊 15 g。

随访：继续服用 3 个月后，复查肾功能：血肌酐 118 μmol/L，血尿素氮 32.58.7 mmol/L，尿酸 413 μmol/L；尿蛋白（-）。嘱守方加减，定期随访肾功能。

过敏性紫癜性肾炎

案 1　刘某，男，21 岁。初诊日期：2000 年 5 月 16 日。

患者于 1998 年 5 月发现双下肢紫癜，无蛋白尿，入院就诊后好转。其后又于 11、12 月两次复发紫癜，查尿常规：蛋白 1 g/L，用雷公藤及氢化可的松后紫癜消退，尿蛋白降至 0.3 g/L。1999 年 11 月因咽炎复查尿常规示：蛋白 100 mg/dl，服雷公藤及保肾康好转，其后尿蛋白始终存在（1～3 g/L）。患者来诊时一般状态尚可，紫癜未发，咽部充血，舌尖红，尿常规：蛋白 1.5 g/L；肾功能示：血肌酐 71 μmol/L，尿素氮 3.2 mmol/L，血尿酸 331 μmol/L。

当时口服雷公藤 20 mg/日。

生地 15 g,丹皮 15 g,地骨皮 20 g,玄参 12 g,乌梅 12 g,甘草 6 g,当归 10 g,赤芍 12 g,薏苡仁根 30 g,薏苡仁 30 g,黄芩 15 g,大蓟 30 g,马鞭草 30 g。

另配以水牛角粉(3 g/次,2 次/日)、百令胶囊(4 粒/次,3 次/日)等药常规服用。期间雷公藤逐渐减量,至 2001 年 3 月 27 日来诊时,已停用雷公藤 5 个月,尿常规完全正常,时有干咳,睡眠欠佳,余无异常,嘱继续服药以巩固疗效。

案 2 朱某,女,11 岁。初诊日期:2001 年 1 月 8 日。

患者于 2000 年 12 月 3 日出现双下肢对称性皮疹,在某院皮肤科用药后效不佳。至某医院就诊,查血常规:白细胞 13.5×10^9/L;尿常规:蛋白(+++),隐血(+),红细胞 8~10 个/HP,白细胞 3~4 个/HP。诊断为过敏性紫癜。后于某儿科医院住院治疗,诊为过敏性紫癜性肾炎(当时未予肾穿),检查:24 小时尿蛋白定量 9.27 g;免疫球蛋白 IgG 25.48 g/L,IgA 2.55 g/L,IgM 1.72 g/L,IgE 1 135 w/dl;中段尿培养阴性;血浆蛋白:总蛋白 66.6 g/L,白蛋白/球蛋白为 36.5/30.1。给予中药、双嘧达莫、硝苯地平、开瑞坦、维生素 E、维生素 C 等治疗,未用激素。来我院就诊时患者皮疹已退,无明显腹痛、关节痛,纳可,寐安,大便调,泡沫尿,腰隐痛,舌净脉细。查 24 小时尿蛋白定量 3.26 g。

生地 15 g,丹皮 15 g,地骨皮 20 g,蝉衣 9 g,紫草 20 g,苍术 10 g,白术 10 g,当归 10 g,赤芍 10 g,薏苡仁根 30 g,金银花 12 g,薏苡仁 30 g,连翘 12 g,大蓟 30 g,莲肉 30 g,白茅根 30 g,莲须 10 g。

服药后患者病情日渐好转,24 小时尿蛋白定量由 3.26 g(1 月 8 日)逐渐下降至 1.10 g(2 月 5 日),0.37 g(3 月 1 日),0.31 g(3 月 30 日)。

2001 年 4 月 2 日复诊:尿常规蛋白阴性,红细胞 3~6 个/HP,无不适症状。嘱继续服药,以巩固疗效。

2001 年 5 月 14 日复诊:近日感冒,无发热,时有腹痛,面部风疹,纳可,二便正常,舌根腻,脉细数。查 24 小时尿蛋白定量为 0.23 g。继用上方。

2001 年 5 月 28 日复诊:患者腰痛酸不适,无皮疹,24 小时尿蛋白定量为 0.14 g,上方加黄芪 12 g。

案 3 高某,男,11 岁。初诊日期:1997 年 11 月 3 日。

该患者来我院就诊时已确诊为过敏性紫癜性肾炎,病理检查报告为局灶节段毛细血管内增生伴新月体形成。查尿常规:蛋白(+,0.5 g/L),尿糖(+++),红细胞 5~7 个/HP,白细胞 3~4 个/HP;24 小时尿蛋白定量 1.6 g;血肌酐 122 μmol/L;血糖 8 mmol/L。伴过敏性鼻炎,听力下降,既往有哮喘病史。该患者属过敏体质,且过敏性紫癜性肾炎的发生多与感染因素有关,故急则治标。

蒲公英 30 g, 桑叶 10 g, 野菊 12 g, 藿香 12 g, 黄芩 20 g, 苍耳子 12 g, 枇杷叶 15 g, 辛夷 12 g, 白芷 3 g, 川芎 6 g, 桑白皮 30 g, 丝瓜络 9 g, 鹅不食草 15 g。

另配以藿胆丸 10 g/次, 3 次/日。

1997 年 12 月 13 日复诊: 鼻炎症状已好转, 哮喘未发。查尿常规: 蛋白 (+), 红细胞 (+++), 白细胞 2~4 个/HP; 血糖 7 mmol/L。

生地 15 g, 丹皮 15 g, 蝉花 9 g, 茯苓 15 g, 乌梅 12 g, 山茱萸 12 g, 山药 15 g, 赤芍 12 g, 黄芩 20 g, 龙葵 30 g, 杜仲 10 g。

上方随症加减, 并配合金芪降糖片、百令胶囊、活血通脉胶囊等中成药治疗。

前后服药 3 年有余。至 2001 年 3 月 19 日, 患者已基本痊愈, 尿常规基本正常, 血糖正常, 鼻炎明显好转。嘱继续服药, 并常规口服牛膝多糖以增强机体抵抗力。

案4 顾某, 男, 20 岁。初诊日期: 2000 年 11 月 13 日。

患者患过敏性紫癜性肾炎 5 年, 来诊时皮肤紫癜布满全身, 激素治疗无效, 并导致血糖升高, 查尿常规示: 蛋白 15 mg/dl, 红细胞 0~2 个/HP; 糖化血红蛋白 13.3%, 白蛋白/球蛋白为 42.4/20.2, 三酰甘油 3.13 mmol/L。现服泼尼松 30 mg/日。舌黄厚腻, 脉细数。

生地 9 g, 荆芥 15 g, 防风 15 g, 秦艽 15 g, 赤芍 15 g, 丹皮 15 g, 丹参 20 g, 薏苡仁 30 g, 茯苓 15 g, 甘草 15 g, 陈皮 15 g, 神曲 10 g。

2000 年 12 月 26 日复诊: 紫癜未退, 予肾活检示: 紫癜性肾炎 (局灶节段增生性肾炎); 查肾功能: 血肌酐 71.3 μmol/L 尿素氮 3.96 mmol/L, 血尿酸 215.3 μmol/L, 血糖 6.3 mmol/L; 白蛋白/球蛋白为 43.2/25.2; 尿常规: 蛋白 (±), 尿糖 (+)。现服泼尼松 6 片/日。服前方后紫癜一度消退。继用上方并配羚羊角粉, 1 支/日。

2001 年 2 月 6 日复诊: 查肾功能: 血肌酐 68 μmol/L, 尿素氮 5.8 mmol/L, 血尿酸 219 μmol/L; 丙氨酸氨转移酶 75 U/L; 尿常规示: 蛋白 (+), 尿糖 (+++), 白细胞 0~3 个/HP。紫癜仍成批出现, 夜寐不安, 现服泼尼松 30 mg/日。舌淡红苔薄白, 脉细数。患者患紫癜肾已 5 年余, 激素无效, 雷公藤有效, 但因出现肝损 (丙氨酸氨转移酶 350 U/L) 停用。

生黄芪 30 g, 炙黄芪 30 g, 当归 15 g, 赤芍 12 g, 藤梨根 30 g, 白鲜皮 30 g, 苍术 15 g, 白术 15 g, 党参 30 g, 丹参 30 g, 黄芩 20 g, 丹皮 15 g, 徐长卿 30 g, 地骨皮 20 g, 生苡仁 30 g。

2001 年 4 月 17 日复诊: 紫癜改善, 尿常规示: 蛋白 (±), 余皆阴性; 肝功能恢复正常, 查肾功能: 血肌酐 63.8 μmol/L, 尿素氮 5.98 mmol/L, 血尿酸 236 μmol/L; 白蛋白/球蛋白为 40.2/24.8。继用上方。

2001 年 6 月 5 日复诊: 紫癜减少, 停激素, 嘱继续服用上方以巩固疗效。

2001 年 7 月 3 日复诊: 本人未来, 托人转方。诉紫癜已消, 尿常规检查阴性, 血糖 5.6 mmol/L。嘱停降糖药, 前方继服。

案 5 陈某,男,18 岁。初诊日期:2001 年 2 月 27 日。

患者于 1 年前因腹痛,牵及腰背而发现血尿、蛋白尿,在外院行肾活检诊断为紫癜性肾炎(局灶节段增生型),给予口服泼尼松 15 mg/日。来诊时尿常规示:蛋白(+),红细胞(+)。泼尼松 2.5 片/日,福辛普利 1 片/日,24 小时尿蛋白定量为 0.21 g。舌薄白,脉细,血压正常。

生地 15 g,丹皮 15 g,地骨皮 20 g,乌梅 10 g,炮穿山甲片 6 g,当归 12 g,赤芍 12 g,紫草 20 g,马鞭草 30 g,蝉衣 9 g,白茅根 30 g。

上方随症加减,如尿蛋白增多,则加薏苡仁、莲肉,如出现皮疹,内热较重,则加黄芩。5 月 8 日,尿常规蛋白阴性,红细胞 2~4 个/HP。泼尼松已减至 5 mg/日。嘱继续服药。

案 6 郑某,男,39 岁。初诊日期:1999 年 12 月 8 日。

患者于 1999 年 10 月出现双下肢皮疹,腹痛,关节痛,于某院住院治疗,做肾穿刺检查示:局灶节段增生及坏死性病变伴肾小球新月体形成,符合紫癜性肾炎。查 24 小时尿蛋白定量为 9.6 g,肾功检示:血肌酐 128 μmol/L;免疫球蛋白 IgG 5.73,IgA、IgM 正常。现服泼尼松 60 mg/日,双嘧达莫 25 mg,3 次/日,雷公藤 2 片,2 次/日。近期查 24 小时尿蛋白 4.38 g,尿常规蛋白(+++),红细胞 6~8 个/HP,白细胞 2~3 个/HP;血压 145/95 mmHg。来诊时面部生痤疮,下肢轻度凹陷性水肿,咽痛。舌质红苔薄黄,脉弦。

生地 15 g,丹皮 20 g,地骨皮 20 g,赤芍 15 g,蝉衣 10 g,苍术 15 g,白术 15 g,黄芩 15 g,山药 20 g,山茱萸 12 g,龟甲 15 g,薏苡仁 30 g,知母 12 g,黄柏 12 g,乌梅 9 g,柴胡 9 g,白茅根 30 g,杜仲 15 g,桑寄生 15 g,大蓟 30 g。

上方随症加减治疗,期间激素、雷公藤逐渐减量,至 2001 年 4 月 3 日来诊时,激素已停半年,雷公藤已停用 2 个多月。查尿常规:蛋白(±),红细胞 4~6 个/HP,余未见异常;24 小时尿蛋白定量为 0.16 g;复查肾功能示:血肌酐 62.8 μmol/L,尿素氮 5.35 mmol/L,血尿酸 388 μmol/L。嘱继续服药以巩固疗效。

案 7 何某,女,21 岁。初诊日期:2008 年 3 月 18 日。

患者 10 日前有感冒发热,伴咽痛,体温 38.9℃,附近医院就诊为上呼吸道感染,予克林霉素静点治疗 3 日,热退,仍有咽痛,口服双黄连口服液。1 周前发现双下肢出现点状出血性皮疹,呈对称性分布,压之褪色,无疼痛无瘙痒,无关节疼痛,并见尿色偏深,查尿常规:蛋白(+),红细胞(++),白细胞 2~3 个/HP。舌偏红苔薄白,脉小数。

白鲜皮 20 g,防风 10 g,秦艽 10 g,地肤子 20 g,漏芦 20 g,荆芥 12 g,丹皮 10 g,赤芍 10 g,小蓟 20 g,石韦 15 g,槐花 15 g,白芍 15 g,金银花 10 g,连翘 10 g。

2008 年 3 月 25 日复诊:患者皮疹基本消退,仅双下肢有散在瘀点,背痛。舌红苔白黄,脉沉。查尿常规:尿蛋白(-),潜血(+),白细胞(1~3 个/HP)。

地肤子 20 g,白鲜皮 20 g,漏芦 20 g,秦艽 15 g,白芍 15 g,乌梅 15 g,防风 10 g,白茅根

20 g,槐花 15 g,茜草根 20 g。

2008 年 4 月 1 日复诊：患者双下肢皮疹消失,未再复发。舌红苔白黄中厚,脉沉细。查尿常规正常。

藿香 12 g,菖蒲 12 g,焦栀子 9 g,连翘 15 g,防风 10 g,秦艽 15 g,益母草 15 g,太子参 15 g,槐花 15 g,枳实 10 g,槟榔 15 g。

后随访,患儿紫癜未再复发,尿检多次均阴性。

案8 余某,男,21 岁。初诊日期：2007 年 10 月 8 日。

患者于 2006 年 11 月 16 日上呼吸道感染发热后出现双下肢对称性出血性皮疹,不伴关节疼痛及腹痛,24 小时尿蛋白≤0.15 g,外院诊为过敏性紫癜,予泼尼松 30 mg/日口服治疗后,出血性皮疹消退。今年 7 月感冒后,双下肢紫癜反复,再以泼尼松 40 mg/日口服,服药期间,双下肢紫癜时常反复,便自行撤减激素,期间查尿蛋白波动于(++)。今年 9 月双下肢紫癜加重,尿蛋白(+++),温州某院予泼尼松 60 mg/日口服,同时加用来氟米特 30 mg/日口服,1 周后尿蛋白即转阴性,但双下肢皮疹仍时有反复新增。整个病程中有反复咽痛,经常感冒。就诊时：患者双下肢新鲜出血性皮疹散在,无浮肿,稍感咽痛,动则易汗出。尿蛋白(-),肝功能：谷丙转氨酶：86 U/L,γ-谷氨酰转移酶 60 U/L。目前泼尼松 60 mg/日,来氟米特 10 mg/日,氯雷他定 10 mg/日。舌质偏暗苔薄白腻,脉细。

生地 20 g,丹皮 15 g,地骨皮 30 g,紫草 20 g,乌梅 10 g,赤芍 12 g,苍术 15 g,白术 15 g,薏苡仁 30 g,山药 20 g,猪苓 12 g,茯苓 12 g,玉米须 30 g,白蔻仁 3 g,当归 12 g,知母 12 g,黄柏 12 g,金银花 12 g,连翘 12 g,糯稻根 30 g,生牡蛎 15 g。

2007 年 10 月 29 日复诊：随访尿蛋白均为阴性,肝功能复检已正常,已停服开瑞坦,并酌减激素。上周曾有感冒咽痛,无发热,现基本已愈。双下肢仍有散发鲜红出血性皮疹,但相比较以前,皮疹散发已有所减少。舌尖红,苔薄黄腻,脉细带数。上方去紫草,加野菊花 12 g、凤尾草 30 g。

2007 年 12 月 17 日复诊：随访尿蛋白均阴性,泼尼松已减至 30 mg/日。近一周来无新发皮疹。上方去知母、黄柏,加党参 30 g、玄参 12 g。

继以上方调治近 1 年,于 2008 年 10 月停用激素,期间有感冒咽痛,但尿检均(-),双下肢紫癜亦未再现,于 2008 年 12 月起服用膏方一料,症情平稳。2009 年 2 月初复诊时尿检(-),无双下肢皮疹。

案9 黄某,女,9 岁。初诊日期：2007 年 12 月 2 日。

患者于今年 9 月无明显诱因下出现双下肢浮肿,同时发现双下肢皮肤对称性红疹,高出皮肤,至当地医院查尿常规：蛋白(+++),红细胞 20 个/HP。诊为紫癜性肾炎,予泼尼松 30 mg,每日 1 次口服。半月后,患者皮疹略减退,但双下肢仍有浮肿,故转至上海某医院诊治,入院后复查(11月19日)尿常规:蛋白150 mg/dl,红细胞(++++)/HP,白细胞20~30个/HP,24小时尿蛋白定量5.08 g;尿相差红细胞形态检查提示红细胞异形率81%;肝肾功能正常,B超提示双肾大小正常,左肾静脉受压。乙肝"两对半"(-),免疫指标均正常。予肾活检:IF:IgG(+)、IgA(++)、IgM(±)、C3(±)弥漫颗粒状沉积于系膜区;光镜:34个小球,其中1个球性硬化,4个小球节段性系膜细胞重度增生,余各小球系膜细胞及系膜基质轻中度增生,1个小球节段性毛细血管襻继发性硬化,可见少量炎细胞浸润,轻度小管间质病变,间质灶性炎症,小灶性纤维化,小管小灶性萎缩,小血管无特殊。诊断:紫癜性肾炎(系膜增生伴局灶节段硬化型)。明确诊断后,于11月21日予甲基泼尼松龙15 mg,每日2次静点,1周后改为甲泼尼龙10 mg,每日2次静点+硫唑嘌呤50 mg,每日1次口服。复查尿常规:蛋白(++),红细胞25~30个/HP,白细胞3~5个/HP;24小时尿蛋白定量0.96 g。现尿中泡沫,双下肢轻度浮肿,双下肢皮疹已退,无自觉不适主诉,纳可,寐安。舌尖红苔薄白,脉细滑数。

生地15 g,丹皮12 g,地骨皮20 g,紫草12 g,乌梅10 g,赤芍12 g,小蓟30 g,白术15 g,陈皮5 g,薏苡仁30 g,薏苡仁根30 g,山药20 g,猪苓12 g,茯苓12 g,玉米须30 g,当归10 g,茜草15 g,金银花12 g,连翘12 g,生地榆20 g。

2007年12月17日复诊:双下肢轻度浮肿,未见皮肤紫癜,诉无自觉不适,24小时尿量2 000 ml。舌尖红,苔薄白微腻,脉细。目前泼尼松20 mg,每日1次口服,硫唑嘌呤50 mg,每日1次口服。24小时尿蛋白定量:2.7 g/1 600 ml。上方去紫草,加生黄芪15 g、苍术12 g。

2008年1月14日复诊:双下肢浮肿已消退,未见皮肤新发紫癜,诸症平稳。现泼尼松10 mg,每日1次口服,硫唑嘌呤50 mg,每日1次口服。舌尖稍红,苔薄白,脉细弦。尿常规:蛋白(+),红细胞10~12个/HP,24小时尿蛋白定量1.07 g。上方继服。

案10 万某,女,8岁。初诊日期:2007年1月15日。

患者2006年10月无明显诱因下出现双下肢紫癜伴浮肿,头痛,身痛。尿常规提示蛋白尿伴血尿。外院予肾活检提示:系膜增生性肾炎。结合临床考虑为紫癜性肾炎。予曲安西龙、吗替麦考酚酯口服治疗。目前曲安西龙2~1.5 mg,隔日口服,吗替麦考酚酯0.5~0.25 g,每日2次。现无不适主诉,无浮肿,双下肢无紫癜,纳可,寐安。舌质偏红苔少,脉细弦。

生地10 g,当归6 g,丹皮10 g,赤芍10 g,地骨皮15 g,紫草15 g,乌梅10 g,苍术10 g,白术10 g,薏苡仁30 g,山药15 g,小蓟30 g,槐米15 g,生地榆15 g,莲肉30 g,金银花12 g,连翘12 g。

2007年2月27日复诊:药后诸症平。近日来有流涕,稍咳,咽不红,扁桃腺(-)。目前曲安西龙2~1 mg,隔日口服,吗替麦考酚酯0.25 g,每日2次。尿常规:蛋白(+),红细胞15~18个/HP。

生地12 g,女贞子12 g,旱莲草20 g,龟甲12 g,生蒲黄9 g,薏苡仁30 g,薏苡仁根30 g,

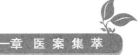

苍术 12 g,白术 12 g,山药 20 g,生地榆 15 g,槐米 15 g,荠菜花 30 g,鱼腥草 30 g。

2007 年 5 月 14 日复诊:诸症平,复查尿常规(-)。上方加陈皮 3 g、谷芽 15 g、麦芽 15 g。

案 11 黄某,男,13 岁。初诊日期:2014 年 9 月 22 日。

今年 2 月感冒后出现浮肿、肉眼血尿,当地医院查尿潜血(+++),尿蛋白(++~+++),血肌酐正常,1 周后复查血肌酐 160 μmol/L,于今年 3 月转上海某儿科医院,查尿蛋白(++)、潜血(++);白蛋白 31.5 g/L,血肌酐 116 μmol/L,24 小时尿蛋白定量 5.81 g,行肾活检示:紫癜性肾炎Ⅲb 型:2/8 形成小新月体,予甲泼尼龙 1 000 mg,隔日 1 次,6 次,后用泼尼松 30 mg、吗替麦考酚酯 0.75 g,每日 2 次口服,并予非洛地平 5 mg,每日 1 次口服。经治尿色转黄,血肌酐恢复正常,复查尿蛋白波动于(++),尿沉渣红细胞波动于(+++),2 周后复查肾功能正常,予泼尼松减量至 45 mg,每日 1 次,吗替麦考酚酯每次 0.5 g,每日 2 次口服,至今年 7 月初尿检首次转阴,泼尼松 30 mg,每日 1 次口服。目前尿蛋白波动于(-)~(+),尿沉渣红细胞少量,肾功能正常,血肌酐 45 μmol/L。选泼尼松 20 mg,每日 1 次,吗替麦考酚酯 0.5 g,每日 2 次口服,眼睑浮肿,双下肢无发疹,无浮肿,紫癜明显,症平。舌淡红苔薄白。

生地 12 g,女贞子 12 g,旱莲草 20 g,龟甲 12 g,生蒲黄 9 g,苍术 12 g,白术 12 g,山药 15 g,薏苡仁 30 g,丹皮 12 g,白花蛇舌草 30 g,当归 9 g,莲肉 30 g,积雪草 15 g,槐米 15 g。

2015 年 1 月 13 日复诊:尿常规示:尿蛋白(+),潜血(++),沉渣红细胞68/μl,pH 5.5,尿比重 1.017;肝肾功能:白蛋白 50.6 g/L,球蛋白 21.7 g/L,谷丙转氨酶 7 U/L,血肌酐 64 μmol/L,尿素氮 3.8 mmol/L,血尿酸 446 μmol/L;血脂示:总胆固醇 5.32 mmol/L,三酰甘油 1.03 mmol/L;血常规示:白细胞 5.63×10¹²/L,血红蛋白 139 g/L,血小板 307×10⁹/L。现纳寐可,大便调,每日 1 行。舌净,脉细。现泼尼松 10 mg,每日 1 次、吗替麦考酚酯 1 g,每日 2 次。

生地 12 g,女贞子 12 g,旱莲草 20 g,龟甲 12 g,生蒲黄 9 g,苍术 12 g,白术 12 g,山药 15 g,薏苡仁 30 g,藤梨根 30 g,丹皮 15 g,白花蛇舌草 30 g,当归 12 g,生黄芪 15 g,金雀根 30 g。

2015 年 6 月 2 日复诊:24 小时尿蛋白定量 60 mg/2 000 ml;尿常规示:尿蛋白(±),潜血(++),沉渣红细胞 35/μl,pH 5.5,尿比重 1.024。现纳寐可,大便每日一行,未发新皮疹。现泼尼松 5 mg,每日 1 次,吗替麦考酚酯 0.5 g,每日 2 次。上方加槐米 9 g、三七 15 g、淫羊藿 12 g。

2015 年 10 月 26 日复诊:尿常规示尿蛋白微量,潜血(-),尿微量白蛋白/尿肌酐 3.5 mg/g;肝肾功能:白蛋白 43.7 g/L,球蛋白 24.3 g/L,谷丙转氨酶 7 U/L,谷草转氨酶 15 U/L,血肌酐 57 μmol/L,尿素氮 5.18 mmol/L,血尿酸 445.5 μmol/L;血脂示:总胆固醇 3.95 mmol/L,三酰甘油 0.57 mmol/L;血常规示:白细胞 4.1×10¹²/L,红细胞 4.49×10⁹/L,血红蛋白 136 g/L,血小板 230×10⁹/L。诸症平,舌质略红苔薄白。现泼尼松 5 mg,每日 1 次,9

月;吗替麦考酚酯 0.5 g,每日 1 次口服,2 月余。上方去金雀根、槐米,加小石韦 30 g、菟丝子 15 g。

2016 年 6 月 20 日复诊:前方服用至今,已停用泼尼松 5 月余。目前吗替麦考酚酯 0.5 g,每日 1 次。近期复查:尿常规示:尿蛋白(-),尿微量白蛋白 76.6 mg/L,尿微量白蛋白/尿肌酐 23.3;肝肾功能:白蛋白 45 g/L,谷丙转氨酶 7 U/L,谷草转氨酶 15 U/L,血肌酐 66 μmol/L,尿素氮 3.54 mmol/L,血尿酸 422.8 μmol/L;血脂示:总胆固醇 3.47 mmol/L,三酰甘油 0.8 mmol/L;血常规示:白细胞 8.2×10^{12}/L,红细胞 4.86×10^9/L,血红蛋白 150 g/L,血小板 218×10^9/L。现无特殊不适,面部痤疮,余症平,舌淡略暗,苔薄。上方去淫羊藿,加紫花地丁 30 g。

2016 年 11 月 7 日复诊:停用激素 11 月。近期复查:尿常规示:尿蛋白(-),沉渣红细胞微量/HP,尿微量白蛋白/尿肌酐 54.4 mg/g;肝肾功能:白蛋白 48.4 g/L,球蛋白 23 g/L,谷丙转氨酶 8 U/L,谷草转氨酶 15 U/L,血肌酐 67 μmol/L,尿素氮 3.99 mmol/L,血尿酸 378.6 μmol/L;血脂示:总胆固醇 3.42 mmol/L,三酰甘油 0.41 mmol/L;血常规示:正常。症平,舌质偏红苔薄,脉细。现口服吗替麦考酚酯 0.5 g,隔日 1 次,2 月。拟膏方巩固。

生地 120 g,女贞子 120 g,旱莲草 200 g,龟甲 120 g,生蒲黄 90 g,桑椹子 120 g,山药 200 g,苍术 120 g,白术 120 g,生黄芪 300 g,党参 300 g,丹参 300 g,猪苓 120 g,茯苓 120 g,杜仲 150 g,寄生 150 g,当归 120 g,赤芍 120 g,白花蛇舌草 300 g,白茅根 300 g,川断 120 g,黄精 200 g,枸杞子 200 g,巴戟天 150 g,积雪草 300 g,景天三七 150 g,紫花地丁 300 g,金银花 120 g,连翘 120 g。

另:生晒参粉 150 g,参三七粉 50 g,胎盘粉 50 g,龟甲胶 150 g,阿胶 100 g,冰糖 400 g。黄酒为引。

高血压肾病

案1 阮某,女,70 岁。初诊日期:2015 年 7 月 15 日。

患者妊娠时发现高血压至今 40 余年,血压最高 190/120 mmHg,目前服用缬沙坦氨氯地平、硝苯地平缓释片、阿罗洛尔等,血压控制尚可。发现蛋白尿已 10 年余,2011 年院肾穿刺示:高血压良性肾小球动脉硬化症,24 小时尿蛋白定量不详,尿常规多在(+)~(++)之间,红细胞少。2015 年 2 月起发现肾功能轻度减退,为求中医治疗而来就诊。2015 年 6 月 12 日查血肌酐 141 μmol/L,尿素氮 12.3 mmol/L,尿酸 486 μmol/L;2015 年 7 月 4 日查血肌酐 142 μmol/L,尿素氮 8.9 mmol/L,尿酸 421 μmol/L。诉:无头晕痛,易合并上呼吸道感染,时有腰酸痛,大便尚调,夜尿 2 次,纳可,寐易醒,下肢肿时有。

生黄芪 30 g,黄精 20 g,川芎 15 g,葛根 15 g,杜仲 15 g,蝉花 15 g,积雪草 30 g,景天三七 15 g,当归 12 g,桑寄生 12 g,参三七粉 2 g,砂仁 3 g。

2015 年 8 月 17 日复诊：2018 年 8 月 15 日查血清肌酐 102 μmol/L，尿素 7.6 mmol/L，尿酸 435 μmol/L。无腰酸痛，大便调，夜尿 1 次，纳可，寐欠安，无肢肿，血压稳定。舌红苔薄黄，脉细弦。上方改当归 15 g，加莪术 9 g。

案 2 朱某，男，54 岁。初诊日期：2015 年 3 月 4 日。

有高血压病史 10 余年，最高血压 180/120 mmHg，其母有高血压史。口服硝苯地平、氯沙坦钾、康欣胶囊、可乐定，血压控制尚可。2014 年 2 月因尿多泡沫 4 年，体检发现尿蛋白（+++）而于当地住院治疗。2014 年 2 月 5 日查生化示：白蛋白 43 g/L，血肌酐 124 μmol/L，尿素氮 6.3 mmol/L，血尿酸 339 μmol/L；谷丙转氨酶 14 U/L，三酰甘油 2.07 mmol/L，胆固醇 4.07 mmol/L；尿常规：尿蛋白（++），尿结晶（++）；24 小时尿蛋白 1.83 g/2 500 ml；2014 年 2 月 12 日查血肌酐 107 μmol/L，尿素氮 6.5 mmol/L，血尿酸 283 μmol/L；予肾穿刺示：高血压肾病。予对症治疗为主，未予免疫治疗。2014 年 7 月 4 日查 24 小时尿蛋白 0.51 g/2 300 ml；血肌酐 102 μmol/L，尿素氮 5.7 mmol/L，血尿酸 401 μmol/L；尿常规：尿蛋白（+），红细胞（−），pH 5.0，尿比重 1.020；2014 年 11 月 29 日查尿常规：尿蛋白（+），红细胞（−），pH 5.0，尿比重 1.020；血肌酐 80 μmol/L，尿素氮 7.3 mmol/L，血尿酸 350 μmol/L；2015 年 2 月 28 日查尿常规：尿蛋白（++），红细胞 1/μl，白细胞 6/μl，pH 6.0，尿比重 1.020。现诉夜尿 1~2 次，大便调，无腰酸痛，无浮肿，纳可，舌红苔薄白腻，无头晕痛。现服氯沙坦钾、康欣胶囊。血压 130/90 mmHg。

生黄芪 30 g，粉葛根 15 g，抚川芎 15 g，制黄精 20 g，盐杜仲 15 g，苍术 12 g，白术 12 g，薏苡仁 30 g，蝉花 15 g，积雪草 30 g，全当归 12 g，桑寄生 12 g，景天三七 15 g。

乙型肝炎病毒相关性肾小球肾炎

案 1 陈某，男，6 岁。初诊日期：1994 年 4 月 27 日。

患儿发现蛋白尿 2 年，肾活检为乙肝肾。初诊时患者低热 37.3~37.5℃，手足心热，出虚汗，疲乏无力，纳呆，便溏，脉细数，舌苔厚腻。24 小时尿蛋白定量 1.2 g，尿常规红细胞 15~20 个/HP，乙肝病毒检查呈"大三阳"。

生地 12 g，当归 12 g，丹参 30 g，大蓟 30 g，小蓟 30 g，赤芍 12 g，焦山栀 9 g，川连 6 g，山药 15 g，白术 12 g，龙葵 30 g，糯稻根 30 g，生龙骨 30 g，生牡蛎 30 g。

同时配服清热膜肾冲剂、至灵胶囊。服药后苔腻渐化，低热已除，尿红细胞减少，调理 3 个月尿常规转阴。随访 7 年，尿常规正常，患者已上学。

案 2 潘某，男，35 岁。初诊日期：1997 年 10 月 7 日。

患者因颜面、双下肢浮肿 1 年就诊。1 年前因双下肢浮肿查尿常规示：蛋白（+++），

24 小时尿蛋白定量为 5~14 g,曾用泼尼松每日 60 mg 治疗,效果不显,后经肾穿刺病理诊断为:乙肝肾(膜性肾炎)。刻诊:患者面色萎黄,下肢浮肿,倦怠乏力,口干苦,纳差,泼尼松 7.5 mg/日。舌淡红,苔薄白,脉沉缓。

黄芪 30 g,当归 20 g,党参 30 g,丹参 30 g,山药 30 g,鸡骨草 30 g,红枣 30 g,苍术 15 g,白术 15 g,猪苓 15 g,茯苓 15 g,田基黄 30 g,首乌 15 g,茵陈 12 g,淫羊藿 15 g,金樱子 30 g。

1998 年 2 月 3 日复诊:24 小时尿蛋白定量为 0.75 g,已停用泼尼松,无浮肿症状,稍觉乏力。上方继服。

守方服至 1998 年 5 月 26 日,24 小时尿蛋白定量正常范围,无不适症状,随访至今病情稳定。

案 3 沈某,男,47 岁。初诊日期:1999 年 10 月 29 日。

患肾病综合征合并肝硬化已 20 年余,现有浮肿,蛋白尿,伴腹水,高血压,血压 220/110 mmHg,血肌酐 135 μmol/L,尿素氮 7.6 mmol/L,24 小时尿蛋白定量 7.6 g,白蛋白/球蛋白为 25/30,B 超示腹水 5.7 cm,患者面色黧黑,腹膨胀,纳呆,双下肢凹陷性浮肿。舌体瘦苔白腻,脉弦。

党参 30 g,苍术 15 g,白术 15 g,当归 15 g,虫笋 20 g,半边莲 30 g,丹参 30 g,莪术 30 g,槟榔 30 g,狗脊 30 g,车前子 30 g,炙鳖甲 15 g,炙龟甲 15 g,赤小豆 30 g。

二诊:服药后尿量增加,浮肿减轻,B 超示腹水 2 cm。

黄芪 30 g,汉防己 15 g,党参 30 g,丹参 30 g,炙鳖甲 15 g,当归 15 g,炙龟甲 15 g,狗脊 20 g,苍术 15 g,白术 15 g,岗稔根 30 g,莲肉 30 g,莪术 30 g,全蝎 3 条,鸡内金 15 g,白芍 20 g,淫羊藿 15 g,黑料豆 30 g,枸杞子 20 g。

同时服人参鳖甲煎丸。

上方连续服用半年,浮肿消退,24 小时尿蛋白定量 1.6 g,血肌酐 115 μmol/L,尿素氮 8 mmol/L,白蛋白/球蛋白为 32/35。

案 4 曹某,男,12 岁。初诊日期:1999 年 1 月 4 日。

患者于 1994 年 4 月出现蛋白尿,于儿童医院行肾穿刺检查提示为膜性肾炎,给予激素治疗后痊愈。1997 年患者再次出现蛋白尿,多次尿常规示:蛋白(+++),乙肝"三对半"检查示"大三阳",考虑为乙肝肾,给予干扰素及口服泼尼松、吗替麦考酚酯等治疗,效果不佳。来诊时患者泼尼松已减至 45 mg 隔日服,一般状态可,肝脾及心肺检查无异常,双下肢无浮肿,患者常自觉夜晚双耳有升火不适之感。实验室检查示:24 小时尿蛋白定量为 1.8 g;尿常规示蛋白(+++),红细胞 30~35 个/HP;肝功能:白蛋白/球蛋白为 28.7/26.6;肾功能:血肌酐 70 μmol/L,尿素氮 5 mmol/L。

生地 10 g,大蓟 30 g,小蓟 30 g,糯稻根 30 g,龙葵 30 g,红枣 15 g,薏苡仁 30 g,川连 6 g,

生麦芽 30 g,生牡蛎 15 g,山药 15 g,白术 12 g,当归 12 g,白花蛇舌草 30 g。

服用 50 余剂后,患者症状明显好转,尿常规蛋白(++),泼尼松已减至 20 mg,隔日服。

黄芪 30 g,当归 20 g,党参 30 g,丹参 30 g,鸡骨草 30 g,山药 20 g,首乌 15 g,田基黄 30 g,红枣 30 g,苍术 15 g,白术 15 g,猪苓 15 g,茯苓 15 g,麦芽 30 g,淫羊藿 15 g,金樱子 30 g。

上方随症加减,并配以清热膜肾冲剂、活血通脉胶囊等药常规口服。至 2001 年 5 月 8 日来诊时,患者已停药半年余,尿常规检查始终为阴性,症情稳定,嘱继续观察。

案5 赵某,男,13 岁。初诊日期:2000 年 7 月 24 日。

患慢性肾炎多年,在外地服健脾补肾、温阳利水中药以及激素等,效果不明显,尿蛋白一直在(+++)~(++++),下肢水肿反复发作。来沪就诊时症见神疲乏力,恶心纳呆,口苦,肝区隐痛,易感冒和腹泻,皮肤常有湿疹。舌苔黄腻,脉弦数。经检查,HbsAg、抗-HBc、HBeAg 阳性,肾活检报告示乙型肝炎病毒性肾炎。

党参 30 g,丹参 30 g,益母草 30 g,红藤 30 g,败酱草 30 g,薏苡仁 30 g,苍术 9 g,白术 9 g,车前子 30 g,猪苓 12 g,茯苓 12 g,当归 12 g,赤芍 12 g,茵陈 12 g,鸡内金 12 g,藿香 12 g,谷芽 30 g,麦芽 30 g。

服药 2 个月后症情明显好转,半年后诸症若失,尿常规连续 2 个月阴性,乃回新疆原籍调治。

案6 顾某,男,16 岁。初诊日期:2000 年 4 月 19 日。

初诊时患乙肝,肾活检证实为膜性肾病(乙肝肾),尿常规示红细胞(++++),蛋白 500 mg/dl,24 小时尿蛋白定量 3.5 g,双下肢轻度浮肿,纳可,脘腹胀满。苔黄腻,脉濡细。

当归 15 g,连翘 15 g,田基黄 30 g,平地木 30 g,茵陈 12 g,焦山栀 9 g,红枣 15 g,丹参 30 g,麦芽 30 g,鸡内金 10 g,白术 10 g,制大黄 10 g。

服上方 28 剂,同时加服乙肝清热冲剂、至灵胶囊。服药后苔腻化,肝功能正常,尿常规蛋白 150 mg/dl,红细胞(++),24 小时尿蛋白定量 1.2 g。前方既效,上方再加虎杖 15 g,郁金 15 g,金钱草 15 g,猪苓 15 g,茯苓 15 g。同时配合服用猪苓多糖,2 个月后尿常规检查阴性,随访症情稳定,未有复发。

案7 罗某,男,37 岁。初诊:2006 年 9 月 28 日。

患者 2005 年 12 月底无明显诱因下发现尿中泡沫增多,伴浮肿,以双下肢为甚,至外院查 24 小时尿蛋白定量 14.19 g,血白蛋白 19 g/L,血三酰甘油 2.25 mmol/L,血胆固醇 10.14 mmol/L。乙肝"二对半"提示"小三阳",HBV-DNA(+)。于 2006 年 1 月 16 日行肾活检,病理提示:乙型肝炎病毒相关性肾炎(非典型膜性肾病)。予泼尼松 70 mg,每日 1 次,吗替麦考酚酯 1 g(早)~0.5 g(晚)口服,2 周后复查 24 小时尿蛋白定量为 6.188 g,继以激素加吗替麦考酚酯维持治疗。2 个月后激素逐渐减量,2006 年 9 月 26 日复查 24 小时尿蛋白定量 2.31 g;血白蛋白 29 g/L;血肌酐 55 μmol/L,血尿素氮 5.0 mmol/L,尿酸 584 μmol/L;血三酰甘油 4.26 mmol/L,血胆固醇 8.14 mmol/L。为进一步治疗,转而求治于陈以平教授。就诊时,患者诉泡沫尿,疲劳明显,无明显浮肿,胃纳可,大便调。目前西药口服泼尼松 50 mg~5 mg/隔日,吗替麦考酚酯 1 g(早)~0.5 g(晚)。2006 年 2 月底曾行肝活检,提示:轻度慢性肝炎。舌质偏红、边有瘀斑,苔薄白微腻,脉细。

黄芪 30 g,苍术 15 g,白术 15 g,山药 20 g,猪苓 12 g,茯苓 12 g,半枝莲 30 g,僵蚕 15 g,白花蛇舌草 30 g,芙蓉叶 30 g,薏苡仁 30 g,当归 15 g。

另服活血通脉胶囊、黑料豆丸。

2006 年 10 月 26 日复诊: 尿中仍有泡沫,面部伴发痤疮,余症平。舌质略红,苔薄黄,脉细。查尿常规:蛋白(+++),红细胞(-);24 小时尿蛋白定量 1.52 g;血清白蛋白 26 g/L;血三酰甘油 6.79 mmol/L,血胆固醇 8.15 mmol/L;血肌酐 56 μmol/L,血尿素氮 4.2 mmol/L,尿酸 335 μmol/L。目前西药口服泼尼松 50 mg~5 mg 隔日,吗替麦考酚酯 0.5 g,每日 2 次。

黄芪 30 g,苍术 15 g,白术 15 g,山药 20 g,猪苓 12 g,茯苓 12 g,半枝莲 30 g,僵蚕 15 g,白花蛇舌草 30 g,芙蓉叶 30 g,薏苡仁 30 g,当归 15 g,白鲜皮 30 g,苦参 30 g,杜仲 15 g,桑寄生 12 g,狗脊 15 g,竹叶 12 g。

2006 年 11 月 30 日复诊: 诸症尚平,尿中泡沫仍多,面部痤疮较前减轻。舌质略红,苔薄黄,脉细。查尿常规:蛋白(+++),红细胞(-);24 小时尿蛋白定量 5.75 g;血清白蛋白 26 g/L。目前西药口服泼尼松 45 mg~5 mg/隔日,吗替麦考酚酯 0.5 g,每日 2 次。

党参 30 g,丹参 30 g,鸡骨草 30 g,田基黄 30 g,苍术 15 g,白术 15 g,猪苓 15 g,茯苓 15 g,灵芝 30 g,麦芽 30 g,山药 30 g,薏苡仁 30 g,当归 15 g,黄芪 30 g,藤梨根 20 g,僵蚕 15 g,狗脊 15 g,虎杖 15 g,土茯苓 30 g,山楂 15 g,郁金 15 g。

2007 年 1 月 19 日复诊: 诸症平稳,尿中少量泡沫,双下肢无明显浮肿,纳可,大便调。舌质稍红,苔薄腻。24 小时尿蛋白定量 3.08 g;血清白蛋白 31 g/L;血肌酐 53 μmol/L,血尿素氮 4.5 mmol/L,尿酸 415 μmol/L。目前西药口服泼尼松 35~5 mg 隔日,吗替麦考酚酯 0.5,每日 2 次,拉米夫定 0.1 g,每日 1 次。效不更方,予上方再进 1 个月。嘱停用吗替麦考酚酯。

2007 年 2 月 15 日复诊: 近来劳累后出现双下肢轻度浮肿,尿中少量泡沫,余症平。舌质稍红,苔薄腻。脉细。24 小时尿蛋白定量 4.6 g;血清白蛋白 29 g/L;血肌酐 52 μmol/L,血尿素氮 5.2 mmol/L,尿酸 437 μmol/L。目前西药口服泼尼松 30~5 mg,隔日,吗替麦考酚酯已停用 1 个月。

党参 30 g,丹参 30 g,狗脊 15 g,鸡内金 15 g,郁金 15 g,黄芪 30 g,苍术 15 g,白术 15 g,山药 20 g,薏苡仁 30 g,薏苡仁根 30 g,垂盆草 30 g,鸡骨草 30 g,红枣 15 g,麦芽 30 g,当归 15 g,茵陈 9 g,灵芝 30 g,藤梨根 30 g,小蓟 30 g。

另服:扶正化瘀片、清热膜肾冲剂(院内自制制剂)。

随访：此后患者续服上方半年，每 2 月复查 24 小时尿蛋白定量逐步下降(4 g→3.61 g→1.82 g)，至 2007 年 8 月 9 日复诊时 24 小时尿蛋白定量 1.82 g，诉已经停用激素，尿中少量泡沫，易疲劳，无明显浮肿，余症平。以上方继续服用，守方不变，巩固疗效。

案 8 王某，女，28 岁。初诊日期：2006 年 4 月 25 日。

患者 5 年前体检时发现蛋白尿，因无明显自觉不适症状，故未予重视。此后多次尿检均提示蛋白尿，遂于 2003 年 1 月至医院求治，查 24 小时尿蛋白定量<1.0 g，乙肝"三对半"提示"大三阳"，予行肾组织活检，病理提示：乙型肝炎病毒相关性肾炎(膜性肾病)。以干扰素加中药汤剂治疗，治疗期间随访尿蛋白波动于(+)~(++)。2005 年 8 月患者产后 2 月复查尿常规示尿蛋白波动于(++)~(+++)，肾功能始终正常。继续当地中药汤剂口服治疗，疗效不显。转而求治于中医。就诊时，患者诉泡沫尿，口苦口黏，时伴恶心感，疲劳明显，久立后腰及双下肢酸楚，无明显浮肿。舌质偏红，苔薄黄微腻，舌边有瘀斑，脉细。尿常规：蛋白(++)，红细胞(−)；24 小时尿蛋白定量 1.34 g；血清白蛋白 44.3 g/L；肝功能正常。舌质偏红，边有瘀斑，苔薄黄微腻，脉细。

苍术 12 g，白术 12 g，山药 20 g，薏苡仁 30 g，薏苡仁根 30 g，鸡骨草 30 g，红枣 15 g，麦芽 30 g，当归 15 g，党参 30 g，丹参 30 g，郁金 15 g，茵陈 15 g，黄芪 30 g，藤梨根 30 g，猪苓 12 g，茯苓 12 g，女贞子 12 g，旱莲草 20 g，生地 10 g。

2006 年 5 月 30 日复诊：患者服药 1 个月，自觉口苦口黏症状较服药前有所改善，恶心感已除，仍有疲劳感，久站后腰部酸痛。舌质偏红，舌边有瘀斑，苔薄白微腻，脉细。查尿常规：蛋白(++)，红细胞(−)；24 小时尿蛋白定量 1.081 g。上方加狗脊 15 g、桑寄生 15 g。

2006 年 7 月 4 日复诊：药后口苦已除，腰部酸痛减轻，但久立后腰部仍有不适感。余症平。舌质略红，舌边瘀斑较前略淡，苔薄白，脉细。查尿常规：蛋白(++)，红细胞(−)；24 小时尿蛋白定量 0.884 g。

党参 30 g，丹参 30 g，苍术 12 g，白术 12 g，山药 20 g，薏苡仁 30 g，薏苡仁根 30 g，红枣 15 g，鸡骨草 30 g，麦芽 30 g，当归 15 g，郁金 15 g，黄芪 30 g，藤梨根 30 g，丹皮 15 g，猪苓 12 g，茯苓 12 g，狗脊 15 g，巴戟天 15 g，苦参 15 g，淫羊藿 15 g。

2007 年 10 月 22 日复诊：患者在当地医院续服上方 1 年，每 1~2 月复查 24 小时尿蛋白定量逐步下降，并尿蛋白稳定在正常范围内。近查尿常规：蛋白(−)，红细胞(−)；24 小时尿蛋白定量 0.071 g。

2010 年 11 月 1 日复诊：患者无特殊不适主诉，舌边瘀斑，脉细。2010 年 10 月 10 日查 24 小时尿蛋白定量 0.146 g/2 000 ml。

党参 300 g，丹参 300 g，苍术 120 g，白术 120 g，山药 200 g，薏苡仁 300 g，薏苡仁根 300 g，红枣 150 g，鸡骨草 300 g，麦芽 300 g，当归 150 g，郁金 150 g，黄芪 300 g，藤梨根 300 g，丹皮 150 g，猪苓 120 g，茯苓 120 g，狗脊 150 g，巴戟天 150 g，苦参 150 g，淫羊藿 150 g，甘草 100 g，

菟丝子 150 g,金樱子 150 g。

另:生晒参 150 g,胎盘粉 100 g,参三七粉 50 g,必甲胶 100 g,龟甲胶 150 g,冰糖 400 g,枸杞 200 g。黄酒为引。

2013 年 3 月 11 日复诊:膏方后尿蛋白正常。2013 年 3 月 6 日查 24 小时尿蛋白定量 0.128 g/1 700 ml。症平,纳可寐安,大便调,感冒少,体质改善,舌边瘀斑稍淡。2010 年 11 月 1 日方加地鳖虫 12 g。

第四节 肾小球疾病

急进性肾小球肾炎

案 1 张某,女,31 岁。初诊日期:2001 年 4 月 2 日。

因恶心、乏力、浮肿伴夜尿增多 10 月余而于 2001 年 3 月住某医院肾科,查血肌酐 277 μmol/L,尿素氮 16.9 mmol/L,血色素 88 g/L,胆固醇 8.5 mmol/L,三酰甘油 1.64 mmol/L,血纤维蛋白原 5.8 g/L,尿常规蛋白(+++),白细胞(++),红细胞(++++),24 小时尿蛋白定量 3.75 g,肾组织病理示:6 个小球,均有新月体及环形性月体形成,多数新月体为纤维性或混合性,个别为细胞性,毛细血管襻多数受压,基质增多,部分小管灶性萎缩,部分小管有蛋白管型或少量细胞管型。免疫荧光:IgA-,IgG+,IgM+,C₃+。电镜:肾小球系膜区有少量电子致密物伴基质轻度增多,细胞轻度增生,上皮足突部分融合。诊为急进性肾炎,治以吗替麦考酚酯 0.5 g/次,2 次/日;泼尼松 20 mg/次,3 次/日;肾衰宁 4 粒/次,3 次/日;保肾康 4 粒/次,3 次/日;氯沙坦钾 50 mg/日,硝苯地平 30 mg/日;环磷酰胺 0.6 g,15 日。同时邀陈师会诊,诊时见患者面色苍白,眼睑虚浮肿胀,内热重,咽干痛,眼中如冒火样,纳差,恶心,失眠,神疲乏力,夜尿 3~4 次,大便干结。舌质淡,苔厚腻,脉细弦带数。

白花蛇舌草 30 g,忍冬藤 30 g,紫花地丁 30 g,白茅根 30 g,丹参 15 g,赤芍 12 g,槟榔 15 g,生地 12 g,白术 10 g,谷芽 15 g,麦芽 15 g,制大黄 12 g。

二诊:服上方 14 剂后大便通畅,咽干痛稍好转,胃纳仍欠佳,苔薄白腻,脉细弦带数。

藿香 12 g,白蔻仁 3 g,白术 9 g,枸杞子 20 g,黄精 20 g,首乌 15 g,槟榔 30 g,葛根 12 g,灵芝 30 g,谷芽 15 g,麦芽 15 g,白花蛇舌草 30 g,忍冬藤 30 g,制大黄 15 g。

服药后内热减轻,胃纳转佳,失眠好转,苔腻已化前方既效,守方加减调治疗 3 月余,2001 年 6 月复查血红蛋白 107 g/L,血肌酐 139 μmol/L,尿素氮 7.8 mmol/L,24 小时尿蛋白定量 2.6 g。2002 年 3 月复查血肌酐 126 μmol/L,尿素氮 7.7 mmol/L,24 小时尿蛋白定量 0.7 g,纤维蛋白原 4.5 g/L,内热已除,苔腻亦化,纳佳,脉细,于上方去藿香、白蔻仁,加党参 30 g,丹参 30 g。西药继服泼尼松 15 mg/日,吗替麦考酚酯 0.25 g/次,每日 2 次,贝那普利 10 mg/日。

案 2 赵某,女,41 岁。初诊日期:2002 年 6 月 5 日。

该患于 2001 年 5 月感冒后出现肉眼血尿,当时查尿常规示红细胞 40/μl,尿蛋白(++),于外院对症治疗以后尿中红细胞(++~+++),尿蛋白(+~++)。2002 年 1 月发现肾功能下降:血肌酐 165 μmol/L,遂于 2002 年 5 月至外院治疗,行肾活检穿刺术示:新月体性肾炎(考虑为急性链球菌感染后肾炎所致),肾脏 B 超未见异常,肾功能示:血肌酐 179 μmol/L,予甲泼尼龙 240 mg,3 日、环磷酰胺 0.8 g,3 日冲击治疗,后改为口服泼尼松 60 mg/日。2002 年 6 月 5 日来我院门诊治疗,诉腰酸腿软,胃纳可,大便调。舌边红,苔薄黄腻,脉数。当时服泼尼松 60 mg/日,福辛普利 10 mg/日。

白花蛇舌草 30 g,半枝莲 30 g,生地 15 g,黄精 20 g,赤芍 12 g,白芍 12 g,丹参 30 g,槟榔 15 g,紫花地丁 30 g,芙蓉叶 30 g,川芎 15 g,知母 12 g,黄柏 12 g,丹皮 15 g,地骨皮 20 g,葛根 15 g。

另服保肾康片。

2002 年 7 月 9 日复诊:诉时有头晕,舌净,脉细。复查肾功能示:血肌酐 158 μmol/L,尿素氮 7.59 mmol/L,尿酸 367 μmol/L;尿常规示:尿蛋白阴性,红细胞 4 个/μl,尿糖 100 mg/dl。予清热解毒,活血通腑法。

白花蛇舌草 30 g,半枝莲 30 g,忍冬藤 30 g,紫花地丁 30 g,丹参 30 g,赤芍 15 g,生地 12 g,黄精 20 g,党参 30 g,槟榔 30 g,木瓜 15 g,葛根 15 g,制大黄 10 g。

2002 年 8 月 14 日复诊:该患者于 7 月进行环磷酰胺第 2 次冲击治疗(0.8 g,2 日),现服泼尼松 45 mg/日。现觉头顶沉重感,关节痛,胃纳可,夜寐差,多梦,大便调。复查肾功能示:血肌酐 110.0 μmol/L,尿素氮 5.33 mmol/L;尿常规示:尿蛋白阴性,红细胞 14/μl。舌红苔薄黄,脉细。血压 120/85 mmHg。继服上方,门诊随访。

急性肾小球肾炎

案 1 陆某,男,6 岁。初诊日期:2001 年 3 月 28 日。

患者于去年 12 月因眼睑及下肢浮肿而就诊。当时查血压 180/130 mmHg,尿常规示红细胞(+++),12 小时尿蛋白 0.256 g,补体 C_3 0.43 g/L。查肾功能示血肌酐 97 μmol/L。诊为急性肾小球肾炎。曾注射青霉素 2 周及服保肾康、双嘧达莫、利尿剂等,浮肿消退,尿中红细胞仍多,遂来门诊,查尿常规示红细胞(+++),24 小时尿蛋白定量为 0.37 g,无浮肿,咽充血。苔薄白,脉细。

金银花 12 g,连翘 12 g,生地 12 g,地骨皮 15 g,丹皮 15 g,大蓟 30 g,玄参 15 g,当归 12 g,赤芍 12 g,马鞭草 30 g,射干 20 g,挂金灯 12 g,白花蛇舌草 30 g。

2001 年 4 月 25 日复诊:查尿常规示:蛋白 0.3 g/L,红细胞 4~6 个/HP,血压为 120/60 mmHg。咽充血明显,舌根黄腻脉细。

生地 12 g,龟甲 10 g,山甲片 10 g,生蒲黄 9 g,女贞子 15 g,旱莲草 15 g,龙葵 30 g,薏苡仁 30 g,石龙芮 30 g,薏苡仁根 30 g,马鞭草 30 g,生地榆 30 g,射干 20 g,白茅根 30 g。

2001 年 5 月 9 日复诊:尿常规示:蛋白阴性,红细胞 6~9/HP。咽干痛除,但仍充血,舌薄白而干。上方减山甲片,加金银花 12 g、连翘 12 g。

2001 年 6 月 6 日复诊:查尿常规尿蛋白及红细胞均为阴性。

案 2 顾某,男,10 岁。初诊日期:1995 年 11 月 15 日。

患者于 2 周前咽痛,发热,经治疗热退,但仍感咽痛,2 日前出现面部浮肿,尿色红而就诊,尿常规:蛋白(+++),红细胞(+),血压为 160/110 mmHg,咽红。舌苔白腻,脉细。

麻黄 6 g,连翘 12 g,益母草 15 g,白茅根 30 g,冬瓜皮 30 g,桑白皮 30 g,槟榔 12 g,蝉衣 9 g,白蔻仁 3 g,鱼腥草 15 g,蒲公英 15 g,车前子 15 g。

二诊:浮肿消退,血压为 135/95 mmHg,尿常规示:蛋白(+),红细胞(+)。

当归 10 g,川芎 6 g,赤芍 12 g,生地 12 g,益母草 30 g,白茅根 30 g,丹皮 12 g,小蓟 30 g,薏苡仁 30 g,薏苡仁根 30 g,玉米须 30 g,小石韦 30 g,生蒲黄 10 g。

三诊:血压为 110/70 mmHg,尿常规示:蛋白(±),红细胞 4~6 个/HP,再予益气补肾调治。上方加杜仲 12 g、太子参 30 g。

四诊:血压为 90/60 mmHg,尿常规示:蛋白微量,红细胞 2~3 个/HP,于上方中减益母草、生蒲黄,继续治疗。

慢性肾小球肾炎

案 1 张某,男,70 岁。初诊日期:1999 年 12 月 5 日。

患者患慢性肾炎 12 年,平时查尿常规示:蛋白(+~+++),红细胞阴性;24 小时尿蛋白定量为 2.3 g;肾功能示:血肌酐 100 μmol/L,尿素氮 7 mmol/L。血压 140/90 mmHg,无明显浮肿,但感腰膝酸软,食后腹胀,夜尿 3 次。舌质暗苔薄白,脉沉弦。

黄芪 30 g,党参 30 g,丹参 30 g,当归 12 g,女贞子 12 g,旱莲草 15 g,山药 15 g,薏苡仁 30 g,熟地 15 g,杜仲 12 g,菟丝子 15 g,制香附 9 g,僵蚕 15 g,黄精 15 g,桑寄生 12 g。

二诊:服药后腹胀除,腰酸减轻,夜尿减少至 2 次,复查尿常规示:蛋白(+)。上方减制香附,再服 60 剂。

三诊:服药后复查尿常规示:蛋白(+);24 小时尿蛋白定量为 0.5 g。上方减女贞子、旱莲草,加金樱子 15 g、山茱萸 12 g。共服 60 剂。

四诊:服药后复查尿常规示:蛋白(±)。上方减益母草,继用 30 剂。

五诊:服药后复查尿常规阴性。继续巩固治疗,尿常规示蛋白微量;24 小时尿蛋白定量为 0.35 g;肾功能示:血肌酐 86 μmol/L,尿素氮 6 mmol/L。血压 140/80 mmHg。症情好转,继续门诊随访治疗。

案2 刘某,女,58岁。初诊日期:1998年6月15日。

患者患慢性肾炎8年,平时尿常规示:蛋白(+~++);肾功能示:血肌酐110 μmol/L,尿素氮8.9 mmol/L。血压180/110 mmHg。就诊时述腰酸腿软,头晕,疲乏。舌薄白,脉细弱。

党参30 g,丹参30 g,女贞子15 g,旱莲草15 g,黄芪15 g,菟丝子15 g,桑寄生15 g,当归10 g,益母草30 g,薏苡仁根30 g,薏苡仁30 g,黄精15 g,杜仲12 g,山药15 g,制大黄9 g。

二诊: 服药后觉头晕除,体力渐恢复,走路轻松,复查尿常规示:蛋白(+)。舌脉同前。守上方减制大黄、益母草。继服30剂。

三诊: 复查肾功能示:血肌酐96 μmol/L,尿素氮6.5 mmol/L;尿常规示:蛋白(+)。血压160/90 mmHg。上方改黄芪为30 g。

门诊随访半年后尿蛋白阴性,又巩固治疗半年,随访症情稳定,尿常规阴性。

案3 朱某,女,28岁。初诊日期:1999年11月5日。

患者患慢性肾炎5年,尿常规示:蛋白(+~+++);24小时尿蛋白定量为0.8~1.5 g。自诉咽干有黏痰,疲乏无力,略感腰酸,舌净脉细,咽充血。

太子参30 g,麦冬15 g,挂金灯12 g,桑白皮30 g,玄参15 g,鱼腥草30 g,山药15 g,莲肉30 g,菟丝子15 g,桑寄生15 g,杜仲15 g。

二诊: 症稍好,咽痛好转。上方减玄参、挂金灯、桑白皮,加苍术12 g、白术12 g、薏苡仁30 g、薏苡仁根30 g。

三诊: 尿常规示:蛋白(+);24小时尿蛋白定量为0.7 g。症情好转,守上方出入,减麦冬,加党参30 g、丹参30 g。

先后共服药半年,尿常规阴性,随访1年未复发。

案4 章某,男,12岁。初诊日期:2001年3月4日。

患者8岁时,发热咽痛,尿色红,查尿常规示:蛋白(+++),红细胞满视野。给予青霉素静滴,热退咽痛好转,但咽痒干咳,复查尿常规示:蛋白(++~+++),红细胞(+++)。在外院治疗半年后来我科门诊,查尿常规示:蛋白(+++),红细胞25~30个/HP。咽略红,舌净脉细,尿相差显微镜示红细胞异形率为80%,尿红细胞容积为45 fl。

荆芥10 g,射干15 g,当归12 g,炮穿山甲片12 g,川芎6 g,生蒲黄10 g,黄芩15 g,龙葵30 g,生地15 g,薏苡仁根30 g,薏苡仁30 g,白茅根30 g,丹皮12 g,赤芍12 g,荠菜花30 g。

二诊: 尿常规阴性,前方既效,守方再进30剂。

三诊: 服药后咽痒除,上方去荆芥、射干,继服30剂以巩固疗效。

肾病综合征

案 1 李某,男,26 岁。初诊日期:2000 年 12 月 11 日。

患者因感冒后逐渐出现脸面、下肢浮肿,尿常规蛋白(+++),肾活检诊为系膜增生性肾炎,症见腰膝酸软,神疲乏力,纳呆咽痛,下肢轻度浮肿,查尿白(+++),24 小时尿蛋白定量为 2.8 g,白蛋白/球蛋白为 27/30,血压 130/90 mmHg,舌质黯苔薄白,脉细。

黄芪 60 g,党参 30 g,苍术 12 g,车前子 15 g,当归 15 g,桃仁 12 g,红花 12 g,桑寄生 30 g,山药 20 g,金樱子 15 g,川芎 15 g,白术 12 g,谷芽 15 g,麦芽 15 g,杜仲 15 g,小石韦 15 g。

服药后症状逐步明显改善,经治 3 个月后,尿常规蛋白转阴,水肿完全消退,血浆白蛋白/球蛋白为 38/28。随访至今未有复发。

案 2 杨某,男,23 岁。初诊日期:1999 年 5 月 17 日。

患者去年 1 月出现浮肿,泡沫尿,尿常规检查:蛋白(++++),住当地医院治疗,经泼尼松、尿激酶、肝素、环磷酰胺等治疗 10 周后无效。上海某医院肾活检诊断为膜性肾病,就诊时激素及其他西药均已停用,血浆白蛋白/球蛋白为 21/15,尿常规检查:蛋白(+++),24 小时尿蛋白定量为 9.03 g,患者自觉疲乏无力,胃纳尚可,下肢轻度浮肿。舌质干,苔薄白腻,脉濡数。

党参 30 g,丹参 30 g,薏苡仁 30 g,薏苡仁根 30 g,赤小豆 30 g,苍术 30 g,猪苓 15 g,茯苓 15 g,山药 30 g,益母草 30 g,蒲公英 30 g,小石韦 30 g,白术 30 g,金樱子 15 g。

服药 1 个月后,自觉症状好转,水肿消退,但尿常规检查示蛋白(++++),舌苔薄,脉细,于上方中去蒲公英、猪苓、茯苓、金樱子、赤小豆,加黄芪 30 g、当归 12 g、熟地 15 g,另配合服用食疗方,每日 1 剂。治疗 1 年后,尿常规阴性,其他检查项目均在正常范围内,随访至今未见复发。

案 3 高某,男,63 岁。初诊日期:2000 年 11 月 15 日。

患者于 2000 年 2 月因外耳郭软骨膜炎铜绿假单胞菌感染,当地医院给予丁胺卡那、头孢哌酮治疗 1 月,出现浮肿蛋白尿,24 小时蛋白尿定量>6 g,血肌酐 168 μmol/L,转肾科治疗,予泼尼松 50 mg/日,环磷酰胺冲击总量达 7.4 g 后,泼尼松减至 25 mg/日,维持治疗 2 个月,共用激素治疗半年,出现骨痛,X 线摄片示双侧股骨头无菌性坏死,停用泼尼松。入院前 1 月,患者发热咳嗽,胸片示左下肺炎症,予头孢曲松治疗,症见好转,但肾功能减退明显,2000 年 11 月 15 日来我院就诊收治入院,入院时查血肌酐 480 μmol/L,尿素氮 19.82 mmol/L,血红蛋白 69 g/L,白蛋白/球蛋白为 34.6/22.5,24 小时尿蛋白定量为 3.88 g,尿蛋白电泳示非选择性蛋白尿,刻诊患者仍有咳痰,下肢凹陷性浮肿(++),拄拐行走。舌黄腻,脉沉细。

柴胡 9 g,黄芩 12 g,鱼腥草 20 g,全瓜蒌 12 g,苍术 12 g,白术 12 g,猪苓 12 g,茯苓 12 g,赤芍 12 g,白芍 12 g,黄精 15 g,白花蛇舌草 30 g。

二诊:服药后咳痰好转,浮肿消退,苔腻渐化,复查 24 小时尿蛋白定量为 1.96 g,白蛋白/球蛋白为 37.7/29.7,血肌酐 337.1 μmol/L,尿素氮 13.79 mmol/L。上方减鱼腥草、全瓜蒌,加黄芪 30 g、半枝莲 30 g、杜仲 15 g、当归 15 g。

三诊:症情稳定好转后出院,出院带回方。

黄芪 30 g,川芎 12 g,葛根 15 g,枸杞子 12 g,黄精 20 g,茯苓 15 g,苍术 12 g,白术 12 g,杜仲 15 g,当归 15 g,薏苡仁 30 g,桃仁 12 g,白花蛇舌草 30 g。

1 月后复查 24 小时尿蛋白定量为 1.93 g,白蛋白/球蛋白为 44.3/33.2,血肌酐 186 μmol/L,尿素氮 10 mmol/L,尿酸 481 μmol/L。函诊治疗至今症情稳定。

案 4　姚某,男,60 岁。初诊日期:1992 年 7 月 29 日。

患者因患浮肿大量蛋白尿 3 年,久治未愈,由福建来沪求诊。初诊时见面部虚浮,下肢凹陷性水肿(++),自诉神疲乏力,畏寒,舌薄白,脉沉。查血肌酐 273 μmol/L,尿素氮 13.92 mmol/L,24 小时尿蛋白定量为 5 g,白蛋白/球蛋白为 27.8/23.4,内生肌酐清除率 49 ml/分钟。

党参 30 g,丹参 30 g,黄芪 30 g,淫羊藿 15 g,仙茅 15 g,肉苁蓉 15 g,山药 20 g,虫笋 12 g,龟甲 12 g,炮穿山甲片 12 g,猪苓 15 g,茯苓 15 g,苍术 15 g,白术 15 g,薏苡仁 30 g,炮附子 10 g,当归 15 g,红枣 10 g,鸡血藤 30 g,葫芦瓢 30 g。

二诊:服上方 20 剂后水肿渐退,尿蛋白未消,舌脉同上。上方去炮附子、葫芦瓢、虫笋,加金樱子 30 g、杜仲 15 g、狗脊 15 g、熟地 15 g、枸杞子 15 g、僵蚕 15 g。

上方加减调治半年余,复查血肌酐 150 μmol/L,尿素氮 9.28 mmol/L,内生肌酐清除率 57 ml/分钟,24 小时尿蛋白定量为 0.253 g,血红蛋白 90 g/L。后于门诊继续随访治疗,病情一直稳定,8 年后随访,病人已康复。

案 5　王某,男,36 岁。初诊日期:1993 年 10 月 21 日。

患者患肾病综合征已 5 年,曾多次反复,发病初期,24 小时尿蛋白定量为 13 g,用激素无效,改用雷公藤 2 片/次,3 次/日,药后 24 小时尿蛋白定量下降至 6.5 g。但因患者乙肝"二对半"检查示"大三阳",加用雷公藤后出现肝功能损害,白蛋白/球蛋白为 28/29,遂来我科门诊治疗。来诊时查尿常规:蛋白(++++),红细胞(+++)。浮肿不显,舌苔腻,脉弦。

党参 30 g,丹参 30 g,苍术 12 g,白术 12 g,金樱子 30 g,益母草 30 g,猪苓 15 g,茯苓 15 g,山药 15 g,生地 12 g,淫羊藿 15 g,鸡骨草 30 g,龟甲 12 g,大蓟 30 g,当归 12 g,半枝莲 30 g,白花蛇舌草 30 g。

并嘱停用雷公藤,同时加服活血通脉胶囊、鸡骨草丸、金水宝以及黑料豆丸。

经上方调治半年后,复查 24 小时尿蛋白定量为 2.4 g;白蛋白/球蛋白为 35/30;尿常规示:蛋白(++),红细胞(+)。继续门诊调治,1 年后,24 小时尿蛋白定量转阴,HbsAg(-),HbeAg(-),HbcAg(+)。随访 6 年病情稳定。

案 6 郭某,男,3 岁。初诊日期:2001 年 4 月 24 日。

患者于 2000 年 2 月因浮肿入某医院住院治疗,确诊为肾病综合征、上呼吸道感染,查肾功能示:血肌酐 50 μmol/L,尿素氮 4.0 mmol/L;血沉 82 mm/小时。给予泼尼松龙等治疗后尿蛋白转阴,但减泼尼松至 25 mg/日后尿蛋白反跳。故于 2001 年 4 月 24 日来诊,查尿常规示蛋白(+++),患儿面如满月,汗多乏力,纳可,舌白腻,脉细数无力。

生地 12 g,山茱萸 10 g,山药 15 g,白术 12 g,薏苡仁 30 g,太子参 30 g,丹皮 12 g,生牡蛎 15 g,茯苓 12 g,黄芪 12 g,龟甲 10 g,糯稻根 20 g,杜仲 10 g,玉米须 30 g,莲肉 30 g,知母 10 g,黄柏 10 g,泽兰 10 g,生晒参须 6 g。

二诊:尿常规阴性,舌净。口服泼尼松仍 25 mg/日,逐步减量。

2002 年 2 月随访,患者泼尼松已停用 3 个月,尿常规阴性,症情稳定。

案 7 朱某,男,10 岁。初诊日期:1998 年 4 月 16 日。

患者患肾病综合征 8 年,对激素敏感,但反复发作,1998 年 4 月 16 日来诊时服甲基泼尼松龙 25 mg/隔日,尿常规阴性,自觉手心热,舌尖红苔薄白,平时易感冒出汗。

黄芪 12 g,生地 12 g,龟甲 12 g,生牡蛎 30 g,山药 15 g,山茱萸 10 g,泽泻 10 g,丹皮 12 g,猪苓 12 g,太子参 30 g,茯苓 12 g,玉米须 30 g,苍术 10 g,白术 10 g,知母 10 g,女贞子 9 g,黄柏 10 g,益母草 15 g,生晒参须 6 g。

并配以活血通脉胶囊常规口服。

二诊:服药 1 月后,激素开始减量(平均 1 月减半片)。8 月 6 日查 CD4 26.1,CD8 44.1,血脂正常,肾功能正常,尿常规阴性,加服胎盘粉及金水宝。患者平时易出现感冒、发热、咽痛等症,外感时则以清热解毒为法。

桑叶 10 g,野菊花 12 g,金银花 12 g,连翘 12 g,辛夷 9 g,蝉衣 9 g,板蓝根 30 g,蒲公英 30 g,桔梗 3 g,甘草 6 g,牛蒡子 15 g。

外感痊愈后仍服基本方。至 2001 年 2 月 27 日来诊时,已停用激素 1 年余,尿常规一直阴性,症状平稳,嘱继续服中药以巩固疗效。

案 8 洪某,男,33 岁。初诊日期:2001 年 4 月 18 日。

患者患肾病综合征已半年余,在外院用激素及环磷酰胺无效,现已停用。来我院门诊时下肢凹陷性浮肿(++),面虚浮㿠白神萎,尿量为 800 ml/日,查肾功能示血肌酐 225 μmol/L,尿素氮 8.4 mmol/L;白蛋白/球蛋白为 25/26;24 小时尿蛋白定量为 12.7 g;血压 150/

110 mmHg。苔白腻,脉沉弦。

党参 30 g,丹参 30 g,益母草 30 g,冬瓜皮 30 g,苍术 12 g,白术 12 g,猪苓 15 g,茯苓 15 g,炮附子 12 g,葫芦瓢 30 g,黄芪 30 g,巴戟天 15 g,当归 15 g,椒目 3 g,半枝莲 30 g,淫羊藿 15 g,黄精 15 g,山茱萸 12 g,车前子 30 g,白花蛇舌草 30 g。

同时加服活血通脉胶囊、黑料豆丸。

二诊:服上药 14 剂后,浮肿减轻,尿量增加,每日尿量为 2 500 ml。继服上方 30 剂。

三诊:水肿完全消失,复查白蛋白/球蛋白为 31/25,24 小时尿蛋白定量为 10.3 g;血压 130/90 mmHg。上方减炮附子,葫芦瓢,冬瓜皮,车前子,继服 30 剂。药后复查肾功能示血肌酐 188 μmol/L,尿素氮 6.8 mmol/L;白蛋白/球蛋白为 33/29;24 小时尿蛋白定量为 7.8 g。门诊继续随访治疗。

案9 俞某,男,22 岁。初诊日期:2011 年 2 月 28 日。

患者 2008 年 9 月因浮肿就诊查尿蛋白(+++),肾功能正常,低蛋白血症,诊断为肾病综合征,未予肾穿刺,予泼尼松 60 mg/日治疗,尿蛋白转阴,后其自行停药 2 月后复发,加用泼尼松 60 mg/日治疗后缓解,于 2009 年 12 月再次复发,服用泼尼松 45 mg/日治疗后尿蛋白阴性,于 2010 年 8 月起在我院服用中药治疗(生地 12 g,龟甲 12 g,党参 30 g,丹参 30 g,苍术 12 g,白术 12 g,山药 20 g,薏苡仁 30 g,猪苓 12 g,茯苓 12 g,白花蛇舌草 30 g,石韦 15 g,金樱子 30 g,芡实 30 g,知母 9 g,黄柏 9 g,丹皮 15 g,漏芦 30 g,紫花地丁 30 g,玄参 15 g,挂金灯 12 g,蒲公英 30 g,莲肉 30 g)。现诉服用中药后头痛及遗精情况明显好转,腰部不适,服用中药易上火,泼尼松 20~10 mg/隔日。舌红苔根黄腻,脉细数。2011 年 2 月 25 日查尿常规:蛋白(-),红细胞(-),pH 5.5,尿比重 1.015;血白蛋白 41.6 g/L,尿素 2.06 mmol/L,血清肌酐 73 μmol/L,尿酸 292 μmol/L,谷丙转氨酶 112 U/L,胆固醇 3.84 mmol/L,三酰甘油 1.67 mmol/L。

生地 12 g,龟甲 12 g,党参 30 g,丹参 30 g,苍术 12 g,白术 12 g,山药 20 g,薏苡仁 30 g,猪苓 12 g,茯苓 12 g,白花蛇舌草 30 g,石韦 15 g,金樱子 30 g,芡实 30 g,知母 9 g,黄柏 9 g,丹皮 15 g,漏芦 30 g,紫花地丁 30 g,玄参 15 g,挂金灯 12 g,蒲公英 30 g,莲肉 30 g。

2011 年 4 月 26 日复诊:诸症平稳,内热减轻,泼尼松 20 mg/隔日。2011 年 4 月 25 日查尿常规:蛋白(-),红细胞(-),pH 6.0,尿比重 1.015;血白蛋白 43 g/L,尿素 1.6 mmol/L,血清肌酐 57.63 μmol/L,尿酸 330 μmol/L,谷丙转氨酶 118.2 U/L,胆固醇 5.55 mmol/L,三酰甘油 1.42 mmol/L。上方去知母、黄柏、挂金灯。

2011 年 8 月 2 日复诊:诉时觉腰酸,时有遗精,纳可,寐安,大便调,舌红苔薄白。泼尼松 10 mg/隔日。2011 年 7 月 28 日尿常规:蛋白(-),红细胞(-),pH 6.0,尿比重 1.015;血白蛋白 43.9 g/L,尿素 1.9 mmol/L,血清肌酐 67 μmol/L,尿酸 342 μmol/L,谷丙转氨酶 69 U/L,胆固醇 4.03 mmol/L,三酰甘油 1.64 mmol/L;血皮质醇:320.3。2011 年 2 月 28 日方去知

母、黄柏、紫花地丁,加龙胆草 3 g。

2012 年 6 月 18 日复诊:诉偶有遗精,余症平稳,舌红苔薄白。泼尼松 5 mg,2 次/周。2012 年 6 月 1 日查尿常规:蛋白(-),红细胞(-);血白蛋白 47.8 g/L,尿素 4.75 mmol/L,血清肌酐 82.18 μmol/L,尿酸 305 μmol/L,谷丙转氨酶 36.12 U/L,胆固醇 3.86 mmol/L,三酰甘油 1.26 mmol/L。2011 年 2 月 28 日方去知母、黄柏、漏芦、紫花地丁、玄参、挂金灯。嘱停用激素。

2013 年 1 月 14 日复诊:诉症平稳,已停用泼尼松半年余。2013 年 1 月 8 日查尿常规:蛋白(-),红细胞(-),pH 6.0,尿比重 1.010;血白蛋白 46.6 g/L,尿素 2.55 mmol/L,血清肌酐 47 μmol/L,尿酸 308 μmol/L,谷丙转氨酶 57 U/L,胆固醇 3.71 mmol/L,三酰甘油 1.08 mmol/L。膏方治疗。

黄芪 300 g,苍术 120 g,白术 120 g,猪苓 120 g,茯苓 120 g,党参 300 g,丹参 300 g,枸杞子 150 g,黄精 150 g,熟地 120 g,当归 120 g,山药 200 g,淫羊藿 120 g,龟甲 120 g,白花蛇舌草 300 g,薏苡仁 300 g,川断 120 g,狗脊 120 g,寄生 120 g,山茱萸 120 g,巴戟天 120 g。

另:生晒参粉 150 g,胎盘粉 150 g,龟甲胶 150 g,鹿角胶 100 g,冰糖 500 g。黄酒为引。

2013 年 7 月 21 日复诊:诉症平稳,已停用泼尼松 1 年余,平素中药隔日服用。体重增加到 70 kg。2013 年 7 月 16 日尿常规:蛋白(-),红细胞(-),pH 6.0,尿比重 1.015;血白蛋白 44.2 g/L,尿素 2.91 mmol/L,血清肌酐 57 μmol/L,尿酸 308 μmol/L,胆固醇 3.58 mmol/L,三酰甘油 1.19 mmol/L。2012 年 6 月 18 日方继服。

案 10 于某,男,16 岁。初诊日期:2008 年 5 月 28 日。

患者 2007 年 1 月无明显诱因下出现双下肢紫癜,肾穿刺示系膜增生伴新月体肾炎,24 小时尿定量最多达 6.93 g,予甲泼尼龙冲击治疗后,继以曲安西龙口服并配合环磷酰胺治疗,10 个月后尿蛋白定量转阴性。激素小剂量持续维持,环磷酰胺冲击总量 8 g。中药方多以健脾补肾,清热活血方治疗。但患者出现激素依赖现象,激素难于停用。2008 年 5 月 20 日查 24 小时尿蛋白定量 0.105 g,尿常规(-);促肾上腺皮质激素 <10 pg/ml(正常范围 0~46);皮质醇 27.6 nmol/L(正常范围 240~618);NK 细胞活性测定(LDH 释放法)7.2%(正常范围 15%~25%)。现服用曲安西龙 8 mg/日。

鹿角片 3 g,龟甲 15 g,锁阳 3 g,肉苁蓉 9 g,狗脊 9 g,淫羊藿 9 g,川断 9 g,陈皮 4.5 g,山药 15 g,寄生 12 g,苍术 12 g,白术 12 g。

2008 年 8 月 18 日复诊:查 24 小时尿蛋白定量 0.23 g,尿常规(-),促肾上腺皮质激素 31.3 pg/ml,皮质醇 57.9 nmol/L,曲安西龙已减至 8 mg 隔日口服;上方继服。

2008 年 10 月 20 日复诊:复查 24 小时尿蛋白定量 0.06 g,尿常规(-),皮质醇 71.2 nmol/L,NK 细胞活性测定 13%,曲安西龙 6 mg 隔日口服。上方继服。

2009 年 2 月 2 日复诊:复查 24 小时尿蛋白定量 0.048 g,尿常规(-),促肾上腺皮质激素 85.4 pg/ml,皮质醇 419 nmol/L,NK 细胞活性测定 13%,曲安西龙 4 mg/隔日。前方减鹿角片。

2009 年 5 月 11 日复诊:查 24 小时尿蛋白定量 0.02 g,尿常规(-),促肾上腺皮质激素 40.6 pg/ml,皮质醇 272.58 nmol/L,NK 细胞活性测定 8.4%,曲安西龙 3 mg 隔日口服。上方继服。

2009 年 8 月 31 日复诊:查 24 小时尿蛋白定量 0.026 g,尿常规(-),促肾上腺皮质激素 48.5 pg/ml,皮质醇 381.25 nmol/L,NK 细胞活性测定 11.4%,曲安西龙已减至 1 mg 隔日口服。上方继服。

案 11 许某,男,94 岁。初诊日期:2009 年 2 月 11 日。

患者于 4 月前无明显诱因下出现双下肢浮肿,尿多泡沫,查尿蛋白(++),24 小时尿蛋白定量 4.068 g,血肌酐 108 μmol/L,予肾八味丸及利尿治疗,症状改善不明显。2009 年 1 月中旬症情加重,伴发热,尿量减少,住医院治疗,查尿蛋白(++++),24 小时尿蛋白定量 7.136 g,血肌酐 290 μmol/L,血白蛋白 17 g/L,胸片示右肺炎症,双侧胸腔积液,予保守治疗(碳酸氢钠、金水宝、氟伐他汀钠、肾衰宁),疗效不显,患者为求进一步治疗而来我院就诊。来诊时见患者双下肢凹陷性浮肿明显,诉腹胀,口干,动则气促,24 小时尿量 1 100 ml(服用利尿剂后)。舌红苔少,脉弦细。

黄芪 30 g,葛根 15 g,川芎 15 g,黄精 20 g,枸杞子 15 g,杜仲 15 g,当归 15 g,寄生 15 g,苍术 15 g,白术 15 g,山药 20 g,巴戟天 15 g,淫羊藿 15 g,地骨皮 20 g,麦冬 20 g,桑白皮 30 g,冬瓜皮 30 g,蝉花 15 g,泽兰 15 g,莲肉 30 g,丹参 30 g,党参 30 g,桃仁 30 g。

另服百奥、黑料豆颗粒,并予羊奶食疗。

2009 年 3 月 21 日复诊:2009 年 3 月 16 日复查血肌酐 101 μmol/L(<97 μmol/L 正常),尿素氮 7.69 mmol/L,尿酸 349 μmol/L,血白/球蛋白 20.7/42.9 g/L 胆固醇 4.79 mmol/L,三酰甘油 1.83 mmol/L,尿常规(-)。药后浮肿明显消退,唯有足踝处仍有浮肿,排尿余沥,胃纳好转,精神好转,已停服利尿剂,舌淡红苔白润。上方去桃仁、地骨皮,加猪苓 15 g、茯苓 15 g。

2009 年 4 月 18 日复诊:复查血肌酐 94.9 μmol/L(<140 μmol/L 正常),尿素氮 7.7 mmol/L,尿酸 404 μmol/L,血红蛋白 88 g/L。胃纳增加,下肢仍有凹陷性浮肿,舌光质润,脉弦。上方去桑白皮、冬瓜皮。

2009 年 6 月 6 日复诊:复查血肌酐 76 μmol/L,尿素氮 6.8 mmol/L,血白/球蛋白 26.6/41 g/L,血红蛋白 93 g/L,24 小时尿蛋白定量 0.207 g。纳欠佳,脘腹胀,下肢浮肿改善。

黄芪 30 g,葛根 15 g,川芎 15 g,黄精 20 g,枸杞子 15 g,杜仲 15 g,当归 15 g,苍术 15 g,白术 15 g,山药 20 g,巴戟天 30 g,淫羊藿 15 g,麦冬 20 g,蝉花 15 g,泽兰 15 g,莲肉 30 g,丹参 30 g,党参 30 g,菟丝子 12 g,猪苓 15 g,茯苓 15 g,当归 15 g。

另服扶正化瘀胶囊。

2009 年 7 月 11 日复诊：复查血肌酐 84 μmol/L，尿素氮 7.08 mmol/L，血白/球蛋白 28.3/35.6，血红蛋白 96 g/L，下肢浮肿改善，诉腹胀，大便每日 1 行，舌薄白，脉弦。上方加槟榔 15 g、木瓜 15 g、制香附 6 g。

2009 年 10 月 10 日复诊：复查血肌酐 85 μmol/L，尿素氮 7.7 mmol/L，下肢浮肿消退，纳可，脘胁胀闷，舌淡红苔薄白，脉弦。

黄芪 30 g，葛根 15 g，川芎 15 g，黄精 20 g，枸杞子 15 g，杜仲 15 g，当归 15 g，寄生 15 g，苍术 15 g，白术 15 g，山药 20 g，巴戟天 15 g，淫羊藿 15 g，丹参 30 g，党参 30 g，蝉花 15 g，泽兰 15 g，菟丝子 12 g，莪术 10 g，郁金 15 g，谷芽 15 g，麦芽 15 g，青皮 6 g，陈皮 6 g。

第五节 肾小管间质病变

间质性肾炎

案1 叶某,男,25岁。初诊日期:2013年1月10日。

患者于2012年6月时因发热咳嗽1月未愈,肾功能(2012年6月9日):血肌酐:157 μmol/L,尿常规示:白细胞:24个/μl,红细胞:34/μl。7月5日某医院肾穿刺诊断为急性间质性肾炎。7月6日予甲泼尼龙80 mg,3日静滴治疗,经治疗后发热退。后改用甲泼尼龙72 mg,每日1次治疗,后逐步减量。2012年7月9日查肾功能:血肌酐:220 μmol/L。2012年8月20日查肾功能:血肌酐:106 μmol/L,血尿酸:288 μmol/L;尿常规示:尿蛋白:(±),尿糖(±)。2013年1月8日查肾功能:血肌酐:87 μmol/L,血尿酸:341 μmol/L,血尿素氮:5.07 mmol/L。尿常规示:尿蛋白(-),尿pH:6.8。目前患者口服甲泼尼龙片20 mg,每日1次口服治疗。患者自觉一般情况可,腰背酸痛,乏力,偶有泡沫尿,易感冒。睡眠较差,两胁胀痛,心烦易怒,小便乏力,双侧大腿内侧出现散在皮疹,发于大腿内侧。舌暗红,苔薄白,脉细,地图舌,口唇色暗红。

黄芪30 g,葛根15 g,川芎15 g,黄精20 g,枸杞子20 g,杜仲15 g,山茱萸15 g,蝉花15 g,莪术10 g,桑螵蛸15 g,红花9 g,鸡血藤30 g,蚕茧壳15 g。

2013年5月26日复诊:3月初已停激素,自诉:易疲劳,易外感,腰背酸痛,股癣略有皮肤瘙痒,多汗出,眼圈暗黑,大便黏滞。舌质红苔薄白,脉弦。口唇暗红好转。2013年3月19日查肾功能:血肌酐:81 μmol/L,血尿酸:296 μmol/L,血尿素氮:4.6 mmol/L。尿常规示:尿蛋白:阴性。尿pH:6.5,比重:1.020,尿红细胞:2.6个/μl,尿白细胞:3.2个/μl。上方去蚕茧壳,加淫羊藿15 g、巴戟天13 g。

2014年4月10日复诊:自诉服上方后出现鼻周红,情绪急躁,尿气味较重,后自行停药,目前自服院外中药。现饮水多后胃脘不适,尿气味好转,纳可,大便日行1次。2014年4月1日查肾功能:血肌酐:100 μmol/L,血尿酸:345 μmol/L,血尿素氮:5.28 mmol/L。尿常规示:尿蛋白(-)。

黄芪30 g,葛根15 g,川芎15 g,黄精20 g,枸杞子20 g,杜仲15 g,山茱萸15 g,蝉花15 g,莪术10 g,桑螵蛸15 g,桃仁12 g,红花9 g,鸡血藤30 g,北沙参15 g。

2015 年 5 月 20 日复诊：服上方后症情略好转。现体虚易外感，咽喉部偶有不适，易干咳频频，大便黏滞好转。2014 年 11 月 15 日查肾功能：血肌酐：93 μmol/L，血尿酸：393 μmol/L，血尿素氮：5.6 mmol/L。尿常规示：尿蛋白（−）。2015 年 5 月 20 日查肾功能：血肌酐：77.4 μmol/L，血尿酸：370 μmol/L，血尿素氮：4.91 mmol/L。尿常规示：尿蛋白（−），比重：1:014，pH：6.0，白细胞（−），红细胞（−）。上方去桃仁、北沙参，加荆芥 6 g、木蝴蝶 9 g。

案 2 袁某，女，48 岁。于 2006 年 11 月 6 日初诊。

患者 2005 年 8 月单位体检时发现肾功能异常，血肌酐：137 μmol/L，尿常规：尿蛋白（+），红细胞（±），未加重视。2006 年 9 月复查肾功能，肌酐 172 μmol/L，于 2006 年 9 月 13 日至医院行肾活检示：光镜：肾小球缺血样改变，小管间质慢性化改变（中度）；电镜：肾小球变性、坏死。为进一步治疗至本院门诊就诊。追问病史，患者年轻时因面部痤疮，曾服龙胆泻肝丸近 2 年，此次体检发现肾功能异常前因便秘服用芦荟胶囊 1 年余。就诊时，症见胃纳略欠佳，精神可，无浮肿，无明显夜尿增多，大便隔日一行。查舌质淡红，边有齿痕，舌苔薄白微腻，脉象细。血压 140/90 mmHg。

黄芪 30 g，葛根 15 g，川芎 15 g，黄精 20 g，枸杞子 15 g，杜仲 15 g，当归 12 g，莪术 15 g，地骨皮 20 g，丹皮 15 g，党参 30 g，丹参 30 g，谷芽 15 g，麦芽 15 g，薏苡仁 30 g，莲肉 30 g，制大黄 15 g，白术 15 g，赤芍 20 g，鸡血藤 30 g，蝉花 15 g。

2007 年 1 月 8 日复诊：患者诉胃纳仍欠佳，夜寐多梦，余症平。血压控制可。舌淡红，苔薄，脉细。血压：140/90 mmHg。尿常规：尿蛋白（+），红细胞：0~1 个/HP，白细胞：1~3 个/HP；肾功能：血肌酐：156 μmol/L，血尿素氮：13.3 mmol/L，血尿酸：395 μmol/L；血脂：三酰甘油：2.1 mmol/L，胆固醇：5.91 mmol/L。

柴胡 9 g，黄芩 12 g，白术 12 g，白芍 20 g，枸杞子 15 g，菊花 12 g，黄芪 30 g，葛根 15 g，川芎 15 g，黄精 20 g，杜仲 15 g，蝉花 15 g，积雪草 15 g，制大黄 15 g，灵芝 30 g，丹参 30 g。

2007 年 3 月 19 日复诊：药后夜寐安，胃纳尚可，精神好。血压：120/75 mmHg。舌淡红，苔薄，脉细。实验室检查：肾功能：血肌酐：158 μmol/L，血尿素氮：10.2 mmol/L，血尿酸：393 μmol/L。

党参 30 g，丹参 30 g，当归 12 g，赤芍 20 g，枸杞子 15 g，蝉花 15 g，黄精 20 g，黄芪 20 g，杜仲 15 g，何首乌 15 g，红花 10 g，鸡血藤 30 g，制大黄 15 g，莪术 10 g，柴胡 10 g，黄芩 15 g。

2007 年 5 月 19 日复诊：稍感乏力，无浮肿，无尿路刺激症状，胃纳可，夜寐安。血压控制稳定。实验室检查：尿常规：尿蛋白：（+），白细胞：10~12 个/HP；肾功能：血肌酐 152 μmol/L，血尿素氮：12.1 mmol/L，血尿酸：363 μmol/L。上方加菟丝子 10 g。

随访：此后，患者以上方加减治疗，定期随访尿常规及肾功能，尿蛋白波动于（±）~（+），血肌酐逐渐下降到 130~140 μmol/L。至 2008 年 2 月 20 日复诊时，患者诉诸症尚平，唯自觉易疲劳。复查尿常规：尿蛋白(±)；肾功能：血肌酐 128 μmol/L，血尿素氮：9.4 μmol/L，血尿酸：417 μmol/L。

案 3　周某，男，56 岁。初诊日期：2003 年 5 月 21 日。

患者曾间断服用耳聋丸 1 年余。1999 年体检发现血清肌酐 120 μmol/L，未重视诊治。2001 年血清肌酐升高至 185 μmol/L，血压 145/95 mmHg，服用缬沙坦、氨氯地平、肾衰宁至今，24 小时尿蛋白定量基本正常。2003 年 4 月 12 日：尿素 6.8 mmol/L，血清肌酐 141 μmol/L，尿酸 418 μmol/L，尿常规(−)，血压控制尚可，诉：易疲劳，腰酸，纳寐可，二便调。舌红苔薄白，脉弦滑。

黄芪 30 g，葛根 15 g，川芎 15 g，黄精 20 g，枸杞子 20 g，杜仲 15 g，山茱萸 15 g，蝉花 15 g，莪术 10 g，桑螵蛸 20 g，制大黄 12 g。

2003 年 6 月 12 日复诊：2003 年 5 月 26 日查尿素 8.1 mmol/L，血清肌酐 173.7 μmol/L，尿酸 466 μmol/L，尿渗透压：680，尿常规(−)，血 β_2M 4.3。上方加红花 10 g。

2003 年 7 月 31 日复诊：尿素 7.0 mmol/L，血清肌酐 137.9 μmol/L，尿酸 480 μmol/L，白蛋白 43.4 g/L，血红蛋白 131 g/L，血小板 227×10^9/L，尿渗透压：572 mmol/L（饮水后），尿常规(−)，血 β_2M 4.3。上方继服。

期间一直每半年左右随访 1 次，血肌酐稳定好转，稳定在 110~130 μmol/L 之间。

2013 年 6 月 27 日复诊：诉一直服用下方治疗（黄芪 30 g，葛根 15 g，川芎 15 g，黄精 20 g，枸杞子 20 g，杜仲 15 g，山茱萸 15 g，蝉花 15 g，莪术 10 g，桑螵蛸 20 g，红花 9 g，甘草 9 g，赤芍 18 g，制大黄 9 g，覆盆子 30 g），2011 年下半年起血肌酐从 115 μmol/L 渐行慢慢上升，2012 年稳定在 130~150 μmol/L 之间，2013 年起渐有微升。3 月 138 μmol/L，5 月 12 日 142 μmol/L，5 月 28 日 166 μmol/L，5 月 30 日~6 月 7 日住医院查：尿蛋白(+)，24 小时尿蛋白定量 1 540 mg（尿量 2 400 ml），尿素 7.2 mmol/L，血清肌酐 153.9 μmol/L，血钾 3.64，因腹部 CT 提示双肾萎缩，双肾周间隙多发条索，考虑炎症改变，故未予肾穿刺。诉：双下肢午后稍肿，偶有腰酸，夜尿 4~5 次，量 2 倍于白昼，大便日 3~4 行。舌红苔薄白。

黄芪 30 g，葛根 15 g，川芎 15 g，黄精 20 g，枸杞子 20 g，杜仲 15 g，山茱萸 15 g，蝉花 15 g，莪术 10 g，桑螵蛸 20 g，红花 9 g，鸡血藤 30 g，菟丝子 15 g，苍术 12 g，白术 12 g，僵蚕 15 g，制大黄 9 g。

第六节 肾功能不全

急性肾功能衰竭

案1 秦某,女,48岁。初诊日期:1988年9月17日。

1988年因发热1周就诊,午后体温38.5~39℃,伴上腹疼痛,恶心呕吐,口苦,便秘,尿量减少至500~600 ml/日,就诊后查血肌酐为720 μmol/L,尿素氮为32 mmol/L,体检心肺如常,上腹部压痛,莫菲征(+),血常规白细胞数17×10⁹/L,嗜中性粒细胞占85%;B超示胆囊肿大伴有结石;胸片正常。诊断为急性胆囊炎引起急性肾功能衰竭。舌苔黄厚腻,脉弦数。

柴胡15 g,黄芩20 g,槟榔30 g,茵陈12 g,郁金15 g,红藤30 g,虎杖30 g,赤芍15 g,半夏12 g,陈皮4.5 g,紫苏15 g,川连9 g,生大黄15 g。

二诊: 上方连服7剂后腑气畅通,热势减缓,恶心好转,尿量增加,腻苔渐化,查血肌酐为420 μmol/L、尿素氮15 mmol/L。上方减陈皮、紫苏,加丹参30 g、当归15 g、黄精15 g、首乌15 g。配合服用消炎利胆片,服药治疗后热退。

服药1个月后,查血肌酐为230 μmol/L,尿素氮为9.6 mmol/L,尿量恢复正常;3个月后血肌酐为150 μmol/L,尿素氮为7 mmol/L;10年后随访,血肌酐稳定在120~150 μmol/L,尿素氮在7~8 mmol/L之间,仍在间断服用中药,病情基本稳定。

案2 戴某,男,8岁。初诊日期:1998年6月19日。

患儿于5年前因肺炎住某医院,经抗感染治疗热退后出现急性肾小管坏死,少尿直至无尿,血肌酐在1周内从350 μmol/L上升至560 μmol/L,尿素氮达到26 mmol/L,予以紧急腹透,并来就诊要求服中药配合治疗。诊见患儿面色少华,神萎。舌淡而干,苔净,脉细弱无力。

党参12 g,丹参12 g,苍术10 g,白术10 g,猪苓10 g,白花蛇舌草15 g,茯苓10 g,山药12 g,黄精9 g,龟甲10 g,枸杞子12 g,山茱萸6 g,当归12 g,赤芍10 g,桃仁6 g,川芎6 g,制大黄6 g。

服上方14剂后,患儿症情好转,尿量增多,复查血肌酐为300 μmol/L,尿素氮为18 mmol/L,因患儿又为孤立肾,家属十分紧张,将其送至美国父母处就医,到美国后医生予以泼尼松 15 mg/日,环孢霉素 60 μg,2 次/日,并进行了 1 个月的血液透析,肾功能基本恢复正常。1 年后西药全部停用,但仍坚持服中药,肾功能已完全恢复正常,中药继续用上方加减巩固治疗。2000 年患儿回沪,发育正常,肾功能完全正常。

案 3 陈某,男,52 岁。初诊日期:1991 年 2 月 21 日。

1990 年患者面部及全身皮肤出现湿疹样皮疹,流水稠厚,皮疹处结成厚痂,面部表情如面具样,同时有低热,体温 37.5~37.8℃,尿量减少,血肌酐急剧上升至 620 μmol/L,尿素氮至 26 mmol/L,舌黄腻,脉细滑,肾脏 B 超显示肾脏大小正常。考虑肾衰由皮肤病引起,急予清热化湿,活血通腑治疗。

生地 12 g,当归 12 g,川芎 10 g,赤芍 12 g,益母草 30 g,地肤子 30 g,桃仁 12 g,丹参 30 g,首乌 30 g,红花 9 g,白鲜皮 15 g,土茯苓 15 g,生大黄 12 g。

服药 2 周后,皮疹逐渐干燥,血肌酐下降至 350 μmol/L,尿素氮为 17 mmol/L,患者褪去一层皮屑后,继续用上方,另加乌梢蛇片。又服用 2 周后,逐渐恢复正常,肾功能也恢复正常,血肌酐为 97 μmol/L,尿素氮为 6.5 mmol/L,随访 8 年余肾功能始终正常。

案 4 王某,男性,54 岁。初诊日期:1995 年 8 月 5 日。

患者 2 周前出差湖南回沪后,连日发热,面部潮红如酒醉样,入院治疗后尿量逐渐减少至 600 ml/日,尿常规检查:蛋白(++),红细胞(+++),血肌酐由 120 μmol/L 上升至 450 μmol/L,尿素氮由 8 mmol/L 升至 23 mmol/L,查血 HFRS 特异抗体阳性,诊断为流行性出血热。予呋塞米 200 mg 后,尿量仅维持在 500~600 ml。就诊时口干欲饮,恶心,腰部酸痛,少尿。舌苔腻,脉滑数。

紫苏 30 g,川连 6 g,半夏 12 g,太子参 30 g,白茅根 30 g,紫花地丁 30 g,丹参 30 g,赤芍 12 g,麦冬 12 g,忍冬藤 30 g,生石膏 15 g,生大黄 15 g,白花蛇舌草 30 g。

二诊: 服用上方 2 周后恶心呕吐减轻,上方减紫苏、川连、半夏,加当归 12 g、鸡血藤 30 g、黄精 15 g、桃仁 15 g。

三诊: 以该方调治 1 个月后患者尿量增加,尿常规检查:蛋白(+),红细胞(+),肾功能获得改善,血肌酐降为 250 μmol/L,尿素氮降至 12 mmol/L。二诊方去白花蛇舌草、忍冬藤、紫花地丁,加山药 15 g、薏苡仁 30 g、薏苡仁根 30 g。服用 2 月余,肾功能恢复正常,尿常规检查阴性,随访 5 年病情稳定。

案 5 陈某,男,26 岁。初诊日期:2001 年 3 月 28 日。

患者于 2000 年 11 月无明显诱因出现发热,于某医院就诊,诊断为流行性出血热,2001 年 1 月 5 日行肾穿示:急性肾小管坏死。给予血透治疗,血肌酐由 1 000 μmol/L 降至 400 μmol/L,停血透 1 月,现血肌酐 426 μmol/L,血红蛋白为 107 g/L,尿常规正常,24 小时尿量为 2 000 ml 左右,无浮肿,偶有头痛,血压 130/90 mmHg。舌苔薄腻,脉细。

白花蛇舌草 30 g,半枝莲 30 g,丹参 30 g,当归 12 g,桃仁 12 g,红花 12 g,枸杞子 15 g,制大黄 10 g,太子参 30 g,金银花 12 g,连翘 12 g,黄精 15 g,六月雪 30 g。

2001 年 5 月 15 日复诊:查血肌酐为 297 μmol/L,尿素氮 11.5 mmol/L,血尿酸 454.7 μmol/L,尿常规示:蛋白(+),余为阴性。

黄芪 45 g,葛根 15 g,川芎 12 g,枸杞子 15 g,黄精 15 g,鸡血藤 30 g,当归 12 g,桃仁 15 g,红花 6 g,蝉花 15 g,党参 30 g,制大黄 15 g,杜仲 15 g,丹参 30 g,白花蛇舌草 30 g。

2001 年 5 月 29 日复诊:查血肌酐 267 μmol/L,尿素氮 10.6 mmol/L,血尿酸 381 μmol/L;血常规示:血红蛋白 107 g/L;尿常规示阴性。继用上方。

案6 李某,女,42 岁。初诊日期:2014 年 5 月 16 日。

患者 2014 年 3 月 13 日于哈尔滨当地医院因行剖宫产手术后,引起产后大出血,出血量约 9 000 ml,予紧急次全子宫切除,并大量输血补充血容量(输血量约 8 000 ml)等对症处理后,随即出现小便量减少,致无尿,血肌酐升高至 500 μmol/L,诊断为:产后出血引起急性肾损伤。遂行临时连续性肾脏替代治疗 2 次,每日尿量仍为 30~50 ml/日,约 20 日后尿量逐渐增加,但血肌酐未显著下降,期间患者并发肺部感染、肝功能损伤,予抗感染、保肝等处理后好转。4 月 22 日患者至南京某医院就诊,行临时血液透析治疗 3 周,住院期间查肾功能:血肌酐 473.82 μmol/L,尿酸 264 μmol/L。双肾 MRI:两侧肾脏体积缩小,考虑急性肾皮质坏死,肾功能不全。肾脏 B 超:双肾皮质变薄,皮髓质界限不清楚,肾内结构不清楚,轮廓欠规则。同时予促红细胞生成素针、复方 α-酮酸片、碳酸氢钠片、新保肾片治疗,尿量逐渐恢复至 2 000 ml/日,但血肌酐仍维持于 500 μmol/L 左右,5 月 16 日来本院就诊。当时患者精神可,面色晦暗;神疲乏力,纳寐可;下肢轻度浮肿;自汗,大便 2 次/日,质软,尿量 2 000~3 000 ml/日;舌质淡暗、体胖大、边有齿痕、苔黄腻,脉细。实验室检查:2014 年 5 月 13 日查尿常规:白细胞 0~1 个/HP,红细胞 10 个/μl,蛋白(+),pH 6.5,比重 1.004;血常规:血小板 343×10^9/L,血红蛋白 125 g/L,红细胞 3.98×10^{12}/L;肾功能:血肌酐 515 μmol/L,尿素氮 32.7 mmol/L,尿酸 399 μmol/L。肝功能:谷丙转氨酶 8 U/L,天冬氨酸转氨酶 17 U/L,白蛋白 48.8 g/L;24 小时尿蛋白:1.09 g/3 300 ml。患者当时口服尿毒清颗粒,冬虫夏草 6 g/日,复方 α-酮酸片。

黄芪 30 g,黄精 20 g,川芎 15 g,葛根 15 g,杜仲 15 g,白花蛇舌草 30 g,忍冬藤 30 g,紫花地丁 30 g,丹参 15 g,制大黄 15 g,赤芍 12 g,生地 15 g,木瓜 15 g,槟榔 15 g,蝉花 15 g,积雪草 30 g。

2014 年 5 月 28 日复诊:神疲、乏力未解,纳谷不馨伴恶心,尿中见泡沫不消,下肢浮肿未退;舌略胖、色暗、苔薄白,脉弦滑。

黄芪 30 g,黄精 20 g,蝉花 15 g,莪术 10 g,川芎 15 g,杜仲 15 g,枸杞子 15 g,葛根 15 g,桑

螵蛸 15 g，山茱萸 15 g，紫苏 30 g，陈皮 6 g，半夏 9 g，红花 9 g，鸡血藤 30 g。

考虑患者瘀毒难清，故在中药治疗基础上，配合小剂量激素冲击（甲泼尼龙 120 mg，3 日+40 mg，4 日+泼尼松 30 mg，每日 1 次口服维持）。

2014 年 6 月 6 日复诊： 肢体困乏大减，精神恢复，下肢浮肿渐退；食后略感腹胀满，尿中仍可见泡沫，大便欠实；舌略暗，苔薄黄，脉细。肾功能：尿素氮 21.5 mmol/L，肌酐 319 μmol/L，尿酸 446 μmol/L。

黄芪 30 g，黄精 20 g，川芎 15 g，葛根 15 g，杜仲 15 g，当归 12 g，寄生 12 g，蝉花 15 g，积雪草 30 g，红花 9 g，鸡血藤 30 g，莪术 12 g，制香附 9 g。

2014 年 7 月 16 日复诊： 面色渐明润，下肢浮肿已退；尿中见少量泡沫；舌淡暗，苔薄，脉细。查肾功能：尿素氮 15.15 mmol/L，肌酐 269 μmol/L，尿酸 475 μmol/L。尿常规：比重 1.008，蛋白（+）。泼尼松 20 mg，每日 1 次。上方加虎杖 15 g。

2014 年 12 月 4 日复诊： 腰部时有坠胀，面色明润，尿中几未见泡沫，纳可，夜尿 1~2 次；舌淡，舌边有齿痕，苔薄白腻，脉沉细。泼尼松 5 mg，每日 1 次。上方加川断 9 g、狗脊 12 g、升麻 12 g。

2015 年 4 月 9 日复诊： 精神佳，尿中几未见泡沫，无明显不适；舌淡红、苔薄腻，脉弦细。实验室检查：尿素氮 13.3 mmol/L，肌酐 201 μmol/L，尿酸 349 μmol/L。泼尼松已停。随访病情稳定。

慢性肾功能不全

案1 刘某，女，60 岁。初诊日期：2000 年 9 月 12 日。

患者于 2000 年 8 月无明显诱因出现颜面浮肿，当时查肾功能示：血肌酐 202 μmol/L，尿素氮 10.48 mmol/L；尿常规示：蛋白（+~++）；血常规示：血红蛋白 95 g/L；肾脏 B 超示：左肾 74 mm×40 mm，右肾 74 mm×43 mm。经利尿剂治疗，浮肿已退。患者既往有高血压病史 2 年余，平日常服非洛地平 2.5 mg/日。来诊时患者诉头晕，腰酸，颜面双下肢无浮肿，无恶心呕吐，胃纳可，二便尚调。舌净，脉细。

黄芪 15 g，当归 12 g，党参 30 g，丹参 30 g，首乌 15 g，鸡血藤 30 g，黄精 15 g，巴戟天 15 g，制大黄 10 g，六月雪 30 g。

二诊： 服药 2 周后，患者自觉腰酸头晕诸症均见好转，复查肾功能：血肌酐 127 μmol/L，尿素氮 7.1 mmol/L，血尿酸 298 μmol/L；尿常规未见异常。继用上方。

三诊： 治疗 1 个月后，患者血常规示：血红蛋白 109 g/L，诉腰酸仍作，苔薄脉细。原方加入杜仲 15 g。至 2001 年 2 月 19 日来诊时，共服中药 130 余剂，肾功能已基本正常：血肌酐 87.3 μmol/L，尿素氮 9.9 mmol/L，血尿酸 268 μmol/L，嘱继续服药以巩固疗效，同时服用六味地黄丸及骨化三醇。

案 2 潘某,女,54 岁。初诊日期:1999 年 12 月 6 日。

患者于 1996 年因发热入院治疗,发现肾功能异常:血肌酐 432 μmol/L,给予包醛氧化淀粉及中药治疗。1999 年 4 月,复查肾功能:血肌酐 759 μmol/L,于外院就诊,给予抗肾衰治疗,效果不显。来我院门诊时患者自诉腰部胀痛,恶心,乏力,舌净,脉细,复查肾功能示:血肌酐 721 μmol/L,尿素氮 24.1 mmol/L,血尿酸 497 μmol/L;血浆白蛋白/球蛋白为 45/38;血清钙 2.04 mmol/L,血磷 1.68 mmol/L;血常规示:血红蛋白 58 g/L,红细胞 $1.9×10^{12}$/L。

黄芪 15 g,当归 12 g,党参 30 g,丹参 30 g,淫羊藿 15 g,鸡血藤 30 g,黄精 15 g,巴戟天 15 g,首乌 15 g,制大黄 10 g,六月雪 30 g。

并配以补肾生血冲剂、金水宝、氯沙坦钾、阿法骨化醇、小苏打等药常规口服,及重组人促红素 2 000 U,每周 2 次,皮下注射。

其后于门诊随访,随症守方加减治疗。2001 年 2 月 28 日,复查肾功能示:血肌酐 515.2 μmol/L,尿素氮 15.6 mmol/L,血尿酸 452 μmol/L;血浆白蛋白/球蛋白为 44.9/28.7;血清钙 2.16 mmol/L,血磷 1.7 mmol/L;血常规示:血红蛋白 83 g/L,红细胞 $2.43×10^{12}$/L。嘱继续服药,观察病情变化。

案 3 马某,女,38 岁。初诊日期:2000 年 5 月 10 日。

患者因胆石症拟行手术治疗,术前检查发现肾功能异常:血肌酐 397.4 μmol/L,尿素氮 18.16 mmol/L;血常规示:血红蛋白 101.9 g/L;肾脏 B 超示慢性肾炎改变,双肾体积缩小(具体不详)。2000 年 5 月 10 日遂来我院就诊,当时患者一般状态尚可,自觉恶心呕吐,二便尚调,时觉头痛。舌苔白腻,脉细。肾功能检查示:血肌酐 504.7 μmol/L,尿素氮 13.38 mmol/L,血尿酸 255 μmol/L;血常规示:红细胞 $3.02×10^{12}$/L,血红蛋白 90 g/L。

黄芪 15 g,当归 12 g,党参 30 g,丹参 30 g,首乌 15 g,鸡血藤 30 g,黄精 15 g,巴戟天 15 g,藿香 12 g,木瓜 15 g,槟榔 30 g,制大黄 10 g,白蔻仁 3 g,六月雪 30 g。

并配合补肾生血冲剂、复方 α-酮酸片及小苏打等药常规口服。治疗前后共服药 280 余剂,至 2001 年 3 月 13 日来诊时,患者自觉无不适症状,复查肾功能示:血肌酐 230.3 μmol/L,尿素氮 11.32 mmol/L,血尿酸 289.8 μmol/L;血常规示:红细胞 $3.24×10^{12}$/L,血红蛋白 100 g/L。嘱继续服药以巩固疗效。

案 4 薛某,女,48 岁。初诊日期:1999 年 10 月 18 日。

患者来我院就诊前 1 周感冒发热,在当地医院查肾功能示:血肌酐 605 μmol/L,尿素氮 18.7 mmol/L,血尿酸 513 μmol/L;血糖 8.3 mmol/L,血压 150/100 mmHg。来诊时一般状态可,双下肢无浮肿,舌薄白,脉细。收入住院治疗。11 月 29 日出院,血肌酐已降至 537 μmol/L,血糖 6.7 mmol/L,血红蛋白 65 g/L。患者自觉脊背发冷,胃纳可,夜寐可,舌苔薄白,脉细数。

柴胡 9 g,黄芩 20 g,白术 12 g,枸杞子 12 g,菊花 12 g,白芍 12 g,猪苓 15 g,茯苓 15 g,党参 30 g,丹参 30 g,黄芪 15 g,淫羊藿 15 g,首乌 15 g,黄精 20 g,六月雪 30 g,制大黄 15 g,巴戟天 15 g。

并配合金水宝、补肾生血冲剂及氨氯地平等药常规口服,及重组人促红素 2 000 U 皮下注射,每周 2 次。治疗前后共服药 240 余剂,至 2001 年 4 月 16 日来诊时,复查肾功能检查示:血肌酐 388 μmol/L,尿素氮 15.94 mmol/L;血常规示:血红蛋白 91 g/L。嘱继续服药并配以六味地黄丸以巩固疗效。

案5 张某,女,75 岁。初诊日期:1999 年 8 月 18 日。

患者于 1998 年 11 月发现尿频,尿急,当时查肾功能示:血肌酐 355 μmol/L,尿素氮 19.9 mmol/L,血尿酸 390 μmol/L;肾脏 B 超示:左肾 84 mm×40 mm,右肾 83 mm×43.7 mm。于外院就诊,给予尿毒清、复方 α -酮酸片等治疗,未见好转。该患者既往高血压病史 30 余年,常规口服硝苯地平 1 片/次,2 次/日。来我院门诊时患者一般状态可,双下肢无浮肿,查肾功能:血肌酐 388 μmol/L,尿素氮 21.9 mmol/L,血尿酸 434 μmol/L;血常规:血红蛋白 86 g/L,红细胞 2.72×10¹²/L;血压 140/90 mmHg。舌根黄腻,脉弦。

黄芪 30 g,川芎 12 g,葛根 15 g,杜仲 15 g,桑寄生 15 g,制大黄 15 g,党参 30 g,丹参 30 g,当归 12 g,黄芩 20 g,枸杞子 15 g,益母草 30 g,莲肉 30 g,地骨皮 20 g。

并配以金水宝胶囊、补肾生血冲剂及氨氯地平等药常规口服。至 2001 年 4 月 10 日来诊时,查肾功能:血肌酐 210 μmol/L,尿素氮 16.9 mmol/L,血尿酸 372 μmol/L;血压 120/60 mmHg。嘱继续服药,观察病情发展。

案6 孙某,女,64 岁。初诊日期:2000 年 11 月 1 日。

患者于 2000 年 9 月因心绞痛发作入当地医院住院治疗,住院期间发现肾功能异常:血肌酐 693 μmol/L,尿素氮 20.9 mmol/L,TCD 示:双椎及大小脑后下动脉供血不足,部分脑动脉硬化,颈动脉弹性减低;心脏 B 超示:左房、左室扩大,室间隔增厚,轻中度二尖瓣返流,左室收缩功能下降;肾脏 B 超示:双肾结构不清。患者有高血压病史近 30 年,最高达到 210/120 mmHg,常规口服氨氯地平及复方 α -酮酸片、包醛氧化淀粉等药。来诊时双下肢及颜面浮肿,无恶心呕吐,纳可,寐佳,大便调,舌薄黄腻,脉细弦。血常规示:血红蛋白 70 g/L,红细胞 2.28×10¹²/L;肾功能示:血肌酐 750 μmol/L。

黄芪 30 g,川芎 12 g,葛根 15 g,杜仲 15 g,桑寄生 15 g,制大黄 15 g,当归 12 g,黄芩 20 g,党参 30 g,丹参 30 g,枸杞子 15 g,车前子 30 g,益母草 30 g。

并配以至灵胶囊、补肾生血冲剂及小苏打等药常规口服,每周皮下注射重组人促红素 2 000 U。服药后诸症悉减,2001 年 4 月 24 日来诊时,查肾功能示:血肌酐 539 μmol/L,尿素氮 20.3 mmol/L,血尿酸 463 μmol/L;血常规示:血红蛋白 75 g/L,嘱继续服药,改用重组人

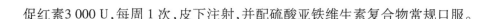

促红素3 000 U,每周1次,皮下注射,并配硫酸亚铁维生素复合物常规口服。

案7 杨某,男,53岁。初诊日期:1999年4月13日。

患者于1996年3月发现肾功能异常,血肌酐130 μmol/L,尿24小时蛋白定量在0.75~1.2 g,右肾盂重复畸形。1998年3月,查肾功能示血肌酐170 μmol/L,尿素氮9 mmol/L,血尿酸488 μmol/L。患者既往有高血压病史10年余,一直服用抗高血压药,血压控制在130/90 mmHg。来诊时,患者一般状态可,无下肢浮肿,血压140/100 mmHg。舌红苔根黄腻,脉滑。

黄芪15 g,川芎15 g,葛根15 g,杜仲15 g,当归12 g,枸杞子12 g,桑寄生15 g,党参30 g,丹参30 g,黄芩20 g,莲肉30 g,益母草30 g,地骨皮20 g。

并配合大黄苏打片、金水宝、补肾生血冲剂及别嘌呤醇等药常规口服,至2000年11月28日来诊时,肾功能已基本正常:血肌酐99.9 μmol/L,尿素氮6.16 mmol/L;尿24小时蛋白定量0.3 g。嘱继续服药以巩固疗效。

案8 韩某,女,42岁。初诊日期:2000年12月25日。

患者1983年曾患尿路感染史,1984年妊娠时出现蛋白尿,一直间断服用中药治疗。1996年发现肾功能减退,血肌酐145 μmol/L,尿素氮7.2 mmol/L。1999年曾患痛风性关节炎。就诊时患者诉心悸、面部升火、纳呆、恶心,舌苔黄腻,脉细,血压160/100 mmHg。外院查肾功能示血肌酐480 μmol/L,尿素氮14.2 mmol/L,血红蛋白70 g/L,B超示左肾70 mm×48 mm×33 mm,右肾90 mm×50 mm×38 mm。

紫花地丁30 g,蒲公英30 g,党参30 g,当归10 g,半夏12 g,制大黄10 g,丹参30 g,枸杞子20 g,黄精15 g,紫苏15 g,川连6 g,玉米须30 g,白花蛇舌草30 g。

西药配合服用氯沙坦钾,每日1粒,复合维生素B 2粒/次,每日3次。药后胃口好转,苔腻渐化,1个月后复查血肌酐示261 μmol/L,尿素氮7.1 mmol/L,血红蛋白93 g/L。

案9 秦某,男,55岁。初诊日期:2000年1月10日。

患者患高血压已10余年,未重视治疗。半年前因乏力、恶心呕吐就诊,查尿常规:蛋白(+++),肾功能示血肌酐850 μmol/L,尿素氮33 mmol/L;B超示双肾萎缩(右85 mm×40 mm,左85 mm×38 mm),在当地医院诊为慢性肾衰,予血透每周2次,已治疗2个月余。后由他人介绍来沪诊治。就诊时查血肌酐示974 μmol/L,尿素氮36 mmol/L,血红蛋白72 g/L,尿蛋白(+),血压180/100 mmHg,每日尿量1 200 ml左右。苔白腻,脉弦。

黄芪15 g,川芎15 g,葛根15 g,杜仲15 g,当归12 g,枸杞子12 g,桑寄生15 g,莲肉30 g,黄芩15 g,藿香12 g,白蔻仁3 g,制大黄15 g。

二诊:服药14剂后苔腻已化,症情好转,于原方去白蔻仁、藿香、莲肉,加桃仁15 g、鸡血藤 30 g,再进 14 剂。

三诊:服药后复查血肌酐 637 μmol/L,尿素氮 21 mmol/L,病情稳定好转,带药回当地继服,血透已改为每周 1 次。

2000 年 6 月 4 日又托人来沪转方,在当地复查肾功能示:血肌酐 369 μmol/L,尿素氮 16.2 mmol/L,血糖 5.9 mmol/L,每日尿量为 1 500 ml 左右,血透已改为每月 1 次。于上方加积雪草 30 g,嘱其暂停血透,继续服用中药治疗。

案 10 吴某,男性,38 岁。初诊日期:1999 年 5 月 22 日。

因慢性肾衰于 1996 年在沪行肾移植术,术后坚持服用抗排异西药,术后 3 年情况稳定,从 1999 年 4 月起出现慢性排异,血肌酐逐渐上升,来我院门诊时尿素氮 15 mmol/L,血肌酐 280 μmol/L,血红蛋白 100 g/L,自诉口苦,乏力,面色灰暗无泽。舌苔厚腻,脉弦。

藿香 12 g,佩兰 12 g,石菖蒲 12 g,败酱草 30 g,黄精 20 g,枸杞子 20 g,当归 12 g,首乌 15 g,桑寄生 12 g,菟丝子 12 g,槟榔 30 g,白蔻仁 3 g,木瓜 15 g,半夏 10 g,黄芩 15 g,制大黄 15 g。

患者带药回黑龙江,1 月后来信告知复查尿素氮 9 mmol/L,血肌酐 140 μmol/L,苔腻渐化,症情明显改善。

案 11 俞某,男,26 岁。初诊日期:1999 年 11 月 1 日。

患者 1999 年 6 月 12 日在长征医院做肾移植术,11 月 1 日初诊,当时患者服泼尼松 20 mg/日,吗替麦考酚酯 0.75 g/日。尿素氮 6.4 mmol/L,血肌酐 196 μmol/L,白蛋白/球蛋白为 52/32,结合胆红素 8 μmol/L,总胆红素 64 μmol/L,乙肝“二对半”(-),血红蛋白 135 g/L,自诉全身乏力,面黄,下肢酸楚,舌苔白腻。

枸杞子 20 g,黄精 20 g,丹参 30 g,鸡血藤 30 g,山茱萸 15 g,当归 12 g,首乌 15 g,茵陈 12 g,郁金 15 g,金钱草 30 g,怀牛膝 15 g,红枣 15 g,制大黄 12 g。

5 周后复查尿素氮 8 mmol/L,血肌酐 130 μmol/L,结合胆红素 6 μmol/L,总胆红素 37 μmol/L,白蛋白/球蛋白为 49/35,于上方中加葛根 15 g、山药 15 g、白术 12 g、薏苡仁 15 g,并服用吗替麦考酚酯 0.5 g/日,百令胶囊继续调治,1 个月后复查尿素氮示 4.3 mmol/L,血肌酐 119 μmol/L,血红蛋白 165 g/L。

案 12 张某,男,54 岁。初诊日期:2001 年 3 月 12 日。

患者于 1989 年行肾移植手术,2 年前感冒后查尿常规示蛋白(+++),于某中医院服中药治疗,因胃不适自行停药。现于外院移植门诊随访治疗,平日服泼尼松 12.5 mg/日,已 4 年(最高剂量服至 40 mg/日);吗替麦考酚酯 0.5 g,2 次/日,已服用 3 个月,最多服至 1 g,2 次/日;氯沙坦钾 50 mg,1 次/日;氟伐他汀钠 20 mg,1 次/日;环孢素 75 mg(早),100 mg(晚);冬虫夏草制剂。2001 年 3 月 9 日查尿常规示:蛋白(+++),红细胞 1~2 个/HP,白细胞 0~1 个/HP,24 小时尿蛋白定量为 1.5 g;血常规示:血红蛋白 101 g/L;肾功能示:血肌酐 140 μmol/L,尿素氮 10.5 mmol/L,血尿酸 377 mmol/L,血糖 5.0 mmol/L,总胆固醇 7.95 mmol/L,三酰甘油 3.06 mmol/L;血压 180/85 mmHg。该院诊断为肾移植后慢性排斥。来我院门诊时患者无特殊不适,舌淡红少苔,脉细弦。

生地 12 g,龟甲 12 g,薏苡仁 30 g,薏苡仁根 30 g,女贞子 12 g,旱莲草 15 g,川断 12 g,黄精 20 g,柴胡 10 g,白鲜皮 30 g,首乌 20 g,苍术 12 g,白术 12 g,黄芩 15 g,灵芝 30 g。

2001 年 3 月 26 日复诊:24 小时尿蛋白定量为 0.31 g,血常规示:血红蛋白 108 g/L;肾功能示:血肌酐 103 μmol/L,尿素氮 7.0 mmol/L,血尿酸 523 μmol/L,白蛋白/球蛋白为 47/27。上方去灵芝,门诊随访续治。

案 13 郎某,女,67 岁。初诊日期:2011 年 11 月 9 日。

患者有慢性肾盂肾炎病史 10 余年,经常有腰酸伴小腹坠胀不适。4 年前随访肾功能发现肾功能异常,血肌酐 165 μmol/L,以饮食控制为主,间断服用肾衰宁或包醛氧化淀粉,未定期随访肾功能。近 4 年来腰酸反复,劳累后加重,伴乏力不易恢复,夜尿频多,4~5 次。现患者面色不华,神疲乏力,腰膝酸软,纳差、恶心,尿频、尿有灼热感。尿常规蛋白(++),白细胞:5~8 个/HP,红细胞:1~3 个/HP;血常规血红蛋白:76 g/L,白细胞 3.5×10⁹/L,红细胞:3.2×10¹²/L;血尿素氮:13.56 mmol/L,血肌酐:382.6 μmol/L;B 超显示:双肾弥漫性损害,双肾萎缩。

黄芪 45 g,黄精 15 g,山茱萸 12 g,桑寄生 12 g,川断 15 g,狗脊 15 g,猪苓 15 g,茯苓 15 g,鹿含草 30 g,凤尾草 30 g,蝉花 20 g,川芎 20 g,葛根 15 g,鸡血藤 15 g,制大黄 15 g,半夏 9 g,竹茹 9 g。

二诊:上方服用 2 周后,腰酸小腹坠胀有所减轻,尿灼热感亦减轻,自行转方继服两周,今复诊诉乏力、恶心、腰膝酸软等症明显好转,尿频、尿灼热感消失。复查血肌酐:282.3 μmol/L,血尿素氮:10.1 mmol/L;尿常规:蛋白(+)。红细胞:4~6 个/HP。舌暗,苔薄白微腻,脉细。上方减竹茹,加党参 15 g、莲肉 30 g。

三诊:药后症状明显好转,体力增强,夜尿减少 2 次,苔腻已化。复查血肌酐:205 μmol/L,血尿素氮:9.62 mmol/L。效不更方。

2012 年 12 月 17 日复诊:诸症平,纳可,夜尿 2 次,大便调。近期复查肾功能:血肌酐 165 μmol/L,血尿素氮:8.2 mmol/L,尿酸 376 μmol/L。守方巩固治疗,继续门诊随访。

案 14 张某,男,46 岁。初诊日期:2014 年 3 月 20 日。

患者 20 年前出现尿蛋白,尿潜血阳性,诊断为慢性肾炎,予中药治疗 3 年后尿常规转阴,其后未重视复查。2013 年 2 月因为头胀痛而发现血压 150/100 mmHg,血清肌酐 140 μmol/L,

后于当地中药治疗,病情反复,遂来求诊。诉:易疲劳,腰酸,纳寐可,二便调。舌红苔薄白,脉弦紧。2013 年 10 月 24 查血肌酐 140 μmol/L,尿素氮 7.88 mmol/L,尿酸 560 μmol/L。2014 年 3 月 16 日查血肌酐 152 μmol/L,尿素氮 10.22 mmol/L,尿酸 617 μmol/L。

黄芪 45 g,当归 15 g,狗脊 15 g,虎杖 15 g,黄精 20 g,山茱萸 12 g,红花 9 g,鸡血藤 30 g,桑螵蛸 15 g,莪术 12 g,制大黄 9 g,土茯苓 30 g,玉米须 30 g。

2014 年 4 月 16 日复诊: 2014 年 3 月 30 日查尿素 7.57 mmol/L,血清肌酐 131.6 μmol/L,尿酸 484 μmol/L;2014 年 4 月 15 日查尿素 6.53 mmol/L,血清肌酐 122.5 μmol/L,尿酸 642 μmol/L。诉:自行减量降压药,未检测血压,自觉症平,夜尿 1 次,大便调,舌红苔薄白,脉弦。上方加丝瓜络 12 g。

2014 年 6 月 18 日复诊: 2014 年 6 月 16 日查尿素 6.96 mmol/L,血清肌酐 104.8 μmol/L,尿酸 410 μmol/L。诉:口腔溃疡时发,大便调,寐安,夜尿 1 次,舌暗红苔薄白,脉细。初诊方加竹叶 12 g、生石膏 15 g。

案 15 朱某,男,44 岁。初诊日期:2013 年 12 月 18 日。

患者 4 年前因腹痛发现血肌酐偏高,当时住院查血清肌酐 140 μmol/L,伴有高尿酸血症、高脂血症,尿检正常,未明确诊断,亦未行肾活检,此后随访血肌酐正常高限,2010 年 10 月 ECT 示双肾梗阻伴功能受损,双肾血流灌注正常,左肾 GFR 39.87 ml/分钟,右肾 GFR 44.54 ml/分钟,未加治疗,适当饮食控制。2013 年 12 月 10 日查血肌酐 94 μmol/L,尿素氮 6.11 mmol/L,尿酸 491 μmol/L 治疗,遂来求诊。诉:夜寐欠安,难以入睡,纳可。

黄芪 30 g,川芎 15 g,黄精 20 g,葛根 15 g,杜仲 15 g,当归 15 g,寄生 12 g,蝉花 15 g,积雪草 30 g,虎杖 15 g,红花 9 g,山茱萸 12 g,鸡血藤 30 g。

2014 年 3 月 31 日复诊: 2014 年 3 月 28 日查尿素 5.9 mmol/L,血清肌酐 95.1 μmol/L,尿酸 497 μmol/L。诉:寐欠安,夜尿 1 次,大便调。舌红苔薄白腻,脉弦。

黄芪 45 g,当归 15 g,狗脊 15 g,虎杖 15 g,黄精 20 g,山茱萸 12 g,红花 9 g,鸡血藤 30 g,葛根 15 g,桑螵蛸 15 g,莪术 12 g,制大黄 9 g。

2014 年 5 月 27 日复诊: 2014 年 4 月 30 日查尿素 7.6 mmol/L,血清肌酐 74.9 μmol/L,尿酸 450 μmol/L。诉:寐安,夜尿 1 次,大便调。舌红苔薄白腻,脉弦。上方加粉草薢 30 g、槟榔 15 g、木瓜 15 g。

2014 年 7 月 16 日复诊: 2014 年 7 月 14 日查尿素 6.4 mmol/L,血清肌酐 66.1 μmol/L,尿酸 410 μmol/L。诸症平稳。守方续治。

案 16 杨某,男,50 岁。初诊日期:2013 年 12 月 4 日。

患者有尿蛋白史 26 年,未行肾穿刺,曾予激素治疗无效,于当地服中药治疗亦无效。2009 年因胸闷痛住院时查血肌酐 190 μmol/L,行冠脉造影术及支架术,同时多有痛风发作,此后血肌酐逐渐升高,口服尿毒清、金水宝等治疗。2013 年 11 月 13~25 日于解放军某医院治疗,期间痛风反复发作,口服痛风定胶囊治疗,出院时血肌酐 491 μmol/L,尿素氮 20.73 mmol/L,尿酸 569 μmol/L,遂来求诊。诉:左脚趾关节红肿疼痛,无发热,夜尿 3 次,大便调,纳可。发作期方:

苍术 12 g,黄柏 12 g,土牛膝 15 g,当归 12 g,赤芍 12 g,虎杖 30 g,粉萆薢 30 g,忍冬藤 30 g,土茯苓 30 g,黄精 18 g,川芎 15 g,蝉花 15 g。

稳定期方:

生黄芪 45 g,当归 15 g,狗脊 15 g,虎杖 15 g,黄精 20 g,红花 9 g,山茱萸 12 g,鸡血藤 30 g,葛根 15 g,桑螵蛸 15 g,莪术 9 g,玉米须 30 g,制大黄 15 g。

2014 年 7 月 2 日复诊:2014 年 1 月 17 日查尿素 16.3 mmol/L,血清肌酐 389 μmol/L,尿酸 477 μmol/L;2014 年 3 月 12 日查尿素 15.8 mmol/L,血清肌酐 300 μmol/L,尿酸 408 μmol/L;2014 年 6 月 27 日查尿素 16.8 mmol/L,血清肌酐 313 μmol/L,尿酸 477 μmol/L。诉:一直服用上方治疗至今,初时 2 个月尚有痛风发作,近期未有发作,无肢肿,无恶心,大便日 2~3 行,夜尿 3 次,舌红苔薄白,脉细数。上方加蝉花 15 g。

案 17 孙某,男,49 岁。初诊日期:2013 年 7 月 30 日。

2011 年患者体检发现血肌酐多在 200 μmol/L,未予重视诊治,2013 年 7 月体检示血肌酐 530 μmol/L,尿素氮 18.7 mmol/L,尿酸 599 μmol/L,B 超示双肾萎缩,后至某医院住院保守治疗,出院时血肌酐 551 μmol/L,尿酸 643 μmol/L,出院后复查血肌酐 588 μmol/L,尿素氮 17.3 mmol/L,尿酸 724 μmol/L,随来就诊。诉:腰酸乏力,双下肢微肿,纳平,大便调,夜尿 4 次,寐欠安。

生黄芪 45 g,黄精 20 g,当归 15 g,虎杖 15 g,狗脊 15 g,山茱萸 12 g,红花 9 g,鸡血藤 30 g,桑螵蛸 15 g,莪术 12 g,葛根 15 g,制大黄 15 g,苍术 12 g,白术 12 g,薏苡仁 30 g,忍冬藤 30 g。

2013 年 8 月 27 日复诊:2013 年 8 月 30 日查尿素 17.6 mmol/L,血清肌酐 645 μmol/L,尿酸 539 μmol/L。诉:乏力,纳可,大便调,寐安。舌红苔薄白,脉细。

黄芪 30 g,黄精 20 g,葛根 15 g,杜仲 15 g,川芎 15 g,当归 12 g,寄生 12 g,蝉花 20 g,积雪草 30 g,苍术 12 g,白术 12 g,薏苡仁 30 g,莪术 15 g,茵陈 12 g。

2013 年 9 月 4 日复诊:2014 年 9 月 04 日查尿素 12.9 mmol/L,血清肌酐 567 μmol/L,尿酸 489 μmol/L。诉症尚平稳,无恶心,无肢肿,二便调,舌红苔根白腻,脉细数。上方加五灵脂 12 g,景天三七 15 g。

2013 年 9 月 30 日复诊:2014 年 9 月 24 日查:尿素 16.1 mmol/L,血清肌酐 494 μmol/L,尿酸 549 μmol/L。诉疲乏,时有短气,无恶心,无肢肿,二便调。舌暗红苔根白,脉细数。上方选进。

案 18 颜某,男,38 岁。初诊日期：2013 年 8 月 27 日。

患者 10 年前出现尿蛋白,诊断为慢性肾炎,予中药间断治疗,2 年前发现血清肌酐 160 μmol/L,后于当地中药治疗,病情尚平稳,3 月前因肺部感染而肾功能进展较快,2013 年 8 月 7 日血肌酐 265 μmol/L,尿素氮 14.7 mmol/L,24 小时尿蛋白定量 0.27 g,B 超示双肾慢性改变,予包醛氧淀粉、复方 α-酮酸片、肾炎舒、别嘌醇等对症治疗,为求中医治疗遂来求诊。诉：易疲劳,腰酸,纳寐可,二便调。

黄芪 45 g,当归 15 g,狗脊 15 g,虎杖 15 g,黄精 20 g,山茱萸 12 g,红花 9 g,鸡血藤 30 g,桑螵蛸 15 g,莪术 12 g,制大黄 15 g,葛根 15 g,海螵蛸 15 g,忍冬藤 15 g,络石藤 30 g。

2013 年 9 月 30 日复诊： 2013 年 8 月 30 日查尿素 12.1 mmol/L,血清肌酐 204 μmol/L,尿酸 310 μmol/L,24 小时尿蛋白定量 0.38 g;2013 年 9 月 25 日查尿素 12.4 mmol/L,血清肌酐 143 μmol/L,尿酸 441 μmol/L。诉：腰酸时有,大便调,纳可,寐安,舌红苔薄黄,脉弦。上方迭进。

2014 年 5 月 15 日复诊： 2014 年 3 月 30 日查尿素 9.9 mmol/L,血清肌酐 124.8 μmol/L,尿酸 403 μmol/L。诉：偶有口腔溃疡,大便调,寐安,夜尿 1 次。舌暗红苔薄白,脉细。初诊方加白残花 6 g。

案 19 陆某,男,60 岁。初诊日期：2014 年 11 月 26 日。

患者有慢性肾脏病史 30 余年,以蛋白尿为主,2004 年起肾功能临界状态,予中药及对症间断治疗为主。2014 年 5 月血肌酐升高较前显著,2014 年 5 月 26 日查血肌酐 126 μmol/L,尿素氮 8.1 mmol/L,尿酸 469 μmol/L;11 月 24 日查血肌酐 173 μmol/L,尿素氮 7.8 mmol/L,尿酸 548 μmol/L,随来就诊。诉：尿多泡沫,无肢肿,偶有腰酸痛,大便尚调,无恶心,易咽痛,寐欠安。目前服用复方 α-酮酸片、肾衰宁等治疗。

生黄芪 45 g,黄精 20 g,当归 15 g,虎杖 15 g,狗脊 15 g,山茱萸 12 g,凤尾草 30 g,桑螵蛸 15 g,莪术 12 g,参三七粉 2 g。

2015 年 1 月 7 日复诊： 2014 年 12 月 22 日查血清肌酐 156 μmol/L,尿素 13.3 mmol/L,尿酸 587 μmol/L;尿常规：蛋白(-),红细胞 2~4 个/HP,pH 5.0,尿比重 1.010;2015 年 1 月 5 日查血清肌酐 134 μmol/L,尿素 10.1 mmol/L,尿酸 533 μmol/L。诉：环腰凉感,咽部不适,大便 1~2 次/日,疲乏,纳可,寐安,舌淡红苔薄白,脉细。上方去桑螵蛸,加蝉花 15 g。

2015 年 6 月 10 日复诊： 2015 年 6 月 5 日查血清肌酐 118 μmol/L,尿素 7.8 mmol/L,尿酸 524 μmol/L。诉咽部不适,如物堵塞感,颈部板滞,大便调,寐安,疲乏感减轻。舌红苔薄黄,脉细数。上方加紫苏叶 15 g。

案 20 沈某,女,62 岁。初诊日期：2014 年 12 月 10 日。

患者有先天性孤立肾(右肾)史,蛋白尿史 10 余年,尿蛋白平素多在(++)~(+++),24

小时尿蛋白定量未监测,肾功能减退1年余,一直坚持中西医结合治疗。近期查(2014年11月24日)血肌酐196 μmol/L,尿素氮13.1 mmol/L,尿酸475 μmol/L,血钾4.54 mmol/L,CO$_2$-CP 24 mmol/L,谷丙转氨酶19 U/L;血常规:血红蛋白108 g/L。随来就诊。诉:寐欠安,无肢肿,无恶心,大便黏滞,疲乏,腰膝酸软,口干苦,盗汗。既往史:有高血压史10余年,血压控制尚可。有萎缩性胃炎史2年余。

生黄芪30 g,黄精20 g,川芎15 g,杜仲15 g,葛根15 g,蝉花15 g,积雪草30 g,茵陈12 g,鸡骨草30 g,灵芝30 g。

2015年1月12日复诊:2014年12月17日查血清肌酐155 μmol/L,尿素10.19 mmol/L,尿酸355 μmol/L,血钾4.95 mmol/L;2015年1月8日查血清肌酐148 μmol/L,尿素10.86 mmol/L,尿酸410 μmol/L,血钾4.79 mmol/L。诉:自觉畏寒,近4~5日咳嗽咽痛,晨起有痰,易咯,色偏黄,无发热,无鼻塞,夜寐多梦,夜尿3次,易疲乏,大便黏腻日1行。舌尖红苔薄白,脉细。上方加鱼腥草15 g、黄芩12 g、桑白皮15 g。

2015年3月3日复诊:2015年3月2日查血清肌酐123 μmol/L,尿素11.4 mmol/L,尿酸399 μmol/L,血糖5.3 mmol/L;血常规:血红蛋白128 g/L,白细胞4.75×10^9/L,血小板122×10^9/L;尿常规:蛋白(+),pH 5.0,尿比重1.010.诉纳可,寐尚安,大便质黏欠畅,偶有上腹部隐痛,无反酸,偶有嗳气,自诉食用苏打饼干后可以减轻,夜尿3次,舌红苔薄黄,脉弦细。初诊方去灵芝,加海螵蛸15 g、红花9 g、鸡血藤30 g、延胡索15 g。

2015年5月12日复诊:2015年5月11日查血清肌酐105 μmol/L,尿酸349 μmol/L,血糖5.1 mmol/L;血常规:血红蛋白129 g/L,白细胞5.38×10^9/L,血小板167×10^9/L;尿常规:蛋白(+),pH 5.0,尿比重1.010.诉纳可,寐欠安,多梦易醒,胃痛除,唯觉头隐痛,耳鸣,下肢酸软,大便日一行,舌红苔薄白,脉弦细。上方加潼蒺藜15 g、灵磁石15 g。

案21 张某,男,61岁。初诊日期:2009年10月19日。

患者2009年9月因低热服用感冒药后出现黑便,予诊治过程中发现血肌酐188.8 μmol/L,后住院查B超示双肾弥漫性病变,ECT提示双肾滤过率严重降低,双肾GFR 21.84 ml/分钟,予对症治疗,肾功能仍进展升高,为求中医治疗而来就诊。诉:下肢酸软,纳可,无恶心,夜尿2次,大便调。既往史:有高血压病史3年,胃溃疡20余年,血吸虫肝病史。2009年9月3日查血肌酐188.8 μmol/L,尿素氮15.23 mmol/L,尿酸599 μmol/L;2009年9月15日查血肌酐226.1 μmol/L,尿素氮11.31 mmol/L,尿酸637.9 μmol/L;(2009年10月16)血肌酐228.1 μmol/L,尿素氮12.6 mmol/L,尿酸591 μmol/L。

生黄芪45 g,黄精20 g,当归12 g,虎杖15 g,狗脊15 g,山茱萸12 g,葛根15 g,桑螵蛸15 g,蝉花15 g,积雪草30 g,红花9 g,鸡血藤30 g。

2009年11月30日复诊:2009年11月26日查血清肌酐185.3 μmol/L,尿素9.15 mmol/L,尿酸588 μmol/L;尿常规:蛋白(++),红细胞(1~3),pH 6.0,尿比重1.015。

诉：腰背部隐约不适,晨起为甚,大便尚调,寐欠安,纳可,舌红苔根薄黄腻,脉细。上方加苍术 12 g、白术 12 g、薏苡仁 30 g、杜仲 15 g。

2010 年 3 月 9 日复诊：2010 年 3 月 5 日查血清肌酐 176.6 μmol/L,尿素 13.75 mmol/L,尿酸 606 μmol/L;尿常规：尿比重 1.015,蛋白(+),pH 5.5。诉晨起腰背酸楚,寐尚安,大便调,夜尿 2 次,纳可,舌红苔白腻,脉细。上方加海螵蛸 15 g、莪术 10 g。

2011 年 3 月 24 日复诊：2010 年 6 月 23 日查血清肌酐 193.5 μmol/L,尿素 11.81 mmol/L,尿酸 455 μmol/L;2010 年 8 月 27 日查血清肌酐 176.9 μmol/L,尿素 12.63 mmol/L,尿酸 613 μmol/L;2010 年 11 月 5 日查血清肌酐 158 μmol/L,尿素 11.45 mmol/L,尿酸 622 μmol/L;2011 年 1 月 7 日查血清肌酐 159 μmol/L,尿素 12.55 mmol/L,尿酸 529 μmol/L;2011 年 3 月 23 日查血清肌酐 167.2 μmol/L,尿素 13.44 mmol/L,尿酸 642 μmol/L。尿常规(-)。诉一直服用上方,经常吃花生,舌红苔白,脉细。上方去山茱萸,加紫苏梗 15 g、潼蒺藜 15 g。

2012 年 3 月 29 日复诊：2011 年 10 月 21 日查血清肌酐 164.2 μmol/L,尿素 10.8 mmol/L,尿酸 475 μmol/L,血红蛋白 116 g/L;2012 年 3 月 2 日查血清肌酐 157.8 μmol/L,尿素 13.2 mmol/L,尿酸 459 μmol/L。诉一直服用上方,现久行有腰背僵直感,夜间不安腿,纳可,大便日 1 行,夜尿 2 次。舌红苔薄白,脉细。上方加桂枝 6 g。

2015 年 4 月 29 日复诊：2015 年 3 月 9 日查血清肌酐 146.1 μmol/L,尿素 12.9 mmol/L,尿酸 468 μmol/L;尿常规：尿比重 1.020,蛋白(+),pH 5.5;诉 2012 年至今一直服用上方,平时肾功能稳定,现腰背酸楚时有,多有耳鸣,听力减退,脑鸣时有,纳可,二便调。舌红苔薄黄,脉细。

生黄芪 45 g,狗脊 15 g,虎杖 15 g,黄精 20 g,当归 15 g,川芎 15 g,葛根 15 g,潼蒺藜 15 g,灵磁石 15 g,海螵蛸 15 g,桑螵蛸 15 g,莪术 10 g,蝉花 15 g。

案 22 毕某,男,57。初诊日期：2011 年 11 月 16 日。

患者 2009 年 9 月体检肾功能减退,当时血肌酐 145 μmol/L,尿常规阴性,未予重视诊治。2011 年 9 月体检发现左肾占位,至华山医院行左肾切除术,术后病理示透明细胞癌,后间断服用金水宝等,2011 年 10 月 31 日查血肌酐 164 μmol/L,尿素氮 10.4 mmol/L,尿酸 575 μmol/L;尿常规：蛋白阴性,红细胞 2.9 个/μl,pH 5.5。为求中医治疗遂来求诊。诉：纳可,无肢肿,寐尚安,大便调,夜尿 1 次。

黄芪 30 g,黄精 20 g,川芎 15 g,葛根 15 g,杜仲 15 g,枸杞 15 g,莪术 9 g,桑螵蛸 15 g,山茱萸 12 g,蝉花 15 g,白花蛇舌草 30 g,半枝莲 30 g。

2012 年 2 月 15 日复诊：2011 年 11 月 30 日查血肌酐 145.4 μmol/L,尿素氮 8.7 mmol/L,尿酸 553 μmol/L,尿常规正常;2011 年 12 月 29 日查血肌酐 123 μmol/L,尿酸 545 μmol/L,尿常规正常;2012 年 2 月 3 日查血肌酐 111.6 μmol/L,尿素氮 12.15 mmol/L,尿酸

530 μmol/L,尿常规正常。诉:纳寐可,大便日 3~4 次,成形,夜尿 1 次,舌淡红苔薄白,脉细。上方继续服用。

2013 年 9 月 12 日复诊：一年间症情稳定,上方加减出入。2013 年 2 月 7 日查血肌酐 109.5 μmol/L,尿素氮 7.55 mmol/L,尿酸 523 μmol/L;2013 年 5 月 14 日查血肌酐 110.6 μmol/L,尿素氮 7.86 mmol/L,尿酸 538 μmol/L;2013 年 7 月 25 日查血肌酐 111 μmol/L,尿素氮 8.64 mmol/L,尿酸 525 μmol/L;2013 年 9 月 4 日查血肌酐 106.5 μmol/L,尿素氮 8.37 mmol/L,尿酸 605 μmol/L。诉:自觉症平。舌质略暗苔薄,脉细。

生黄芪 45 g,当归 15 g,黄精 15 g,虎杖 15 g,狗脊 15 g,山茱萸 12 g,红花 9 g,鸡血藤 30 g,葛根 15 g,桑螵蛸 15 g,莪术 12 g,白花蛇舌草 30 g。

2015 年 4 月 8 日复诊：2014 年 10 月 20 日查血肌酐 104.4 μmol/L,尿素氮 9.84 mmol/L,尿酸 502 μmol/L;2014 年 12 月 1 日查血肌酐 100.5 μmol/L,尿素氮 8.65 mmol/L,尿酸 479 μmol/L;2015 年 3 月 9 日查血肌酐 102.5 μmol/L,尿素氮 7.27 mmol/L,尿酸 493 μmol/L。诉:无腰酸痛,夜尿正常,大便调,纳寐可。舌质略暗苔薄白腻,脉细。上方再进。

案 23 张某,女,46 岁。初诊日期：2008 年 10 月 13 日。

患者 1 月前出现全身乏力,纳呆伴恶心呕吐,小便量少,双下肢浮肿,附近医院查肾功能血尿素氮 20.6 mmol/L,血肌酐 506.9 μmol/L,血红蛋白 67 g/L,血钾 6.0 mmol/L,血气分析提示代谢性酸中毒,诊断为慢性肾功能不全,CKD5 期,肾性贫血,建议行血液透析治疗,患者因经济困难,要求保守治疗,即予包醛氧化淀粉口服,并予碳酸氢钠静滴注后改为口服纠正酸中毒。今为进一步治疗求治于中医。追问病史,患者原有慢性肾炎病史 10 余年,未正规治疗,有夜尿增多病史将近 2 年。现患者面色萎黄,乏力易疲劳,时有胸闷,腹胀食少,晨起恶心明显,无呕吐,双下肢浮肿,尿少,夜尿 3 次,便溏量少。血压：160/100 mmHg。舌淡暗,边有齿痕,苔黄微滑腻,脉弦细。

黄连 6 g,法半夏 12 g,干姜 6 g,党参 15 g,制大黄 10 g,土茯苓 20 g,当归 10 g,枳实 10 g,竹茹 10 g,苏叶 12 g,车前草 30 g,六月雪 30 g,淫羊藿 10 g。

2008 年 10 月 27 日复诊：服药 1 周左右,恶心较前明显改善,尿量有所增加,大便稀溏,日行 2~3 次,腹胀好转,能纳食少许,精神稍旺。上方加黄芪 30 g、蝉花 20 g、红花 10 g。

2008 年 12 月 29 日复诊：服药后,诸症较前改善,浮肿基本消退,胃纳有增,恶心已除,精神状态有所改善,畏寒怕冷明显减轻。夜尿 2 次,大便糊状,日行 2 次。舌质淡黯,舌苔薄腻,脉沉细。血压：145/90 mmHg。复查血尿素氮 15.6 mmol/L,血肌酐 380 μmol/L,血红蛋白 74 g/L,血钾 5.1 mmol/L。上方减竹茹、枳实,加黄精 20 g、山药 20 g。

案 24 王某,男,45 岁。初诊日期：2015 年 6 月 8 日。

2013 年底因腹痛曾至当地医院行 CT 检查示：右肾先天发育不良,B 超示：右肾萎缩

（3.9 cm×1.8 cm），未重视。2015 年 3 月因头痛至医院就诊发现肾功能损害 2 月余。泡沫尿 2~3 年，无浮肿，未就诊，夜尿 1~2 次，持续 3~4 年，纳可，当时查血肌酐 384 μmol/L，血压 180/120 mmHg，予收治入院，查尿蛋白（++），血糖正常，免疫全套（-），ECT：右肾灌注差，左肾灌注未见异常，拟慢性肾炎、慢性肾功能不全，予降压、改善微循环治疗。后查 ECT：左肾 GFR 28.44 ml/分钟，右肾 GFR 18.13 ml/分钟，出院后口服左旋氨氯地平、海昆肾喜、百令胶囊、复方 α-酮酸片、立普妥及拜阿司匹林治疗，随访血肌酐最高达 553.7 μmol/L，2015 年 6 月 2 日查尿常规示：尿蛋白（++），潜血（-）；肾功能：血肌酐 507 μmol/L，尿素氮 15.36 mmol/L，血尿酸 451 μmol/L。现自觉症平，无特殊不适，血压控制稳定，无皮肤瘙痒，大便日 1~2 行，血压 150/100 mmHg。舌淡苔薄黄，脉细弦。

黄芪 30 g，黄精 20 g，川芎 15 g，葛根 15 g，杜仲 15 g，当归 12 g，寄生 12 g，蝉花 15 g，积雪草 30 g，苍术 12 g，白术 12 g，苡仁 30 g，莪术 12 g，茵陈 12 g，五灵脂 12 g，景天三七 15 g。

2015 年 7 月 13 日复诊： 24 小时尿蛋白定量 2.2 g/3 600 ml；肝肾功能：白蛋白 38.8 g/L，球蛋白 27.5 g/L，谷丙转氨酶 45 U/L，谷草转氨酶 13 U/L，血肌酐 407 μmol/L，尿素氮 18.05 mmol/L，血尿酸 451 μmol/L；自诉近半月来腰痛，阵发性酸痛，活动无影响，善饥，饮食增加，久视后视物模糊，无恶心呕吐，无胸闷气短，大便日行 2 次，夜尿 3 次，血压 123/77 mmHg。舌淡红苔薄，脉略滑。上方加川断 12 g、狗脊 12 g、延胡 15 g。

2015 年 9 月 14 日复诊： 24 小时尿蛋白定量 3.6 g；肝肾功能：白蛋白 45.7 g/L，球蛋白 27.6 g/L，谷丙转氨酶 64 U/L，谷草转氨酶 32 U/L，血肌酐 270 μmol/L，尿素氮 18.28 mmol/L，血尿酸 505 μmol/L；诉时有腰痛，晨起双下肢紧绷感，活动后改善，久视后视力模糊，纳可，无恶心，夜尿 3 次，大便日行 2~3 次，无关节红肿热痛，平素喜饮水。血压 120~130/80~90 mmHg。舌质偏红苔薄。上方去川断，加菟丝子 30 g。

2015 年 12 月 28 日复诊： 尿常规示尿蛋白（++），沉渣红细胞 21/μl；肝肾功能：白蛋白 41.7 g/L，球蛋白 20.3 g/L，谷丙转氨酶 81 U/L，谷草转氨酶 35 U/L，血肌酐 271 μmol/L，尿素氮 17.71 mmol/L，血尿酸 489 μmol/L；夜寐欠佳，腰痛冷，纳一般，血压控制欠佳，硝苯地平 5 mg，每日 1 次。上方去五灵脂，加桂枝 6 g、鸡骨草 30 g。

案 25 孙某，男，49 岁。初诊日期：2013 年 7 月 30 日。

2012 年初血糖 7.1 mmol/L，2013.7 血糖 12 mmol/L，开始胰岛素治疗。发现血肌酐升高 2 年余，痛风史 1 年余，空腹血糖 7.3 mmol/L。2011 年 4 月发现肌酐 200 μmol/L，尿酸 580 μmol/L，尿蛋白（++）。2 年后复查尿蛋白（+++），肌酐 530 μmol/L，后住院 1 周。2013 年 7 月查 24 小时尿蛋白定量 3.6 g；尿常规示：尿蛋白（+++），葡萄糖（+++）；肝肾功能：白蛋白 22.8 g/L，球蛋白 23.3 g/L，谷丙转氨酶 19.8 U/L，谷草转氨酶 21.2 U/L，血肌酐 588 μmol/L，尿素氮 17.3 mmol/L，血尿酸 724 μmol/L；血常规示：血红蛋白 94 g/L。B 超：双肾弥漫性病变。左肾 84 mm×43 mm，右肾 93 mm×41 mm。

生黄芪 45 g,当归 15 g,黄精 15 g,虎杖 15 g,狗脊 15 g,山茱萸 12 g,红花 9 g,鸡血藤 30 g,桑螵蛸 15 g,莪术 12 g,葛根 15 g,制大黄 15 g,苍术 12 g,白术 12 g,苡仁 30 g,忍冬藤 30 g。

2013 年 8 月 27 日复诊:尿常规示尿蛋白(+++),潜血(+++),pH 5.0,尿比重 1.020;肝肾功能:白蛋白 47 g/L,球蛋白 26 g/L,谷丙转氨酶 11 U/L,谷草转氨酶 17 U/L,血肌酐 645 μmol/L,尿素氮 17.6 mmol/L,血尿酸 539 μmol/L;空腹血糖 5.7 mmol/L;血常规示:白细胞 4.1×10^{12}/L,血红蛋白 112 g/L,血小板 215×10^9/L。现乏力,纳可,寐安,大便日 2~3 行,血压 110/70 mmHg,舌薄白脉细弦。

黄芪 30 g,黄精 20 g,川芎 15 g,葛根 15 g,杜仲 15 g,当归 12 g,寄生 12 g,蝉花 20 g,积雪草 30 g,苍术 12 g,白术 12 g,薏苡仁 30 g,莪术 15 g,茵陈 12 g。

2013 年 9 月 4 日复诊:24 小时尿蛋白定量 249 mg/2 110 ml;肾功能:血肌酐 567 μmol/L,尿素氮 12.9 mmol/L,血尿酸 489 μmol/L;血脂示:三酰甘油 2.5 mmol/L;血常规示:血红蛋白 112 g/L。下肢无浮肿,无恶心,舌红苔净。上方加五灵脂 12 g、景天三七 15 g。

2014 年 5 月 28 日复诊:一直在服上方。近期复查:24 小时尿蛋白定量 1 g;肝肾功能:白蛋白 47 g/L,球蛋白 23 g/L,谷丙转氨酶 39 U/L,谷草转氨酶 25 U/L,血肌酐 342 μmol/L,尿素氮 14.6 mmol/L,血尿酸 542 μmol/L;血常规示:白细胞 4.9×10^{12}/L,血红蛋白 127 g/L,血小板 162×10^9/L。纳可,寐安,大便调,日 1 行,血压 120/80 mmHg。夜寐时两侧面部寒冷,无疼痛,无明显其余不适,大便日行 1 次,小便调,纳寐可。舌薄白,脉细。

生黄芪 45 g,当归 15 g,黄精 15 g,虎杖 15 g,狗脊 15 g,红花 9 g,鸡血藤 30 g,山茱萸 12 g,莪术 12 g,葛根 15 g,桑螵蛸 15 g,苍术 12 g,白术 12 g,菟丝子 30 g,僵蚕 20 g,制大黄 15 g,鹿角片 9 g。

2014 年 9 月 16 日复诊:腰部寒冷除,再服虫草 10 根,近期复查:24 小时尿蛋白定量 1.08 g;肝肾功能:血肌酐 318.4 μmol/L,尿素氮 21.96 mmol/L,血尿酸 322 μmol/L;血常规示:血红蛋白 126 g/L。现症平,血压 150/110 mmHg,舌薄腻,脉细。上方减鹿角片,加蝉花 15 g。

2014 年 12 月 4 日复诊:患者体力增加,每日锻炼。近期复查:24 小时尿蛋白定量 1 g/2 600 ml;肝肾功能:白蛋白 49.9 g/L,球蛋白 25 g/L,谷丙转氨酶 33 U/L,谷草转氨酶 19 U/L,血肌酐 242.4 μmol/L,尿素氮 23.47 mmol/L,血尿酸 415 μmol/L。现症平,纳寐可,大便调每日 1 行,饮食放宽。上方继服。

案 26 瞿某,女,32 岁。初诊日期:2015 年 3 月 5 日。

发现肾功能不全 1 年余,血透维持 17 个月就诊。2013 年 9 月出现鼻塞流涕发热,10 月初出现咳嗽、气喘、不能平卧,至上海某医院急诊,查血肌酐 660 μmol/L,B 超:双肾缩小,予利尿等治疗,无效,胸闷气喘加重,逐渐无尿、并出现咯血,10 月 14 日住院,复查血肌酐 990 μmol/L,予紧急插管血透,及强心、降压等处理,病情好转能平卧,之后行内瘘手术,开始血透维持治疗。现一般情况可,大便 2～3 日 1 行,非透析日尿量 400 ml,有少量泡沫,血压 105/60 mmHg 血透每周 3 次,每次 4 小时,厄贝沙坦 75 mg,隔日 1 次。促红细胞生成素 1 万单位,2 周 1 次。舌根苔白厚腻,质淡红,脉细弦。2014 年 2 月 11 日查 B 超:左肾 94 mm× 35 mm,右肾 91 mm×38 mm;2014 年 12 月 2 日查透前血肌酐 310 μmol/L,尿酸 345 μmol/L, 血浆白蛋白 41 g/L,甲状旁腺激素 81pmol/L;2015 年 2 月 27 日查血常规:血红蛋白 102 g/L。

黄芪 30 g,葛根 15 g,川芎 15 g,黄精 20 g,枸杞子 15 g,杜仲 15 g,白花蛇舌草 30 g,忍冬藤 30 g,紫花地丁 30 g,丹参 30 g,制大黄 15 g,赤芍 15 g,槟榔 15 g,木瓜 15 g,山药 15 g,生地 12 g,蝉花 15 g,积雪草 30 g。

2015 年 4 月 2 日复诊:服上方后大便通畅,尿量增多,非透析日 600 ml,3 月 27 日复查血肌酐 260 μmol/L,自行停用厄贝沙坦,10 日后血压至 130/100 mmHg,当日就诊时化验尿常规蛋白(+++),红细胞 15 个/HP。舌苔较前化薄,质淡暗,细弦脉。上方加红花 9 g、鸡血藤 30 g、薏苡仁 30 g、苍术 12 g。

2015 年 5 月 14 日复诊:症平,无明显不适,胃纳佳,非透析日尿量 600～800 ml,5 月 7 日复查血肌酐 226 μmol/L,血透医生建议下周透析减少至每周 2 次。苔脉同前。上方加淫羊藿 15 g、巴戟天 15 g、砂仁 6 g、桂枝 9 g、葫芦瓢 30 g。

2015 年 9 月 17 日复诊:发复查血肌酐 234 μmol/L,尿酸 453 μmol/L,现自觉疲劳,余无明显不适,目前仍旧 1 周 2 次血透。舌根薄腻,质暗红,脉细。

黄芪 30 g,葛根 15 g,川芎 15 g,黄精 20 g,枸杞子 15 g,杜仲 15 g,蝉花 15 g,积雪草 30 g, 当归 15 g,寄生 15 g,淫羊藿 15 g,景天三七 15 g,红花 9 g,鸡血藤 30 g。

2015 年 11 月 26 日复诊:诉中药一直服用中,血透从 11 月初已改为 1 周 1 次,准备 11 月底停血透治疗。现自觉症状可,稍有怕冷,尿量 1 000 ml,血压 120/80 mmHg。11 月 20 日复查血肌酐 216 μmol/L,尿酸 535 μmol/L,尿常规蛋白(+)。予加用非布司他。苔脉同前。上方加巴戟天 15 g。

2016 年 4 月 14 日复诊:停血透治疗已有 5 个月,中药一直服用中,唯大便偏干之外一般情况良好。尿量每日保持在 1 500 ml 左右,血压 120/80 mmHg,血肌酐控制在 220 μmol/L 左右,蛋白尿在(+)～(++)。中药以原方为主随症加减。

目前仍在随访中,最近一次复诊时间为 10 月 27 日,症状良好,尿量 1 700 ml,血压 120/ 75 mmHg,9 月 21 日查血肌酐 236 μmol/L,血常规血红蛋白 123 g/L,血浆白蛋白 41 g/L。

黄芪 30 g,葛根 15 g,川芎 15 g,黄精 20 g,枸杞子 15 g,杜仲 15 g,蝉花 15 g,积雪草 30 g, 当归 15 g,寄生 15 g,淫羊藿 15 g,景天三七 15 g,茵陈 15 g,莪术 12 g。

另炮甲粉 3 g,每日 1 次冲服。

第七节 其他泌尿系疾病

急性肾盂肾炎

仇某,女,33岁。初诊日期:2001年4月24日。

患者昨起淋雨回家后出现发热恶寒,伴腰痛甚剧,恶心,今晨出现肉眼血尿并伴尿频尿急尿痛,自服百服宁、阿莫西林等药,症情未见好转,来门诊查体温38.5℃,尿常规白细胞(+++),红细胞满视野,蛋白100 mg/dl,肾区叩击痛(+)。舌苔黄腻脉浮数。

柴胡20 g,黄芩20 g,鸭跖草30 g,野菊花12 g,半夏10 g,竹茹12 g,山栀10 g,苦参10 g,车前草30 g,忍冬藤30 g,紫花地丁30 g。

二诊:服药后次日恶寒、恶心除,第3日查体温37.8℃,5日后热势退尽。尿常规白细胞4~5个/HP,红细胞5~6个/HP,蛋白阴性,中段尿培养报告示大肠杆菌生长。上方减半夏、竹茹、山栀、鸭跖草,加凤尾草30 g、半枝莲30 g,改柴胡9 g。

三诊:服二诊方7剂后复查中段尿培养示无细菌生长,尿常规白细胞3~4个/HP,红细胞2~3个/HP,蛋白阴性。湿热已退,当扶正固肾以巩固疗效。

生地12 g,山茱萸12 g,猪苓12 g,茯苓12 g,黄精15 g,川断12 g,狗脊12 g,车前草30 g,半枝莲30 g,白花蛇舌草30 g。

四诊:服药后尿常规阴性,前方加减善后。

慢性肾盂肾炎

案1 刘某,女,47岁。初诊日期:2001年3月12日。

患肾盂肾炎已10余年,反复发作,用过多种抗生素均已耐药,诉腰胀痛,疲乏,口干,尿频,夜尿7~8次,中段尿培养大肠杆菌生长,肾盂叩击痛(+),尿常规检查示:尿蛋白30 mg/dl,白细胞(++),红细胞(++)。舌红少苔,脉细弱。

党参30 g,丹参30 g,黄精20 g,山茱萸15 g,女贞子12 g,覆盆子30 g,竹叶15 g,枸杞子15 g,萹蓄30 g,桑螵蛸15 g,益智仁15 g,一见喜30 g,肉苁蓉15 g,威灵仙15 g,怀牛膝15 g。

服药14剂后腰胀痛好转,夜尿减少,上方去威灵仙、怀牛膝,加鸭跖草30 g、通天草30 g,

并加服宁泌泰、金水宝。半月后复诊中段尿培养无细菌生长,尿蛋白阴性,红细胞 3~4 个/HP,白细胞 2~3 个/HP,守上方再巩固治疗,并嘱冬季以膏方调补。

案2 钱某,女,54 岁。初诊日期:2000 年 12 月 20 日。

患慢性肾盂肾炎 7~8 年,每年发作 3~4 次,已住院 3 次,曾用多种抗生素治疗,中段尿培养阴性,尿常规蛋白 150 mg/dl,红细胞 3~4 个/HP,白细胞(+)/HP,蛋白电泳分析诊为小管性蛋白尿,血尿 β_2M 升高,现感疲乏,腰酸尿频,焦虑,失眠。苔灰腻质暗,脉细弦。

生地 15 g,熟地 15 g,山茱萸 15 g,山药 15 g,女贞子 15 g,菟丝子 15 g,猪苓 15 g,茯苓 15 g,苍术 12 g,白术 12 g,小石韦 30 g,凤尾草 30 g,黄芪 45 g,灵芝 30 g,当归 12 g。

同时服三金胶囊、金水宝。上药加减服用 3 个月后尿蛋白转阴,症状明显好转,但诉排尿无力,仍有尿频,但无尿痛,上方去凤尾草,加党参 30 g、枳壳 20 g、升麻 9 g。药后排尿无力明显好转。

案3 商某,女,67 岁。初诊日期:1997 年 8 月 19 日。

患慢性肾盂肾炎多年,未经正规治疗,1 年前发现肾功能下降,2 月前出现恶心呕吐,失眠,当地治疗无效,前来诊治,查血肌酐 504 μmol/L,尿素氮 14.8 mmol/L,血红蛋白 79 g/L。舌苔厚腻,脉细。

紫苏 30 g,川连 6 g,半夏 12 g,龙胆草 6 g,合欢皮 15 g,枸杞子 15 g,黄精 15 g,茯苓 12 g,川朴 10 g,煅瓦楞 12 g,制大黄 15 g,党参 30 g,丹参 30 g。

半月后恶心呕吐已除,睡眠仍欠佳,诉喉中痰多,吐之不出。上方加吴茱萸 3 g、陈皮 4.5 g、肉苁蓉 15 g、山茱萸 12 g。

服药 14 剂后复查血肌酐 306 μmol/L,尿素氮 10.8 mmol/L,咽中痰堵已除,纳转佳,苔腻已化,上方去紫苏、川连、半夏、吴茱萸、龙胆草,加酸枣仁 30 g、黄芪 15 g、当归 12 g、六月雪 30 g,同时配合自制补肾生血冲剂,经上方调治 2 月余,复查血肌酐 115 μmol/L,尿素氮 12.8 mmol/L,血红蛋白 104 g/L。门诊继续随访治疗,3 年来病情稳定。

案4 邓某,女,46 岁。初诊日期:2001 年 3 月 6 日。

患者因肾盂肾炎反复发作已 10 年余,反复使用抗生素。现中段尿培养已转阴,尿常规示:蛋白 30 mg/dl,红细胞 0~2 个/HP,白细胞 0~3 个/HP。但诉尿频,量多,每日尿量达 4 000~5 000 ml,口干渴,多饮,腰酸,夜尿量多,睡眠欠佳。查尿蛋白电泳示:小管性蛋白尿;24 小时尿蛋白定量为 0.46 g;肾功能示:血肌酐 98 μmol/L,尿素氮 6.5 mmol/L;血 β_2M 4.1 mg/L,尿 β_2M 302 μg/L;尿渗透压 170 mmol/L。舌质暗质干,苔白腻,脉细。

山茱萸 15 g,黄精 15 g,桑螵蛸 15 g,黄芪 45 g,鹿衔草 30 g,猪苓 12 g,覆盆子 30 g,茯苓 12 g,益智仁 15 g,川断 15 g,蛇床子 15 g,石斛 30 g,石菖蒲 12 g,灵芝 30 g,生牡蛎 15 g。

服药 14 剂后复诊,症状明显好转,体力增强,尿量减少,口干减轻,苔腻渐化,尿渗透压 340 mmol/L,效不更方,继用上方 60 剂。

2 个月后随访,病情改善,尿量明显下降,现 24 小时尿量为 2 000 ml 左右,复查尿渗透压 650 mmol/L。守上方巩固治疗,继续门诊随访。

案 5 裘某,女,74 岁。初诊日期:2007 年 8 月 29 日。

患者近 2 年来反复出现腰酸、尿频、尿急,附近医院尿常规检查白细胞经常 20～30 个/HP,诊断为慢性泌尿道感染,以氧氟沙星、头孢呋辛等抗生素治疗有效,但每于劳累后症情反复,近 1 年来发作频繁,苦不堪言。1 月前,患者在无明显诱因下尿频、尿急症状又作,自服头孢克洛胶囊治疗无效,改服环丙沙星胶囊,症状仍改善不明显。现腰酸乏力,尿频、尿急,尿滴沥不尽感,排尿时尿道灼热感,无明显尿痛。纳可,口干,大便干结。尿常规化验:白细胞 20～30 个/HP。舌质暗红苔黄腻,脉沉小滑。

猪苓 12 g,茯苓 12 g,白术 12 g,桂枝 10 g,泽泻 15 g,知母 15 g,黄柏 15 g,苍术 12 g,滑石 10 g,甘草 6 g,蒲公英 30 g,凤尾草 30 g,泽兰 15 g。

2007 年 9 月 12 日复诊:药后尿频、尿急好转,腰酸乏力减轻,大便偏干。舌暗红、黄腻苔渐退,脉沉滑,复查尿常规:白细胞 5～10 个/HP。上方加桑寄生 20 g、丹皮 12 g、当归 12 g。

2007 年 10 月 10 日复诊:药后尿频、尿急、尿滴沥不尽感、腰酸均除,自觉精神较以前振作。舌暗,苔薄白,脉沉细。尿常规化验:白细胞 1～3 个/HP。

党参 15 g,茯苓 12 g,白术 12 g,桂枝 10 g,泽泻 10 g,桑寄生 20 g,巴戟天 15 g,当归 12 g,鸡血藤 15 g,蒲公英 15 g,凤尾草 15 g,鹿含草 15 g,淫羊藿 15 g,通草 12 g。

随访:此后以上方加减巩固治疗,半年间多次复查尿常规检查,白细胞均<5 个/HP。

前列腺疾患

案 1 曹某,男,75 岁。初诊日期:2008 年 12 月 15 日。

1 周来患者排尿淋漓不尽,尿频,排尿无力,时有尿遗,近 3 日加重,并自觉小腹胀满疼痛,无尿痛,无发热。追问病史,患者前列腺增生肥大史,曾有尿潴留导尿史。即予行彩超检查,提示:膀胱残余尿 600 ml。舌质淡苔薄白,脉虚弦。

党参 12 g,山药 20 g,熟地 12 g,山茱萸 9 g,茯苓 30 g,桔梗 6 g,鹿角片 15 g,牛膝 12 g,留行子 15 g,冬葵子 15 g,桂枝 6 g,车前子 15 g,肉桂 3 g。

2008 年 12 月 22 日复诊:诉服药后,排尿逐渐通畅,遗尿明显改善,腹胀痛基本除,但仍尿频,淋漓,予原发续服。嘱再服 7 剂后复查彩超。

2008 年 12 月 29 日复诊:药后复查彩超,膀胱残余尿基本消失。诉排尿无力,尿淋漓。

予金匮肾气丸口服调治。

案 2　詹某,男,67 岁。初诊日期:2008 年 5 月 19 日。

患者有慢性前列腺炎病史 2 年,间歇有少腹胀满不适。近来滑精伴尿后滴白,晨起为甚,伴小腹会阴胀痛,睾丸胀痛,无尿道痛,排尿尚畅,夜尿 2 次。舌质略暗红苔薄白,脉细弱。

知母 15 g,黄柏 15 g,生地 12 g,熟地 12 g,龟甲 9 g,女贞子 12 g,旱莲草 12 g,巴戟天 15 g,苍术 30 g,白术 12 g,猪苓 12 g,茯苓 12 g,肉桂 3 g,鹿角片 9 g,橘核 12 g,荔枝核 12 g,枸橘梨 12 g,青皮 12 g。

2008 年 5 月 26 日复诊: 服药后尿后滴白偶作,小腹会阴胀痛轻减,排尿畅,无尿道疼痛,苔薄质红,脉细。上方去荔枝核、枸橘梨,加乌药 9 g、小茴香 6 g。

2008 年 6 月 2 日复诊: 诉此次药后滴白减少,小腹、会阴胀痛轻减,苔薄质红脉细弱。上方继服,巩固疗效。

案 3　王某,男,37 岁。初诊日期:2007 年 12 月 6 日。

患者近一年来无明显诱因下间歇出现尿频,尿急,小便滴沥不畅,伴排尿时会阴部隐痛不适,时有尿末滴白。尿色偏黄,无肉眼血尿,无尿痛,无腰痛,无发热。外院查尿常规(-),前列腺液检查:白细胞(++)。B 超:前列腺无明显增大。诉平时喜饮酒,性情比较急躁,时感心烦,夜寐欠安,大便时干结,解便稍艰,解便努挣时,前阴出白物如膏糊,性事渐淡。舌质偏红苔薄黄微腻,脉弦略数。

当归 10 g,赤芍 15 g,白芍 15 g,川芎 12 g,生白术 12 g,白茯苓 15 g,泽泻 12 g,柴胡 10 g,川楝子 10 g,萹蓄 12 g,琥珀粉 2 g,生地 15 g,生甘草 6 g。

2007 年 12 月 20 日复诊: 服上方 1 周后,诸症均有改善,自行转方继续服用一周,诸症悉减。舌质稍红,苔薄,脉略弦。上方加菟丝子 15 g。

随访:后随症加减调治 2 个月,诸症尽消,前列腺液复查均正常。

尿路结石

案 1　费某,男,36 岁。初诊日期:1996 年 7 月 5 日。

患者因右肾区疼痛并放射至少腹部,伴见肉眼血尿,就诊于外院。B 超检查发现右肾下有米粒大小结石,右输尿管有 6 mm×5 mm 结石,肾盂分离 12 mm。诊为右肾结石及右输尿管上段结石。曾用山莨菪碱注射,腰痛稍减,即来我院门诊。患者诉右侧少腹似有牵吊样疼痛不适,口干苦,舌白腻,脉弦。

白芍 30 g,甘草 10 g,威灵仙 15 g,金钱草 30 g,海金沙 15 g,鸡内金 15 g,滑石 10 g,川断

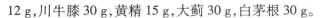

12 g,川牛膝 30 g,黄精 15 g,大蓟 30 g,白茅根 30 g。

二诊：服药 7 剂后,腹痛已除,尿血已止,舌转薄白。改服排石方。

鹿角霜 30 g,菟丝子 12 g,鸡内金 15 g,海金沙 15 g,金钱草 30 g,小石韦 15 g,桂枝 6 g,滑石 10 g,冬葵子 12 g,威灵仙 15 g,当归 10 g,赤芍 12 g,白芍 12 g,淫羊藿 12 g,黄精 12 g,王不留行 15 g。

并嘱多饮水,以日饮 2 500~3 000 ml 水为宜,适当运动,每日 2 次跳跃 15 分钟,并配合耳针治疗。患者在服药 7 剂时即排下结石 1 粒,色褐质硬,如桑椹样,复查 B 超：输尿管结石已除。

案 2　尤某,男,40 岁。初诊日期：1997 年 3 月 17 日。

患者发现肾结石已 1 年余,腰部隐痛,B 超示：右肾下极 14 mm×16 mm 强光团,回声增强,诊为右肾下极结石;尿路平片也证实右肾结石。由于结石位置及大小,排石可能性极小,即予以化石方。

金钱草 30 g,海金沙 30 g,女贞子 20 g,旱莲草 20 g,瞿麦 20 g,滑石 10 g,冬葵子 20 g,川牛膝 20 g,淫羊藿 12 g,鸡内金 15 g,川断 12 g,黄精 15 g,王不留行 30 g。

上方连续服用 2 个月后复查结石已缩小,并松解成三小粒 4 mm×5 mm,5 mm×3 mm,4 mm×3 mm。守法继服 2 月余,复查右肾结石已消失。患者停药回原籍工作,但半年后又来复诊,据诉左肾又发现结石,B 超示结石 9 mm×7 mm。再予上方继服,3 月后结石消失。嘱患者平时要多饮水,并改用磁化杯饮水,并常服排石冲剂及左归丸。

案 3　蒋某,男,51 岁。初诊日期;2001 年 4 月 3 日。

患者于 1999 年行左输尿管取石术,2000 年行左肾取石术。2001 年 1 月因左输尿管梗阻,血肌酐升至 300 μmol/L 以上,再行取石术,3 月 28 日复查肾功能：血肌酐 168 μmol/L,尿素氮 11.9 mmol/L,尿酸 527 μmol/L;B 超复查仍有双肾积水,右肾结石及钙化,左输尿管轻度扩张。来诊时患者一般状态可,肾区无叩击痛,下肢无浮肿,无腰痛,尿常规正常,血压 170/110 mmHg。苔薄白,脉弦。

黄芪 30 g,黄精 15 g,川芎 15 g,葛根 20 g,枸杞子 15 g,金钱草 30 g,滑石 10 g,黄芩 20 g,当归 12 g,虎杖 30 g,海金沙 15 g,鸡内金 15 g,桃仁 30 g,莪术 10 g。

2001 年 4 月 18 日复诊：查 B 超示左肾 101 mm×58 mm,结构不清,肾盂见液性暗区,24 mm×36 mm,46 mm×34 mm,相互连通,形态不规则;右肾结构欠清,上极见 6 mm×6 mm,5 mm×5 mm,伴声影,另见多枚强光团米粒大小,肾盂积水最宽 23 mm;尿常规阴性。苔薄白,脉细弦。

黄芪 30 g,川芎 15 g,炮穿山甲片 10 g,葛根 15 g,黄精 20 g,当归 15 g,赤芍 15 g,桃仁 30 g,鸡内金 15 g,莪术 15 g,滑石 10 g,熟地 15 g,红花 10 g,蝉花 15 g,金钱草 15 g,制大

黄 12 g。

并配以氯沙坦钾及百令胶囊。5 月 23 日来诊时复查肾功能示：血肌酐 138 μmol/L，尿素氮 6.7 mmol/L，尿酸 428 μmol/L。

2001 年 6 月 6 日复诊：复查尿路结石缩小，肾盂积水减少至 12 mm，舌净，脉细。上方继服。

案 4 赵某，女，67 岁。初诊日期：2012 年 9 月 16 日。

患者近 10 日来出现阵发性右侧腰痛，放射至右侧少腹及膀胱，尿色偏红，伴恶心感。外院尿常规提示：红细胞（+++），余（-）。B 超提示：双肾中盏结石，右侧 3 mm×3 mm，左侧 3 mm×4 mm，双侧输尿管未见扩张。现阵发性右侧腰痛，无血尿，无尿路刺激征。舌苔薄白，脉沉滑略弦。

金钱草 30 g，海金砂 30 g，鸡内金 12 g，石韦 30 g，冬葵子 30 g，杭白芍 30 g，生甘草 6 g，广地龙 10 g，猪苓 12 g，茯苓 12 g，泽泻 15 g，兰泻 15 g，王不留行 30 g，川桂枝 10 g，三棱 10 g，莪术 10 g，车前子 30 g，制大黄 6 g。

二诊：药后第 2 日曾有腰痛加重伴尿色偏深，此后腰痛未作，尿色转清，大便日行 2 次，不成形。舌质偏红，苔薄，脉小弦。予复查尿常规：红细胞（-），白细胞 7~8 个/HP。B 超示：双肾及输尿管未见异常。上方去制大黄、王不留行、广地龙，加蒲公英 30 g。

三诊：近来无腰痛反复，尿色清，复检尿常规（-）。嘱平时多饮水，定期 B 超检查随访。

案 5 张某，男，57 岁。初诊日期：2014 年 2 月 10 日。

既往有肾结石史，2 月 7 日无诱因下出现左侧腰区胀痛，无肉眼血尿，无腹泻呕吐，无肢体活动不利，就诊查 B 超示：右肾囊肿，左肾积水，左侧输尿管上段扩张，尿常规示：红细胞 5~7 个/HP，蛋白（-），白细胞（-），于对症止痛消炎处理，2 月 8 日 CT 提示：左侧输尿管腹段结石，左肾积水，伴周围炎；予排石冲剂治疗，因觉病情改善不明显，遂来求中药治疗。现左侧腰区胀满隐痛，无恶心，大便调畅，舌暗红苔薄白，脉弦细。2014 年 2 月 7 日查超声描述：右肾见无回声区，大小约 21 cm×23 cm；左肾盂分离 15 cm，左侧输尿管上段分离 5 cm，中下段消失不清。2014 年 2 月 8 日查输尿管 CT 平扫：左侧输尿管腹段结石（5 mm），左肾积水，伴周围炎；右肾盂囊肿（约 24 mm）。

软滑石 15 g，鸡内金 15 g，海金沙 15 g，枳实 9 g，薏苡仁 15 g，青皮 9 g，瞿麦 12 g，石韦 15 g，连钱草 30 g，狗脊 12 g，丹参 15 g，炒白芍 15 g，怀牛膝 18 g，郁金 15 g，冬葵子 15 g。

2014 年 2 月 25 日复诊：药后 3 日即觉左腰区胀痛明显减轻，堵塞感顿失，未见结石排出，2 月 21 日于复查 B 超示：右肾见无回声区，大小约 18 cm×24 cm，右肾囊肿。诉口舌热感，其余无不适，二便调畅，舌暗红苔薄白，脉细数。上方加白茅根 15 g。嘱多饮水，中药二诊方服完如无不适，可以停药，2 月后复查 B 超。

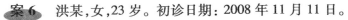

案6 洪某,女,23岁。初诊日期:2008年11月11日。

患者8日前无明显诱因下出现尿频、尿短少,伴少腹隐痛,同时有恶心,呕吐胃内容物。至外院尿常规提示:白细胞偏高,具体不详。予左氧氟沙星口服3日,复检尿常规:白细胞(+++),红细胞1~2个/HP;血常规正常。再与头孢呋辛及左氧氟沙星联合口服抗感染后,临床症状略有缓解,复查尿常规:白细胞(+)。B超提示:右侧输尿管上段结石并输尿管轻度扩张。现腰酸明显,无阵发性腰痛,无明显尿频、尿急、尿痛,恶心呕吐已除,近来大便2~3日1行。舌质稍红苔薄白,脉细滑略弦。

金钱草30 g,海金砂30 g,鸡内金12 g,石韦30 g,冬葵子30 g,杭白芍12 g,生甘草6 g,升麻6 g,猪苓12 g,茯苓12 g,泽泻15 g,王不留行30 g,川桂枝10 g,三棱10 g,莪术10 g,益母草15 g,制大黄10 g,党参15 g。

2008年11月18日复诊:服上方5剂,服药期间未出现腰部绞痛,无明显肉眼血尿。药后腰酸略好转,无明显尿路刺激症状,大便已畅。诉月经即将来潮,有痛经史,现仍有腰酸。舌质偏暗,苔薄,脉小弦。予复查尿常规:(-)。B超示:双肾及输尿管未见异常。

党参15 g,茯苓12 g,白术12 g,甘草6 g,防风10 g,桑寄生20 g,川芎15 g,当归15 g,艾叶9 g,桃仁9 g,红花6 g,赤芍10 g,泽泻10 g,凤尾草15 g,蒲公英30 g。

案7 麦某,女20岁。初诊日期:2005年7月27日。

患者10年前因排尿不畅当地医院行B超检查发现膀胱结石,行膀胱镜下取石后症状缓解,此后间歇发作类似症状。8年前出现腰痛,当地医院B超发现双肾结石,2003年起出现泡沫尿,尿检尿蛋白阳性(具体不详),未正规治疗。2004年曾行体外震波碎石治疗,尿石成分检测为草酸钙结石。同年11月体检发现血肌酐升高至152 μmol/L,以包醛氧化淀粉口服治疗。今为进一步治疗而转求中医治疗。其胞弟有类似疾病史。现诉双侧腰酸隐痛,排尿尚通畅,夜尿2次,无明显尿急、尿痛,面色萎黄,畏寒肢冷,食欲不佳,大便尚调,夜寐尚安。2005年7月27日查肾功能:血肌酐158 μmol/L。舌质淡偏暗苔薄白微腻,脉沉细。

黄芪30 g,葛根15 g,川芎15 g,黄精20 g,枸杞子20 g,杜仲15 g,山茱萸15 g,蝉花15 g,莪术10 g,桑螵蛸15 g,红花10 g,鸡血藤30 g,制大黄10 g,金钱草30 g,海金砂15 g,鸡内金15 g,滑石15 g。

2005年8月24日复诊:服药1个月,腰酸较前有所减轻,未见尿中有砂石排出,无排尿困难,仍恶寒,夜尿1~2次,大便调。复查肾功能:血肌酐164 μmol/L,血尿素氮7.4 mmol/L,尿酸423 μmol/L;尿常规正常。舌质偏暗,苔薄白,脉细。

黄芪45 g,黄精20 g,狗脊12 g,当归12 g,虎杖15 g,山茱萸12 g,红花10 g,鸡血藤30 g,制大黄10 g,金钱草30 g,海金砂15 g,鸡内金15 g,滑石15 g,蝉花15 g,女贞子12 g,旱莲草20 g,淫羊藿15 g。

2005年12月28日复诊:上方坚持服用至今,当地医院CT复检示双肾结石,较前略有减少。药后患者精神可,腰酸较前缓解,诸症平。舌质偏暗,苔薄白,脉细。继原意巩固治疗,予膏方调治。

金钱草 300 g,海金砂 150 g,鸡内金 200 g,女贞子 200 g,旱莲草 200 g,川断 120 g,狗脊 150 g,黄精 200 g,巴戟 150 g,淫羊藿 150 g,王不留行 150 g,当归 120 g,赤芍 120 g,白芍 120 g,滑石 120 g,瞿麦 150 g,石韦 150 g,萹蓄 150 g,川牛膝 150 g,鹿角霜 150 g,威灵仙 150 g,黄芪 450 g,红花 100 g,鸡血藤 300 g,蝉花 100 g,桑螵蛸 150 g。

另:生晒参 150 g,胎盘粉 100 g,龟甲胶 150 g,鹿角胶 100 g,冰糖 300 g,蜂蜜 200 g。黄酒少许为引。

随访:此后两年,患者每年冬季以膏方调治,期间服用中药汤剂,症情基本平稳,曾有尿中砂石排出,腰酸腰痛较以往减轻,仅劳累时加重,恶寒改善,纳食一般。每半年定期随访血肌酐 159 μmol/L→140 μmol/L→160 μmol/L→179 μmol/L→181 μmol/L→204 μmol/L. 至 2008 年 8 月 7 日复诊时,诉腰酸不明显,无腰痛,时有头晕,夜尿 2 次,血压控制稳定。B 超检查:左肾 84 mm×37 mm,右肾 74 mm×31 mm,双肾多发性结石。

案 8 尤某,男,40 岁。初诊日期:2007 年 3 月 27 日。

患者 1 年前出现腰部隐痛不适,无腹痛,无尿频尿急尿痛,无明显肉眼血尿。当地医院 B 超发现右肾下极结石,双侧输尿管无扩张,曾口服排石冲剂 2 月未效。间歇出现腰部隐痛,以右侧为主,遂求治于中医。现腰痛隐隐,腰部转侧不受影响,尿色清,无尿频尿痛,无排尿中断。自觉乏力,面色不华。胃纳可,大便调。B 超提示:右肾中盏结石(14 mm×16 mm),输尿管及膀胱(−)。舌质淡偏暗苔薄白微腻,脉沉细。

金钱草 30 g,海金砂 30 g,女贞子 20 g,旱莲草 20 g,瞿麦 20 g,滑石 10 g,冬葵子 20 g,川牛膝 20 g,淫羊藿 12 g,鸡内金 15 g,川断 12 g,黄精 15 g,王不留行 30 g。

上方连续服用 2 月,复查 B 超提示右肾结石已缩小,并松解成 3 个小粒,分别为 4 mm×5 mm、5 mm×3 mm、4 mm×3 mm。嘱患者守方再服两月,复查 B 超右肾结石已消失。嘱患者多饮水,平素服用桂附地黄丸调治。

案 9 胡某,女,68 岁。初诊日期:2008 年 11 月 11 日。

患者 2 个月前无明显诱因下出现腰痛、腹胀、尿频尿急、大便不畅。上月初外院 B 超示:双肾结石,双肾肾盂轻度积水。曾服泌尿排石冲剂等,症状改善不明显。舌红,苔薄腻,脉小弦细。既往有肝硬化病史。体格检查:神情气平,腹平软,双肾叩痛(+)。实验室检查:外院 B 超、CT:左输尿管结石,集合系统分离 17 mm,左输尿管上段扩张 8 mm。本院尿常规:白细胞(+)/HP,红细胞 5~6 个/HP。舌质淡暗苔薄腻,脉沉弦。

肉苁蓉 15 g,锁阳 15 g,牛膝 15 g,防风 9 g,羌活 9 g,独活 9 g,麻黄 9 g,汉防己 9 g,白术 15 g,石韦 15 g,冬葵子 15 g,瞿麦 15 g,萹蓄 15 g,桂枝 9 g,垂盆草 15 g,猪苓 10 g,泽泻 10 g,

制大黄6 g,当归9 g,川芎9 g,三棱15 g,莪术15 g。

2008年11月18日复诊:药后腹胀明显减轻,腰酸轻作,尿频尿急已消,大便1日2次,苔薄净质淡暗,脉细弦。前法奏效,守法巩固,上方继服。

2008年11月25日复诊:服药2周,腰腹胀满酸楚感基本消除,复查B超肾积水消失,输尿管结石未见。

案10 尤某,男,37岁。初诊日期:2007年10月15日。

患者5年前首次出现右侧腰痛并放射至右侧少腹部,伴见尿色偏红,外院B超检查提示右肾多发性小结石,右输尿管上端结石,外院予山莨菪碱针剂注射后疼痛缓解,转至本院门诊服中药治疗,排出结石1枚。此后至今5年间,患者间歇出现腰部隐痛2~3次,服用止痛片后缓解。此次发病于2日前,患者再次出现阵发性腰部钝痛并放射至右侧少腹,尿色略偏深,无明显肉眼血尿,无排尿中断,略感尿急,无尿频、尿痛。自行服用复方对乙酰氨基酚后疼痛略缓解,排尿未见砂石排出,为进一步治疗至本科门诊。既往有过敏性鼻炎3年。素好饮酒抽烟,晨起或抽烟时喉中有痰,质浓,色白,痰咳出后自觉舒畅。现患者右侧腰部时有隐痛,右少腹胀满不适感,二便自调,纳可,口不渴。舌质淡红苔薄黄,脉细弦。

车前子15 g,瞿麦15 g,萹蓄15 g,滑石10 g,栀子10 g,通草10 g,大黄9 g,海金沙15 g,石韦15 g,冬葵子15 g,金钱草30 g,鸡内金9 g,赤芍9 g,当归6 g,丹参9 g,生甘草6 g,炙甘草6 g,生牛膝10 g。

2007年10月22日复诊:服药未效,右侧腰部隐痛略缓解,仍自觉腰部重坠不适,右侧少腹胀满。纳可,无口干。外院复查B超提示:右肾多发性结石,右输尿管上段扩张,有肾盂分离26 mm。舌淡苔薄,脉细。上方去冬葵子,加桂枝9 g。

上方服用4剂后,尿中排出米粒大小结石1枚。腰痛已除。复查B超提示:右肾多发性结石,双侧输尿管未见异常。

案11 邱某,女,64岁。初诊日期:2005年11月1日。

患者有糖尿病史,此次因左侧腰酸痛,赴我院门诊就治。查B超:左肾144 mm×68 mm×76 mm,右肾113 mm×50 mm×42 mm,左肾盂分离136 mm×37 mm,右肾下极17.2 mm×19.4 mm稍强回声伴声影,左输尿管上段扩张11 mm,见13 mm×8 mm高回声,伴声影。提示:左肾积水,左输尿管结石;右肾结石。尿常规:红细胞5~10个/HP,余无异常。肾功能:血肌酐98 μmol/L,血尿素氮7.5 mmol/L,尿酸398 μmol/L。查面色偏暗,左侧腰酸痛,无发热,排尿尚畅,大便日1行,夜寐不宁。舌淡略胖苔薄白腻,脉细。

金钱草30 g,海金沙15 g,鸡内金15 g,滑石12 g,瞿麦12 g,冬葵子12 g,小石韦12 g,王不留行30 g,川牛膝30 g,威灵仙30 g,赤芍12 g,白芍12 g,当归12 g,鹿角霜30 g,桂枝9 g,琥珀粉1 g,川断12 g,狗脊12 g,黄精20 g,生黄芪20 g。

2005 年 11 月 14 日复诊：服药 2 周后复查 B 超：左肾积水好转（左肾 120 mm×61 mm×60 mm，右肾 110 mm×52 mm×54 mm，左肾内 71 mm×26 mm 暗区，左输尿管上段扩张 6 mm，左输尿管中段 10 mm×7 mm 强回声伴声影，左输尿管下段米粒样强回声 1 枚伴声影，右肾下极 21 mm×21 mm 疏松增强光团伴声影，提示：左肾积水，左输尿管扩张伴结石；右肾钙化灶；腹腔未见异常）。效不更方，继予上方。

2005 年 12 月 8 日复诊：患者于 2005 年 11 月 22 日赴外院泌尿科行激光碎石治疗。2005 年 12 月 2 日复查 B 超：左肾 136 mm×64 mm×55 mm，右肾 97 mm×45 mm×36 mm，右肾下极见 19 mm×22 mm 增强光团伴声影，左肾积水 102 mm×26 mm，左肾下极见米粒样增强光团数枚，伴声影，左输尿管扩张 14 mm，左输尿管中下段见 9 mm×6 mm 稍增强回声。提示：左肾、左输尿管结石，右肾钙化灶。左肾积水、左输尿管扩张，右输尿管未见异常。上方加乌药 12 g、炮穿山甲片 10 g。

2005 年 12 月 30 日复诊：患者于 2005 年 12 月 22 日拔除双 J 管。2005 年 12 月 29 日复查 B 超：左肾 131 mm×62 mm×62 mm，右肾 117 mm×47 mm×55 mm，右肾下极见 25 mm×19 mm 疏松增强光团伴声影，左肾内见 105 mm×44 mm 暗区，下极见米粒样增强光团数枚伴模糊声影，左输尿管中上部见米粒样增强光团数枚伴声影，上段扩张 13 mm。提示：左肾积水、结石；右肾钙化灶；左输尿管结石、扩张。

金钱草 30 g，海金沙 15 g，滑石 10 g，王不留行 30 g，川牛膝 15 g，黄芪 25 g，当归 15 g，赤芍 15 g，黄精 20 g，红花 12 g，威灵仙 30 g，炙乳香 4.5 g，没炙没 4.5 g，三棱 15 g，莪术 15 g，杜仲 20 g，炮附子 10 g，台乌药 6 g，冬葵子 12 g，桂枝 6 g。

随访：此方加减治疗 3 个月肾积水明显好转。2006 年 1 月 18 日复查 B 超示：左肾内见 86.1 mm×29 mm 暗区。2006 年 8 月 10 日复查 B 超示：左肾 112 mm×51 mm，右肾 103 mm×54 mm，左肾盂分离 24 mm，左肾下极 4 mm×3 mm 强回声 3 枚，后方伴声影，右肾下极 19 mm×17 mm 强回声 1 枚，后方伴声影。提示：左肾少量积水，左肾小结石，右肾钙化灶。

案 12 朱某，男，58 岁。初诊日期：2016 年 7 月 28 日。

3 日前出现右侧腰酸腰痛，当地医院查尿常规红细胞 22~30 个/HP，尿 pH 6.0，查 CT 示：右肾积水（集合系统分离 14 mm）伴右侧输尿管上段见一圆形高密度灶，直径小于 10 mm，其以上输尿管及肾盂见扩张、积液，右侧肾盂小点状高密度，提示右侧输尿管上段结石、右侧肾小结石，诊断为肾绞痛，予吗啡肌注，呋塞米及解痉灵等静滴，疼痛仍时有发作，疼痛剧烈时身体蜷缩，不能直立，伴恶心纳差，次日改诊于某三乙医院，建议碎石治疗，但患者近 1 年有疝气手术病史，手术予垫片修补，不能碎石治疗，继续保守药物静滴。疼痛难忍，并且排尿量减少，故改来我院服中药治疗。现精神萎软，纳差泛恶，躯体佝偻，小便色深，大便三日未解。苔薄质淡红，舌边有齿印。

金钱草 30 g，王不留行 15 g，石韦 30 g，冬葵子 15 g，威灵仙 15 g，滑石 15 g，赤芍 15 g，莪

术 12 g,红花 9 g,鹿角霜 12 g,桂枝 9 g,狗脊 15 g,川断 15 g,牛膝 15 g,制大黄 9 g,葛根 15 g,生地 15 g,川芎 15 g,麦芽 15 g。

嘱患者煎药药汁量大,一剂药煎 3 次,频频饮用,多做跳跃运动。

2016 年 8 月 3 日复诊: 服上药后尿量增多,大便通畅,腰腹疼痛发作间隔时间延长,但仍有发作。查 B 超:右侧输尿管末端扩张 5 mm,内见强回声约 6 mm×4 mm 结石,右肾轻度积水,左肾囊肿。前列腺内腺增大。输尿管结石已下降,成功在望,苔脉同前,继续守方。嘱继续多饮水,多跳跃。上方加白芍 20 g、路路通 30 g。

2016 年 8 月 10 日复诊: 患者神清气爽,诉腰痛缓解,小便通畅,再予复查 B 超:未见输尿管积水及扩张,前列腺轻度增生伴钙化灶,左肾囊肿。嘱平时多饮水,定期复查泌尿道 B 超。

多囊肾

案 1 张某,男,13 岁。初诊日期:1990 年 3 月 13 日。

患者因腰痛、贫血就诊,B 超示双肾多囊肾,血肌酐 1 060 μmol/L,尿素氮 36.5 mmol/L,血红蛋白 63 g/L,外院诊断为先天性多囊肾,因不愿透析而来我院就诊。患者面色萎黄,纳呆,恶心,苔黄腻,脉细数,发育欠佳,身体仅如 10 岁左右儿童。

紫苏 30 g,川连 6 g,半夏 12 g,党参 30 g,当归 12 g,生大黄 30 g,桃仁 15 g,黄精 15 g,首乌 15 g,丹参 30 g,槐花 30 g,生牡蛎 30 g。

同时予灌肠方(生大黄 30 g,生牡蛎 30 g,槐花 30 g,丹参 30 g)。

二诊: 服药 14 剂后恶心除,血肌酐 530 μmol/L,尿素氮 25 mmol/L,血红蛋白 80 g/L,前方见效后诸症缓解。

熟地 12 g,山茱萸 12 g,山药 12 g,黄精 15 g,制大黄 12 g,生牡蛎 15 g,黄芪 20 g,鸡内金 12 g,白术 15 g,红花 12 g,鸡血藤 20 g,淫羊藿 15 g,当归 12 g,枸杞子 15 g。

上方服 3 个月后肾功能进一步改善,血肌酐 370 μmol/L,尿素氮 12.4 mmol/L,血红蛋白 92 g/L,后一直守上方调理 5 年余,血肌酐维持在 300 μmol/L 左右,已恢复上学。后因症情稳定 5 年后,服药中断,上学劳累过度,突然引发心衰,抢救不及而死亡。

案 2 徐某,男,50 岁。初诊日期:1999 年 11 月 1 日。

患者于 1999 年 10 月 26 日突发肉眼血尿,伴双侧腰部酸胀,以左侧为甚,无尿痛,查尿常规示:蛋白(+++),红细胞满视野;肾功能示:血肌酐 184 μmol/L,尿素氮 9.2 mmol/L,血尿酸 389 μmol/L。曾于 1978 年发现双侧多囊肾,合并有高血压病史 10 余年。当时查 B 超示:右肾 133 mm×63 mm×62 mm,左肾 130 mm×69 mm×64 mm,双肾内布满大小不等液性暗区,呈蜂窝状,左肾内 8 mm 强光团伴声影。诊断为慢性肾功能不全,多囊肾,左肾结石,收住院治疗。追问病史其母亦患多囊肾、高血压史。入院后复查 B 超示：右肾 147 mm×65 mm，左肾 147 mm×71 mm，给予氨氯地平、贝那普利等药以控制血压，云南白药、卡巴克络等药以止血等治疗。

生黄芪 45 g，党参 30 g，白术 15 g，熟地 12 g，山茱萸 12 g，丹皮 12 g，茯苓 12 g，当归 10 g，生地榆 30 g，槐花 30 g，金钱草 30 g，海金沙 15 g，鹿角霜 12 g。

1999 年 11 月 9 日复诊：药后血尿止，查尿常规示红细胞 2~4 个/HP，尿蛋白(-)。自觉头晕，失眠，腰部灼热感，疲乏无力，血压 150/115 mmHg。舌质暗苔薄白，脉弦。

黄芪 30 g，白术 15 g，当归 12 g，党参 30 g，山茱萸 12 g，知母 12 g，黄柏 12 g，川断 15 g，狗脊 15 g，桃仁 12 g，龟甲 12 g，生牡蛎 15 g，生地 12 g，杜仲 15 g，制大黄 15 g，酸枣仁 30 g。

并配以金水宝、六味地黄丸、氨氯地平、贝那普利等药口服。

1999 年 11 月 22 日复诊：肾功能示：血肌酐 175.7 μmol/L，尿素氮 8.99 mmol/L，血尿酸 485 μmol/L；尿常规示阴性；血压 150/105 mmHg，腰部灼热感已除。守方续治，并予氯沙坦钾口服。出院后一直在门诊随访，守上方加减施治。

2001 年 2 月 26 日复诊：肾功能示：血肌酐 151.6 μmol/L，尿素氮 8.95 mmol/L，血尿酸 411 μmol/L，血钙 2.61，白蛋白/球蛋白为 52.5/30；尿常规示阴性；血压 125/95 mmHg。嘱继续服药以巩固疗效。随访 1 年半，症情稳定，蛋白尿减少，肾功能好转。

案 3 高某，女，51 岁。初诊日期：2001 年 4 月 16 日。

患者于 1998 年 11 月因高血压查肾功能示：血肌酐 180 μmol/L，无腰痛及血尿，B 超示多囊肾，未予重视治疗。2000 年 9 月复查肾功能示：血肌酐 360 μmol/L，尿素氮 19.5 mmol/L，无恶心呕吐，尿量正常，无双下肢浮肿。患者既往有高血压史 10 余年，平时服降压药，血压在 160/100 mmHg 左右。来诊时 B 超示：右肾 159 mm×62 mm，左肾 168 mm×80 mm，轮廓模糊，集合系统不清晰，可见无数个大小不等液性暗区，近日查肾功能示：血肌酐 489 μmol/L，尿素氮 15.4 mmol/L。

熟地 12 g，丹皮 12 g，白术 15 g，茯苓 12 g，山茱萸 12 g，桃仁 12 g，红花 9 g，黄芪 30 g，当归 12 g，三棱 10 g，莪术 10 g，制大黄 12 g，黄精 15 g，狗脊 15 g，枸杞子 20 g。

2001 年 4 月 30 日复诊：自诉无不适感，复查肾功能：血肌酐 410 μmol/L，尿素氮 13.5 mmol/L，血尿酸 435 μmol/L，白蛋白 47.1 g/L。

2001 年 6 月 19 日复诊：复查肾功能：血肌酐 378.5 μmol/L，尿素氮 13.8 mmol/L，血尿酸 397 μmol/L。嘱继续用药以巩固疗效。

案 4 陈某，女，58 岁。初诊日期：2013 年 6 月 24 日。

有多囊肾、多囊肝史 10 余年。2010 年 12 月因下肢肿块检查发现肾功能减退，当时查血清肌酐 239 μmol/L，血红蛋白 97 g/L，尿常规尿蛋白(+)，予尿毒清、包醛氧淀粉、至灵胶囊、促红细胞生成素、中药等对症治疗为主,肾功能进展缓慢,今年起肾功能进展较快,遂来求诊。2013 年 4 月 8 日查尿素 18.4 mmol/L,血清肌酐 357 μmol/L,尿酸 293 μmol/L;尿常规:蛋白(+),红细胞 167/μl,尿比重 1.00;血常规:血红蛋白 89 g/L;2013 年 6 月 5 日查尿素 25.6 mmol/L,血清肌酐 360 μmol/L,尿酸 353 μmol/L,血钾 3.97 mmol/L;尿常规:蛋白(+),24 小时尿蛋白定量 0.45 g,血常规:血红蛋白 94 g/L。现诉:腰区胀满隐痛,头晕,下肢酸软,时候下肢抽筋,咽部有痰感,胃泛酸,大便调,下肢无肿。舌红苔薄黄腻,脉细弦。

生黄芪 45 g,葛根 15 g,山药 15 g,丹皮 12 g,茯苓 15 g,白术 15 g,枸杞子 20 g,黄精 20 g,猫须草 30 g,川断 12 g,狗脊 15 g,鸡血藤 30 g,当归 12 g,红花 9 g,莪术 12 g,川芎 15 g,海螵蛸 15 g。

2013 年 7 月 29 日复诊:2013 年 7 月 28 日查尿素 18.64 mmol/L,血清肌酐 310.9 μmol/L,尿酸 364 μmol/L,白蛋白 46.6 g/L,谷丙转氨酶 21 U/L;尿常规:蛋白(±),红细胞 23.1 个/μl,尿比重 1.005,pH 6.0;B 超:双肾多囊肾(右 195 mm×88 mm×92 mm,左 183 mm×86 mm×92 mm)。诉双下肢疲软,全身乏力,腰区酸痛,下肢抽筋改善,纳平,大便调,苔薄黄腻,脉细数。上方加苏梗 15 g。

案 5 章某,男,63 岁。初诊日期:2007 年 8 月 16 日。

患者近四五个月来无明显诱因下出现双下肢浮肿,伴畏寒,外院查肾功能:血肌酐 369 μmol/L,尿酸 625 μmol/L。追问病史患者素有高血压病史 10 余年,血压最高时 200/120 mmHg,药物控制,疗效欠佳。患者诉有"肾囊肿"家族史。2007 年 7 月 20 日至 8 月 4 日于某院肾内科住院治疗,期间经 B 超确诊为"多囊肾"。予药物保守治疗,出院时肾功能:血肌酐 362 μmol/L,血尿素氮 21.1 mmol/L,尿酸 606 μmol/L。来诊时症见双下肢轻度浮肿,无关节疼痛,畏寒怕冷明显,血压 120/75 mmHg。夜尿多,大便尚调。查舌质淡,舌苔薄白微腻,脉细弦。

生黄芪 30 g,黄精 20 g,枸杞子 15 g,狗脊 15 g,虎杖 15 g,淫羊藿 30 g,葛根 15 g,川芎 15 g,土茯苓 30 g,鸡血藤 15 g,制大黄 10 g,粉草薢 15 g,六月雪 30 g,积雪草 30 g,稀莶草 15 g,威灵仙 15 g。

2007 年 11 月 29 日复诊:查肾功能:血肌酐 239 μmol/L,血尿素氮 14.1 mmol/L,尿酸 449 μmol/L。血常规血红蛋白 110 g/L。继以前方调治。

2008 年 2 月 21 日复诊:诉畏寒怕冷明显,舌淡白,苔薄白,边有齿痕,脉沉细。复查肾功能:血肌酐 257 μmol/L,血尿素氮:23.5 mmol/L,尿酸 519 μmol/L。血常规血红蛋白 86 g/L。

生黄芪 30 g,黄精 20 g,枸杞子 15 g,狗脊 15 g,虎杖 15 g,白术 12 g,制附片 9 g,细辛 3 g,当归 6 g,红花 12 g,鸡血藤 30 g,积雪草 30 g,土茯苓 30 g,制大黄 10 g,巴戟天 15 g,干姜 6 g。

2008 年 4 月 10 日复诊:诉怕冷明显,乏力易疲劳,两耳做胀。复查肾功能:血肌酐 228 μmol/L,血尿素氮:21.1 mmol/L,尿酸 464 μmol/L。血常规血红蛋白 103 g/L,红细胞压积 32%。上方加炙黄芪 30 g、淫羊藿 30 g。

至 2008 年 9 月 18 日复查肾功能：血肌酐 203 μmol/L，血尿素氮 18.5 mmol/L，尿酸 553 μmol/L；血红蛋白 107 g/L，血清钾 5.0 mmol/L。2008 年 11 月 10 日复查肾功能：血肌酐 207 μmol/L，血尿素氮 18.7 mmol/L，尿酸 458 μmol/L；血红蛋白 107 g/L，血清钾 5.1 mmol/L。仍有怕冷，易疲劳，无腹胀，无双下肢浮肿。大便日行 2 次。嘱饮食控制，门诊随访。

案 6 马某，女，36 岁。初诊日期：2014 年 8 月 4 日。

多发性肾囊肿，肾功能正常，无明确家族史，基因检测排除多囊肾，目前服用中药。现易疲劳，服药后有改善，目前嗳气，矢气较多，腹胀，大便调。舌质略红苔薄白，脉细。

潞党参 30 g，炒白术 30 g，熟地黄 15 g，全当归 15 g，杜红花 9 g，山茱萸 12 g，汉狗脊 30 g，制黄精 18 g，枸杞子 15 g，生莪术 15 g，生三棱 9 g，生黄芪 30 g，莱菔子 9 g。

2014 年 9 月 2 日复诊：月经量少，体重下降 3 kg，胃纳可，寐安，大便调日 1 行，肾区疼痛，疲乏除，苔薄白脉细。上方加益母草 30 g。

2014 年 12 月 1 日复诊：2014 年 11 月 27 日查尿常规：尿常规（+），红细胞 2 835 个/μl，白细胞 50 个/μl，肾 B 超：双肾囊肿，右肾中下部较大 29 mm×23 mm，左肾中部较大 41 mm×26 mm。自觉尿色偏深，无尿路刺激征，近 2 月月经量少，色偏深，无痛经，余症平，无畏寒，纳可，舌淡苔薄。

熟地黄 120 g，淮山药 150 g，牡丹皮 120 g，云茯苓 150 g，炒白术 150 g，枸杞子 200 g，制黄精 200 g，川续断 150 g，汉狗脊 150 g，生黄芪 150 g，鸡血藤 300 g，全当归 120 g，桃仁 150 g，杜红花 100 g，生莪术 100 g，党参 300 g，丹参 300 g，北柴胡 90 g，盐杜仲 120 g，桑寄生 120 g，制虎杖 150 g，制首乌 150 g，绵茵陈 120 g，炒郁金 150 g，炮附子 90 g，谷芽 150 g，麦芽 150 g，鸡内金 120 g，生山楂 150 g，醋乌梅 120 g，蜜僵蚕 150 g，淫羊藿 150 g，巴戟天 120 g，抚川芎 150 g，粉葛根 150 g，片姜黄 90 g，炙乳香 45 g，炙没药 45 g，生降香 90 g，赤芍药 120 g，留行子 150 g。

另：生晒参 150 g，红参 50 g，蛤蚧 2 对（研粉），鹿角胶 150 g，龟甲胶 150 g，冰糖 500 g。黄酒为引。

2015 年 4 月 21 日复诊：胃纳可，寐一般，入睡困难，易醒，大便 2 日 1 行，质干。2015 年 4 月 21 日查尿常规：尿常规（−），红细胞 11 个/μl，白细胞 64 个/μl，pH 7.0，尿比重 1.009；肾功能：血肌酐 53.1 μmol/L，尿素氮 2.49 mmol/L，血尿酸 312 μmol/L；肾 B 超：右肾：115 mm×40 mm，左肾：108 mm×43 mm，右肾"三无"回声区，大者 26 mm×27 mm，左肾中部 31 mm×22 mm。膏方再进 1 年。另猫须草 30 g/次，煎水代茶。

案 7 张某，女，24 岁。初诊日期：2009 年 7 月 27 日。

2005 年 9 月患者发热伴呕吐 5 日，诊断为髓质囊性病，期间查脑脊液及头颅 CT 均正常，尿常规:尿蛋白(++),隐血(+);24 小时尿蛋白 0.49 g;肾功能:血肌酐 106 μmol/L,尿素氮 9.2 mmol/L。B 超,MRI 均系双肾弥漫改变,多发小囊肿。而于 2005 年 9 月 17 日至 9 月 26 日住院,诊为青年型肾消耗病,常染色体显性遗传性多囊肾,而予福辛普利、金水宝对症治疗,肾功能为正常值上限。2005 年 9 月 20 日生化示:白蛋白 45 g/L,球蛋白 34 g/L,血肌酐 112 μmol/L,尿素氮 8.5 mmol/L,血尿酸 187 μmol/L;近查(2009 年 7 月 6 日)生化示:白蛋白 52 g/L,球蛋白 32 g/L,谷丙转氨酶 12 U/L,血肌酐 156 μmol/L,尿素氮 5.6 mmol/L,血尿酸 262 μmol/L;血常规:血红蛋白 143 g/L。尿常规:尿蛋白(+),葡萄糖(+),红细胞 2.0/μl。现小便泡沫多,夜尿 2 次,大便日 1 次,成形,纳食可,夜寐梦多,双下肢浮肿(−)。舌淡红苔薄,舌边有齿痕。

熟地黄 12 g,淮山药 15 g,牡丹皮 12 g,云茯苓 15 g,炒白术 15 g,制黄精 20 g,川续断 15 g,汉狗脊 15 g,生黄芪 45 g,鸡血藤 30 g,全当归 12 g,桃仁 12 g,杜红花 9 g,蝉花 15 g,蚕茧壳 15 g,生莪术 10 g。

2009 年 8 月 10 日复诊:未复查,纳差,大便调,夜尿正常舌红苔薄黄边有齿痕,脉细。上方加谷芽 15 g、麦芽 15 g、鸡内金 12 g、党参 30 g、丹参 30 g。

2009 年 9 月 26 日复诊:2009 年 9 月 25 日查肾功能示:血肌酐 105 μmol/L,尿素氮 5.6 mmol/L,血尿酸 237 μmol/L,空腹血糖 4.1 mmol/L;尿常规:尿蛋白(+),葡萄糖(+),红细胞 2.0/μl,尿比重 1.015;诉症平,大便调,纳可。舌红苔薄黄,脉细。上方加覆盆子 15 g。

2010 年 2 月 1 日复诊:2009 年 12 月 17 日发热 39℃,予头孢克洛等治疗后热退,同时查肾功能示:血肌酐 130.2 μmol/L,尿素氮 5.38 mmol/L,血尿酸 267 μmol/L;尿常规:尿蛋白(+),红细胞 0.54/μl,pH 6.0,尿比重 1.007;现症平。2009 年 7 月 27 日方加桑螵蛸 15 g、党参 30 g、丹参 30 g、广陈皮 6 g。

2010 年 7 月 12 日复诊:症平,纳尚可,舌净边有齿痕脉细。2010 年 3 月 18 日查尿常规:尿蛋白(+),红细胞 3 个/μl,pH 6.5,尿比重 1.015;肾功能示:血肌酐 104 μmol/L,尿素氮 5.3 mmol/L,血尿酸 232 μmol/L;2010 年 7 月 8 日查尿常规:尿蛋白(++),红细胞 3 个/μl,pH 6.0,尿比重 1.025;肾功能示:血肌酐 102 μmol/L,尿素氮 6.3 mmol/L,血尿酸 247 μmol/L;24 小时尿蛋白 0.487 g/2 100 ml。2009 年 7 月 27 日方改川续断 9 g,加覆盆子 15 g、桑螵蛸 15 g。

第八节 部分特殊类型肾病

Alport 综合征

案1 潘某,女,14 岁。初诊日期: 2013 年 7 月 3 日。

患儿出生 2 周发现浮肿伴蛋白尿,未加诊治,二三岁时开始中药治疗,尿蛋白波动于(+)~(++),浮肿不明显,肾功能正常,后停用中药,随访尿蛋白(+~++),无特殊不适。2013 年起全身浮肿,于儿童医院查尿常规:尿蛋白(+++),红细胞 8 个/μl;生化示:白蛋白 18.4 g/L,血肌酐 94.7 μmol/L,尿素氮 5.31 mmol/L,血尿酸 227 μmol/L,谷丙转氨酶 29 U/L,谷草转氨酶 24 U/L;血常规:白细胞 10.4×10⁹/L,红细胞 5.19×10¹²/L,血小板 261×10⁹/L,血红蛋白 141 g/L;24 小时尿蛋白 6.8 g,肾活检诊为 Alport 综合征。舌淡红,苔薄白,脉细。

生黄芪 30 g,粉葛根 15 g,川芎 15 g,制黄精 20 g,盐杜仲 15 g,全当归 9 g,桑寄生 9 g,淮山药 15 g,苍术 9 g,白术 9 g,猪苓 12 g,茯苓 12 g,莲子肉 30 g,金樱子 12 g,菟丝子 12 g,制黄精 15 g,党参 15 g,丹参 15 g,灵芝 15 g。

案2 沈某,男,10 岁。初诊日期: 2010 年 5 月 12 日。

2010 年 2 月无诱因下出现肉眼血尿,2 月 22 日至儿童医院查尿常规:尿蛋白(++),红细胞满视野/HP,白细胞 1~2 个/HP,红细胞畸形率 60.1%;24 小时尿白蛋白 498 mg;生化示:白蛋白 41.9 g/L,血肌酐 21 μmol/L,尿素氮 4.4 mmol/L,血尿酸 259 μmol/L;血常规:白细胞 6.7×10⁹/L,血红蛋白 113 g/L。3 月 10 日尿常规:尿蛋白(++),隐血(+++),红细胞满视野/HP;5 月 5 日尿常规:尿蛋白(++),隐血(+++),红细胞满视野/HP,白细胞(-),pH 5.0,尿比重 1.030;B 超示:胡桃夹肾。经肾穿刺诊为早期膜性肾病可能,Alport 综合征。现仍尿频,尿急,无尿痛,纳可,二便调,寐安。舌红苔薄白,脉细数。

生龟甲 12 g,生地黄 12 g,女贞子 12 g,旱莲草 20 g,生蒲黄 10 g,炒白术 9 g,淮山药 12 g,薏苡仁 15 g,薏苡仁根 15 g,全当归 9 g,赤芍药 9 g,田三七 10 g,白茅根 30 g,马鞭草 30 g,生黄芪 15 g,炒槐米 15 g,龙葵 15 g。

案3 季某,男,16 岁。初诊日期: 2004 年 2 月 18 日。

患儿一年半前因尿路感染查尿常规发现血尿伴尿钙升高,至儿童医院予以抗生素等治疗,仍血尿持续,后明确为 Alport 综合征,2004 年 2 月 15 日查尿常规:尿蛋白(−),隐血(+++),红细胞 4~6 个/HP,舌净脉细。

生地黄 10 g,牡丹皮 10 g,女贞子 6 g,旱莲草 30 g,全当归 10 g,赤芍药 10 g,炒白术 10 g,白花蛇舌草 15 g,金银花 12 g,连翘 12 g,炮穿山甲片 6 g,荠菜花 15 g,生射干 10 g。

2004 年 3 月 30 日复诊:2004 年 3 月 21 日尿常规示隐血(++),红细胞 8~10/μl;2004 年 3 月 28 日查尿常规:隐血(+),红细胞 8~10 个/μl;汗出仍有,夜寐欠安,大便欠畅,纳可。舌红苔薄白,脉细。

太子参 30 g,女贞子 12 g,旱莲草 20 g,桑寄生 12 g,生地黄 12 g,生龟甲 12 g,白花蛇舌草 30 g,生侧柏 30 g,小石韦 15 g,盐杜仲 12 g。

上方化裁治疗 2 年,症情较稳定,听中药 2 年,间断随访尿常规,少量镜下血尿。2008 年 10 月下旬感冒高热,咽痛,咳嗽;查尿常规:尿蛋白(−),红细胞 273/μl;感冒痊愈后复查生化示:白蛋白 40.6 g/L,球蛋白 27.1 g/L,肌酐 44.9 μmol/L,尿素氮 5.66 mmol/L,尿酸 347 μmol/L;尿常规:尿蛋白(−),红细胞 69/μl;夜间易惊醒,汗出较多。舌质稍红,苔薄白,脉细数。拟膏方调治。

生龟甲 120 g,生地黄 120 g,女贞子 120 g,旱莲草 200 g,生蒲黄 90 g,炒白术 150 g,淮山药 200 g,薏苡仁 300 g,薏苡仁根 300 g,全当归 120 g,赤芍药 120 g,白茅根 300 g,马鞭草 300 g,生黄芪 300 g,炒槐米 150 g,野菊花 90 g,桑葚子 300 g,龙葵 300 g,糯稻根 300 g,煅牡蛎 150 g,党参 150 g,丹参 150 g,谷芽 150 g,麦芽 150 g,川续断 90 g,汉狗脊 90 g,盐杜仲 90 g,桑寄生 90 g,制黄精 150 g,枸杞子 150 g。

另:生晒参粉 150 g,参三七粉 50 g,天龙粉 100 g,胎盘粉 50 g,龟甲胶 150 g,阿胶 100 g,冰糖 500 g。黄酒为引。

2009 年 5 月 27 日复诊:服用膏方一料后自觉体质增强,且服用方便,故再进。

生龟甲 12 g,生地黄 12 g,女贞子 12 g,旱莲草 20 g,生蒲黄 9 g,炒白术 15 g,淮山药 20 g,薏苡仁 30 g,薏苡仁根 30 g,全当归 12 g,赤芍药 12 g,白茅根 30 g,马鞭草 30 g,生黄芪 30 g,炒槐米 15 g,野菊花 9 g,桑葚子 30 g,龙葵 30 g,糯稻根 30 g,煅牡蛎 15 g,党参 15 g,丹参 15 g,谷芽 15 g,麦芽 15 g,川续断 9 g,汉狗脊 9 g,盐杜仲 9 g,桑寄生 9 g,制黄精 15 g,枸杞子 15 g,鸡内金 15 g,生茜草 15 g,菟丝子 12 g。

另:生晒参粉 150 g,参三七粉 50 g,天龙粉 100 g,胎盘粉 50 g,龟甲胶 150 g,阿胶 100 g,冰糖 500 g。黄酒为引。

薄基底膜病

案1 吴某,女,53 岁。初诊日期:2012 年 7 月 25 日。

2004年出现尿频,镜下血尿;2005年开始在我院门诊服中药治疗,镜下血尿时有反复;2008年7月行肾穿刺:光镜示:肾小球轻微病变,电镜:肾小球薄基底膜病,继续服中药治疗。2012年7月8日查尿常规:尿蛋白(-),隐血(++++)红细胞(++),白细胞(-),pH 6.0;2012年7月25日查尿常规:尿蛋白(-),隐血(+++)红细胞131个/μl,白细胞6个/μl,pH 6.0;舌薄黄脉细。

生黄芪15 g,生地黄12 g,女贞子12 g,旱莲草20 g,枸杞子15 g,牡丹皮10 g,淮山药15 g,制黄精15 g,全当归12 g,生茜草15 g,汉狗脊12 g,白茅根30 g,川续断9 g。

案2 沈某,女,60岁。初诊日期:2007年3月15日。

1992年发现镜下血尿,伴下肢颜面肿,2000年瑞金肾穿:薄基底膜肾病,红细胞(+~++),2005年红细胞(+++),冬季在我院膏方治疗,连服2年。2007年2月27日查隐血(+++),红细胞4~5个/HP。面色稍黄,虚肿,诉膏方后体力增强,睡眠好转,平时咽痒干咳,夜尿减少。舌净脉细。

生黄芪15 g,太子参30 g,生地黄12 g,女贞子12 g,旱莲草20 g,淮山药15 g,生茜草15 g,生竹叶12 g,车前子30 g,制黄精15 g,北沙参30 g。

2007年6月28日复诊:易疲劳,脚软,口干,难以入眠,夜尿2次,舌质淡红,2007年6月10日查尿常规:尿糖(+),隐血(++),红细胞23个/μl,生化示:血肌酐52.4 μmol/L,尿素氮6.17 mmol/L,血尿酸428 μmol/L。

生黄芪15 g,潞党参15 g,旱莲草20 g,女贞子12 g,淮山药20 g,炒白术12 g,全当归10 g,生灵芝30 g,牡丹皮10 g,白茅根30 g,生茜草15 g,生地榆15 g,仙鹤草30 g,枸杞子15 g,炒槐米15 g,生竹叶12 g,汉狗脊12 g。

2008年5月29日复诊:2008年3月13日查尿常规:尿蛋白(-),红细胞21~25个/μl,pH 6.5,尿比重1.018;2008年5月29日查尿常规:尿蛋白(-),红细胞13个/μl,pH 6.5,尿比重1.015。乏力改善,寐欠安,舌淡红,脉细。上方加酸枣仁30 g、合欢皮15 g。

IgG4 相关性肾病

单某,男,33岁。初诊日期:2014年11月24日。

患者2014年10月因"反复咳嗽一年,伴肾功能减退半年"就诊,查肾功能:肌酐245 μmol/L,尿素9.93 mmol/L;24小时尿蛋白0.43 g;补体C3 0.45 g/L,IgG 33.4 g/L,IgG 419.2 g/L,免疫胸部CT:右下肺炎性病变考虑,纵隔及两侧腋下多发淋巴结肿大,予行肾穿刺,病理示:IgG(±),IgA(+),IgM(++),C3(+),C1q(++),FRA(++),呈颗粒状、团块状,主要沉积于肾小球系膜区。光镜:见10个肾小球,其中1个球性硬化,2个纤维性新月体;余均见系膜细胞和基质轻度弥漫增生,局灶节段加重;球囊壁增厚伴球周纤维化,PASM染色显示毛细血管基底膜节段空泡变性,小管间质重度病变,肾小管大片萎缩,间质弥漫纤维化,纤维呈漩涡状、流水状排列,伴淋巴单核细胞、浆细胞散在或灶性浸润;余小管上皮细胞颗粒变性或空泡变性,小动脉管壁中度增厚,结合临床。病理诊断:间质肾炎合并弥漫性间质纤维化,系膜增生性肾炎,IgG4 相关肾病待排。后病理送至南京军区总医院病理科,肾穿组织示间质内多量淋巴细胞浸润伴纤维增生,IgG4(+);腋下淋巴结:重度慢性炎伴淋巴组织高度增生散在 IgG4 阳性细胞。治疗予泼尼松(40 mg,每日 1 次口服)并配合护胃,预防骨质疏松等治疗,出院后至上海龙华医院就诊,诉口淡无味,口唇干燥,时有恶心,纳可,大便黏滞,寐欠安,夜尿 1~2 次。舌红苔黄腻,脉细滑。

白花蛇舌草 30 g,忍冬藤 30 g,紫花地丁 30 g,丹参 15 g,制大黄 15 g,赤芍 12 g,槟榔 15 g,木瓜 15 g,山药 12 g,生地 12 g,黄精 15 g,蝉花 15 g,积雪草 30 g,猫爪草 30 g。

2015 年 1 月 6 日复诊:患者激素减量至 30 mg/日,2014 年 12 月 17 日查肾功能:白蛋白 43.8 g/L,肌酐 199.3 μmol/L,尿素 12.21 mmol/L,尿酸 373 mmol/L;2014 年 11 月 26 日查 IgG4 10.8 g/L;2014 年 12 月 17 日查 IgG4 4.03 g/L;尿常规:阴性;患者诉服上方后,纳可,无口唇干燥,无口淡无味,无恶心,稍觉腹胀,纳可,寐欠安,大便调。舌淡红,苔薄白,脉细。

黄芪 30 g,葛根 15 g,川芎 15 g,黄精 20 g,枸杞子 20 g,杜仲 15 g,山茱萸 15 g,蝉花 15 g,莪术 10 g,桑螵蛸 15 g,红花 9 g,鸡血藤 30 g。

患者激素规则减量至 2015 年 10 月停用,2015 年 12 月复查示:肾功能:白蛋白 51 g/L,肌酐 135 μmol/L,尿素 8.82 mmol/L,尿酸 356 mmol/L;补体 C3 1.09 g/L,C4 0.19 g/L,IgG4 0.96 g/L,血沉 4 ml/小时。期间患者坚持中药治疗,处方以上方加减为主。激素停用后,患者以纯中药治疗,随访 1 年。2016 年 12 月患者复查肾功能:白蛋白 44.7 g/L,肌酐 155 μmol/L,尿素 9.36 mmol/L,尿酸 408 μmol/L。经治后患者病情稳定,并恢复工作。

Wegener 肉芽肿肾损害

过某,男,47 岁。初诊日期:2001 年 3 月 19 日。

患者 2 月前因乏力恶心,蛋白尿伴下肢浮肿至某医院就诊,肾脏 B 超双肾大小无明显异常,肾组织活检提示 Wegener 肉芽肿病变,查血肌酐 1 960 μmol/L,予紧急血透,每周 2 次,并服泼尼松 40 mg/日,环磷酰胺 1.0 g 冲击治疗,患者于 4 月 2 日住入我院肾内科病房,查血肌酐 786 μmol/L,尿素氮 30.2 mmol/L,胆固醇 4.58 mmol/L,三酰甘油 1.2 mmol/L,血红蛋白 60 g/L,白蛋白/球蛋白为 29/32.7,C-ANCA(+)。患者下肢浮肿,面色萎黄虚肿,恶心呕吐,口苦,腰酸乏力。苔薄白,脉细。

柴胡 9 g,黄芩 12 g,枸杞子 15 g,菊花 9 g,六月雪 30 g,茯苓 12 g,白术 9 g,黄精 20 g,巴戟天 12 g,黄芪 15 g,制大黄 15 g,猪苓 12 g。

配合用西药泼尼松 30 mg/日,环磷酰胺继续冲击治疗(每月 1 次),骨化三醇 1 粒/日;1

个月后出院,继续门诊随访服药,血透改为每周 1 次。

2001 年 6 月 12 日复诊:复查肾功能示血肌酐 640 μmol/L,尿素氮 25.9 mmol/L,尿酸 510 μmol/L,白蛋白/球蛋白为 37.4/27.3,血红蛋白 78 g/L,精神、面色好转,无恶心呕吐,每日尿量 1 100 ml,门诊继续随访中。随访患者诉症情有进一步好转,血透遂改为每月 1 次。

产后溶血尿毒症综合征

李某,女性,29 岁。初诊日期:2008 年 1 月 14 日。

患者于 2007 年 6 月孕 39 周时自觉尿中出现泡沫,至当地妇产科医院查尿常规示蛋白 (+++),无肉眼及镜下血尿,当时血压及肾功能均正常。予入院在全麻下行剖宫产术,产下一男婴,约 4 kg。术中发现血压升高至 200/100 mmHg,术后血压有所下降,予降压对症治疗后出院,血压波动于 130~140/90~100 mmHg,随访尿常规提示尿蛋白波动于(+)~(+++)。以中药治疗,症状改善不明显,期间查血常规示血红蛋白 88 g/L,血肌酐 84 μmol/L。后转西医治疗,予泼尼松 10 mg/日口服。至 2007 年 8 月,患者突发头痛头晕伴恶心、呕吐,神志淡漠伴发热,外院急诊测血压 200/130 mmHg,血常规:白细胞 13.4×10^9/L,血红蛋白 103 g/L,血小板 48×10^9/L;血浆白蛋白 28 g/L,血肌酐 138 μmol/L,尿素氮 16.3 mmol/L。头颅 CT 提示枕叶及右侧基底节区低密度灶。急诊给予拉贝洛尔、甲泼尼龙等治疗后,患者仍神志淡漠,伴发全身散在瘀斑,为进一步诊治再次收治入院。入院后多次复查血常规提示血红蛋白波动于 80~90 g/L,血小板呈进行性下降(55×10^9/L→43×10^9/L→30×10^9/L),尿常规:蛋白 (++++),红细胞 11~15 个/HP。查 24 小时尿蛋白定量 3.275~5.152 g,血清肌酐 141 μmol/L,血清蛋白 30 g/L,网织红细胞 10%,结合珠蛋白 6 mg/dl,Cooms 试验(−),ANA(−),ENA (−),骨髓穿刺报告示:骨髓增生活跃,粒红比例偏低,粒红巨三系均增生活跃,巨系以颗粒巨为主,血小板散在可见。拟诊产后溶血尿毒症综合征,积极降压治疗的同时,予血浆置换治疗 3 次、丙种球蛋白 10 g/日静脉点滴 3 日、甲基泼尼松龙 40 mg/日静脉点滴 5 日后改为甲基泼尼松龙每日两次静脉点滴 8 日,然后以泼尼松 60 mg/日口服治疗,因血小板恢复不明显,又以长春地辛(VDS)冲击治疗(0.5 mg/日,4 日)。因血小板进行性减少而未能行肾活检。经治疗,患者查尿蛋白逐渐减少(1 041 mg/24 小时→910 mg/24 小时→887 mg/24 小时→568 mg/24 小时),但多次复查血清肌酐逐步升高(173 μmol/L→226 μmol/L→275 μmol/L→284 μmol/L)。故转至中医门诊寻求中医药治疗。2008 年 1 月 6 日查肾功能:血肌酐 284 μmol/L,血尿素氮 15.1 mmol/L,尿酸 489 μmol/L;血常规:红细胞 3.41×10^12/L,血红蛋白 124 g/L,白细胞 6.3×10^9/L,血小板 89×10^9/L;尿常规:蛋白(±),红细胞 2~3 个/HP;B超:右肾 86 mm×28 mm,左肾 87 mm×36 mm,皮髓分界欠清。

来诊时患者诉尿中泡沫时隐时现,头晕,视物模糊,时有恶心,乏力,久立或久行后双下肢轻度浮肿,夜尿 1 次,大便干结,2~3 日 1 行,舌质偏红,苔少薄黄,脉细弦。自测血压近期

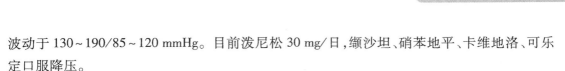

波动于 130～190/85～120 mmHg。目前泼尼松 30 mg/日,缬沙坦、硝苯地平、卡维地洛、可乐定口服降压。

黄芪 30 g,葛根 15 g,川芎 15 g,黄精 20 g,枸杞子 15 g,杜仲 15 g,蝉花 15 g,花生衣 10 g,鸡血藤 30 g,煅瓦楞 12 g,当归 12 g,寄生 15 g,制大黄 15 g,积雪草 30 g。

另服益肾生血颗粒,每次 1 包,每日 2 次。

2008 年 1 月 28 日复诊:药后诉尿中仍有泡沫,时有头晕,视物模糊,乏力,恶寒喜暖,双下肢轻度浮肿,2 日未解大便。自测血压晚饭后增高,最高时达 180/118 mmHg,日间血压波动于 110～150/100 mmHg。肾功能:血肌酐 303 μmol/L,血尿素氮 17.5 mmol/L,尿酸 472 μmol/L;血常规:红细胞 3.41×10^{12}/L,血红蛋白 107 g/L,白细胞 8.94×10^9/L,血小板 100×10^9/L;尿常规:蛋白(−),红细胞(−)。舌质淡,苔少,脉细弦。上方去寄生、煅瓦楞,加巴戟天 15 g、淫羊藿 15 g、炮附子 9 g。

2008 年 2 月 14 日复诊:诉有胸闷不适,24 小时尿量 1 500 ml,夜尿 2 次,余无明显不适,舌质稍红,苔薄黄。现泼尼松减量为 25 mg/日。肾功能:血肌酐 284 μmol/L,血尿素氮 14.5 mmol/L,尿酸 447 μmol/L;血浆白蛋白:36 g/L;血常规:红细胞 3.34×10^{12}/L,血红蛋白 108 g/L,白细胞 8.3×10^9/L,血小板 108×10^9/L;尿常规:蛋白(−),红细胞 6～8 个/HP,pH 7.0,尿比重 1.005。上方加地骨皮 20 g、黄芩 15 g。

2008 年 4 月 14 日复诊:2008 年 3 月 1 日查网织红细胞计数:1.3%;Coom's 试验(−);Coom's－IgG(−);Coom's－C3d(−);异丙酸试验(−);血清游离血红蛋白 24 mg/L;结合珠蛋白 38 mg/dl;2008 年 3 月 9 日查肾功能:血肌酐 292 μmol/L,血尿素氮 18.5 mmol/L,尿酸 506 μmol/L;血常规:红细胞 3.64×10^{12}/L,血红蛋白 117 g/L,血小板 107×10^9/L;尿常规:蛋白(−),红细胞(−),pH:5.5,尿比重 1.010;2008 年 4 月 6 日查肾功能:血肌酐 273 μmol/L,血尿素氮 14.9 mmol/L,尿酸 592 μmol/L;血常规:红细胞 3.78×10^{12}/L,血红蛋白 118 g/L,血小板 116×10^9/L;尿常规:蛋白(−),红细胞(−),pH:7.0,尿比重 1.005。诉恶寒重,时有头晕、眼花,偶有恶心,无呕吐,胃纳尚可,午后逐渐出现双下肢轻度浮肿;夜寐安,大便偏干,量少。舌质红,苔薄黄,脉细。现用泼尼松 20 mg/日。

黄芪 30 g,葛根 15 g,川芎 15 g,黄精 20 g,枸杞子 15 g,杜仲 15 g,当归 12 g,寄生 12 g,地骨皮 20 g,黄芩 20 g,莲肉 30 g,党参 30 g,丹参 30 g,巴戟 12 g,淫羊藿 12 g,制大黄 15 g,桂枝 6 g。

2008 年 5 月 19 日复诊:恶寒较前有改善,眼睑轻微浮肿,诉自感乏力,余无明显不适。舌质偏红,苔薄白,脉细。现泼尼松 15 mg/日。血压控制稳定。肾功能:血肌酐 253 μmol/L,血尿素氮 17.9 mmol/L,尿酸 511 μmol/L;血清钾:4.5 mmol/L;血常规:红细胞 3.85×10^{12}/L,血红蛋白 116 g/L,血小板 109×10^9/L;尿常规:蛋白(−),红细胞(−),pH:7.0,尿比重 1.010。上方改桂枝 9 g。

2008 年 8 月 4 日复诊:眼睑浮肿改善,无双下肢浮肿,恶寒已除。纳可,便调。舌质稍红,苔薄黄微腻,脉细。目前泼尼松 10 mg/日,已有 10 日,血压稳定。肾功能:血肌酐 200 μmol/L,血尿素氮 12.6 mmol/L,尿酸 371 μmol/L;血清钾:4.7 mmol/L;血常规:红细胞 3.45×10^{12}/L,血红蛋白 109 g/L,血小板 112×10^9/L;尿常规:蛋白(±),红细胞(−),白细胞 6~8/HP,pH:6.5,尿比重 1.010。效不更方。

2009 年 1 月 12 日复诊:诸症平稳,大便 2 日 1 行。舌质淡红,苔薄白,脉细。目前泼尼松已减量为 5 mg/日。2008 年 9 月 23 日查血肌酐 187 μmol/L,血尿素氮 11.7 mmol/L,尿酸 438 μmol/L;24 小时尿蛋白定量:0.45 g;2009 年 1 月 9 日查血肌酐 203 μmol/L,血尿素氮 18 mmol/L,尿酸 381 μmol/L;24 小时尿蛋白定量:0.30 g;血清光抑素 C 2.68 mg/L;血常规:红细胞 3.54×10^{12}/L,血红蛋白 113 g/L,血小板 118×10^9/L;尿常规:蛋白(±),红细胞 1~2 个/HP,白细胞 10~20 个/HP,pH:6.5,尿比重 1.010。上方加蝉花 15 g、积雪草 30 g。

2009 年 6 月 2 日复诊:诸症平稳,唯大便 2~3 日 1 行,舌质淡红,苔薄,脉细。血压控制稳定。诉已停服泼尼松 3 月。2009 年 5 月 31 日查血肌酐 159 μmol/L,血尿素氮 13.4 mmol/L,尿酸 328 μmol/L;24 小时尿蛋白定量:0.34 g;血清钾:4.8 mmol/L;血常规:红细胞 3.64×10^{12}/L,血红蛋白 102 g/L,血小板 121×10^9/L;尿常规:蛋白(−),红细胞(−),白细胞 5~8 个/HP,pH:6.0,尿比重 1.010。继服上方,另服益肾生血颗粒,每次 1 包,每日 2 次。

淀粉样变肾病

案1 沙某,女,56 岁。初诊日期:2001 年 1 月 19 日。

患者 1 月前因泡沫尿入上海某医院治疗,肾组织活检提示为肾淀粉样病变,出院后来我院就诊。患者双下肢浮肿明显,舌苔白腻,脉沉细,查血肌酐 78.7 μmol/L,尿素氮 7.86 mmol/L,血尿酸 525 μmol/L,白蛋白/球蛋白为 31/26,血糖 7.5 mmol/L,血纤维蛋白原 6.9 g,24 小时尿蛋白定量 3.71 g。

炮附子 9 g,桂枝 6 g,黄芪 30 g,当归 15 g,补骨脂 12 g,金樱子 15 g,山药 15 g,苍术 12 g,白术 12 g,薏苡仁 30 g,白鲜皮 30 g,积雪草 30 g,黄精 15 g,芡实 30 g,桃仁 30 g,赤石脂 30 g,葫芦瓢 30 g,车前子 30 g。

配合服用活血通脉胶囊。

服药 2 周后复查 24 小时尿蛋白定量为 2.4 g,浮肿消退。前药继服。

2001 年 6 月 12 日复诊:查尿常规示蛋白(+++),白细胞 4~6 个/HP,24 小时尿蛋白定量为 1.95 g,血沉 53 mm/小时,血纤维蛋白原经抗凝治疗后为 2.9 g/L,下肢浮肿已退,无咽痛等,纳差,舌红绛,苔薄白。上方减葫芦瓢、车前子,加灵芝 30 g、龟甲 12 g、谷芽 30 g、麦芽 30 g、鸡内金 12 g,并配以黑料豆丸 5 g,每日 2 次。

案2 刘某,男,50岁。初诊日期:1995年2月28日。

患者于1994年12月患感冒后咽痛、咳嗽,3周后出现全身浮肿,查血肌酐120 μmol/L,尿素氮9.6 mmol/L,白蛋白/球蛋白为19/21,24小时尿蛋白定量7.5 g,血压150/100 mmHg,肾组织活检提示为肾淀粉样病变,外院曾予泼尼松、环磷酰胺、青霉胺、尿激酶治疗。1995年2月28日来我院初诊,24小时尿蛋白定量9.5 g,白蛋白/球蛋白为26/24,血肌酐117 μmol/L,尿素氮7 mmol/L,血糖5.5 mmol/L,血尿酸520 μmol/L,血压155/105 mmHg,双下肢浮肿明显,自述手足心热,咽痛。舌苔黄腻,脉沉弦。

生地15 g,熟地15 g,苍术15 g,白术15 g,赤石脂30 g,粉草薢15 g,丹皮15 g,当归20 g,山药20 g,杜仲15 g,益母草30 g,藤梨根30 g,黄精20 g,龟甲12 g,首乌15 g,制大黄15 g。

同时配合服用黑料豆丸、卡托普利、活血通脉胶囊。

服药3个月后复查白蛋白/球蛋白为28.6/24,血肌酐91 μmol/L,尿素氮5.2 mmol/L,尿酸520 μmol/L,胆固醇10.5 mmol/L,三酰甘油7.5 mmol/L,泼尼松每日10 mg,上方续服2个月后复查白蛋白/球蛋白为28.6/22.9,血肌酐97 μmol/L,尿素氮6.7 mmol/L,尿酸450 μmol/L,胆固醇8.6 mmol/L,三酰甘油5.1 mmol/L,24小时尿蛋白定量6.7 g,患者自觉精神好转,浮肿减轻,遂返外地治疗。

多发性骨髓瘤肾损害

案1 朱某,男性,49岁。初诊日期:2001年2月5日。

患者因腰部酸痛3月余伴乏力由门诊收入住院。患者2000年12月中旬开始出现腰部酸痛伴乏力,当时未引起注意也未往医院就诊,自行敷用麝香止痛膏等,病情未缓解,腰酸加重且出现两肋疼痛,伴乏力,头晕,不思饮食,大便秘结3~5日一行,尿少,遂往当地医院就诊予查腰椎CT示:颈3~颈4椎间盘向后膨隆,颈3~颈5椎体呈普遍骨质疏松,两侧小关节轻度增生。肾功能示:尿素氮22 mmol/L,血肌酐1 796 μmol/L,考虑"尿毒症",予包醛氧化淀粉等治疗无效后转我院。查体:神清,全身浅表淋巴结未及肿大,胸廓对称,左胸肋部触痛(+),两肺呼吸音清,未闻及干湿啰音,心率86次/分,律齐,腹软,上腹部轻压痛(+),血压:180/95 mmHg,余腹无压痛,肝脾肋下未及,脊柱四肢无畸形,脊柱轻压痛(+),神经系统检查:生理反射存在,病理反射未引出。血常规示:红细胞$2.0×10^{12}$/L,血红蛋白68 g/L,白细胞$3.8×10^9$/L,中性粒细胞76%,淋巴细胞22.7%,血小板$100×10^9$/L。血中未找到异常细胞。尿常规:蛋白500 mg%,隐血(++++),镜检红细胞(+)。尿-本周蛋白(-)。血生化:尿素氮24.5 mmol/L,血肌酐1 214.5 μmol/L,血尿酸630 μmol/L,尿肌酐:4.50 mmol/日,肌酐清除率:4.98 ml/分钟。血清钾4.6 mmol/L,血清钠136.2 mmol/L,血清氯98.2 mmol/L,二氧化碳结合率22.9 mmol/L。骨髓细胞学检查报告:骨髓有核细胞增生明显活跃。骨髓象以不同阶段浆细胞增生为主,占92.2%。根据骨髓象特征提示:① 多发性骨髓瘤。② 浆细胞性白血病。X线摄片报告：胸廓对称，两肺纹增强，主动脉弓突出，迂曲，心影不大，两膈（-）。头颅多发性蔓状骨质缺损，边锐利清晰。颈椎骨质疏松明显，胸8及胸10椎体上缘骨质增生，边缘粗糙，椎体变扁，腰骶骨质疏松，椎体上缘凹陷。腰1~腰5各椎体边缘骨质增生，椎间隙（-）。骶1隐裂、双侧坐骨及股骨上段见较多小斑片样骨质缺损。意见：多发性骨髓瘤可能大。建议：查尿-本周蛋白。M蛋白鉴定：血醋纤膜电泳：A 56.0%，a1 4.0%，a2 15.9%，B 11.6%，r 12.4%，a2区增高。免疫球蛋白：IgG 5.87 g/L，IgA 0.57 g/L，IgM 0.41 g/L，IgG、IgA、IgM量减少。免疫电泳：抗IgG、IgA、IgM未见异常沉淀线，抗IgD未见沉淀线，抗K反应（+），结论：游离K型轻链。尿-本周蛋白：ELISA法示阳性，结论：游离K型轻链。B超示：右肾大小 95 mm×44 mm×41 mm，左肾大小 102 mm×44 mm×50 mm，确诊为多发性骨髓瘤（Ⅲ期），慢性肾功能不全（尿毒症期）。治疗以M2方案化疗：环磷酰胺、环己亚硝脲、马法兰、泼尼松、长春新碱。患者表现为腰部酸痛，纳差，神疲。舌质淡，苔白腻，脉细。

土茯苓 30 g，半枝莲 15 g，紫丹参 30 g，制大黄 15 g，六月雪 30 g，云茯苓 15 g，枸杞子 15 g，制黄精 30 g，潞党参 30 g，厚杜仲 12 g，金狗脊 15 g，粉猪苓 15 g，鹿衔草 30 g，桑寄生 15 g，巴戟天 15 g，炙乳香 3 g，炙没药 3 g，生地黄 12 g，熟地黄 12 g，白花蛇舌草 30 g。

经中药治疗1个月余同时配合化疗，患者腰部酸痛等症状缓解，复查肾功能：尿素氮 24.2 mmol/L，血肌酐 631.7 μmol/L，血尿酸 558 μmol/L，肌酐清除率 11.26 ml/分钟，近期疗效满意。出院继服中药，3个月后随访肾功能稳定。

案2 张某，男，67岁。初诊日期：1998年8月26日。

因浮肿、蛋白尿、腰痛及贫血至外院就诊，经查血清蛋白电泳出现M带，球蛋白升高至 46 g/L，头颅骨有典型凿孔状改变，尿-本周蛋白（-），骨髓穿刺找到典型骨髓瘤细胞，明确诊断为复发性骨髓瘤，已采用化疗VAD方案，多柔比星、地塞米松及长春新碱为配合化疗，来我院服用中药。查血肌酐 220 μmol/L、尿素氮 7.6 mmol/L，尿蛋白>300 mg/dl，血红蛋白 85 g/L。脉沉细，舌苔白腻质紫暗。

补骨脂 12 g，炒杜仲 12 g，熟地 12 g，山茱萸 12 g，山药 15 g，茯苓 15 g，半枝莲 30 g，枸杞子 20 g，当归 12 g，首乌 15 g，黄精 20 g，菊花 10 g，鸡血藤 30 g，炮穿山甲片 12 g，黄芪 30 g，白术 10 g，白花蛇舌草 30 g。

并配合服用补肾生血冲剂和至灵胶囊。患者坚持服中药2年余，肾功能稳定，精神体力较前改善。

肝肾相关疾病

案1 施某，男性，61岁。初诊日期：2008年4月10日。

患者于10余年前因体检出患有慢性乙型肝炎，曾接受中西药物结合治疗（具体不详）。后患者曾多次出现黑便,于当地医院就诊时,拟诊为肝炎后肝硬化合并出血。予以止血、护肝、制酸等治疗后症状缓解。至 2007 年后,患者自觉乏力、腹部胀满不适,拟诊为肝硬化腹水,予以保肝、利尿等治疗后症状持续存在。故为求行肝移植手术再次赴外院就诊,于住院期间患者在无明显诱因下出现尿少伴肾功能进行性减退,血肌酐由 140 μmol/L 左右上升至 426 μmol/L,予以保肝、利尿、多次补充白蛋白等治疗后,患者症状未见好转,故暂不予以肝移植手术,为求改善肾功能就诊于我院。此次患者发病以来无神志不清,无呕血,无发热等。就诊时患者乏力明显,腹胀满,腹围 110 cm,伴恶心、呕吐,皮肤及巩膜黄染明显,尿量 600 ml 左右,胃纳欠佳,大便可,寐尚安;舌体胖大边有齿痕,色淡暗,苔白厚腻,脉细。实验室检查:总胆红素 26 μmol/L,直接胆红素 11.7 μmol/L,间接胆红素 14 μmol/L,白蛋白 36.3 g/L,球蛋白 31.9 g/L,谷丙转氨酶 34 u/L,谷草转氨酶 37.8 U/L,血肌酐 426 μmol/L,尿素 39 mmol/L,尿酸 705 μmol/L;HBV‐DNA 5.0×10^5;肝 CT:肝硬化,脾大,食管下段静脉轻度曲张,大量腹腔积液,门脉主干血栓形成。AFP、CA199、CEA(−)。乙肝“两对半”:HBsAg(+)、HBeHb(+)、HBcHb(+)。

黄芪 30 g,党参 30 g,丹参 30 g,苍术 12 g,白术 12 g,淮山药 15 g,红枣 20 g,麦芽 30 g,鸡内金 15 g,片姜黄 9 g,当归 15 g,鸡骨草 30 g,郁金 15 g,淫羊藿 15 g,巴戟 15 g,狗脊 15 g,半边莲 30 g,大腹皮 15 g,葫芦瓢 30 g,制大黄 6 g。

2008 年 4 月 23 日复诊:患者乏力、腹胀满好转,腹围 104 cm,无明显恶心、呕吐,皮肤黄染较前明显好转,纳食较前改善,24 小时尿量 1 200 ml 左右,大便可,寐尚安;舌体胖大边有齿痕,色淡暗,苔白腻较前好转,脉细。实验室检查:白蛋白 35.1 g/L、球蛋白 31.7 g/L、总胆红素 26.6 μmol/L、谷丙转氨酶及谷草转氨酶均正常、血肌酐 290 μmol/L、尿素 26.62 mmol/L、尿酸 744 μmol/L。上方加粉草薢 15 g、土茯苓 30 g、莪术 9 g。

2008 年 5 月 7 日复诊:患者乏力、腹胀满较前好转,腹围 100 cm,无明显恶心、呕吐,皮肤无明显黄染,纳食较前好转,24 小时尿量 1 500 ml 左右,大便可,寐尚安;舌体胖大边有齿痕,色淡暗,苔薄白腻,脉细。查白蛋白 33 g/L、尿酸 717 μmol/L、血肌酐 218 μmol/L、尿素 27.6 mmol/L、二氧化碳结合力 18 mmol/L。上方去粉草薢、土茯苓,加炮穿山甲片 6 g、鸡血藤 30 g、葛根 15 g。

随访至 2008 年 5 月 20 日,患者乏力、腹胀满明显好转,腹围 96 cm,已能下床自行行走,无明显恶心、呕吐,皮肤无明显黄染,纳食可,24 小时尿量 1 600 ml 左右,大便可,寐尚安。舌体略胖大,边有齿痕,色淡红,苔薄白,脉细。肝肾功能:白蛋白 36.9 g/L,球蛋白 30.3 g/L,谷草转氨酶 53 U/L,谷丙转氨酶 41 U/L,总胆红素 25.6 μmol/L,血肌酐 195.3 μmol/L,尿素 22.41 mmol/L,尿酸 649 μmol/L。患者症状及检查结果均较前明显好转,已有条件进行肝移植手术,故赴外院手术治疗。

案2 史某,男,74 岁。初诊日期:2015 年 4 月 25 日。

患者确诊肝硬化病史 3 月余,未行肝穿刺;2015 年 2 月 17 日患者出现肉眼血尿,尿常规:红细胞 7 040.6 个/μl;并伴有关节疼痛,双下肢浮肿,腹胀,急诊查肝肾功能(2 月 22 日):白蛋白 20 g/L,血清肌酐 868 μmol/L,尿素 32.7 mmol/L,尿酸 698 μmol/L,谷丙转氨酶 54 U/L,谷草转氨酶 99 U/L,总胆红素 4.9 μmol/L,结合胆红素 1 μmol/L,碱性磷酸酶 84 U/L;血常规:白细胞 6.07×10⁹/L,红细胞 3.24×10¹²/L,血小板 78×10⁹/L,血红蛋白 109 g/L。以补充白蛋白,异甘草酸镁、谷胱甘肽保肝,生长抑素收缩血管、改善肾脏血流,托拉塞米、呋塞米利尿,纠酸,降血钾治疗。2 月 25 日查肾功能:肌酐 1 044 μmol/L,尿素 42.6 mmol/L,尿酸 697 μmol/L,钾 5.4 mmol/L,钠 130 mmol/L,二氧化碳结合力 21 mmol/L。2 月 27 日发现内裤上有血渍,予插导尿,每日膀胱冲洗。超声:膀胱实质占位——考虑恶性肿瘤可能,左肾囊肿,前列腺增生,肾动静脉血流通畅(右肾 101 mm×48 mm×49 mm,左肾 107 mm×45 mm×46 mm)。3 月 3 日复查肾功能:肌酐 580 μmol/L,尿素 30.8 mmol/L,尿酸 563 μmol/L,钾 3.7 mmol/L,二氧化碳结合力 25 mmol/L,钙 1.97 mmol/L,磷 2.16 mmol/L。血免疫固定电泳:阴性。3 月 12 日行膀胱镜检查未见明显占位。4 月 13 日肝肾功能:白蛋白 26 g/L,血清肌酐 211 μmol/L,尿素 11.8 mmol/L,尿酸 418 μmol/L,表皮生长因子受体 25.78 ml/分钟,谷丙转氨酶 53 U/L,谷草 73 U/L;尿常规:红细胞 50 个/μl,红细胞(±),白细胞(-),蛋白(++)。

既往史:1 年前患者突发肝损伤,当时检查 ANA(+),自免肝全套阴性(AMA-M2、ASMA 阴性),肝炎病毒全套阴性;磁共振胰胆管造影:肝脏多发囊肿,左肾多发囊肿。胆囊炎,胆囊积液。保肝降酶抗氧化治疗,并予熊去氧胆酸口服。同年 5 月 20 日在全麻下行胆囊切除术。术后患者停服熊去氧胆酸。1 年后患者逐渐开始出现腹胀纳差,偶有鼻衄,伴有双下肢浮肿,2015 年 1 月 28 日查胃镜:食管中、下段轻度静脉曲张。2 月 3 日腹部 MRI 增强:① 肝硬化、脾肿大。② 腹水。③ 肝肾囊肿。④ 胆囊未见。当时肝酶轻度异常,肾功能:白蛋白 21 g/L,血清肌酐 123 μmol/L,尿酸 466 μmol/L,尿素氮 8.1 mmol/L;尿常规:红细胞 905/μl,白细胞 98 个/μl,蛋白(++),潜血(+++);24 小时尿蛋白定量 2.4 g。尿红细胞位相:非肾性血尿。肝纤维化指标:HA:692.4 ng/ml,HPCⅢ:15.9 ng/ml,LN:82.3 ng/ml,HPCⅣ:>1 000 ng/ml。建议患者行肝穿排除自身免疫性肝炎,明确肝硬化原因,患者拒绝。诊断考虑:肝硬化失代偿合并腹水(布-加综合征待排除,自身免疫性肝炎待排除)。

现时有腹胀,腹部膨隆,乏力,双下肢浮肿,不使用利尿剂尿量 500 ml,使用利尿剂或蛋白后尿量 1 200~1 500 ml,夜尿多,全身皮肤瘙痒,胃纳尚可,口苦,无恶心,夜寐安,二便调。舌淡红苔黄腻,脉弦。

柴胡 15 g,当归 12 g,赤芍 20 g,白芍 20 g,茵陈 20 g,鳖甲 20 g,木香 9 g,郁金 15 g,桃仁 12 g,猪苓 15 g,茯苓 15 g,大腹皮 15 g,焦山楂 18 g,枳壳 18 g,车前子 30 g,车前草 30 g,仙鹤草 30 g,旱莲草 20 g,莪术 12 g,蝉花 15 g。

2015 年 5 月 4 日复诊: 复查(4 月 29 日)肝肾功能:谷丙转氨酶 39 U/L,天冬氨酸转氨

酶 50 U/L,白蛋白 25 g/L,前白蛋白 101 mg/L,肌酐 222 μmol/L,尿素 14.21 mmol/L,尿酸 443 μmol/L;免疫球蛋白、补体:免疫球蛋白 A 5.17 g/L,补体 C3 0.88 g/L;尿常规:尿蛋白定性(+++),隐血(+++),沉渣红细胞 688 个/μl;24 小时尿蛋白 1.6 g,24 小时尿 β_2 微球蛋白 1 544 μg,24 小时尿量 1 400 ml。超声:肝硬化声像图,双肾大小形态正常,大量腹水。

柴胡 15 g,郁金 12 g,川楝子 12 g,赤芍 9 g,丹参 30 g,当归 12 g,桃仁 9 g,红花 9 g,土鳖虫 9 g,生牡蛎 45 g,桔梗 9 g,葛根 15 g,紫菀 9 g,葶苈子 30 g,川椒目 9 g,茯苓 30 g,赤石脂 30 g,蝉花 15 g。

同时配合百令胶囊、扶正化瘀胶囊、熊去氧胆酸口服,中药皮硝外敷腹部、艾灸(穴位:足三里、地机、关元、神阙、肾俞)等中医外治疗法。

2015 年 5 月 28 日复诊:患者尿量明显增多(停服利尿剂尿量在 1 500 ml 以上),浮肿消退,体重减轻(体重 56.5 kg),腹胀改善(腰围 77 cm),仍有乏力,纳少,大便日行 2~3 次,成形。复查(5 月 21 日)肝肾功能:谷丙转氨酶 31 U/L,天冬氨酸转氨酶 54 U/L,白蛋白 31 g/L,前白蛋白 167 mg/L,肌酐 170 μmol/L,尿素 17.78 mmol/L,胱抑素 C 2.22 mg/L,尿酸 518 μmol/L;血常规:血红蛋白 100 g/L,白细胞 3.84×10^9/L,血小板 63×10^9/L;尿常规:尿蛋白定性(+++),隐血(+++),沉渣红细胞 1 223 个/μl;24 小时尿蛋白 2 685 mg/尿量 1 650 ml。患者舌暗红苔薄黄,脉弦细。

柴胡 15 g,郁金 15 g,猪苓 15 g,茯苓 15 g,马鞭草 30 g,小蓟 30 g,生芪 30 g,大枣 15 g,麦芽 15 g,花生衣 9 g,淫羊藿 15 g,蝉花 9 g,赤芍 20 g,当归 15 g,莪术 12 g,桃仁 12 g,地鳖虫 9 g,葛根 15 g。

同时配合扶正化瘀胶囊、百令胶囊、复方皂矾丸、利血生、熊去氧胆酸、水飞蓟宾葡甲胺等口服。

2015 年 8 月 16 日复诊:患者诉尿量 1 200 ml 左右,乏力,胃纳一般,大便日行 2~3 次,成形。复查(8 月 15 日)尿常规:尿蛋白定性(++),隐血(+++),沉渣红细胞 920 个/μl;血常规:红细胞 2.28×10^{12}/L,血红蛋白 76 g/L,白细胞,2.93×10^9/L,血小板 39×10^9/L;生化:白蛋白 28 g/L,前白蛋白 134 mg/L,谷丙转氨酶 6 U/L,天冬氨酸转氨酶 27 U/L,血清肌酐 118 μmol/L,尿素 12.51 mmol/L,尿酸 412 μmol/L。24 小时尿蛋白 924 mg/尿量 1 300 ml。舌淡红苔薄黄,脉细。

黄芪 30 g,党参 30 g,苍术 12 g,白术 12 g,山药 18 g,红枣 30 g,鸡内金 15 g,黄精 18 g,狗脊 15 g,淫羊藿 15 g,巴戟天 15 g,郁金 15 g,鸡骨草 30 g,白花蛇舌草 30 g,小蓟 30 g,当归 15 g,丹参 30 g,片姜黄 9 g。

2015 年 10 月 29 日复诊:目前尿量 1 500~2 000 ml,双下肢湿疹。10 月 23 日查肾功能:白蛋白 37 g/L,肌酐 94 μmol/L。

桑寄生 30 g,狗脊 12 g,党参 30 g,生丹参 30 g,川断 15 g,杜仲 12 g,僵蚕 9 g,茯苓 12 g,苍术 12 g,白术 15 g,黄芪 30 g,当归 15 g,白芍 15 g,柴胡 9 g,莪术 9 g,鸡内金 15 g,菟丝子

15 g,淫羊藿 15 g,片姜黄 9 g,红枣 15 g,积雪草 15 g,小蓟 30 g,花生衣 9 g,蝉花 9 g,白鲜皮 30 g。

2016 年 1 月 7 日复诊：2015 年 12 月 29 日查血常规：血红蛋白 88 g/L,白细胞 3.89×10^9/L,血小板 43.8×10^9/L;血清肌酐 90 μmol/L,尿素 10.45 mmol/L,尿酸 520 μmol/L;24 小时尿蛋白定量 282 mg/1 350 ml,体重 58 kg。超声：少量腹水,双侧胸腔积液未见。上方去白鲜皮,加马鞭草 30 g。

2016 年 4 月 14 日复诊：3 月 28 日查血常规：血红蛋白 89 g/L,白细胞 3.27×10^9/L;血清肌酐 98 μmol/L,尿素 9.23 mmol/L,尿酸 486 μmol/L;24 小时尿蛋白定量 165 mg/1 100 ml;尿常规：蛋白(+),红细胞 173 个/μl。B 超：右肾 96 mm×37 mm,左肾 93 mm×40 mm。舌净脉细。

生黄芪 30 g,杜仲 15 g,黄精 20 g,川芎 15 g,葛根 15 g,当归 12 g,桑寄生 15 g,蝉花 15 g,积雪草 30 g,淫羊藿 15 g,巴戟天 15 g,小蓟 30 g,苍术 12 g,白术 12 g,猪苓 15 g,茯苓 15 g,莪术 15 g,鸡血藤 30 g,红枣 15 g,鸡骨草 30 g。

另：天龙粉 3 g,每日 1 次。

2016 年 8 月 10 日外院 B 超：肝损图像,肝囊肿(未提示肝硬化)。

干燥综合征肾损害

案 1 王某,女,62 岁。初诊日期：2001 年 5 月 8 日。

患者于 1999 年 4 月因血脂高在当地(辽宁省辽阳市)医院就诊,发现肾功能异常：血肌酐 185 μmol/L,尿素氮 11.4 mmol/L。口服药用炭、包醛氧化淀粉及中药等,未住院治疗。2000 年 1 月,查肾脏 SPECT 示：双肾缩小,摄取、排泄功能重度受损。2000 年 12 月住院 1 周,检查尿放免示：白蛋白 42,α_1-MG 6.82,β_2-MG 5.82,IgG 15,SigA 1.49;血放免示：α_1-MG 25.5,β_2-MG 5.43,IgG 47;风湿系列：CRF 40,ASO 200,MRF 1∶32;肾功能示：血肌酐 285.7 μmol/L,尿素氮 12.21 mmol/L,二氧化碳结合率 18.1 mmol/L,血清离子正常;血糖：空腹 6.07 mmol/L,餐后 8.82 mmol/L;血脂示：高密度脂蛋白 0.63,尿常规示：尿糖(+),蛋白(+);血常规示：红细胞 2.95×10^{12}/L,血红蛋白 98 g/L。肾彩超示：右肾 8.22 cm×3.05 cm×4.0 cm,实质厚度为 1.05 cm,左肾 8.24 cm×3.04 cm×3.76 cm,实质厚度为 1.05 cm;唾液腺动态显像示：右侧腮腺实质摄取功能略降低。确诊为慢性间质性肾炎,慢性肾功能不全失代偿期,干燥综合征。给予静脉滴注肾必安、胸腺肽,口服保肾康、药用炭及肌注小剂量肝素等治疗。患者既往患风湿病 20 余年,肠结核 10 余年,胃及十二指肠溃疡 3~4 年,曾长期口服抗风湿药及抗结核药。外院给服药用炭、正清风痛宁、大黄片、小苏打、保肾康等药,皮下注射促红素重组人促红素 2 000 U,每周 1 次,并配合中药灌肠,每周 1~2 次。来我院门诊时患者自觉右腿酸胀痛,口、鼻、眼等部位发干发痒,胃脘不适,大便 1~2 次/日,质稀,舌中剥,边黄

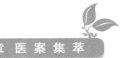

腻,脉细。查肾功能示:血肌酐 390.5 μmol/L,尿素氮 14.76 mmol/L,血尿酸 380 μmol/L,血磷 1.4 mmol/L,血钙 2.32 mmol/L。

熟地 12 g,山茱萸 12 g,丹皮 12 g,桃仁 15 g,黄精 20 g,枸杞子 15 g,首乌 15 g,地肤子 30 g,赤芍 15 g,当归 12 g,肉桂 2 g,怀牛膝 30 g,川连 6 g,石斛 30 g,紫苏 15 g,半夏 10 g,制大黄 15 g。

2001 年 5 月 22 日复诊:服药 14 剂后复诊,复查肾功能示:血肌酐 368.0 μmol/L,尿素氮 13.87 mmol/L,尿酸 255 μmol/L,血磷 1.4 mmol/L,血钙 2.34 mmol/L。本-周氏蛋白阴性。服药后患者自觉干燥症状好转,但畏风乏力,双下肢骨痛,左侧肢体怕冷,足冷,睡眠欠安,自觉头面烘热,皮肤瘙痒。舌薄白中剥边黄,脉细。

熟地 12 g,山茱萸 12 g,丹皮 12 g,桃仁 15 g,黄精 20 g,枸杞子 15 g,当归 12 g,鸡血藤 30 g,巴戟天 12 g,知母 10 g,黄柏 10 g,淫羊藿 12 g,肉桂 1 g,生牡蛎 30 g,虎杖 30 g,黄芪 15 g,紫苏 15 g,地肤子 30 g,半夏 12 g,制大黄 15 g,川连 6 g,扦扦活 30 g。

2001 年 6 月 11 日复诊:复查肾功能示血肌酐 359.8 μmol/L,尿素氮 12.3 mmol/L,尿酸 277 μmol/L,血磷 1.4 mmol/L,血钙 2.29 mmol/L,二氧化碳结合率 14.2 mmol/L;尿常规示:尿糖(+++),蛋白(++);血常规示:红细胞 2.83×10^{12}/L,白细胞 7.1×10^9/L,血红蛋白 92 g/L,红细胞容积 26.7%。患者自诉服药后口、鼻、眼等部位发干发痒诸症均已消失,双下肢酸胀疼痛之症亦明显减轻,但仍有怕冷畏风,稍有不适即流清涕。上方减扦扦活,改黄芪 30 g,加灵芝 30 g、白术 10 g、防风 6 g。

2002 年 6 月家属复诊:诉复查肾功能示血肌酐 220.6 μmol/L,尿素氮 10.2 mmol/L,血红蛋白 105 g/L,患者精神体力均好转,中药继服。

案 2 邓某,女,42 岁。初诊日期:2008 年 5 月 15 日。

患者于 2003 年因腮腺反复肿大感染、口干眼干查 SSA、SSB、ANA 均(+),结合唇腺活检(未见具体报告),诊为干燥综合征,予中药、氯奎治疗。后患者症情稳定,2006 年因怀孕停用氯奎,期间坚持中药治疗,无明显病情变化。至 2007 年剖腹产后发现尿中泡沫增多,查尿蛋白(+++),红细胞(+);2007 年 6 月 15 日查血白蛋白 43 g/L,血肌酐 62 μmol/L,血 IgG 22.2 g/L,三酰甘油 2.05 mmol/L,ds－DNA、ANCA、C3、C4 均正常;24 小时尿蛋白定量 25.5 g。其后患者逐渐出现双下肢浮肿伴尿量减少,遂于 2007 年 6 月 19 日行肾穿刺活检术,病理提示:慢性肾炎(系膜增生型)。予甲泼尼龙静脉冲击治疗(最大剂量达 500 mg,3 日,后改甲泼尼龙 60 mg 维持),因病情控制仍欠佳,浮肿明显,又转院治疗。予甲泼尼龙 80～60 mg 隔日静注治疗,后因出现间质性肺炎,甲泼尼龙减量为 60～40 mg 隔日静注治疗,后 24 小时尿蛋白定量有所下降。2007 年 7 月 31 日在台湾再次行甲泼尼龙治疗(20 mg/次,每日 3 次,3 日→40 mg/次,每日 2 次,3 日→30 mg/次,每日 3 次,1 日)后,24 小时尿蛋白定量降至 0.9 g,出院予泼尼松 30 mg 减量治疗。2007 年 9 月于台湾门诊加用吗替麦考酚酯 0.5 g/次,每日 2

次口服治疗。后患者再次出现病情变化，于2007年10月复查24小时尿蛋白定量为7 g/L。至我院风湿科经泼尼松40 mg，8日，吗替麦考酚酯1.0/次，每日两次口服治疗后好转。于2007年12月因尿蛋白转阴，患者自行停用吗替麦考酚酯。2008年2月查24小时尿蛋白定量2 g，自行再次加用吗替麦考酚酯1.0/次，每日两次口服。2008年5月出现全身浮肿伴泡沫尿加剧，查24小时尿蛋白定量为10 g左右，尿量减少。患者为求进一步治疗，慕名来诊，予收住院。来诊时诉面部及四肢浮肿，尿量少(24小时尿量300 ml)，纳差，腹胀，乏力，舌红苔薄黄，脉沉细。查血白蛋白/球蛋白为20.3/22.5，血肌酐47.1 μmol/L，血尿素氮4.1 mmol/L，尿酸393 μmol/L，胱抑素C 3.9，血红蛋白137 g/L，24小时尿蛋白定量为7.5 g，红细胞沉降率95 mm/小时。时口服泼尼松30 mg/日，吗替麦考酚酯0.5 g/次，每日2次。

党参15 g，丹参15 g，苍术15 g，白术15 g，山药20 g，猪苓12 g，茯苓12 g，生黄芪30 g，当归15 g，丹皮15 g，首乌20 g，益母草30 g，生地12 g，龟甲12 g，黑料豆30 g，白花蛇舌草30 g，葫芦瓢30 g，桂枝6 g。

另外配合黄芪注射液静滴，黑料豆丸及活血通脉胶囊等药口服。

药后浮肿减退，出院时复查白蛋白27 g/L，血肌酐52 μmol/L，血尿素氮4.1 mmol/L，尿酸279 μmol/L，24小时尿蛋白定量5.32 g。

2008年7月10日复诊时浮肿已退，唯有失眠，苔腻，24小时尿蛋白定量为1.47 g。

党参15 g，丹参15 g，苍术15 g，白术15 g，猪苓15 g，茯苓15 g，山药30 g，蝉花15 g，积雪草15 g，生地12 g，龟甲12 g，女贞子12 g，旱莲草15 g，薏苡仁30 g，薏苡仁根30 g，灵芝30 g，白芍20 g，刺猬皮6 g。

2008年10月16日复诊： 查24小时尿蛋白定量为0.29 g，一直以上方调治，诉骨关节酸痛，脱发，目前泼尼松10 mg/日，吗替麦考酚酯0.5/次，每日2次口服。上方加黄芪30 g、当归12 g、菟丝子12 g、制香附9 g。

2008年11月至2009年1月症情稳定，后以膏方调治。2009年6月7日复查：血白蛋白/球蛋白为39.5/27.3 g/L，血肌酐59 μmol/L，血尿素氮3.92 mmol/L，尿酸282 μmol/L，三酰甘油1.8 mmol/L，总胆固醇4.9 mmol/L，血红蛋白135 g/L，24小时尿蛋白定量0.19 g。泼尼松10 mg/日，吗替麦考酚酯0.25/次，每日2次口服。嘱门诊随访。

激素依赖性肾病

案1 许某，女，28岁。初诊日期：2015年12月9日。

2007年肾病综合征予泼尼松50 mg，每日1次显效，2008年12月复发，当时泼尼松10 mg，每日1次，肾穿示：微小病变，改泼尼松30 mg，每日1次，加中药后激素逐渐撤减而病情缓解，其后近4年仅服膏方。现纳可寐安，大便日1行，脱发明显，哮喘未发。既往史：有支气管炎史，神经性过敏性皮炎湿疹史。膏方治疗。

黄芪 300 g,苍术 120 g,白术 120 g,猪苓 120 g,茯苓 120 g,丹参 300 g,党参 300 g,枸杞子 150 g,黄精 150 g,熟地 120 g,当归 120 g,淮山药 300 g,淫羊藿 120 g,龟甲 120 g,白花蛇舌草 300 g,薏苡仁 300 g,川断 120 g,狗脊 120 g,寄生 120 g,山茱萸 120 g,巴戟天 120 g,桑葚 300 g,菟丝子 150 g,覆盆子 300 g。

另:生晒参 150 g,胎盘粉 100 g,龟甲胶 250 g,冰糖 400 g,黄酒为引。

2016 年 11 月 15 日复诊:近期复查:尿常规示:尿蛋白(-),潜血(++),沉渣红细胞 41 个/μl,pH 5.5,尿比重 1.030;肝肾功能:白蛋白 51.1 g/L,球蛋白 21 g/L,谷丙转氨酶 12 U/L,谷草转氨酶 9 U/L,血肌酐 44.3 μmol/L,尿素氮 6.26 mmol/L,血尿酸 326.8 μmol/L;现纳可寐安,大便调日 1 行,冬天易感冒,易过敏,怕冷,夜间尤剧。上方加炮附子 90 g、地肤子 150 g、莲肉 300 g、鸡内金 120 g、焦山楂 150 g、神曲 150 g、徐长卿 150 g。

另:生晒参 150 g,胎盘粉 100 g,龟甲胶 100 g,鹿角胶 150 g,冰糖 400 g,枸杞子 200 g。黄酒为引。

案 2 吴某,女,23 岁。初诊日期:2012 年 8 月 20 日。

患者 2009 年底因突发浮肿就诊,予肾穿示:微小病变,予泼尼松 50 mg,每日 1 次,1 周后全部转阴,浮肿退,撤减激素,减至 35 mg,每日 1 次时反跳,又住院加服他克莫司 1.5 mg,每日 2 次,半年内撤减至 20 mg 亦复发,激素复加至 35 mg,效不佳改另院就诊,减他克莫司至停,改甲泼尼龙 24 mg,每日 1 次+中药治疗,撤减至 6 mg,亦因感冒反跳,住院后改甲泼尼龙 12 mg,每日 1 次+中药后好转,减至 10 mg 反跳加量至今。今年初未常规治疗。2 月起甲泼尼龙 24 mg,每日 1 次+中药好转,现甲泼尼龙 10 mg,每日 1 次+中药较稳定。现面部痤疮,舌净脉细。2012 年 8 月 20 日查尿常规示:尿蛋白(-),潜血(-),pH 6.0.尿比重 1.025;2012 年 6 月 14 日查肝肾功能:白蛋白 47 g/L,球蛋白 22 g/L,谷丙转氨酶 60 U/L,谷草转氨酶 29 U/L,血肌酐 62 μmol/L,尿素氮 2.3 mmol/L,血尿酸 428 μmol/L;皮质醇 0.26 μg/dl;促肾上腺皮质激素 20.02 pg/ml。

生地 15 g,龟甲 12 g,党参 30 g,丹参 30 g,苍术 12 g,白术 12 g,猪苓 12 g,茯苓 12 g,小石韦 30 g,薏苡仁 30 g,红藤 30 g,山药 15 g,白花蛇舌草 30 g,紫花地丁 30 g,蒲公英 30 g,赤芍 12 g,丹皮 15 g。

2012 年 11 月 5 日复诊:现甲泼尼龙 10 mg,每日 1 次。近期复查示:皮质醇 0.24 μg/dl;24 小时尿蛋白定量 34 mg/1 100 ml;尿常规示:尿蛋白(-);空腹血糖 4.5 mmol/L,糖化血红蛋白 5.4%。面部痤疮好转,腰酸时有,舌红苔薄。

鹿角片 3 g,龟甲 15 g,锁阳 3 g,苁蓉 9 g,狗脊 9 g,陈皮 4.5 g,淫羊藿 15 g,川断 9 g,山药 15 g,寄生 12 g,苍术 12 g,白术 12 g,白鲜皮 15 g,地肤子 15 g,猫须草 30 g。

2013 年 1 月 21 日复诊:24 小时尿蛋白定量 57 mg/1 500 ml;尿常规示:尿蛋白(+),潜血(-),沉渣白细胞 21~25 个/HP,pH 7.0,尿比重 1.024;近期外感无发热,咽有痰作咳,尿频时有,无尿痛,舌红苔薄白。在服甲泼尼龙 10 mg,每日 1 次。上方加紫花地丁 30 g、地栗梗 30 g、柴胡 9 g、黄芩 9 g、莲肉 30 g。

2013 年 6 月 24 日复诊:2013 年 3 月 11 日查 24 小时尿蛋白定量 88 mg/1 000 ml;尿常规示:沉渣红细胞 1~3 个/HP,沉渣白细胞 3~5 个/HP,pH 6.5,尿比重 1.025;肝肾功能:白蛋白 43 g/L,球蛋白 20 g/L,谷丙转氨酶 25 U/L,谷草转氨酶 19 U/L,血肌酐 64 μmol/L,尿素氮 2.7 mmol/L,血尿酸 315 μmol/L;血常规示:白细胞 9.48×10¹²/L,红细胞 4.19×10⁹/L,血红蛋白 154 g/L,血小板 148×10⁹/L,促肾上腺皮质激素 6 140 pg/ml。2013 年 6 月 22 日查 24 小时尿蛋白定量 135 mg/1 500 ml;尿常规示:尿蛋白(−),pH 6.0,尿比重 1.0,15;促肾上腺皮质激素 5.28 pg/ml;皮质醇 0.32 μg/dl;右拇指指甲改变,余症平,舌红苔薄白腻。目前甲泼尼龙 10~8 mg 隔日 1 次。

2012 年 11 月 5 日方减白鲜皮,加生地 15 g、菟丝子 15 g,改鹿角片 6 g。

2013 年 10 月 21 日复诊:甲泼尼龙 12 mg~4 mg,隔日 1 次,4 月,24 小时尿蛋白定量 138 mg/1 300 ml;尿常规示:尿蛋白(−),pH 6.0,尿比重≥1.030;皮质醇 0.4 μg/dl;促肾上腺皮质激素 5.42 pg/ml。诉全身酸痛,无外感,时有头晕,舌红苔薄白腻。2012 年 11 月 5 日方改鹿角片 9 g、锁阳 9 g,去白鲜皮,加炮附子 9 g、甘草 6 g、巴戟 12 g。

2014 年 7 月 22 日复诊:2014 年 5 月 20 日查 24 小时尿蛋白定量 52 mg/1 200 ml;尿常规示:尿蛋白(−),沉渣白细胞 3~5 个/HP;皮质醇 5.4 μg/dl;促肾上腺皮质激素 20.83 pg/ml。

2014 年 7 月 20 日查 24 小时尿蛋白定量 116 mg/1 400 ml;尿常规示:尿蛋白(−),潜血(−);皮质醇 2.49 μg/dl;促肾上腺皮质激素 10.28 pg/ml。症平,纳寐安,双下肢酸痛,遇冷加重,大便调 1~2 日 1 行,舌净。现甲泼尼龙 10 mg,隔日 1 次,4 月。2012 年 11 月 5 日方减白鲜皮、地肤子、猫须草,改鹿角片 9 g、锁阳 9 g,加巴戟 15 g、生黄芪 15 g。

2014 年 11 月 18 日复诊:24 小时尿蛋白定量 110 mg/1 800 ml;尿常规示:尿蛋白(−),潜血(−),pH 6.5,尿比重 1.023;皮质醇 8.92 μg/dl;促肾上腺皮质激素 51.59 pg/ml;血常规示:白细胞 1 046×10¹²/L,血红蛋白 134 g/L,血小板 181×10⁹/L。现症平。现甲泼尼龙 8 mg,隔日 1 次,2 个月。膏方调治。

黄芪 300 g,苍术 120 g,白术 120 g,猪苓 120 g,茯苓 120 g,丹参 300 g,党参 300 g,枸杞子 150 g,黄精 150 g,熟地 120 g,当归 120 g,淮山药 300 g,淫羊藿 120 g,龟甲 120 g,白花蛇舌草 300 g,薏苡仁 300 g,川断 120 g,狗脊 120 g,寄生 120 g,山茱萸 120 g,巴戟天 120 g,鹿角片 90 g,锁阳 90 g,陈皮 45 g,生地 120 g,甘草 60 g,猫须草 300 g。

另:生晒参 150 g,胎盘粉 100 g,龟甲胶 150 g,鹿角胶 100 g,冰糖 400 g,枸杞子 200 g。黄酒为引。嘱甲泼尼龙 6 mg,隔日 1 次。

2015 年 4 月 14 日复诊:甲泼尼龙 4 mg,隔日 1 次,2.5 月。24 小时尿蛋白定量 117 mg/1 500 ml;尿常规示:尿蛋白(−),潜血(−),沉渣白细胞 3~5 个/HP,pH 6.5,尿比重 1.026;肝

肾功能：白蛋白 40 g/L，球蛋白 23 g/L，谷丙转氨酶 18 U/L，谷草转氨酶 17 U/L，血肌酐 55 μmol/L，尿素氮 4.4 mmol/L，血尿酸 239 μmol/L，eGFR 121.1 ml/分钟；皮质醇 4.23 μg/dl；促肾上腺皮质激素 50.09 pg/ml；现纳可，寐安，大便调，每日 1 行。上方加海螵蛸 15 g、延胡 15 g。嘱甲泼尼龙 4 mg，1 周 2 次。

2015 年 10 月 20 日复诊：24 小时尿蛋白定量 122 mg/1 700 ml；尿常规示：尿蛋白(-)，潜血(-)，pH 6.0，尿比重 1.003；皮质醇 10.31 μg/dl；促肾上腺皮质激素 37.97 pg/ml；现纳可，寐安，大便调，每日 1 行，无胃痛。舌净，脉细。

鹿角片 9 g，龟甲 15 g，锁阳 9 g，苁蓉 9 g，狗脊 9 g，陈皮 4.5 g，淫羊藿 15 g，川断 9 g，山药 15 g，寄生 12 g，苍术 12 g，白术 12 g，巴戟 15 g，生黄芪 15 g，海螵蛸 15 g，延胡 15 g。

2015 年 12 月 9 日复诊：膏方第 2 年，停甲泼尼龙近 6 月，坚持服中药。24 小时尿蛋白定量 126 mg/1 500 ml；尿常规示：尿蛋白(-)，潜血(-)，pH 6.0，尿比重 1.016；皮质醇 11.48 μg/dl。纳寐可，大便调日 1~2 行。

黄芪 300 g，苍术 120 g，白术 120 g，猪苓 120 g，茯苓 120 g，丹参 300 g，党参 300 g，枸杞子 150 g，黄精 150 g，熟地 120 g，当归 120 g，淮山药 300 g，淫羊藿 120 g，龟甲 120 g，白花蛇舌草 300 g，薏苡仁 300 g，川断 120 g，狗脊 120 g，寄生 120 g，山茱萸 120 g，巴戟天 120 g，鹿角片 60 g，海螵蛸 120 g，延胡 120 g。

另：生晒参 150 g，胎盘粉 100 g，龟甲胶 150 g，鹿角胶 100 g，冰糖 400 g。黄酒为引。

2016 年 12 月 6 日复诊：现服中药 2 日 1 剂共 1.5 年。膏方第 3 年，目前尿中蛋白一直为阴性。24 小时尿蛋白定量 79 mg/1 300 ml；尿常规示：尿蛋白(-)，潜血(-)，沉渣红细胞 3~5 个/HP，pH 7.0，尿比重 1.013；肝肾功能：白蛋白 45 g/L，球蛋白 25 g/L，谷丙转氨酶 18 U/L，谷草转氨酶 23 U/L，血肌酐 53 μmol/L，尿素氮 3.5 mmol/L，血尿酸 290 μmol/L；皮质醇 8.23 μg/dl；促肾上腺皮质激素 18.62 pg/ml；现纳寐可，大便日 1~2 行。2015 年膏方再进。

案3 石某，男，45 岁。初诊日期：2013 年 12 月 9 日。

2013 年 9 月因左颌淋巴结手术时发现蛋白尿，后查 24 小时尿蛋白定量 9.76 g，肝肾功能：白蛋白 15.9 g/L，血肌酐 71 μmol/L，尿素氮 11.9 mmol/L，血尿酸 296 μmol/L；血脂示：总胆固醇 12.12 mmol/L，三酰甘油 2.57 mmol/L；予肾穿刺示：肾小球轻度系膜增生伴节段粘连，不除外肾病综合征，予泼尼松 60 mg，每日 1 次治疗。现诉无浮肿，大便调，余症平，舌红苔薄白腻。2013 年 11 月 19 日查 24 小时尿蛋白定量 9.76 g；2013 年 12 月 5 日查尿常规示：尿蛋白(+++)，沉渣红细胞 2.5/μl，尿比重≥1.030；肝肾功能：白蛋白 27 g/L，球蛋白 26.1 g/L，血肌酐 71 μmol/L，尿素氮 7.8 mmol/L，血尿酸 214 μmol/L；血脂示：总胆固醇 15.05 mmol/L，三酰甘油 2.12 mmol/L；血常规示：白细胞 21.08×10^{12}/L，红细胞 5.08×10^9/L，血红蛋白 163 g/L，血小板 358×10^9/L。

女贞子 12 g，旱莲草 20 g，白花蛇舌草 30 g，薏苡仁 30 g，山药 15 g，龟甲 12 g，生地 12 g，

苍术 12 g,白术 12 g,生蒲黄 9 g,党参 30 g,丹参 30 g,猪苓 12 g,茯苓 12 g,紫花地丁 30 g,知母 9 g,黄柏 9 g。

另黑料豆丸 2 袋,每日 2 次。

2014 年 3 月 31 日复诊:2014 年 1 月 15 日至 18 日住湖北某医院,身长痤疮,视物模糊。近期复查:尿常规示:尿蛋白(-),pH 5.0,尿比重 1.030;肝肾功能:白蛋白 37.4 g/L,球蛋白 23 g/L,血肌酐 91 μmol/L,尿素氮 8.6 mmol/L,血尿酸 298 μmol/L;血脂示:总胆固醇 5.3 mmol/L,三酰甘油 0.65 mmol/L;眼睑虚肿感,余症平,舌红苔根薄白。现泼尼松 30 mg,每日 1 次,1 周。上方加蒲公英 30 g、玉米须 30 g。

2014 年 11 月 3 日复诊:尿常规示:尿蛋白(-),潜血(-);肾功能:血肌酐 87 μmol/L,尿素氮 7.5 mmol/L,血尿酸 233 μmol/L;症平,面部及背部痤疮明显,大便调,舌边略红苔薄。现泼尼松 5 mg,每日 1 次,1 月。

柴胡 9 g,黄芩 12 g,生地 12 g,当归 12 g,赤芍 12 g,川芎 12 g,茯苓 12 g,白鲜皮 30 g,白术 12 g,地肤子 15 g,生山栀 12 g,女贞子 20 g,旱莲草 20 g,龟甲 12 g,丹皮 12 g。

2015 年 8 月 24 日复诊:一直在服上方,近期复查示:尿常规示:尿蛋白(-),潜血(-);肝肾功能:白蛋白 45.2 g/L,球蛋白 31.1 g/L,谷丙转氨酶 24 U/L,谷草转氨酶 23 U/L,血肌酐 79 μmol/L,尿素氮 5.7 mmol/L,血尿酸 232 μmol/L;痤疮已除,舌质暗,脉细。泼尼松每 3 日服 2.5 mg。上方继服。嘱停激素。

2015 年 11 月 21 日复诊:近 3 月未随访,近期复查:尿常规示:尿蛋白微量,沉渣红细胞 5.27/μl;肾功能:血肌酐 75 μmol/L,尿素氮 5.83 mmol/L,血尿酸 228 μmol/L。症平,无不适,舌边略红苔薄。膏方治疗。

柴胡 90 g,黄芩 120 g,生地 120 g,当归 120 g,赤芍 120 g,川芎 120 g,茯苓 120 g,白鲜皮 300 g,白术 120 g,地肤子 150 g,生山栀 120 g,女贞子 200 g,旱莲草 200 g,龟甲 120 g,丹皮 120 g,猪苓 120 g,白花蛇舌草 300 g,紫花地丁 300 g,党参 300 g,丹参 300 g,小石韦 300 g,山药 150 g,薏苡仁 300 g,莲肉 300 g,芡实 300 g。

另:生晒参 150 g,参三七粉 100 g,龟甲胶 150 g,阿胶 100 g,冰糖 400 g。黄酒为引。

2016 年 11 月 14 日复诊:停激素。尿常规示:尿蛋白(++),潜血(-),尿比重 1.030;肾功能:血肌酐 90 μmol/L,尿素氮 7.31 mmol/L,血尿酸 240 μmol/L;症平,舌净,脉细。上一年膏方再进,加藤梨根 300 g。

案4 钱某,男,46 岁。初诊日期:2015 年 1 月 5 日。

2011 年 2 月体检发现尿蛋白(+++),肾穿示:微小病变,予泼尼松 40 mg,每日 1 次;环磷酰胺 0.8 g/月,6 次,治疗有效。2013 年 6 月病情反复,泼尼松加至 50 mg,每日 1 次,后渐减量至今,现 10 mg,每日 1 次,2.5 月。

生地 15 g,龟甲 15 g,苍术 15 g,白术 15 g,山药 18 g,猪苓 12 g,茯苓 12 g,白花蛇舌草 30 g,

小石韦 30 g,生芪 15 g,薏苡仁 30 g,金樱子 15 g,党参 30 g,丹参 30 g,淫羊藿 12 g,蚕茧壳 15 g。

2015 年 3 月 6 日复诊:现纳寐可,大便调每日 1 行,偶不成形。2015 年 3 月 3 日查 24 小时尿蛋白定量 113 mg/2 400 ml;2015 年 2 月 25 日查尿常规示:尿蛋白(-),pH 6.5,尿比重 1.025;肝肾功能:白蛋白 46 g/L,球蛋白 31 g/L,血肌酐 93 μmol/L,尿素氮 6.9 mmol/L,血尿酸 321.2 μmol/L;空腹血糖 5.6 mmol/L;血脂示:总胆固醇 5.37 mmol/L,三酰甘油 2.37 mmol/L;血常示:白细胞 $9.3×10^{12}$/L,血红蛋白 157 g/L,血小板 $291×10^9$/L。上方改淫羊藿 15 g,加锁阳 9 g。嘱泼尼松 100 mg~5 mg,隔日 1 次。

2015 年 9 月 7 日复诊:2011 年活检激素治疗,2013 年出现反复,每月随访尿常规:尿蛋白(-),但尿糖持续(+~++),空腹+餐后 2 小时血糖正常。近日稍有咳嗽咯痰,无发热,易疲劳,余症平,舌略暗苔薄白微腻。目前泼尼松 5 mg,隔日 1 次,2 月。上方减蚕茧壳,加苁蓉 12 g,狗脊 12 g、鱼腥草 30 g。

2015 年 12 月 9 日复诊:停激素 2 个月,无糖尿病史。24 小时尿蛋白定量 120 mg/2 500 ml;尿常规示:尿蛋白(-),沉渣红细胞 1 个/μl;髋 MRI:双髋关节腔内少量积液,退变。纳可寐安,大便日 1 行,腰酸。膏方治疗。

黄芪 300 g,苍术 120 g,白术 120 g,猪苓 120 g,茯苓 120 g,丹参 300 g,党参 300 g,枸杞子 150 g,黄精 150 g,熟地 120 g,当归 120 g,淮山药 300 g,淫羊藿 120 g,龟甲 120 g,白花蛇舌草 300 g,薏苡仁 300 g,川断 120 g,狗脊 120 g,桑寄生 120 g,山茱萸 120 g,巴戟天 120 g,蚕茧壳 150 g,山茱萸 120 g,灵芝 300 g,覆盆子 300 g,锁阳 90 g,菟丝子 150 g。

另:生晒参 150 g,胎盘粉 100 g,龟甲胶 150 g,阿胶 100 g,冰糖 300 g。黄酒为引。

2016 年 8 月 16 日复诊:尿常规示:尿蛋白(-),潜血(-),pH 6.0,尿比重 1.010;肝肾功能:白蛋白 47 g/L,球蛋白 28 g/L,血肌酐 91.6 μmol/L,尿素氮 6.0 mmol/L,血尿酸 362.5 μmol/L;血脂示:总胆固醇 4.98 mmol/L,三酰甘油 2.63 mmol/L;血常示:白细胞 $6.8×10^{12}$/L,血红蛋白 162 g/L,血小板 $294×10^9$/L。现纳可寐安,大便日 1~2 行。2015 年 3 月 6 日方加覆盆子 30 g。

2016 年 10 月 26 日复诊:停激素 1 年,尿糖一直(+),血糖正常。近期复查:尿常规示:尿蛋白(-),潜血(-),沉渣红细胞 0/HP,pH 6.5,尿比重 1.005;纳可,寐欠安,大便日 1 行,舌薄白,脉细。拟膏方,2015 年 12 月 9 方加红花 90 g、鸡血藤 300 g。

结节病肾损害

林某,男,34 岁。初诊日期:2000 年 9 月 13 日。

患者因胸骨后灼痛,蛋白尿伴肢体浮肿来我院就诊,查尿常规:蛋白(++++),24 小时尿蛋白定量为 3.79 g,血红蛋白 105 g/L,血肌酐 134 μmol/L,尿素氮 6.1 mmol/L,胆固醇 8.1 mmol/L,三酰甘油 5.2 mmol/L,肾组织活检提示为弥漫系膜增生。舌苔白腻,脉细。

生地 12 g,龟甲 12 g,黄精 20 g,枸杞子 15 g,川断 12 g,狗脊 12 g,杜仲 12 g,苍术 12 g,白术 12 g,猪苓 20 g,茯苓 20 g,生牡蛎 30 g,九香虫 12 g,刺猬皮 12 g,白花蛇舌草 30 g。

二诊:药后胸骨后灼热好转,腻苔已化。

黄芪 30 g,川芎 15 g,葛根 15 g,枸杞子 15 g,地骨皮 20 g,黄芩 20 g,莲肉 30 g,黄精 20 g,杜仲 15 g,桑寄生 15 g,益母草 30 g,山药 15 g。

三诊:服药后 24 小时尿蛋白定量为 2.27 g,但 X 片显示有纵隔淋巴结肿大,怀疑为恶性淋巴瘤,进一步住院检查治疗,经活组织检查诊为结节病,后予泼尼松 30 mg/日,4 周后肿大淋巴结消失,遂减少激素量,病情稳定出院后继续门诊服中药治疗。

桂枝 4.5 g,柴胡 9 g,黄芩 12 g,白术 9 g,枸杞子 15 g,菊花 10 g,猪苓 15 g,茯苓 15 g,黄芪 12 g,党参 15 g,巴戟天 12 g,六月雪 30 g,蝉花 10 g,白芍 20 g,车前子 30 g。

患者尿中仍有蛋白,配以僵蚕粉 3 g,每日 2 次,服药 2 个月后血肌酐 94 μmol/L,尿素氮 5.1 mmol/L,血红蛋白 116 g/L,尿常规:蛋白(+)。泼尼松已停服,于上方中加炙乳没各 3 g,服药后尿常规阴性。

牛皮癣相关肾炎

马某,女,36 岁。初诊日期:1995 年 4 月 6 日。

患者患牛皮癣已 2 年余,近半年病情加剧,并合并肾病,出现蛋白尿,曾用西药治疗获效不显,前来我院就诊。当时见全身满布皮损,头部、背部结成厚壳样白色结痂,搔之脱屑甚多,底部渗血,瘙痒不已,并伴见五心烦热,便秘,口干,夜寐不安,尿色赤,舌质红苔黄,脉弦细带数。查尿常规:蛋白(+++);24 小时尿蛋白定量为 2.4 g;肾功能:血肌酐 86 μmol/L,尿素氮 6.5 mmol/L。

生地 15 g,玄参 15 g,丹参 15 g,大青叶 15 g,土茯苓 15 g,草河车 15 g,赤芍 12 g,当归 12 g,白鲜皮 15 g,地肤子 15 g,白花蛇舌草 30 g。

二诊:服药 28 剂后,皮疹明显减轻,结痂变薄,但仍有瘙痒,内热好转,大便转通畅。舌质偏干苔薄黄,脉细弦。

金银花 12 g,连翘 12 g,当归 12 g,赤芍 12 g,益母草 30 g,地骨皮 20 g,川芎 10 g,生地 15 g,黄柏 9 g,黄芩 15 g,蒲公英 30 g,地肤子 15 g,制大黄 15 g。

并加服乌梢蛇片 5 片/次,2 次/日。

三诊:皮疹继有好转,尿常规:蛋白(++)。诉有腰酸,手心热,脘胀便溏,舌脉同前。

金银花 12 g,连翘 12 g,生地 12 g,龟甲 12 g,女贞子 12 g,当归 10 g,党参 30 g,丹参 30 g,桃仁 15 g,蝉衣 9 g,地肤子 30 g,苍术 12 g,白术 12 g,猪苓 12 g,茯苓 12 g,益母草 30 g。

服药 30 剂后,皮疹逐渐消退,尿常规:蛋白(+)。守上方巩固治疗 2 月余,尿蛋白转阴全身皮损已基本消退,内热已除,舌转淡红苔净。嘱继续巩固治疗 2 个月。

纤维样肾小球病

曹某,女,33 岁。初诊日期：1996 年 12 月 3 日。

患者因蛋白尿伴下肢浮肿,24 小时尿蛋白定量为 5.8 g 而于外院作肾组织活检,光镜提示为膜增生性肾炎,但淀粉样物质的刚果红染色阴性,电镜诊断为纤维素样肾病,来我院就诊时在服用泼尼松(20 mg、5 mg,隔日口服),雷公藤多苷(2 粒/次,4 次/日),尿常规：蛋白(++++),红细胞(++)/HP,血肌酐 139 μmol/L,尿素氮 10.3 mmol/L,尿酸 470 μmol/L,24 小时尿蛋白定量为 1.25 g。自诉内热重,腰酸,下肢轻度凹陷性浮肿,咽痛,唇色暗,舌苔薄腻,脉沉细,血压 120/70 mmHg。

当归 12 g,赤芍 12 g,川芎 9 g,生地 12 g,枸杞子 15 g,薏苡仁根 30 g,薏苡仁 30 g,丹皮 12 g,黄芩 15 g,川断 12 g,桑寄生 15 g,土茯苓 30 g,连翘 15 g,猪苓 12 g,茯苓 12 g,黄精 15 g,小石韦 30 g,黄芪 30 g。

配合服用活血通脉胶囊,用上方调理 4 月余,泼尼松停服,雷公藤 2 粒/次,1 日 3 次,复查肾功能血肌酐 103 μmol/L,尿素氮 5.4 mmol/L,血尿酸 570 μmol/L。24 小时尿蛋白定量为 0.7 g,血红蛋白 106 g/L。1998 年停雷公藤,继服上方。1999 至 2001 年间断服上方。2001 年 5 月复查肾功能示血肌酐 118 μmol/L,尿素氮 8.15 mmol/L,血尿酸 486 μmol/L,血红蛋白 95 g/L。

心磷脂抗体综合征

孔某,女,43 岁。初诊日期：2000 年 10 月 12 日。

患者于 1998 年曾连续发热 20 日,当时血沉达 110 mm/小时,但肾功能、尿常规均正常。1999 年在上海某医院体检发现双肾萎缩,血肌酐 198 μmol/L,血压偏高(血压 140/80 mmHg),24 小时尿蛋白定量 0.548 g,尿蛋白电泳示小管性蛋白尿,中段尿培养阴性,尿常规(−)。2000 年 2 月转入另医院进一步检查,曾做骨髓穿刺、免疫全套排除骨髓瘤、系统性红斑狼疮,尿可滴定酸示：pH 5.24,HCO₃ 4.465,TA 148,NH₄ 17.67,血甲状旁腺激素 220 pg/ml,血肌酐 347 μmol/L,尿素氮 11.1 mmol/L,尿酸 286 μmol/L,二氧化碳结合率 24 mmol/L,肌酐清除率 20.1,纤维蛋白原 4.46,胆固醇 6.73 mmol/L,三酰甘油 2.55 mmol/L,ANCA(−),ds − DNA2.1,ANA(−),ENA(−);血常规：血红蛋白 101 g/L,白细胞 $7.8×10^9$,血小板 $200×10^9$。抗心磷脂抗体(IgG 1.36,IgM 1.84,CIC 0.065)。双肾 B 超：右肾 71 mm×29 mm,左肾 74 mm×34 mm,右肾实质占位待排。同位素示左肾肾小球滤过率中度受损(21.4 ml/分钟),右肾肾小球滤过率严重受损(11.5 ml/分钟);肺部同位素：多发性栓塞;双下肢同位素：双下肢深静脉血栓,左侧肢体为重;上腹部及盆腔 CT 示：子宫肌瘤,慢性肾盂肾炎。拟诊：心磷脂抗体综合征,慢性肾盂肾炎。西医建议用低分子肝素抗凝治疗 3～6 月,复查 RNA,如有尿路感染务必先做中段尿培养,慎用肾毒性药物。患者因肌酐继续升高至血肌酐 385 μmol/L,尿素氮 12 mmol/L,血红蛋白 82 g/L,遂来我院谋求中西医结合治疗,予收治入院。入院患者面色少华,纳差乏力,双下肢发冷,夜寐欠安,眼干涩,肌肉针刺样疼痛,背部肌肉抽紧感,脉细,舌苔薄腻。

党参 30 g,丹参 30 g,枸杞子 15 g,黄精 20 g,首乌 15 g,桃仁 30 g,当归 12 g,巴戟 12 g,黄芪 15 g,川芎 15 g,葛根 15 g,灵芝 30 g,白花蛇舌草 30 g,麦冬 15 g,炮附子 9 g,制大黄 15 g,虎杖 15 g。

另服益肾生血颗粒、溶栓胶囊等中成药,并结合西医治疗给予尿激酶、肝素抗凝,及水化、碱化治疗,并加用吗替麦考酚酯 0.5 g/次,每日 2 次,华法林 0.25 g/日。

随诊:药后下肢冷、关节痛好转,面色仍萎黄,以上方加减调理,病情日趋改善。2001 年 7 月 7 日复查血肌酐 263 μmol/L,尿素氮 7.9 mmol/L,血红蛋白 98 g/L,胆固醇 5.68 mmol/L,三酰甘油 1.52 mmol/L,血糖 4.5 mmol/L。吗替麦考酚酯逐渐减量,至 2002 年 5 月停用吗替麦考酚酯及华法林,改用肠溶阿司匹林、鱼油、诺迪康、松龄血脉康。

2002 年 9 月 27 日复诊:复查血肌酐 246 μmol/L,尿素氮 11.92 mmol/L,尿酸 407 μmol/L,血钾 5.3 mmol/L,二氧化碳结合率 22.7 mmol/L,血红蛋白 98 g/L,胆固醇 5.9 mmol/L,三酰甘油 1.5 mmol/L,血糖 4.9 mmol/L,纤维蛋白原 3.7 mmol/L,血沉 50 mm/小时,时患者诉乳房胀痛。

生黄芪 30 g,当归 12 g,枸杞子 20 g,黄精 20 g,首乌 15 g,桃仁 30 g,柴胡 9 g,白芍 12 g,虎杖 15 g,苁蓉 15 g,巴戟 15 g,灵芝 30 g,川芎 15 g,葛根 15 g,白花蛇舌草 30 g,蝉花 15 g,龟甲 12 g。

2004 年 9 月 21 日复诊:复查血肌酐 229 μmol/L,尿素氮 11.7 mmol/L,尿酸 266 μmol/L,血糖 4.1 mmol/L,二氧化碳结合率 27 mmol/L,血沉 30 mm/小时,患者诉时有头晕,关节疼痛,脉细,舌薄白。在上方基础之上,加用扦扦活 30 g,忍冬藤 30 g 以祛风胜湿,疏风通络。并加肠溶阿司匹林 0.25/次,每日 2 次,松龄血脉康、溶栓胶囊。并予复查下肢血管多普勒 B 超,结果发现血栓业已全部消失。

2005 年 4 月 28 日复诊:复查血肌酐 181 μmol/L,尿素氮 10.3 mmol/L,尿酸 365 μmol/L,白蛋白/球蛋白 46/36 g/L,血红蛋白 106 g/L,胆固醇 7.0 mmol/L,三酰甘油 1.64 mmol/L,纤维蛋白原 2.3 mmol/L,血沉 24 mm/小时,时患者诉关节痛除,头晕好转,尿检(-)。予上方减去扦扦活、忍冬藤,余药依法选进。

2008 年 8 月 11 日复诊:复查血肌酐 194 μmol/L,尿素氮 11.3 mmol/L,尿酸 366 μmol/L,白蛋白/球蛋白 38/34 g/L,血红蛋白 106 g/L,二氧化碳结合率 22 mmol/L。一直以上方加减调理,有时感冒后血肌酐略有上升,随访至今病情稳定。

血管炎性肾损害

案 1 邱某,女,27 岁。初诊日期:2001 年 4 月 16 日。

患者于 2000 年 10 月体验时发现蛋白尿,尿蛋白 100 mg/dl,立即住某医院治疗。行肾活检,诊为血管炎性肾损害;24 小时尿蛋白定量为 1.33 g;抗中性粒细胞胞浆抗体(+)。给予甲泼尼松龙 240 mg,2 日冲击后改泼尼松 30 mg/日,吗替麦考酚酯 1.5 g/日。经上述治疗半年,24 小时尿蛋白一度降至 0.86 g,但以后又出现反跳,于 2001 年 4 月 10 日查 24 小时尿蛋白定量为 1.44 g;肾功能示:血肌酐 112 μmol/L,尿素氮 5.0 mmol/L,血尿酸 312 μmol/L;尿常规示:蛋白 100 mg%,红细胞阴性,白细胞 1~3 个/HP。遂来我院门诊。来诊时见患者面部痤疮较多,余无明显不适,舌质红苔薄腻,脉细。

生地 12 g,龟甲 12 g,女贞子 12 g,党参 30 g,丹参 30 g,苍术 12 g,白术 12 g,山药 20 g,薏苡仁 30 g,当归 12 g,知母 12 g,黄柏 12 g,杜仲 12 g,桑寄生 12 g,菟丝子 12 g,红藤 30 g。

二诊:服药 14 剂,尿常规示:蛋白 30 mg/dl,红细胞阴性。继用上方,西药同上。

三诊:尿常规示:蛋白 100 mg/dl,红细胞阴性,白细胞 1~3 个/HP。面部痤疮仍多。上方减菟丝子、红藤,加白花蛇舌草 30 g、半枝莲 30 g、黄芩 20 g、菝葜 30 g。

四诊:复查 24 小时尿蛋白定量为 0.66 g,痤疮减轻,嘱继用上方 28 剂,并将泼尼松减至 15 mg/日,吗替麦考酚酯减至 1 g/日。

五诊:查 24 小时尿蛋白定量为 0.46 g;肾功能示:血肌酐 98 μmol/L,尿素氮 4.6 mmol/L,血尿酸 267 μmol/L。舌红苔薄白,脉细,症平。泼尼松 15 mg/日,吗替麦考酚酯 1 g/日。继续随访中。

案 2 顾某,女,57 岁。初诊日期:2014 年 3 月 10 日。

患者因头晕 1 周于 2014 年 1 月住院,查血肌酐 359.1 μmol/L,尿素氮 15.34 mmol/L,抗中性粒细胞胞浆抗体 PR3(+),MPO(+),24 小时尿蛋白定量 2.42 g,临床诊断为抗中性粒细胞胞浆抗体相关血管炎,予泼尼松 65 mg/日,肾功能有改善但未恢复正常,遂来求诊中西医结合治疗。诉:时有心悸,头晕,腰酸痛,口味苦,大便痔血,无恶心。舌红苔薄黄腻,脉细数。2014 年 1 月 15 日查血肌酐 435 μmol/L,尿素氮 16.5 mmol/L,尿酸 494.5 μmol/L;2014 年 2 月 25 日查血肌酐 261 μmol/L,尿素氮 18.3 mmol/L,尿酸 488.6 μmol/L。

生地 15 g,龟甲 15 g,女贞子 12 g,党参 30 g,丹参 30 g,猪苓 12 g,茯苓 12 g,薏苡仁 30 g,鸡骨草 30 g,茵陈 12 g,白花蛇舌草 30 g,半枝莲 15 g,当归 12 g,泽兰 15 g,麦冬 12 g,知母 9 g,黄柏 9 g,苍术 12 g,白术 12 g,山药 15 g,蝉花 15 g。

2014 年 5 月 26 日复诊:2014 年 4 月 15 日查尿素 18.12 mmol/L,血清肌酐 245.7 μmol/L,尿酸 536.2 μmol/L;2014 年 5 月 23 日查尿素 15.99 mmol/L,血清肌酐 218.7 μmol/L,尿酸

610.3 μmol/L。诉：泼尼松 35 mg/日,已行环磷酰胺冲击治疗,口苦依旧,血压改善,大便尚调,寐欠安,舌红苔薄白剥腻,脉滑。上方加木瓜 15 g、槟榔 15 g、陈皮 6 g。

血栓性微血管病

张某,女,48 岁。初诊日期：2014 年 3 月 24 日。

患者 2 月前体检发现血肌酐 127 μmol/L,尿蛋白(++++),于医院求治,建议肾穿刺,患者推拒。既往 1 年高血压病史,诉一般情况可,纳寐可,大便可,夜尿 2 次,否认颜面及双下肢浮肿。2014 年 3 月 7 日查尿常规：尿蛋白(++++),隐血(+),pH 5.0,尿比重 1.006,红细胞 1~3 个/HP,白细胞 1~2 个/HP;血常规：红细胞 3.72×10^{12}/L,血红蛋白 107 g/L;生化示：白蛋白 38 g/L,血肌酐 135 μmol/L,尿素氮 7.4 mmol/L,血尿酸 292 μmol/L,三酰甘油 3.39 mmol/L,胆固醇 6.83 mmol/L;24 小时尿蛋白 2.893 g。舌白腻边有齿痕,脉细。

生黄芪 30 g,粉葛根 15 g,抚川芎 15 g,制黄精 20 g,盐杜仲 15 g,全当归 12 g,桑寄生 12 g,白花蛇舌草 30 g,苍术 12 g,白术 12 g,猪苓 12 g,茯苓 12 g,薏苡仁 30 g,鬼箭羽 30 g,牡丹皮 15 g,积雪草 30 g,党参 30 g,丹参 30 g。

2014 年 4 月 2 日复诊：体检发现血肌酐偏高 3 个月,尿蛋白(++++),无浮肿,尿中泡沫偏多,去年 5~6 月因头胀发现血压偏高 180/100 mmHg,因服降压药头晕加重,故未服用降压药。今年 3 月 24 日住院查生化示：白蛋白 35.5 g/L,球蛋白 26.8 g/L,谷丙转氨酶 14 U/L,谷草转氨酶 27 U/L,血肌酐 119.5 μmol/L,尿素氮 5.94 mmol/L,血尿酸 284 μmol/L,三酰甘油 3.6 mmol/L,胆固醇 6.3 mmol/L;予行肾活检示：镜下检查：44 个肾小球,15 个球性硬化,2 个节段性硬化,其余小球系膜基质轻度增多,细胞未见明显增生,毛细血管袢基膜明显不规则增厚,PASM 染色显示多数节段呈"双轨征",部分毛细血管腔内见微血栓形成;部分肾小管灶性萎缩(约 25%),部分近端小管扩张,少数小管伴蛋白管型;间质中等量单个核炎症细胞浸润伴灶性纤维化(约 25%),可见小灶性泡沫细胞浸润;多个小动脉管壁纤维蛋白样坏死,少数小动脉管腔内血栓形成,部分小动脉内膜纤维化增厚致管腔明显狭窄甚至闭塞,个别小动脉管壁见钙盐沉积;免疫荧光：9 个肾小球,2 个硬化。IgG(+),IgA(+),IgM(++),C1q(+~++),C3(+),C4(+~++),Fb(+)。可符合血栓性微血管病。目前氨氯地平 5 mg,每日 2 次,血压波动于 130~140/80~90 mmHg,无头晕,纳可,夜尿 1 次,无浮肿,舌淡红苔薄白微腻,脉细。

全当归 30 g,金银花 30 g,浙玄参 30 g,生甘草 30 g,制黄精 30 g,盐杜仲 15 g,抚川芎 15 g,粉葛根 15 g。

2014 年 4 月 16 日复诊：服药后生化示：白蛋白 34 g/L,球蛋白 32 g/L,谷丙转氨酶 24 U/L,谷草转氨酶 38 U/L,血肌酐 127 μmol/L,尿素氮 5.3 mmol/L,血尿酸 297 μmol/L,三酰甘油 2.4 mmol/L,胆固醇 6.54 mmol/L,钾 3.95 mmol/L;24 小时尿蛋白定量 1.832 g/

1 900 ml。诉服用中药后尿量较前增多,时有头晕,饮食控制可,纳可,夜尿 2～3 次,大便日行 2～3 次,舌质偏淡暗苔白腻。上方加生黄芪 45 g、蝉花 15 g。

原发性巨球蛋白血症肾损害

吴某,男,58 岁。初诊日期:1999 年 11 月 4 日。

因乏力虚弱,牙龈出血,尿蛋白(+++)而就诊,经北京某医院诊断为巨球蛋白血症已 3 年余,曾接受化疗,但病情进展迅速,住院治疗时请陈师会诊,查血肌酐 718.8 μmol/L,尿素氮 22 mmol/L,会诊当时见患者面部虚浮㿠白,自诉纳呆恶心,神疲乏力,腰酸。舌白淡胖,脉沉。

吴茱萸 3 g,煅瓦楞 12 g,紫苏 30 g,半夏 12 g,枸杞子 30 g,淫羊藿 30 g,黄精 30 g,鸡血藤 30 g,炮穿山甲片 12 g,黄芪 30 g,制大黄 15 g,白花蛇舌草 30 g。

二诊: 服药 1 周后恶心除,胃纳尚可。上方去吴茱萸、煅瓦楞。

三诊: 纳食转佳,精神好转,舌苔薄白。上方去紫苏、川连、半夏,加生晒参 10 g、冬虫夏草 6 g。

患者服药后精神体力增加,遂返回四川继续服用苯丁酸氮芥,80 mg/日。1 年后来沪复诊,自诉回四川后坚持服用原中药处方,现血肌酐 600 μmol/L,尿素氮 15 mmol/L,精神体力有明显进步,复查血中 IgM 也有明显下降。

肾动脉狭窄

裴某,男,70 岁。初诊日期:2002 年 10 月 8 日。

患者既往患高血压史、糖尿病史、脾脏肿大均近 20 年,1997 年发现早期肝硬化、脂肪肝,2001 年 11 月外出锻炼后视物模糊,查血压 290/140 mmHg。2002 年 2 月至医院查血肌酐 128 μmol/L,血尿素氮 7.8 mmol/L,GFR 左肾 7.98 ml/分钟,右肾 31.61 ml/分钟,B 超示:左肾萎缩,诊断为"左肾动脉狭窄,左肾萎缩",因糖尿病血糖未控制,脾大血小板减少,未行支架术,转至中医治疗。来诊时血肌酐 146 μmol/L,血尿素氮 5.8 mmol/L。

黄芪 30 g,葛根 15 g,川芎 15 g,黄精 20 g,枸杞子 15 g,杜仲 15 g。

2003 年 3 月 26 日复诊: 2003 年 1 月 22 日查血肌酐 114 μmol/L,血尿素氮 7.5 mmol/L。肾图示右肾分泌排泄时间延长,左肾功能严重受损,左肾血浆流量下降。患者大便溏,有结肠炎史,夜寐欠安,双下肢轻度浮肿。

生黄芪 45 g,山茱萸 20 g,葛根 20 g,灵芝 30 g,丹参 30 g,僵蚕 15 g,黄精 20 g,知母 12 g,川芎 15 g,酸枣仁 30 g,合欢皮 15 g。

服药后患者寐改善,去酸枣仁、合欢皮,守方继进,夜间口干加生地、麦冬,浮肿加桂枝。

2003 年 7 月 17 日查血肌酐下降至 90 μmol/L;2004 年 11 月查 B 超左肾萎缩好转;2005 年 5 月查血肌酐 65 μmol/L,血尿素氮 5.9 mmol/L,B 超:右肾 108 mm×43 mm,左肾 88 mm× 44 mm,左肾上极无回声 35 mm×37 mm,去桂枝加红花。

患者守方 5 年,并积极控制血压、血糖。至 2008 年 10 月查血肌酐 77 μmol/L;2009 年 8 月 26 日复诊时 B 超:右肾 104 mm×45 mm,左肾 98 mm×44 mm,左肾囊肿 32 mm×28 mm。

肾穿刺后血肿

刘某,男,10 岁。初诊日期:2009 年 6 月 29 日。

患者于 2009 年 6 月 3 日无明显诱因下出现发热,予抗菌治疗后热退,但次日出现肉眼血尿,继予抗菌治疗,但无明显缓解,持续镜下血尿,并合并出现尿蛋白(+++)。后于复旦大学附属儿科医院查 24 小时尿蛋白定量 1.45 g,尿常规示:尿蛋白(+++),红细胞 15~20 个/HP,遂入院行肾穿刺术。肾脏病理示:IgA 肾病(局灶节段增生型),予甲泼尼龙 48 mg 隔日服用,出院时 24 小时尿蛋白定量 0.09 g,尿常规尿蛋白(-),红细胞 15~20 个/HP。出院后患者时觉右腰胀痛,为求进一步治疗而来我院就诊。来诊时症见右腰胀痛难忍,痛处固定,面色苍白,无力痛苦状,虚汗淋漓。舌红少苔,脉细涩。实验室检查:B 超提示右肾下极包膜探及 64.9 mm×14.8 mm×43.4 mm 低回声区。

龟甲 12 g,炮穿山甲片 10 g,生地 12 g,女贞子 15 g,旱莲草 15 g,生蒲黄 9 g,薏苡仁 30 g,薏苡仁根 30 g,苍术 12 g,白术 12 g,山药 15 g,当归 9 g,赤芍 9 g,桃仁 12 g,红花 9 g,炙乳香 3 g,炙没药 3 g,落得打 15 g,煅牡蛎 15 g,糯稻根 30 g。

2009 年 7 月 13 日复诊:药后痛缓,复查 B 超:右肾下极包膜探及 40.7 mm×13.7 mm× 28.3 mm 低回声区;24 小时尿蛋白定量 0.05 g,尿常规示:尿蛋白微量,红细胞 8 个/HP,患者精神好转,汗出减少。继予上方。

2009 年 9 月 7 日复诊:复查 B 超示血肿已经吸收;24 小时尿蛋白定量 0.01 g,尿常规示:尿蛋白(-),红细胞 1~3 个/HP。嘱其门诊随访。

附 膏 方 医 案

案1 高某,男,48岁。初诊日期:2008年8月4日。

患者2000年肾穿示:IgA肾病(系增),当时24小时蛋白尿0.481 g,尿常规:尿蛋白0.25 g/L,红细胞150个/μl,肾功能:肌酐78 μmol/L,尿素氮5.0 mmol/L。自2004年起仅服中成药肾炎康复片、百令胶囊。舌红边齿痕苔黄腻,脉细。原服中药方(生龟甲12 g,女贞子12 g,旱莲草20 g,生蒲黄10 g,苍术15 g,白术15 g,白花蛇舌草30 g,薏苡仁30 g,淮山药15 g)症情稳定。

2008年12月15日复诊:无不适,苔薄黄腻,脉细。2008年12月15日查尿常规:尿蛋白(-),红细胞19个/HP,24小时尿蛋白定量0.42 g/3 800 ml。膏方治疗。

生地黄120 g,生龟甲120 g,女贞子120 g,旱莲草200 g,生蒲黄100 g,桑葚子120 g,淮山药200 g,苍术120 g,白术120 g,猪苓120 g,茯苓120 g,党参300 g,丹参300 g,生黄芪300 g,盐杜仲150 g,桑寄生150 g,全当归120 g,赤芍药120 g,龙葵子300 g,白花蛇舌草300 g,白茅根300 g,川续断120 g,汉狗脊120 g,制黄精200 g,枸杞子200 g,巴戟天150 g。

另:生晒参粉150 g,参三七粉50 g,天龙粉100 g,胎盘粉50 g,龟甲胶150 g,阿胶100 g,冰糖500 g。黄酒为引。

2009年11月9日复诊:平时仍中药少量服用,2009年11月5日查尿常规:尿比重≤1.005,隐血(+),红细胞0~3个/HP;24小时尿蛋白149 mg/2 750 ml;生化:肌酐84 μmol/L,尿素氮4.0 mmol/L,尿酸375 μmol/L,白蛋白42 g/L,B超示:左肾小囊肿13 mm×13 mm,左肾94 mm×54 mm,右肾106 mm×42 mm。诉症平,舌红苔薄黄腻。上方加生莪术10 g、生茜草10 g、凤尾草30 g、淫羊藿12 g。

2010年11月2日复诊:2010年10月18日查尿常规:尿蛋白(-),红细胞(-),24小时尿蛋白45 mg/2 000 ml。晨起稍有干咳,余症平,纳可,无咽痛,舌边尖略红,苔薄。上方去莪术、茜草、凤尾草、淫羊藿,加生荆芥6 g、木蝴蝶9 g。

2011年3月29日复诊:膏方服完2剂,2011年3月28日查尿常规:pH 6.0,尿蛋白(-),尿比重1.010;24小时尿蛋白15 mg/2 400 ml。诉:稍有咳嗽,舌红苔黄腻,大便调。要求服膏方。上方加佛耳草15 g。

2011年11月15日复诊:平素服膏方治疗,2011年11月14日查尿常规:尿蛋白(-),

pH 6.5,尿比重 1.015;24 小时尿蛋白 15 mg/3 000 ml。刻诉症平。纳可,寐安,大便调,胃胀打嗝,有胃溃疡史。

生龟甲 120 g,女贞子 120 g,旱莲草 200 g,生蒲黄 100 g,苍术 150 g,白术 150 g,白花蛇舌草 300 g,薏苡仁 300 g,淮山药 150 g,潞党参 150 g,生黄芪 150 g,牡丹皮 150 g,祁漏芦 300 g,制香附 90 g,广陈皮 60 g,姜半夏 120 g,海螵蛸 150 g,生地黄 120 g,紫丹参 300 g,川续断 120 g,汉狗脊 120 g,菟丝子 150 g,金樱子 150 g,佛耳草 150 g。

另:生晒参 150 g,胎盘粉 100 g,龟甲胶 150 g,阿胶 100 g,饴糖 300 g。黄酒为引。

2012 年 12 月 11 日复诊:间断服用中药,2012 年 12 月 3 日查尿常规:尿蛋白(-),红细胞(-);24 小时尿蛋白:66 mg/1 840 ml;近两周玫瑰糠疹,皮肤瘙痒,治疗中,有改善,余症平,大便偏干,舌质略红,苔薄黄,脉细。血压:135/85 mmHg。2008 年 12 月 15 方加蒲公英 30 g、南沙参 15 g、北沙参 15 g、杭麦冬 12 g、制菝葜 30 g。

另:生晒参粉 150 g,参三七粉 50 g,天龙粉 100 g,胎盘粉 50 g,龟甲胶 150 g,阿胶 100 g,冰糖 500 g。黄酒为引。

2013 年 11 月 11 日复诊:2013 年 11 月 4 日查 24 小时尿蛋白:15 mg/3 300 ml;尿常规:尿蛋白(-),红细胞 0,白细胞(-),尿比重 1.015,pH 6.5;诉诸症平稳,二便调,舌红苔黄腻,脉细。有时偏头痛,停中药半年。2012 年 12 月 11 日膏方加抚川芎 15 g、粉葛根 15 g、白蒺藜 15 g。

2014 年 11 月 17 日复诊:2014 年 11 月 10 日查尿常规(-);24 小时尿蛋白:128 mg/2 460 ml;症平,时有气短,心慌,剧烈运动后明显,舌质略暗,苔薄白腻,脉细。2013 年 11 月 11 日膏方去蒲黄、龙葵,加槐米 15 g、砂仁 3 g。

另:生晒参 150 g,参三七粉 100 g,蛤蚧 2 对(研细),天龙粉 100 g,胎盘粉 50 g,阿胶 250 g,冰糖 400 g。黄酒为引。

2015 年 11 月 30 日复诊:2015 年 8 月 31 日查尿常规(-);24 小时尿蛋白定量 64 mg/2 300 ml;自觉腰酸,久坐后加重,无不规则发热,无关节疼痛,剧烈运动时心慌,舌质偏暗,苔薄黄微腻,时口苦,喜饮水,脉细。2014 年 11 月 17 日膏方去槐米,改砂仁 6 g。

案2 郑某,男,12 岁。初诊日期:1999 年 11 月 26 日。

患者于 1999 年 8 月初出现面部眼睑浮肿,曾以慢性肾炎诊治,查尿常规:红细胞(++++),24 小时尿蛋白定量 0.9 g,相差显微镜检查异型红细胞为 82%。予抗炎及支持对症治疗后,查尿常规:红细胞 3~4 个/HP,蛋白阴性。来我院门诊服中药已 2 月,尿常规红细胞在(+)以下。现患者口干,胃纳尚可,夜寐安,二便调。

黄芪 300 g,白术 120 g,荆芥 60 g,辛夷 60 g,黄芩 150 g,生地 150 g,龟甲 120 g,女贞子 120 g,旱莲草 120 g,杜仲 120 g,桑寄生 120 g,当归 100 g,赤芍 120 g,白芍 120 g,银花 120 g,连翘 120 g,葛根 120 g,淫羊藿 120 g,功劳叶 120 g,甘草 90 g,桂枝 30 g,龙葵 150 g,马鞭草

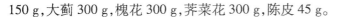

150 g,大蓟 300 g,槐花 300 g,荠菜花 300 g,陈皮 45 g。

另:龟甲胶 200 g,冰糖 500 g。黄酒为引。

2000 年 11 月 15 日复诊:服药后症情好转,一年来反复尿常规检查均为阴性,但诉易感冒,有时出虚汗。上方加生牡蛎 150 g。

另:生晒参 100 g,胎盘粉 100 g,冰糖 500 g,龟甲胶 200 g。黄酒为引。

案3 秦某,男,15 岁。初诊日期:1996 年 11 月 6 日。

因血尿 1 年就诊。患者诉 1 年前受凉后发热,随即出现肉眼血尿,以后逐渐转为镜下血尿,曾在儿童医院行肾穿刺,诊断为"IgA 肾炎(局灶硬化性)",尿常规检查示:蛋白(++),红细胞(+++),经我院治疗后肾病已有好转,停服中药汤剂,改以膏方调理。现尿常规检查示:蛋白阴性,红细胞 3~5 个/HP,常容易感冒,并伴过敏性鼻炎,脉细舌净。

黄芪 200 g,白术 120 g,防风 90 g,苍耳子 60 g,辛夷 60 g,川芎 60 g,白芷 30 g,鹅不食草 150 g,生地 120 g,龟甲 120 g,女贞子 150 g,旱莲草 150 g,生地榆 150 g,红枣 90 g,干姜 100 g,葛根 100 g,桂枝 60 g,谷芽 150 g,麦芽 150 g,山药 150 g,乌梅 90 g,柴胡 45 g,甘草 60 g,五味子 60 g,云苓 150 g,黄精 150 g。

另:生晒参 50 g,胎盘粉 50 g,阿胶 200 g,冰糖 500 g,蜂蜜 200 g。黄酒为引。

1997 年 12 月 5 日复诊:过敏性鼻炎仍时有发作,但已减轻,血尿少量,余症悉减。

黄芪 300 g,白术 150 g,菟丝子 150 g,桑寄生 150 g,川断 120 g,狗脊 120 g,防风 30 g,鹅不食草 150 g,桂枝 30 g,葛根 120 g,细辛 30 g,乌梅 60 g,苍耳子 90 g,生地 120 g,辛夷 90 g,龟甲 120 g,女贞子 120 g,旱莲草 200 g,炮穿山甲片 60 g,龙葵 200 g,马鞭草 200 g,薏苡仁 200 g,谷芽 150 g,麦芽 150 g,山楂 120 g,炙甘草 90 g,淫羊藿 100 g,黄精 100 g,枸杞子 120 g,红枣 150 g。

另:生晒参 50 g,胎盘粉 50 g,阿胶 200 g,冰糖 500 g。黄酒为引。

1998 年 12 月 4 日复诊:仍有过敏性鼻炎发作,次数减少,尿常规检查阴性,余无不适。上方去细辛,改淫羊藿 150 g,加功劳叶 120 g、九香虫 60 g、刺猬皮 60 g、鸡内金 100 g、白茅根 100 g。

另:生晒参 100 g,胎盘粉 100 g,阿胶 200 g,冰糖 500 g。黄酒为引。

1999 年 11 月 26 日复诊:鼻炎减轻,尿常规检查阴性,精力欠足,睡眠不安。

黄芪 300 g,熟地 120 g,淫羊藿 150 g,菟丝子 120 g,川断 120 g,狗脊 120 g,桑寄生 120 g,桂枝 60 g,炮附子 60 g,生地 120 g,龟甲 120 g,女贞子 120 g,葛根 150 g,白芍 120 g,甘草 60 g,旱莲草 150 g,枸杞子 150 g,黄精 150 g,柴胡 90 g,黄芩 150 g,乌梅 90 g,辛夷 60 g,川芎 90 g,杜仲 120 g,苍术 120 g,白术 120 g,山药 200 g,山茱萸 150 g,防风 30 g,谷芽 150 g,麦芽 150 g,鸡内金 100 g,佛手 90 g。

另:生晒参 50 g,胎盘粉 100 g,龟甲胶 150 g,冰糖 500 g。黄酒为引。

2000 年 11 月 22 日复诊： 诸症悉缓，很少感冒，苔薄舌净，已上高中。上方去炮附子、桂枝、柴胡，加党参 150 g，丹参 150 g，余药同上，再进膏方一料。

案 4　魏某，女，44 岁。初诊日期：1999 年 12 月 3 日。

患者原有肾盂肾炎病史，经治疗后尿常规转阴，但全身乏力，两膝酸软，伴头晕、头胀，前额及颜面时有浮肿，腰部酸痛，畏寒，尿频，约半小时 1 次，无尿痛，口干，心慌，胃纳可，关节酸楚，夜寐安，苔薄白，脉细弦，血压 140/90 mmHg。

黄芪 450 g，当归 150 g，鸡血藤 300 g，川芎 150 g，葛根 150 g，肉苁蓉 150 g，泽兰 150 g，巴戟天 150 g，炮附子 60 g，桂枝 60 g，生地 120 g，川断 120 g，狗脊 150 g，淫羊藿 150 g，生龙骨 150 g，生牡蛎 150 g，白术 120 g，党参 200 g，益智仁 120 g，桑螵蛸 120 g，杜仲 150 g，桑寄生 150 g，知母 120 g，黄柏 120 g，丹参 300 g，陈皮 45 g，制香附 60 g。

另：生晒参 100 g，胎盘粉 100 g，阿胶 150 g，冰糖 500 g。黄酒为引。

2000 年 12 月 6 日复诊： 服药后上述诸症好转，尿频好转，但诉右肾区跳动感，另诉有附件炎，脉细，舌净。于上方加白芍 300 g、甘草 60 g、蛇床子 120 g。

案 5　张某，女，37 岁。初诊日期：1996 年 11 月 29 日。

患者既往有反复发作性肾病综合征病史，2 年中复发 3 次，后经笔者调治后病情完全缓解近 3 年，已正常上班。现复查尿常规阴性，自觉疲乏，畏寒，夜尿。苔薄，脉细。

黄芪 200 g，党参 200 g，丹参 200 g，枸杞子 150 g，黄精 150 g，益母草 150 g，熟地 120 g，当归 120 g，首乌 150 g，淫羊藿 150 g，龟甲 100 g，白花蛇舌草 200 g，石斛 200 g，山药 150 g，薏苡仁 200 g，红枣 150 g，猪苓 150 g，茯苓 150 g，苍术 90 g，白术 120 g，川断 120 g，狗脊 120 g，杜仲 120 g，桑寄生 120 g，制香附 90 g，陈皮 45 g。

另：生晒参 50 g，阿胶 200 g，冰糖 500 g，黑芝麻 200 g。黄酒为引。

1997 年 12 月 5 日复诊： 服药后肾病综合征未见复发，现自述畏寒，排尿少，脉细舌净。上方去石斛、白花蛇舌草，加桂枝 30 g、柴胡 90 g、女贞子 120 g、黄芩 120 g、猪苓 150 g、茯苓 150 g。

1998 年 11 月 20 日复诊： 偶有感冒，尿量卧位多，立位少，有时抽筋。

黄芪 300 g，白术 150 g，党参 200 g，枸杞子 120 g，黄精 150 g，熟地 120 g，当归 120 g，淫羊藿 150 g，补骨脂 120 g，山药 150 g，薏苡仁 300 g，陈皮 45 g，杜仲 150 g，桑寄生 150 g，川断 120 g，巴戟天 120 g，狗脊 120 g，菟丝子 150 g，生牡蛎 300 g，知母 120 g，黄柏 120 g，木瓜 150 g，猪苓 120 g，茯苓 120 g。

另：生晒参 50 g，阿胶 150 g，冰糖 500 g，黑芝麻 200 g，核桃肉 150 g。黄酒为引。

1999 年 11 月 5 日复诊： 肾病综合征缓解已 6 年，平时体弱，近日感冒，偶有咳嗽，已无抽筋现象，苔薄白，脉细，晨起觉口苦。上方去补骨脂，加首乌 200 g、龟甲 120 g。

另：生晒参 50 g,龟甲胶 100 g,阿胶 100 g,冰糖 500 g,黑芝麻 200 g,核桃肉 200 g。黄酒为引。

2000 年 12 月 6 日复诊：畏寒,易感冒,无抽筋,尿量正常,舌净。上方去知母、黄柏、木瓜,加炮附子 90 g。

另：生晒参 100 g,胎盘粉 150 g,鹿角胶 100 g,龟甲胶 100 g,冰糖 500 g,黑芝麻 200 g,核桃肉 200 g。黄酒为引。

患者自服用膏方后,平时已停用中药汤剂及西药,随访 8 年,肾病未见复发。

案 6 顾某,男,23 岁。初诊日期：1998 年 12 月。

1 年前于上海某院诊为膜性肾病,遂于陈师处服中药治疗,症情平稳,水肿已退。感腰乏力,24 小时尿蛋白定量 3.4 g。舌淡苔薄白,脉细。

黄芪 600 g,当归 150 g,淫羊藿 200 g,山药 300 g,薏苡仁 300 g,益母草 150 g,苍术 150 g,白术 150 g,金樱子 150 g,菟丝子 150 g,莲肉 300 g,小石韦 200 g,续断 150 g,狗脊各 150 g,土茯苓 300 g,山茱萸 150 g,红花 90 g,桃仁 150 g,首乌 200 g,山楂 150 g,枸杞子 150 g,黄精 150 g,陈皮 45 g,猪苓 150 g,茯苓 150 g。

另：生晒参粉 50 g,胎盘粉 150 g,龟甲胶 200 g,冰糖 500 g。黄酒为引。

1999 年 11 月复诊：平时服中药治疗,病情逐渐好转,24 小时尿蛋白 0.3 g。腰膝酸软,舌淡苔薄,脉弦细。上方去益母草,加巴戟天 120 g、怀牛膝 150 g、泽泻 120 g、龟甲 120 g。

2000 年 12 月复诊：服膏方后,已无腰膝软,24 小时尿蛋白 0.18 g。入冬后时有畏寒。上方去猪茯苓、泽泻、小石韦。加续断 120 g、狗脊 120 g。

2002 年 12 月复诊：服 4 年膏方,中药汤剂已停,无不适主诉,24 小时尿蛋白 0.04 g,面色红润,体重增加 5 kg,舌淡苔薄脉细。上方去土茯苓,加玉米须 300 g。

案 7 戚某,女,47 岁。初诊日期：1999 年 12 月 10 日。

患者于因头晕、乏力 1 年,伴夜寐欠安就诊。自述头昏、畏寒,乏力,夜尿多,腰部酸困,头发变白已有 1 年,面部出现黄褐斑。近来夜寐欠安,胃纳尚可,大便干,余无不适。

黄芪 300 g,党参 200 g,丹参 300 g,猪苓 150 g,茯苓 150 g,首乌 150 g,熟地 120 g,当归 120 g,黄精 200 g,淫羊藿 120 g,巴戟天 120 g,泽泻 120 g,知柏各 120 g,桂枝 30 g,炮附子 30 g,菟丝子 120 g,川断 120 g,狗脊 120 g,肉苁蓉 150 g,怀牛膝 150 g,泽兰 120 g,川芎 60 g,赤芍 120 g,桃仁 120 g,红花 60 g,杜仲 120 g,桑寄生 120 g,酸枣仁 300 g。

另：生晒参 50 g,胎盘粉 50 g,阿胶 200 g,冰糖 500 g,黑芝麻 200 g。黄酒为引。

2000 年 11 月 29 日复诊：服膏方后头晕好转,面部黄褐斑已退,现自觉手足冷,大便干结,脉细舌净。上方去知母、黄柏,加灵磁石 300 g、鸡血藤 300 g、灵芝 300 g、山楂 150 g、谷芽 150 g、麦芽 150 g,改怀牛膝 300 g、桂枝 60 g、炮附子 60 g。

案8 石某,女,71 岁。初诊日期:1999 年 12 月 17 日。

因小便时有失禁 2 年,伴头昏耳鸣、腰酸乏力就诊,患者 40 余年前行右肾切除术,有肺结核及胸膜炎病史。刻诊时有耳鸣、头昏,腰酸乏力,行走时小便时有失禁,平素小便余沥不尽,记忆力减退,胃纳不佳,夜寐欠安,足肿,舌麻木。舌苔薄腻,脉细。

黄芪 300 g,当归 120 g,枸杞子 150 g,菊花 100 g,山茱萸 150 g,泽泻 120 g,山药 120 g,丹皮 120 g,丹参 300 g,党参 200 g,葛根 150 g,川芎 120 g,灵磁石 300 g,益智仁 120 g,鹿衔草 300 g,仙鹤草 300 g,川断 120 g,狗脊 120 g,酸枣仁 300 g,桑椹子 300 g,合欢皮 150 g,黄精 150 g,肉苁蓉 120 g。

另:人参蛤蚧散 2 合,龟甲胶 150 g,冰糖 500 g。黄酒为引。

2000 年 12 月 22 日二诊:服药后小便失禁、尿有余沥、足肿、舌麻木好转,体力增强,脉细舌净,时有口干。上方去合欢皮、泽泻,加蛇床子 150 g、桑螵蛸 150 g、骨脂 120 g、灵芝 300 g、石斛 200 g、麦冬 120 g、丝子 150 g。

另:胎盘粉 100 g,龟甲胶 150 g,冰糖 500 g。黄酒为引。

第二章　临　证　发　微

第一节 更年期常见病症治疗

妇女进入更年期,由于内分泌失调可以导致心血管、胃肠、骨关节以及自主神经功能紊乱,出现各种病症。早在《内经》中已对年龄和人体功能的变化之间密切关系作了详尽的记述。《素问·上古天真论》:"女子七岁,肾气盛,齿更发长;二七而天癸至,任脉通,太冲脉盛,月事以时下,故有子……七七任脉虚,太冲脉衰少,天癸竭,地道不通,故形坏而无子也。"说明随着年龄的增长肾气日渐亏耗。《内经》又曰:"肾气命门"是维持人体正常生命活动的原动力。张景岳评价命门时说:"五脏之阴气非此不能滋,五脏之阳气非此不能发。"一旦肾阴肾阳因年龄的衰老而亏虚或失调时,可导致其他脏腑的疾病。此时如能把握肾气亏损冲任失调这一特点,治疗上可收到较为满意的效果。现就在更年期时常遇到的几种病症,谈谈笔者的体会。

一、冲气症

其症为脐下动气筑筑,气冲咽喉不得息,胸隔窒闷,心慌汗出,目眩泛恶,筋脉拘急,腰背酸困,或形寒厥冷;或烦热焦躁。秦伯未认为此症由于阴血亏损,下焦虚寒所致。因冲脉为血海,上灌诸阳,下渗诸阴,血海空虚则气逆上潜。此证类似奔豚气,但又不同于奔豚气。奔豚气可以发生在不同年龄之男女,而秦伯未认为冲气症多见于妇女。症状虽多变,骤发骤止,但发作过后一如常人。李茂如在《肝肾气与奔豚气》一文中谈到民间对这种发作性腹中冲痛症称之为"肝肾气"。"肝肾气"这一称呼我看不无道理,直接点明由于肝肾不足导致冲气上逆。李茂如所举若干病例均为更年期妇女,其病机分析与秦伯未不谋而合。笔者在临床中所见也都为更年期妇女,笔者曾按秦伯未的平降冲气法以熟地、当归、白芍,菟丝子、枸杞子、紫石英、沉香加减治疗,收到满意的疗效。又见某医对此症用甘麦大枣汤加入补肝肾药物,重用淫羊藿也取得疗效。方虽各异,但均从调理冲任,补益肝肾着手,同样取得满意疗效。冲气症这一症候群,虽在中医医籍中历有记载,但在现代医学中未见类似记载。查阅西医书籍仅谈及更年期可因内分泌失调导致自主神经失调,可以出现肠胀气和胃肠异常蠕动,这是否为冲气症的病理基础,值得进一步研究。

二、噫气症

其症为嗳气频频，其声响亮而缓长，连绵不绝，西医认为是胃肠神经症。据述这些患者有吞气习惯，故能嗳气不绝。我以往也认为多由情志不舒，肝郁气滞所致。常以舒肝解郁法治疗，但收效不显。一次临诊时，候诊室有一妇女嗳气不绝，其声之响引起众人注目。笔者的老师当即指出，谓此种症候非同一般之肝胃不和，而脾肾不足是其根本，多为中老年妇女所得，或可称为噫气症。张景岳云："腹胀嗳气者曰噫，逆气自下而上者亦曰噫。"又云："噫气者即《内经》所谓噫也，此实脾胃之气滞起自中焦而出于上焦。"张氏指出："此疾可因痰、因火、因滞而生。但亦有因脾肾虚寒，命门不暖，阴邪不降，则寒滞上焦。而痞满噫气者，当用理阴煎加减治之。"老师给此患者处方：当归、熟地、干姜、肉桂、紫石英、补骨脂、沉香、旋覆、代赭，收到甚好的疗效。笔者在临床上观察到这种具有特点的噫气症确多发生在四五十岁的妇女，且多伴有其他肝肾不足的症状。由此甚为叹服先贤观察病证之细致。

三、冠心病

本病在妇女中发病的第 1 个高峰就在更年期。此时心绞痛、心律失常的发病率均大为提高。西医认为雌激素水平下降可导致冠心病的发生。我们以往遇到这种患者未能重视其内分泌失调的特点，仍按一般冠心病处理，往往不能收到满意疗效。以后在临床中发现这些患者除了心脏病的症状外，还伴有许多肝肾不足、冲任失调的症状。按中医辨证施治，疗效大为提高。如某患者原有心律不齐 7 年，阵发性房颤、房扑 5 年。近年来症状日益加剧，常因剧烈胸痛、心悸、气急而来急诊。EKG 曾查为窦性心动过缓伴窦房结游走心律。心律最慢时为 40 次/分，但又与快速房颤交替，故临床诊为冠心病、窦房结功能低下而收住入院。初用丹参、双嘧达莫、硝酸甘油、阿托品及益气温阳活血理气之中药，疗效不够理想。后见患者常诉轰然头眩、汗多、失眠诸症，脉迟，舌暗。此乃七七之年，冲任失调，肾气亏虚，气血失于温煦流行失畅，以致心脉痹阻。故予益气活血温阳补肾之剂。处方：黄芪、女贞子、旱莲草、枸杞子、首乌、淫羊藿、川芎、菊花、干姜、桂枝、景天三七、失笑散、炙乳没等。经上方调治 3 月余，诸证渐瘥，心率可维持在 60~70 次/分，房颤发作减少，发作时间缩短。原来卧床不起，生活靠人照料，治疗后已能生活自理，还能下楼去花园散步，患者认为疗效甚为满意。从此例得到启示即更年期妇女患冠心病时如能重视肾气衰惫、冲任失调这一特点，临床疗效可大为提高。

四、经绝期浮肿

此症可见周身肿胀，按之或有凹陷或凹陷并不明显，常伴胸闷、腰酸、眩晕、肢麻诸症，这种浮肿与内分泌失调有关。按一般水肿症治疗,疗效不显。近年有人将这类浮肿称之为"瘀胀症"。认为其发病机制,由于七七天癸尽,肾气衰惫,命火不足,水不化气,停湿聚水,同时周身气血失却推动之力,气不行则血亦不行,造成气滞血瘀。故主张在调补肾阴、肾阳之同时,加入破气活血之品。笔者在临床中遇到一更年期妇女,周身壅肿,面部虚浮,皮肤紧张,但按之并无明显凹陷。患者伴有腰酸、疲乏、升火、烦躁诸症,舌苔薄白。曾查肝、肾功能未见异常。患者虽经多方治疗,用过健脾化湿,温阳利水等诸种中药,疗效不显,服利尿药也无效。即按冲任失调,肾阴亏损,气滞血瘀辨证。处方:生熟地、淫羊藿、菟丝子、苁蓉、女贞子、旱莲草、当归、川芎、莪术、三棱。药后肿胀明显消退。此方并无利水消肿药物,但肿胀自退,证实绝经期肿胀和肾虚瘀阻有关。

(原载《辽宁中医杂志》1985 年第 7 期)

第二节　治疗"蛋白尿"

"蛋白尿"是一个常见的泌尿系统疾病的症状。中医学中虽没有对蛋白尿的专门叙述，但有关论述和辨证治疗可在"水肿""虚劳""腰痛"等篇中探索。这些年来，中西医治疗各种类型的蛋白尿也积累了不少经验，但由于其原因的复杂，病情的多变，临床上并不是所有蛋白尿都能满意解决的。例如慢性肾炎增殖出血型、混合型的蛋白尿仍然是临床上一个较难的课题，有待于进一步探索其治疗规律。现将徐嵩年对蛋白尿的治疗体会作一简要介绍，其中着重谈谈对慢性肾炎蛋白尿的治疗经验。

一、突出清利——立足于祛邪即可扶正

徐氏认为，慢性肾炎不是一个单纯以正虚为主的疾病，其邪实一面不但不能忽略，而且必须加以强调。虽然临床上常见患者具有面浮足肿、面色㿠白、形寒畏冷等一派阴寒之象；历来各家也都偏重于脾肾阳虚，水湿潴留的认识，实际上这类患者往往伴见口苦、咽干、咽痛、尿少，苔黄腻而干，或有皮疹等邪热内蕴之象。而且还经常反复感冒，成为整个治疗过程中的一个最严重的干扰因素，所以徐氏认为慢性肾炎是一个虚实寒热夹杂的疾病，提出祛邪方可以安正这个治则，使祛邪与扶正并行，并且突出清利为主。处方中清热解毒、疏风利湿之药应用甚多，与此同时，也配合补肾健脾之法。某些病例单纯使用温阳利水、健脾化湿无效后，经加用清利之品收到明显疗效。这种方法在急性肾炎、局灶性肾炎中应用更多。常用药物有：白花蛇舌草、七叶一枝花、蒲公英、一枝黄花、地丁草、苡仁根、玉米须、苍耳草、田字草、鱼腥草、龙须草、茅根、蝉衣等。举例如下。

例一：刘某，女性，16岁，1977年9月24日初诊。

患者6岁患猩红热后未加注意，到10岁时发现面部浮肿，检查尿蛋白（+++），至今已有6年，虽经多方医治，未见效果。患者经常扁桃体红肿。初诊尿检蛋白（+++），红细胞1~3个/HP，白细胞2~5个/HP。处方：蝉衣三钱，白花蛇舌草、七叶一枝花、大蓟、益母草各一两，玄参、石韦、防己各五钱，知母、黄柏各四钱，覆盆子一两。

药后检查尿蛋白极微，红、白细胞消失，稳定1月后，因感冒尿蛋白上升（+++），颗粒管型2~4个/HP，白细胞2~4个/HP，继用固肾方，尿蛋白又转阴，同年12月26日复诊时尿检正常。

二、重视调整肺、脾、肾三脏的功能

蛋白尿经常和中医学中的水肿病联系在一起,所以徐氏认为肺、脾、肾三脏功能的失常是造成蛋白尿的根本原因,强调调整和恢复肺、脾、肾三脏的功能是治疗的关键。徐氏主张不仅是要补其脏体,更重要的是助其脏用,即因势利导,发挥脏腑固有的生理功能,调动机体本身的抗病能力。具体来讲有以下几个方面。

1. 宣开肺气 肺为水之上源,肾之经脉上连于肺,肺气失于宣肃可导致风水为患,这在文献中早有记载。徐氏对风水之证常以宣开肺气为治疗正法,即《内经》所谓"开鬼门"一法。在治疗急性肾炎时徐氏即以麻黄连翘赤小豆汤为主方,除重用麻黄外(急性肾炎有高血压者,徐氏仍用麻黄,药后常随肿消而血压亦有所下降,但肾炎肾病伴有高血压者、麻黄须慎用,徐氏常改用紫苏或防风。麻黄用量一般不超过三钱),有时更加苏叶、羌活、防风。紫苏用量常加大至四五钱甚至一两。方中可无一味利水之药,但不治水而水自去。随着水肿的消退,蛋白尿也随之好转。如水肿已退而蛋白尿尚未悉除,仍可继续使用宣肺发汗之药,此时不是取其发汗消肿的作用,而是用以调整肺气的宣肃功能,以达到进一步改善病情的目的。举例如下。

例二:卫某,男,11岁,宝鸡市人,1977年8月1日初诊。

患儿在3个月前因浮肿检查小便发现蛋白(+++)~(++++),红细胞(++)~(+++),颗粒管型(+),当地诊断为急性肾炎,经用青霉素、维生素C及中药后,浮肿基本消退,但尿蛋白仍在(+)~(+++)、红细胞(++),面色㿠白,腿软肢倦,停学来沪就医。当日尿检查:蛋白(++),红细胞(++),白细胞4~6个/HP,颗粒管型2个/HP。舌苔薄白,脉细。处方:炙麻黄三钱,连翘五钱,赤小豆、淡豆豉、马鞭草各一两,苏叶四钱,荆芥三钱,益母草五钱,生甘草一钱半。服药后症情好转,续以原方加减。9月12日尿检查:蛋白(+),红细胞(++),白细胞0~2个/HP。处方:生地五钱,金樱子、乌蔹莓、地锦草各一两,小蓟五钱,苏叶、麻黄、血余炭各三钱,白茅根一两,琥珀末(吞)五分。另服河车大造丸,每日三钱。同年9月20日尿检查:蛋白(-),红细胞1~3,白细胞0~1个/HP。2个月来病情稳定,尿检查正常。

2. 健运脾气 张景岳说:"水惟畏土""水肿之疾其制在脾。"《内经》说:"胃为肾之关。"说明肾与脾胃关系密切。徐氏认为实脾饮是健脾行水的好方剂,尤其强调方中行气之品如槟榔、川朴、木香、草果与温中健脾药一起配伍十分得当,此即治水必先行气之意,气行则水亦行。如患者出现中气下陷的见证,尚可参用补中益气,举陷升提,常用党参、黄芪、升麻等,白术用量常达八钱至一两。理气药常用大腹皮、砂仁、川朴之类,但单独应用较少,多与益肾清利之法配合应用,收效益佳。举例如下。

例三:唐某,男,16岁,1976年1月6日初诊。

患者于1972年患急性肾炎迁延至今,尿蛋白(+)~(++),浮肿不明显。当日尿检查:蛋

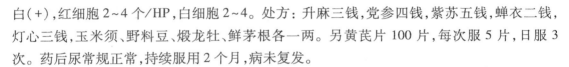

白(+),红细胞 2~4 个/HP,白细胞 2~4。处方:升麻三钱,党参四钱,紫苏五钱,蝉衣二钱,灯心三钱,玉米须、野料豆、煅龙牡、鲜茅根各一两。另黄芪片 100 片,每次服 5 片,日服 3 次。药后尿常规正常,持续服用 2 个月,病未复发。

3. 补益肾气 历来医家对肾炎水肿多以温阳利水为其常法,而徐氏在治疗肾炎蛋白尿时常喜温阳和滋阴并用,他认为蛋白的流失属于人体精华的丧失,故阴虚当为其本质,但蛋白丧失过多,阴损必及阳,故可见到一派阳虚的见证诸如浮肿、面㿠、畏寒等症。故单用温阳而不滋阴,往往不能收到预期的效果。徐氏常对我们讲:"阴阳是一对对立而又统一的矛盾,相互依存,又相互对抗,任何单纯的滋阴或温阳都无助于这对矛盾达到平衡。"所以他的方中常见滋阴温阳同用,还常配合固涩药如:金樱子、白果、覆盆子、五味子、乌梅、赤石脂、煅龙牡、补骨脂等。举例如下。

例四:曹某,男,成年。

患者于 1974 年 4 月 8 日因发热 38℃,浮肿尿少,泛恶嗜睡,腹部胀痛而收住病房,当时血压 90/50 mmHg,检查尿蛋白(++++),颗粒管型(+++),透明管型(++),红细胞 0~1 个/HP,白细胞 6~8 个/HP;血白细胞计数 13 200/mm^3,血非蛋白氮 44 mg%,肌酐 2.4 mg%,二氧化碳结合率 22.4 容积%。患者全腹压痛,外科会诊认为由慢性肾炎尿毒症引起的腹膜刺激征,住院后经中西医结合治疗浮肿已消,然而尿蛋白尚有(++)~(+++),遂出院门诊治疗。

1977 年 3 月 3 日诊见面㿠、腰酸、神疲,尿检蛋白(+++)。处方:白花蛇舌草、苍耳草、石龙芮、大蓟、野料豆各一两,熟地八钱,熟附子(先煎)三钱,补骨脂、徐长卿各五钱,知母、黄柏各四钱,茶树根一两,黄芪四钱。

1977 年 3 月 10 日尿检查蛋白(++),红细胞 4~6 个/HP,白细胞 0~2 个/HP。处方:淮山药一两,熟地八钱,龟甲五钱,知母、黄柏各三钱,野料豆一两,熟附子(先煎)三钱,补骨脂、徐长卿各五钱,石龙芮一两,黄芪、生熟薏苡仁各四钱,煅龙牡各一两。

药后尿蛋白少量,红细胞 3~6 个/HP,白细胞 0~2 个/HP。半年多来以上方加减调治,常服河车大造丸及知柏地黄丸,尿常规转阴,虽经感冒,病未复发。

徐氏对不同病种和不同阶段中出现的且白尿治疗方法也有所不同,例如对乳糜尿中的蛋白尿他常用鹿角霜丸为基础的乳糜尿方:鹿角霜、淡秋石、升麻、山药、党参、茯苓、荠菜花、玉米须。临床用之有一定疗效。

对于某些肾炎伴有皮肤疹痒或有荨麻疹的患者,徐氏常于方中加入白鲜皮、地肤子、苦参、蝉衣、地龙、防风等散风祛湿之品,用后不但皮肤病得到改善,蛋白尿也随之而好转。

附:徐嵩年临床上常用处方

1. 固肾方 用于水肿不明显,仅有蛋白尿或有肾功能损害。蝉衣三至五钱,益母草、小蓟各一两,首乌(或黄精)、杜仲、核桃肉、补骨脂各五钱,细辛一钱,覆盆子一两。

2. 肾一方　用于顽固蛋白尿,并伴有血尿,无明显浮肿者。生地榆、鹿衔草、马鞭草、益母草、海金砂草各一两,贯众、菟丝子、天葵子各五钱,蝉衣三钱,红枣八枚。

3. 肾二方　用于高度浮肿,胆固醇高,血浆蛋白低,大量蛋白尿,但血压正常或不高者。黄芪、防己、葶苈子(包)各一两,麻黄三钱,防风、苍术、大腹皮各五钱,川朴二钱,赤小豆、鲜茅根、茶树根各一两,熟附子(先煎)三钱。

4. 肾三方　用于肾炎蛋白尿伴有上呼吸道感染者。蝉衣三钱,白花蛇舌草、七叶一枝花、大蓟、蒲公英、益母草各一两,石韦、玄参、防己各五钱,知母、黄柏各四钱,覆盆子一两。

（原载《新医药学杂志》1978 年第 2 期）

第三节 降气活血法治咯血

咯血一症在中医教材中已和吐血区分,但在古代医书中却常将咯血归纳于"吐血门"中。"吐血"往往泛指一切从口中吐出的血液。不少"吐血门"的医案中常见有嗽血、痰血、咳血、咯血之记载。关于咯血一症的治法历代医家各有所见,认为或由风热伤肺、或由肝火犯肺,或由阴虚火动所致。可予清热润肺或清肝泻火或润肺止血等。但在临床上遇到一些病例按上法治疗收效不够理想。缪仲醇在《先醒斋广笔记》中提出治吐血三要诀:"宜行血不宜止血,宜补肝不宜伐肝,宜降气不宜降火。"这是因为:"血不行经络者,气逆上塞也,行血则血循经络不止自止,止之则血凝,血凝则发热恶食,病日痼矣","气有余即是火,气降即火降,火降则气不上升,血随气行,无溢出上窍之患矣。"缪氏在提出这一治则的同时所举病例和用药均提示和咯血有关。他说:"专用人参,肺热还伤肺,咳嗽愈甚。"所用药物有枇杷叶、麦冬、薄荷、橘红、贝母之类。可见缪氏所指吐血其原意就包括有咯血在内。后世医家引用这一治则治疗咯血的例子很多,如清代张聿青在治疗咯血案时明确引用"宜行血不宜止血,宜降气不宜降火"这一治则,而且用药和治则十分符合。常用旋覆花、桃仁、苏子、丹参、冬瓜子、红花、枇杷叶、郁金、土鳖虫、赤芍、锦纹大黄等,并在一案中针对前医专用止血药提出异议。徐灵胎在《临证指南医案》批注中写"吐血、咳嗽乃痰血盘踞之病,岂宜峻补,从此无愈日矣,今吐血之嗽,火邪入肺,痰凝血涌,惟恐其不散不降,乃反欲其痰火收住肺中,不放一毫出路是何法也。"可见历代医家在治疗咯血时十分重视降气和行血这一治则。我们应用这一治则治疗13例咯血病例显效8例,有效3例,无效2例,收到较满意的疗效。

降气活血汤 旋覆花9 g,代赭石30 g,降香4.5 g,半夏9 g,丹参30 g,生蒲黄15 g,茜草根30 g。痰黄加蒲公英30 g,鱼腥草30 g,川连4.5 g,黛蛤散9 g(包);舌红加南北沙参各30 g;便结加生大黄9 g,或土大黄15 g。

按语: ① 从前辈医家的经验结合我们临床实践认为缪仲醇治吐血三要诀可以适用于咯血症。降气活血法是治疗咯血症的有效方法之一。② 有人证实鼻衄患者存在着末梢循环瘀滞的情况。咯血患者中是否也存在类似情况?值得我们深入研究。③ 支扩咯血患者往往合并感染,控制感染有利于止血。活血化瘀法可改善微循环,有利于炎症的控制和吸收。降气活血法是否通过这一途径达到止血目的,有待进一步研究。

(原载《辽宁中医杂志》1982 年第 11 期)

第四节　癃闭证治探讨

癃闭是以排尿困难,甚则小便闭塞不通为主症的疾患。其中以小便不畅,点滴而短少,病势较缓者为癃;小便闭塞,点滴不通,病势较急者称闭。广义的应包括肾前性少尿尿闭如休克、严重脱水、心衰。肾性可见于急性肾功能衰竭、各种肾脏病的晚期、肾盂积水。肾后性可见于结石、肿瘤压迫输尿管、输尿管狭窄、扭曲、膀胱麻痹、前列腺肥大所致尿潴留等。狭义的多指膀胱见证,多见于热性病过程中因各种原因所致之急性尿潴留、手术后或产后尿潴留、老年人膀胱麻痹或前列腺肥大等。

一、中医学对癃闭病因病机的认识

（1）湿热阻滞膀胱,或肾移热于膀胱,形成湿热互结,使膀胱气化发生障碍,从而形成癃闭,故《诸病源候论·小便病诸候》篇指出:"小便不通,由膀胱与肾俱有热故也。"

（2）肺热气壅:肺为水之上源,热壅于肺,肺气不能肃降,津液输布失常,水道通调不利,不能下输膀胱;又因肺热下移膀胱,以致上、下焦均为热气闭阻,因而形成癃闭。

（3）脾气不升:劳倦伤脾,饮食不节;久病体弱,致脾虚而清气不能上升,则浊阴难以下降,小便因而不利。故《灵枢·口问》指出:"中气不足,溲便为之变。"

（4）肝气郁滞:七情内伤引起肝气郁结,疏泄不及,从而影响三焦水液的运行及气化功能致使水道的通调受阻,形成癃闭。从经脉的分布来看,肝经绕阴器抵少腹,这也是肝经有病可产生癃闭的原因。故《灵枢·经脉》指出:"肝足厥阴之脉……是主肝所生病者……遗溺癃闭。"

（5）下焦亏虚:老年体弱、肾阳不足、命门火衰,致使膀胱气化无权,而尿不能排出;或下焦积热,日久不愈,导致肾阴不足,"无阴则阳无以化"。亦可产生癃闭。

（6）尿路阻塞:跌打外伤,瘀血凝滞,或肿块砂石压迫阻塞尿路,小便难以排出,因而形成癃闭。

二、主要治则及其适应证

（1）清肺利水法:常用于热性病过程中出现之尿闭。池氏报道一例休克型肺炎合并尿潴留,见舌光红无苔,脉细软而数。辨证属热盛伤肺,肺阴亏耗,致使膀胱气化无权。治予清金益阴,滋养化源佐以升提通调之品。药用:北沙参、麦冬、玄参、生地、玉竹、石韦、冬葵子、车前子、桔梗。3剂后尿如泉涌。此因肺为水之上源,热壅上焦,津液不足,水道通调受阻,其根源在肺,非单治膀胱所能奏效,故治疗必须顾及肺气。用清金益阴,滋养化源以助气化。同时辅以清热通利,使上清下行,小便自利。根据"肺为水之上源"这一原理,董氏在治疗老年性前列腺肥大一案中除用化瘀消结之品外还选用桑皮、桔梗、前胡以宣降肺气,肺气宣则水液得下,气降则水道通调。彭氏在治疗前列腺肥大急性尿潴留之治法中也配伍宣肺利水之桔梗等药,此亦取开上窍而利下窍之意也。

(2)补气升提法:适应于产后或手术后膀胱麻痹性尿潴留,也适应于老年性前列腺肥大所致气虚型尿潴留,以及热性病后期正气衰惫而致尿潴留,以上证因虽各不相同,但均见有神疲面㿠,语音低微,舌淡,脉沉细诸证。此乃由中气不足故溲便为之变也。补中益气汤主治例案报道甚多。熊氏治疗一例伤寒患者,热退神清,但不能排尿,虽用针刺、利尿剂无效。因见有语音低微、面㿠神疲等气虚证候,投以重剂补中益气汤。1剂取效,5剂痊愈。叶氏、杨氏、陈氏、王氏、刘氏、胡氏均以此方加减治疗气虚癃闭,收到满意效果。据晃氏统计65例癃闭患者其中气虚型有54例,占癃闭一证临床分型之首位。他用经验方:老年癃闭汤(党参、黄芪、茯苓、莲子、白果、萆薢、车前、王不留行、吴茱萸、肉桂、甘草)治疗气虚型癃闭,54例中治愈40例,好转11例,无效6例,转手术3例,记录不详5例。痊愈患者中有4例复发,再予原方仍有效。

(3)清利下焦法:由于热毒侵袭膀胱,或由于前列腺和膀胱颈部突然充血水肿引起尿潴留,常伴有尿道疼痛,尿频不利,舌苔黄腻等下焦湿热征象。代表方剂为八正散。彭氏报道治疗2例前列腺肥大尿潴留,药用萹蓄、瞿麦、赤猪苓、泽泻、车前子、半枝莲、蒲公英、冬葵子、桔梗、柴胡、三棱、莪术等。池氏参用此法治愈1例产后尿潴留合并尿感患者,1例为儿童尿闭3月余,其输尿管及肾盂连接处狭窄。症见浮肿,右腰酸痛右腹胀痛,尿少涩痛,舌苔微白腻,脉稍数。证属肾虚气化不利,膀胱热结。治以坚阴滋肾,泄热通利。药用知柏、车前、泽泻、萆薢、枳壳、四川金钱草、牛膝、琥珀。药后4小时小便即得通畅。晃氏、叶氏、董氏、蔡氏也均有用此法治愈的验案。此治法在癃闭一症中应用的机会也较多。据晃氏一组统计65例中有8例属于这种类型。清利下焦为治疗癃闭的一个重要治则。

(4)活血化瘀法:活血化瘀法是近年来治疗癃闭的新进展,受到医者日益重视。这方面报道甚多,粗略统计王氏、李氏、董氏、池氏、王氏均有报道。王氏曾治1例前列腺肥大尿潴留用桃仁、赤芍、红花、王不留行、皂刺、乌药、知柏、牛膝、瞿麦、车前、金银花、蒲公英、败酱草。2剂后排尿爽利,4剂痊愈。池氏曾治1例膀胱造瘘术后,小便艰涩不爽,大便秘结,少腹胀痛,脉弦涩,舌苔微黄腻,舌边青紫瘀。证系瘀热阻塞,腑气不利。治以行瘀化结,泄利水道。方用:大黄、桃仁、牛膝、归尾、桂枝、车前等,3剂小便爽利,大便通畅,少腹痛除。该文引用沈金鳌曰:"血瘀小便闭者,则以牛膝,桃仁为要药。"由于活血化瘀可以改善微循环,对于前列腺肥大膀胱颈部之急性充血水肿消失不无裨益,故许多医者在治疗前列腺肥大尿潴留时虽未见到舌瘀,脉涩之象,仍于益气升提或清热通利方中加入活血化瘀之品,以冀提高疗效。李氏陈氏更以虫类搜剔之品如蝼蛄、地鳖虫、蜣螂虫研粉吞服治疗癃闭。这也属于活血化瘀的范畴。

(5)疏利气机法:此法常配合活血化瘀法应用于前列腺肥大所致尿潴留。彭氏以三棱、莪术破气之品与清利活血药配伍,取其消瘀散结之功。傅氏曾治2例邪入少阳枢机不利,三焦壅滞,水道不通而致癃闭。症见头痛恶寒,口苦善太息,脉弦,舌质滞红,而投以小柴胡汤和解枢机并加入四制香附丸。2剂小便得通,继服3剂,诸症若失。

(6)温补肾阳法:此方适用于前列腺肥大之尿潴留。老人肾气衰惫,命火式微。常见有形神萎顿,腰背酸痛,形寒怕冷,脉沉细,舌淡胖等阳虚见证。席氏曾治1例口渴不喜饮,上身发热,少腹及下肢发凉,小便频数而量极少,腹胀日益加重,脉沉,舌苔白腻。辨证为阳虚癃闭,而用麻黄附子细辛汤取效。附子重用到六钱,药后乃汗出尿复利,腹胀消失。黎氏、董氏、夏氏、蔡氏、向氏都报道应用济生肾气、金匮肾气、右归丸治疗阳虚癃闭之验案。晁氏统计65例老年性前列腺肥大尿潴留中,阳虚型有6例。

(7)通腑泄利法:这是一种欲通前窍先通后窍的治法。在癃闭证中伴见便秘情况下,可作为应急措施。池氏董氏在清热通利、活血化瘀治则中加用大黄。患者腑气一通,腹胀顿消,小便也随之排出。黎氏对1例肺部感染、肺心病,合并尿潴留,大小便9日未通,急用大承气汤,泻下宿粪甚多,再以金匮肾气丸收功。孙氏以颠倒散(大黄、滑石、皂角)治疗癃闭,其中大黄为主药,三药剂量随证变化,故名颠倒散。此方药简意赅,值得进一步研究。

(8)通阳利水法:此法可应用各种类型的癃闭证中。其代表药为桂枝,其代表方可以春泽汤为例。向氏曾用三拗汤合春泽汤治愈1例兼有肺卫症状之癃闭证。笔者也以此方治愈1例胰腺炎后出现之尿潴留。还治1例因Ⅱ度房室传导阻滞用阿托品静滴后出现尿潴留,虽停阿托品仍无法排尿。经用春泽汤治疗,得以拔除保留多日之导尿管。通阳利水法常配伍其他治则起到相得益彰的效果。陈氏以补中益气汤加肉桂取效;陈氏用滋肾通关丸加肉桂收功,董氏则以八正散配肉桂末冲服,向氏以桂枝茯苓丸;陈氏以小建中汤治疗不同类型之癃闭。以上见证治法各异,但都配伍桂枝或肉桂。约占文献之半数,皆取其通阳利水之力。可见临床医师对此治则之重视。据实验证明五苓散,中以桂枝利水作用最宏。

(9)滋阴清热法:适应于手术后或感染后邪热弥漫,气阴大伤,精不化气,气化功能失常。关幼波曾治1例辨证属肝胆湿热弥漫三焦,内窜心包,术后气阴大伤而致尿闭,经用大队滋阴药物如西洋参、白芍、当归、生地、石斛、麦冬、花粉等配以清热利湿之品取效。如遇肾阴已亏,阳不化气可用滋肾通关丸以滋阴助阳,化气利尿,这也是癃闭证常用治则。

三、简易疗法

(1)大葱麝香外敷治疗小儿小便不通多见于小儿高热,肺炎病程中出现癃闭症。大葱3

根(叶梗须俱全),麝香 0.15 g。先将大葱洗净捣如泥状,再放麝香稍捣均匀放铁勺内炒热取出用纱布包裹二三层稍用手压成饼状,贴于患儿脐下七寸许随用布带束紧,勿使药物移位。10~20 分钟后即可排尿。待排尿 2~3 次后可除去药饵。

(2)葱白熨脐周治妇科尿潴留,治疗 10 例产后尿潴留和妊娠合并尿潴留均效。葱白半斤切碎炒热用纱布包好,在脐部和周围热熨至患者自觉有热气入腹内。一般热熨 2~3 次小便可通。

(3)蛴螬为主治疗尿潴留。取蛴螬研成细粉,每日 3 g,用开水一次送服。面色白加补中益气汤;面色潮红,口唇干燥,舌绛苔黄加服龙胆泻肝汤。

(4)鲜青蒿敷脐治疗尿潴留。取鲜青蒿 200~300 g 捣细碎(注意勿让汁水流掉),旋即敷于脐部。敷药后患者下腹部有清冷舒适之感,待排尿即可去药。适于急性尿潴留(对老年性前列腺肥大所致梗阻性尿潴留无效)。笔者 2 年来曾用本法治疗 45 例,一般在敷药后30~60 分钟内排尿。

(5)蝼蛄粉 2 g,地鳖虫粉 1 g,开水冲服每日 3 次。适用于前列腺肥大之尿潴留。

(6)独头蒜 1 个,栀子 3 枚,加盐少许捣烂摊纸贴脐部。

(7)用食盐半斤炒热布包熨少腹。

(8)针刺三阴交、关元、气海。

四、几点体会

(1)癃闭一证中首推补气升提法应用最广,次为清利下焦,活血化瘀法,其他各种治则都有一定适应证。

(2)治疗癃闭时,桂枝是一味要药。许多临床报道的方剂中均用此药,取其通阳利水。五苓散药理试验中,发现桂枝利尿作用最强。

(3)根据现代医学病理分析老年人急性尿潴留的常见原因是前列腺和膀胱颈部突然充血、肿胀,中医认为是瘀血阻塞不通。在用清利下焦时宜加用三棱、莪术、赤芍、归尾、桃仁、王不留行、穿山甲等活血破气,疏通脉络,以提高疗效。

(4)剂量与疗效有关。如补中益气汤中黄芪用量要用到 60 g,党参 30 g;八正散中萹蓄、瞿麦都要用到 30 g。

(5)癃闭治疗时可以内服汤药,外敷草药或用针灸配合,采用综合疗法,取效更捷。

(原载《辽宁中医杂志》1983 年第 12 期)

第五节 慢性肾炎证治

以往笔者常认为肾炎以脾肾阳虚居多,但经过多年临床,笔者感到滋阴法在肾病治疗中也十分重要,尤其在以下几种情况应用较多。

(1)急性肾炎恢复期。此时邪热渐清,常出现津伤液耗之肺肾阴虚之候。若予滋养肺肾阴津佐以清热利湿之剂,病情便可顺利缓解。此期切忌大剂温补,否则常可导致病情反复。

(2)IgA肾病。这类患者常诉咽痛、腰酸,持续镜下血尿,蛋白量通常不多,每遇外感发热之后,症情加剧,甚至可以出现肉眼血尿。我院一组IgA肾病(共23例)其中表现阴虚火旺者占55%,持续镜下血尿不消,笔者认为阴虚络阻是其主要病机,用滋阴补肾之知柏地黄合二至丸配合祛瘀止血之品,病情较快好转。

(3)肾性高血压与原发性高血压不同。肾性高血压患者常见到面色萎黄,腰膝酸软,有时还觉得肾区有灼烧感,如热水流过,常伴耳鸣、耳聋,总之以肾虚为主要表现,笔者常以建瓴汤合杞菊地黄丸同时加入大剂量益母草治疗,通过滋肾活血法治疗,一些患者的血压可渐趋平稳。

(4)狼疮性肾炎。这类患者除与一般肾炎一样有水肿、蛋白尿外,还常诉咽痛,腰酸,心悸,疲乏,面部升火,皮肤瘀斑,脉象细数,舌红少苔,阴虚内热夹瘀之象较为明显。笔者在治疗这类患者时常以益气养阴活血为主要治则,很少用温热药。急性期在上述治则中加入清热解毒之品,缓解期着重益气养阴,常用药物如党参、丹参、生地、女贞子、首乌、黄精、天麦冬、当归、川芎、益母草等。

(5)肾病综合征中许多患者使用激素后,常会出现阴虚夹有湿热之症候,此时若投以温补,尿蛋白反易增加。笔者曾遇一患者,患肾病综合征三年余,初用激素有效,但递减激素后症情反跳,由于长期使用激素,以致面部满布痤疮,肢体浮肿不消,腰酸,耳鸣,皮肤湿疹,手足心灼热,舌红苔黄腻,脉沉细。前医投以大剂黄芪、当归、熟地、苍术,尿蛋白不减,来我院就诊后,根据辨证,改用滋阴活血法,药用生熟地、龟甲、鳖甲、首乌、覆盆子、桑椹子、益母草、当归、地骨皮、地肤子、知母、黄柏等,递减激素并加用小剂量苯丁酸氮芥4 mg/每日,蛋白尿很快转阴,停用苯丁酸氮芥后仍未反复,病情完全缓解已二年余。

综上所述,在肾病中由于邪热羁留,或因激素长期使用,容易灼津耗液,蛋白、红细胞都是人体之精华,长期流失也是肾阴亏耗之因,因而时时注意滋补肾阴,是治疗肾病的要原则。在肾阴亏耗的同时,常可见到夹瘀、夹湿、夹热之象,故在滋阴补肾同时配以清热化湿、活血化瘀法往往能收到更好的疗效。从现代药理来看,滋补肾阴的药物如首乌、黄精、女贞子、枸杞子有促进淋巴细胞转化功能。上海龙华医院曾报道养阴药鳖甲、玄参、天冬、女贞子有延长抗体存在时间的作用,养阴药对某些细菌还有抑制作用。由此可知肾病中使用滋补肾阴法可能通过调节免疫、控制感染来改善患者机体状态而收效。

（原载《中医杂志》1986 年第 10 期）

第六节　通腑法在内科危重病例的应用

在内科危重患者的抢救过程中,我们发现,尽管病因病机各异,但在危急阶段常可出现胃肠功能紊乱并且是以胃肠功能停滞为突出表现的种种症状,如恶心、呕吐、上腹胀痛、大便秘结或不爽、胃纳减退、舌苔厚腻,等等。根据我们的经验,遇到这种情况,如果能在治疗原发病的同时,及时采用通腑法解除胃气上逆、腑气不通、中焦气滞等病理状态,那么往往可以使病情趋于缓解。

一、涤痰通腑法治疗脑卒中

脑卒中后,除神经系统、心血管、呼吸系统发生障碍以外,消化系统也出现严重紊乱。张洁古的"三化汤"首开"中风"使用下法的先例。河间云:"中风外有六经之形证,先以加减续命汤,随症汗之;内有便溺之阻格,复以三化汤下之。"但以后的各家论述只强调了滋阴熄风、平肝潜阳、涤痰开窍等治法,对下法未予足够重视。近年来的临床实践证明,通腑法可以减低颅内压,改善脑水肿,在中风患者的抢救中有重要的作用。现举一例:

卫某,男,59 岁。华东医院住院号 13866。

患者系电影导演,由于劳累过度,突感头部剧痛,伴恶心、呕吐。被急送医院抢救。经神经科会诊,确诊为桥脑出血(脑脊液为血性)。入院 1 周,持续高热,体温 38～39℃,神志昏迷。因痰液阻塞而作气管切开,并邀中医会诊。患者昏迷,喉间痰声辘辘,面红如赤,腑气一周未通,舌苔黄燥腻而厚,舌质红,脉弦劲而有力。中医认为"内风之气,多从热化",此即风从火出者也。脉弦劲有力是为病邪鸱张,但正气尚未衰败。内有便溺之阻隔者,急予涤痰通腑为治。但治其热,风即自消,遂取"三化"合三甲复脉之意化裁施治。处方:炙龟甲 15 g、炙鳖甲 30 g、生牡蛎 30 g、丹参 30 g、制南星 12 g、天竺黄 12 g、炙远志 6 g、枳壳 9 g、炙甘草 6 g、鲜竹沥 1 支、鲜石菖蒲 15 g、茯苓 15 g、生大黄 9 g(后下)、风化硝 9 g(分冲)。2 剂。云南白药 2 g,分 4 次鼻饲送服。

上方 1 剂后,便秽屎一便盆之多,次日体温下降,神志大有好转。二诊时,呼之已有反应,舌苔厚腻渐化。脉象亦转缓和。予上方去风化硝、生大黄,加玄参 15 g、全瓜蒌 30 g。又服 2 剂,病情续有改善。继续调治,逐渐好转。

我们体会,通腑法抢救中风患者,只适用于热证和闭证,同时还须配合祛瘀止血、涤痰开窍、滋阴熄风等法,方可收到满意的疗效。

二、宣痹活血通腑法治疗心肌梗死

消化系统障碍是心肌梗死五大症状之一。恶心、呕吐的发生率占全部病例的 30%～48%,腹胀、纳呆、便秘、苔腻等症状也很常见。中医理论曰"心脉不通"是心肌梗死的基本病机,所以"通"法是治疗本病的基本法则。张伯臾认为,心肌梗死属本虚标实,治宜通补。除阳微阴竭的厥逆。余即使虚象显见,在用补法的同时也不可忘乎"通"的原则。"通",除了活血化瘀、通阳宣痹,还包括通腑。治疗时要注意区别阳结或者阴结,然后对症下药。对心肌梗死伴有便秘者,如果虚象不很明显,则可先通腑去实,然后扶正调理;如果虚象较明显(即阴结),则无论阴虚或阳虚,都应以补虚为主,辅以通便。大便秘结,在阴虚者可更伤其阴;在阳虚者可进而窒塞阳气。心肌梗死患者因便秘用力排便引起心搏骤停、突然死亡的情况并不少见。对于本病患者,大黄是通腑要药,它不仅可以通便,而且还是一味活血祛瘀药,对心脉痹阻也很有利。兹举一例:

王某,男,84 岁。住院号 46023。

患者有冠心病史,5 年前曾发生过心肌梗死,经抢救而愈。此次发病前 1 周,心绞痛频繁发作,入院前晚上剧烈发作,呈压榨样痛,向左上肢内侧放射,伴出冷汗,四肢厥冷。心电图示急性前壁心肌梗死,并发短阵性室上性心动过速。急诊室予硝酸甘油、吗啡、低分子右旋糖酐加丹参、地塞米松等处理后送入病房。入院后患者血压尚平稳,但诉中上腹嘈杂不适,不时要坐起呕吐,大便 2 日未解,舌苔黄腻而厚。按中医辨证,此乃气血痹阻,心脉不通,气机不畅,脾胃升降失常,胃气上逆所致。予润肠片 6 片(约含生大黄 1.5 g)。药后解大便 2 次,胃部嘈杂、恶心呕吐等症状消除,能安然入睡。后经用活血化瘀、宣痹通阳法治愈。

三、泻肺通腑法治疗肺心病

在 1978 年全国肺心病会议上,天津南开医院肺心病组提到,对由于热结大肠,肺气不得宣肃,痰浊蒙蔽清窍而出现神志异常的肺心脑病采用凉膈散通腑泻肺治疗后,疗效有了明显提高。又龙华医院慢支组报道,当肺脑症见腑实里热证时,可加用大黄、芒硝、甘草以通腑泻热;如见舌绛津少,可选用增液承气汤寓攻于补。此外,上海市普陀区中心医院报道,对肺心合并心衰、下肢浮肿的患者,采用通腑逐水法,用大黄、芒硝泻下逐水,在消退水肿、改善心脏功能方面收到良好效果。我们在临床看到,肺心患者除了存在感染、肺衰、心衰、脑缺氧、酸中毒等多种矛盾,还往往伴有消化系统障碍,以便秘、纳呆、腹胀为多见。治疗时,在解决各种矛盾的同时,配以通腑泻肺法,对症状的缓解可以起到协同作用。现举一例:

许某,男,78 岁。住院号 47977。

患者有慢支史 20 余年,近两年冬季已不能起床。此次因气急咳嗽加重、发热 40℃ 收住病房,诊为慢支继感,合并肺脑。入院后经用抗生素治疗,高热已退,但体温仍波动在 37.5℃ 左右。患者面色红赤,怕热,气急,胸闷,咳吐黄脓痰。每到晚上神识不清,哮喘加剧,要用氨茶碱、地塞米松方稍减轻。血白细胞 $14.3×10^9$/L,中性 82%。患者舌苔黄腻,大便 6 日未解,中医辨证属肺移热于大肠。腑气不通,肺气不得肃降,宜予通腑泻肺,予吞服大黄粉 1.5 g。连服 2 次,大便始解,气急胸闷顿时缓解,体温也降至正常。再加用石菖蒲注射液,夜晚能安静入睡。复查:血白细胞 $7.7×10^9$/L,中性 68%。

四、通腑泄浊法治疗尿毒症

肾功能衰竭时,体内蛋白质分解代谢产物不能排出体外,可以引起神昏谵语,恶心呕吐,发生尿素性肠炎,尿素性心包炎,尿素性肺炎。近年来有人提出用通腑泄浊法治疗尿毒症,以使肠胃积聚的尿素产物排出体外,从而改善临床症状。本院的温肾解毒汤就是用大黄配以温补脾肾的附子、白术、干姜,以标本同治。临床证实,对改善尿毒症的消化道和神经精神症状确有较好疗效。现举一例:

杜某,男,54 岁。专科号 48940。

患者于 1958 年患肾炎,1959 年、1961 年先后 2 次复发。1975 年因头晕、头胀检查血压为,220/118 mmHg。1979 年 6 月来我院就诊时,已出现头痛、恶心、胃纳减退等尿毒症症状。检查肾功能:肌酐 4.5 mg%,尿素氮 90 mg%。舌苔白腻,脉沉细。中医辨证属正虚邪实,脾肾亏损,浊邪上壅。治以温肾解毒,通腑泄浊。处方:紫苏 30 g、党参 12 g、白术 12 g、半夏 9 g、黄连 3 g、丹参 30 g、砂仁 3 g(后下)、六月雪 30 g、熟附子 9 g(先煎)、生绿豆 30 g、生姜 2 片、生大黄 9 g(后下)。药后症状明显好转,恶心、呕吐均除,头痛减轻。6 月 18 日复查:肌酐 3.95 mg%,尿素氮 48 mg%。至 7 月 9 日,肌酐 2.1 mg%,尿素氮 29 mg%。

本例说明通腑泄浊法可以降低部分患者血中尿素氮和肌酐水平,取得较为满意的近期疗效。

日本横滨市市民医院秋原医师在一次访华学术报告会上谈到,内脏有病时,在皮肤、骨骼肌某些部位可出现相应的反射;内脏和内脏之间也存在一种特定的联系,他称之为"内脏—内脏"反射,这种反射是通过自主神经和神经中枢来完成的。他还用动物实验证实了这种"内脏—内脏"反射的存在和它发生的机制。他的这一研究,对我们阐明通腑法治疗不同危重病症的机制有所启示。

(原载《上海中医药杂志》1981 年第 7 期)

第七节 中药为主治疗各类肾炎

肾组织活体检查的开展,向人们展现了临床常见各类肾炎的微观病理变化,从而使人们对各类肾炎的病理分型、病情演变与预后有了更深刻的了解。上海龙华医院从1982年开始肾活检工作,结合有关免疫学与生化检查,取得了一批肾炎患者的详细资料,在此基础上,进一步应用辨证论治的方法,研究中医药治疗肾炎的规律。

一、IgA 肾病

吴某,男,26 岁。肾炎专科 500 号。

患者于 18 年前眼睑轻度浮肿发现蛋白尿,不久又出现肉眼血尿,平时尿蛋白(±)~(+++),红细胞 10 个/HP~满视野/HP,每于感冒或劳累后加剧。实验室检查:血白细胞$(2.5 \sim 4) \times 10^9$/L,肌酐 0.77 mg%,尿素氮 9.8 mg%,24 小时尿蛋白定量 1.5 g,C3 1.2 U,IgG 1 200 mg%,IgA 440 mg%,IgM 70 mg%,胆固醇 204 mg%。

肾穿刺报告:肾穿刺组织见肾小球 7 只,部分肾小球系膜区增宽,基质及细胞稍增多,但毛细血管壁未见增厚,个别小球、个别毛细血管腔内有透明血栓形成,未见粘连、纤维化等现象,曲管上皮细胞沟变浊肿,间质无明显纤维化或杂细胞浸润,免疫荧光 IgA(++)、IgG(+)、IgM(+)、C3(+)。诊断:系膜增生性肾小球肾炎(IgA 肾病)。

中医辨证:患病日久,肾气亏耗,故见腰酸疲乏之症,虚不御邪,常易外感,邪热扰络,镜下血尿常见;蛋白为人体之精华,流失过多,肾阴亏耗。面色苍白而舌红苔黄,气阴两虚之证已见,先予益气养血、滋养肾阴之剂。药后血白细胞上升至$(5 \sim 7) \times 10^9$/L,尿蛋白减至(±),尿红细胞仍在 12~15 个/HP,咽痛未除,舌质偏红、苔薄黄,此乃正气渐复,上焦蕴热未清,邪不去则正不安,故再投滋阴清热利湿之剂:生地、玄参、炮穿山甲片各 12 g,丹皮、白术、猪茯苓各 15 g,鸡血藤、蒲公英、荠菜花各 30 g。药后咽痛已减,尿检(-),24 小时尿蛋白定量(-),仍予上方加减调理。随访 1 年,尿常规正常,复查 IgA 下降至 280 mg%,虽遇感冒也未反复。

按:IgA 肾病为一种常见的肾小球肾炎,血尿为首发症状,数日后肉眼血尿可消失,但可转为顽固性镜下血尿,或出现蛋白尿,约有 1/3 患者可以出现波动性或持续性的高血压,半数以上患者血清中 IgA 增高,IgG、IgM 大多正常,C3 亦不低。其病理表现为系膜基质及细胞增多,免疫荧光示系膜区有 IgA 沉着,呈颗粒或团块样。此病预后大多较好,但也有 20% 患者可进入肾衰。

二、微小病变型肾炎

陈某,男,30 岁。住院号 60284。

患者 1981 年 1 月上感后出现蛋白尿,伴全身浮肿,某院诊为"肾病综合征",用氯喹、双嘧达莫、肝素、山海棠等药治疗,症情缓解,尿蛋白转阴出院。现因感冒后症情复发,1982 年 12 月来诊。见全身高度浮肿,腹水征(+),面色萎黄,心肺(−),血压正常,胆固醇 690 mg%,24 小时尿蛋白定量 4.56 g,肌酐 1.5 mg%,尿素氮 10.5 mg%,内生肌酐清除率 67.5 ml/分,IgG 640 mg%,IgA 160 mg%,IgM 81 mg%,C3 87.5 mg%,尿 C3 阴性,选择性蛋白尿 θ 角为 71°31′,尿 FDP 0.67 μg/ml,白蛋白/球蛋白为 2.4/2.1。

肾穿刺结果:肾穿刺组织中可见肾小球 11 只,肾小球结构与外形基本正常,个别系膜区基质增多,伴局限性血管壁增厚,球囊腔内有蛋白样渗出物,肾小球曲管上皮细胞浊肿明显,肾间质灶性纤维化及炎细胞浸润,肾间质血管未见损害。免疫荧光检查 IgG、IgA、IgM 和 C3 均为阴性。诊断:微小病变型肾炎。

中医辨证:周身浮肿,神疲乏力,腰膝酸软,恶心欲吐,苔黄腻舌体胖,脉滑。证属脾虚湿困、水湿泛滥,治以益气健脾、温阳利水,拟真武汤合防己黄芪汤加减:黄芪 20 g,白术 15 g,防己 9 g,熟附子(先煎)9 g,商陆 12 g,茯苓皮、薏苡仁、益母草、见肿消、带皮槟榔、陈葫芦各 30 g,生姜 2 片。同时配以丹参注射液加葡萄糖静脉滴注。4~5 日后尿量增加,恶心呕吐、浮肿、腹水消失。继以益气健脾利水之剂调治 1 月,复查胆固醇 230 mg%,24 小时尿蛋白定量 5.6 g,白蛋白/球蛋白为 4.3/3.6,浮肿未再复发。但因尿蛋白增多,改用温补脾肾或益气活血之剂加减半年余,尿蛋白仍未下降,故加泼尼松 30 mg/日,2 周后尿蛋白转阴,以后激素逐步减量,并配以益气养阴、清热利湿之剂:党参 20 g,生地 15 g,苍白术各 12 g,金樱子、桑椹子、山药、薏苡仁、蒲公英、白花蛇舌草、益母草各 30 g,白蔻仁(后下)3 g,陈皮 4.5 g。服上方后苔腻渐化,腰酸疲乏减轻,复查肌酐 1.8 mg%,尿素氮 10.6 mg%,胆固醇 208 mg%,24 小时尿蛋白定量阴性。1984 年 10 月随访患者已上班 1 年。

按:此例病理分型为微小病变型,临床表现为肾病型,由于病理诊断明确,避免了盲目使用大剂量激素及其他细胞毒药物。此例治疗过程中第 1 阶段单纯用西药,收效快但反复也快;第 2 阶段单纯用中药,虽然水肿消退,胆固醇下降,血浆蛋白提高,但仍有长期蛋白尿;第 3 阶段采用中西医结合治疗,见效快、副作用少,病情稳定。总结本例肾病型的中药治疗规律,过去比较重视温补脾肾之法,但在此例未见收效,可能由于舌苔黄腻,舌质较红,示有湿热蕴结,而温补之品有助火升阳之弊。后一阶段改用益气养阴、清热化湿之剂,病情好转,由此想到中医治疗肾病型肾炎时应注意辨证,重视清利湿热这一环节。

三、系膜增生型肾炎

陈某,男,33 岁。肾炎专科 491 号。

患者于 1983 年初于上感发热后出现酱油样尿,尿常规蛋白(+++),红细胞(+++),24 小时尿蛋白定量 6~8 g。住某院期间查肌酐 1.26 mg%,尿素氮 15.4 mg%,内生肌酐清除率 74.9 ml/分,胆固醇 229 mg%,白蛋白/球蛋白为 2.7/2.4,IgG 670 mg%,IgA 240 mg%,IgM 230 mg%,C3 1.5 U,抗"O"1:500 U。曾用泼尼松、吲哚美辛、山海棠治疗,尿蛋白下降不明显,后予倍他米松脉冲治疗 3 日,辅以环磷酰胺 200 mg 静脉注射,每周 2 次,24 小时尿蛋白定量下降,但出现肉眼血尿,停用环磷酰胺,改用硫唑嘌呤,但又因胃部不适而停用。来我院门诊时,24 小时尿蛋白定量 2.55 g,血肌酐 1.35 mg%,尿素氮 11.1 mg%,内生肌酐清除率 90 ml/分,泼尼松每日 30 mg。

肾穿刺报告:肾穿刺组织可见肾小球 10 只,其中 3 只小球可见有灶性新月体形成,血管襻与球囊有粘连,血管襻系膜纤维增生较明显,伴系膜基质轻度增多,伴系膜细胞轻度增生,肾近曲管上皮细胞浊肿,肾间质灶性炎症,肾间质血管未见明显损害。免疫荧光 IgG(++)、IgA(+)、IgM(+)、C3(+)。诊断:系膜增生型肾炎。

中医辨证:腰酸乏力,咽喉干痛,鼻腔有一疖肿,引致面颊红肿甚剧,舌红、苔薄白。此属肾经湿热久蕴,郁而不泄,化为热毒,蕴结肌肤。急则治其标,先予清热解毒、和营托毒方 7 剂。药后面颊炎症消退,但尿蛋白反跳至(+++),红细胞 8~10 个/HP,白细胞 0~2 个/HP。此系热毒虽解,正气已虚,气滞血瘀,肾脉为湿热瘀血阻滞,治拟益气活血、化湿通络。处方:黄芪 12 g,川芎 9 g,杜仲、大蓟、丹参各 15 g,益母草、红藤、金钱草各 30 g。服上药后尿蛋白量逐渐下降,红细胞消失,激素递减至停用。半年后复查胆固醇 260 mg%,肌酐 0.9 mg%,尿素氮 12.5 mg%,内生肌酐清除率 133 ml/分,24 小时尿蛋白定量 0.68 g,白蛋白/球蛋白为 4.15/3.25。患者已于 1984 年 5 月恢复工作,随访 1 年,病情稳定。

按:系膜增生型肾炎为肾小球肾炎的一型,其发病常和上呼吸道感染有关,有人认为与链球菌感染有关,其临床表现多为无症状性蛋白尿,也有表现为肾病综合征,其病理表现以系膜增生为主。此例患者表现为气虚肾亏,湿热内蕴,脉络瘀阻,经采用益气补肾、清热利湿,佐以活血化瘀法,收到良好效果,这对于病理表现有新月体形成之系膜增生性肾炎,治疗还是比较满意的。

四、膜性狼疮性肾小球肾炎

叶某,女,25 岁。肾炎专科 475 号。

1981 年出现关节红肿、面部蝶形红斑,1982 年 9 月高热后出现腹水、高度浮肿而收住院。当时查抗核因子(+),C3 0.55 U,狼疮细胞未找到,白蛋白/球蛋白为 1.4/2.0,24 小时尿蛋白定量 9.68 g,尿 FDP 0.29 μg/ml,肌酐 0.85 mg%,尿素氮 14.4 mg%,内生肌酐清除率 112 ml/分,胆固醇 386 mg%。经用泼尼松 45 mg/日、硫唑嘌呤 100 mg/日、肝素及中药治疗后,24 小时尿蛋白定量下降至 3.78 g,C3 0.86 U,白蛋白/球蛋白为 1.35/2.2,水肿消退,转门诊治疗。出院时泼尼松每日 40 mg。

肾穿刺结果:狼疮性肾炎(膜性)。

中医辨证:面部红斑隐隐,唇红口干,晨起面部升火,耳鸣骨痛,舌红、苔薄黄。证属气阴两亏,虚火上炎,肝肾不足,血瘀痹阻。治以益气养阴、清热解毒、补益肝肾、祛风活血。处方:炙鳖甲、首乌、玄参各 15 g,生地、丹参、益母草、菝葜、白花蛇舌草各 30 g,党参、黄芪各 20 g,知母、乌梢蛇各 12 g。经上方加减治疗,1 年后尿蛋白转阴,肌酐 0.73 mg%,尿素氮 8.7 mg%,白蛋白/球蛋白为 4.45/2.83,24 小时尿蛋白定量(-)。泼尼松减至 20 mg,隔日 1 次,症状悉除。随访 1 年余病情稳定。

按:膜性肾炎是一种免疫复合物疾病,肾活检发现在基膜的上皮侧有免疫复合物沉着,肾小球毛细血管基膜有弥漫性增厚而很少或不伴有细胞或系膜增生。由于炎症表现不显著,故又称为膜性肾病。其起病隐匿,可表现为无症状蛋白尿,也可表现为肾病综合征,血清蛋白大多低于 3 g%,胆固醇增高,肾功能早期大多良好,随着疾病发展可逐渐减退,然而速度较慢。此病可以继发于系统性红斑狼疮。本例经中药配合激素,病情达到完全缓解。

五、弥漫增生型狼疮性肾炎

姚某,男,26 岁。肾炎专科 423 号。

患者于 1979 年有不规则发热伴关节酸痛,2 年后出现浮肿、蛋白尿,1982 年住某院检查,全身浮肿,面部有皮疹,24 小时尿蛋白定量 8.2 g,尿 FDP 0.19 μg/ml,肌酐 1.4 mg%,尿素氮 26.4 mg%,内生肌酐清除率 56.7 ml/分,抗核因子(+),狼疮细胞(-),血沉 35 mm/小时,胆固醇 360 mg%,抗人球蛋白试验直接法(+++),白蛋白/球蛋白为 3.5/2.7。住院后用泼尼松、肝素、环磷酰胺,尿蛋白下降不显,激素稍减即出现狂躁乱语等精神症状,经氯普噻吨及加大激素量后症情缓解。出院时浮肿已大部消退,但表情仍淡漠,尚有皮疹,每日用泼尼松 45 mg,氯普噻吨 45 mg,呋塞米 60 mg,24 小时尿蛋白定量为 5.9 g。

肾穿刺报告:各肾小球病变程度不一,其中一个小球的毛细血管襻均已发生纤维素样坏死,有"Wire loop"形成及系膜细胞增生,部分血管襻基质增多,略见一分叶状改变,其中一个小球毛细血管腔内可见透明血栓,肾小球周围的间质内有较多炎细胞浸润,近曲小管肿胀变性,间质血管未见损害,IgG(+),IgA(++),IgM(+++),C3(+++),诊断为弥漫增生型狼疮性肾炎。

中医辨证：患者面色红赤如满月，皮疹隐约可见，精神呆顿，神疲乏力，骨酸楚，下肢有凹陷性水肿，舌胖、边有齿痕，苔薄白腻，脉滑带数。证属气滞血瘀，风湿热毒留阻经络肌肤，久之损及内脏，治以益气活血、祛风化湿，以冀邪去正复。处方：黄芪、党参、生地、益母草、薏苡仁、鹿衔草、扦扦活、鸡血藤、菝葜各 30 g，虎杖、晚蚕沙各 15 g，当归 12 g。服中药后立即停服氯普噻吨及呋塞米，激素减量。半年后浮肿、皮疹全消，复查 C3 0.74 U，肌酐 1.06 mg%，尿素氮 15 mg%，内生肌酐清除率 101 ml/分，24 小时尿蛋白定量 0.65 g。泼尼松维持量每日为 10 mg，症情稳定已 1 年余。

按：弥漫增生性肾炎是病理分型中最为严重的一种类型，其病变广泛，国外报道此种类型必须用大剂量激素（每日泼尼松用量在 50 mg 以上），并要连续用药 5 个月，尿蛋白才开始减少，半年以上方见疗效。此例采用中西医结合的疗法，半年内已达缓解，未用大剂量激素，防止了许多副作用。对于这类激素依赖量大，并伴有精神症状的狼疮性肾炎病例，此例经验可供借鉴。弥漫增生型狼疮性肾炎，激素维持量不宜过低，据笔者体会，泼尼松剂量不应少于 15 mg/日。

（原载《中医杂志》1985 年第 8 期）

第八节　湿热病邪与新月体肾炎

肾脏疾病与湿热的关系已引起中医学界的广泛关注,湿热是导致肾病迁延难愈和持续发展的重要病机。多种肾脏疾病在发病过程中均可出现湿热证候,如急、慢性肾小球肾炎,急、慢性肾盂肾炎,急、慢性肾功能衰竭等,以使病情复杂多变,病程缠绵难愈。笔者在多年的临证中发现新月体肾炎的发病也多与湿热之邪浸淫肾脏相关,尤其在发病初期常表现为湿热蕴结之证候,治以清热解毒、化湿泄浊法多能取得意想不到的疗效。因此,本篇就湿热病邪与新月体肾炎的关系加以探讨。

新月体性肾炎病情发展急骤,可由蛋白尿、血尿迅速发展为无尿或少尿的急性肾衰竭,预后恶劣。有学者报道8 828例肾活检病例中,新月体性肾炎占肾活检总数的1.74%,其肾穿刺病理改变特征为肾小球囊内细胞增生,纤维蛋白沉积。新月体性肾炎预后较差,但并非不治之症,目前西医主要采用肾上腺糖皮质激素和细胞毒药物进行治疗。

一、病因病机

根据新月体肾炎的临床表现,可将其归纳于中医学"水肿""呃逆""癃闭""关格"等病范畴,其起病急骤,发展迅速,病因复杂,但归纳起来不外乎肾元亏虚和感受外邪两大因素。脾肾亏虚为本,外邪侵袭为标,虚实夹杂,互为因果。

其湿热产生之因,多系肾元亏虚,水湿不化,则易于招引外邪,内外相引而为害。风热毒邪或湿热毒邪乘虚而入,首先犯肺,继而直中脾肾,导致肺、脾、肾三脏气化失司,邪毒内蕴,肾络瘀阻,三焦壅滞,或化热生火、耗气伤阴,或上犯心肺,或下及脾肾,后期阴阳俱损,肾元衰竭而危及生命。

此外,在本病的治疗过程中,西医多采用激素或细胞毒类药物进行治疗,这些药物的长期大量应用,可致阴液耗伤,正气更亏,以致湿热与药毒交炽,而出现阴虚热毒湿浊互为纠缠之势。

归纳起来,本病早期以实证为主,多因风湿热毒壅结、气机阻滞、气滞血瘀,之后迅速累及五脏、气、血、阴阳,同时水湿潴留、瘀血内阻,形成虚实夹杂证候;后期毒热灼伤阴液,气血亏耗,正气衰败,阴阳俱损。本病病位在肾,与肺、脾、肝、膀胱、三焦等脏腑密切相关。

二、辨证论治

本篇重点就湿热毒邪在新月体肾炎中的辨证施治加以探讨。

1. 湿热蕴结，肾络瘀阻　在新月体性肾炎早期（以细胞性新月体为主），因肾元亏虚，水湿无以为化，内蕴酿热，而致湿热互结，湿热纠缠，阻碍气机畅行，气滞血瘀，终成湿热血瘀交集之证候。此证也可发生在疾病中晚期（以纤维性新月体为主）而突感外邪之急性发作阶段。

症见：发热，头痛，咽痛，咳嗽，咯血，气促，胸部压迫感，全身浮肿，腹大胀满，面红，面部痤疮，小便黄赤，口苦口黏，恶心，尿血，或大便秘结，或大便黏滞不爽，苔黄腻，脉滑数。

治宜清热解毒、活血化瘀。选方：清热活血方加减。药用白花蛇舌草、半枝莲、忍冬藤、紫花地丁、丹参、赤芍、生地、槟榔、木瓜、制大黄、甘草等。有血尿者可加马鞭草、白茅根、侧柏叶，浮肿明显者加葫芦瓢、冬瓜皮。

2. 肾阴耗损，湿毒互结　多见于长期使用激素等免疫抑制剂，耗伐阴液，肾阴亏损，使内元更虚，而外邪更甚，以致酿湿成毒，病情纷繁复杂者。

症见：精神兴奋，两目有神，满月面容，肢体丰满，怕热，口干，消谷善饥，咽红，舌绛，脉滑数；或恶寒发热，多生疮疡如咽喉化脓性炎症、肺炎、腹膜炎、丹毒等。

治宜滋阴补肾、育阴解毒。选方：滋阴活血方合五味消毒饮加减。药用生地、麦冬、山茱萸、黄精、石斛、龟甲、知母、黄柏、赤芍、制大黄、蒲公英、紫花地丁、金银花、野菊花、玄参、生甘草、牛膝等。皮肤瘙痒者可加地肤子、白鲜皮、蝉蜕、苦参；大便秘结严重者，可改制大黄为生大黄。

3. 毒伤血络，湿热下注　多见于大量使用环磷酰胺等细胞毒类药物，加之湿性重浊，善袭下焦，湿毒互结，损伤血络者。

症见：精神萎靡，疲乏无力，面色晦暗，浮肿，恶心呕吐，口气秽浊，尿血，小便短赤，或点滴刺痛，舌红苔黄腻，脉细数等。

治宜清利湿热、解毒凉血。选方：小蓟饮子加减。药用生地、仙鹤草、苎麻根、白茅根、竹叶、生蒲黄、猪苓、泽泻、小蓟、藕节、延胡索、乌药、六一散等。

三、临证体会

新月体肾炎在临床上表现为急进性肾炎，病情发展迅速，大多在半年内发展至尿毒症，预后极差。近年来对新月体肾炎尤其以细胞新月体为主者，采用激素冲击，配合抗凝及免疫抑制剂治疗，或行血浆置换，疗效有显著提高。

采取中西医结合疗法治疗新月体肾炎可扬长避短，发挥各自优势，其疗效优于单纯西药或单纯中药治疗。西药是控制或延缓肾功能急剧恶化的快速有效途径,而中药可标本兼治,巩固疗效,减轻西药毒副作用。

笔者认为有关新月体肾炎的中医治疗经验和报道尚不多见,临证中当辨证与辨病相结合,尤当重视辨证的运用。本病在发病早期,多以水肿、腹胀、恶心、纳差、口苦、少尿、便干、舌苔黄腻等标实症状为主,湿热证多见,故治疗以清热解毒、化湿泄浊为主,使邪祛而正安。但多数患者就诊之时,已至疾病之中晚期,或已经长期大量应用激素、环磷酰胺等免疫抑制剂,病情多复杂,此时虽有明显虚象,但在热毒征象显著时仍当以清热解毒、祛邪为先。而当病邪渐去,湿热渐退,拟行补益善后之时,亦应避免温补滋腻之品,一则防其助邪复燃,二则防其滋腻碍胃,应以性味甘平的益气扶正、补肾填精之品为主,如党参、黄精、枸杞子等。

此外,新月体肾炎的病理变化如肾小球毛细管破裂,微血栓形成,细胞增生,细胞性新月体或纤维性新月体形成,后期的肾小球硬化、间质纤维化等都与中医血瘀之病变相类似。因此,活血化瘀法应贯穿始终,无论疾病的早期、晚期,都可应用活血化瘀之品,以丹参、赤芍、川芎、桃仁等为主。新月体性肾炎进展迅速,多在短期内进入肾衰竭期,治疗时不能一蹴而就,尤其激素的使用,要保证足够的疗程和剂量,而中药多起效较慢,疗程较长,更应守方治疗。

（原载《江苏中医药》2006 年第 6 期）

第九节　中西医结合治疗肾病临床研究

　　通过近30年的发展,中西医结合肾脏病学在临床、科研等领域均取得了较大成绩,打下了深厚的基础。分析总结以往的工作成果既能看到中西医结合具有极大的优势与潜力,同时也不难发现存在一定的局限与不足。

　　以慢性肾功能衰竭为例,以往的临床研究大多将其视为一独立因素处理,基本采用以中医辨证分型进行分组,进而对不同干预措施加以比较的研究方法。没有考虑到原发病种的不同和病理分型的差异等因素所带来的偏倚与误差,如糖尿病肾病、痛风性肾病、免疫球蛋白A型(immunoglobulin A,IgA)肾病等所致的肾功能衰竭均有不同的特点与规律,如将其混为一谈则不利于开展大规模的临床研究,亦不利于中医疗效的评价。因此建议按照原发疾病,逐个深入研究,加强对单病种疾病的认识,总结其治疗规律,从而逐渐达成单病种疾病的诊治共识。

　　又如IgA肾病,其被临床认识已有40年的历程,据近年的文献报告,其临床表现呈多样性,且有明显的地域差异,因此认为它是一组具有共同免疫病理特征的临床综合征。如单纯以某一方案进行治疗,难免出现顾此失彼、力穷效微的局面。因此对于此类复杂疾病,在临证中既要重视中医传统的辨证求因、审因论治的原则,更要重视辨病与辨证相结合的中西结合理念。以辨病为纲,辨证为目。在寻求疾病治疗的普遍规律——辨病论治的前提下,再加以辨证论治以寻求疾病治疗的复杂规律,两者有机结合可加深对疾病的认识,在此基础上制定治法和方药,方能更为准确而有效。

　　再以难治性肾病综合征为例,目前临床仍以激素及免疫抑制剂为主进行治疗,此类药物虽然能在短时间内发挥作用,但其存在毒副作用大的缺点,有时会出现严重不良反应,甚或不良后果,导致患者中途退出治疗;当激素减量时还会复发,存在激素依赖或激素抵抗等诸多棘手问题。中医药在减毒增效和调节免疫功能等方面具有较大优势,如能在治疗过程中,根据激素使用的阶段、剂量及反应的不同规律,加以中医辨证用药,以降低激素类药物的毒副作用并帮助顺利撤减激素,则可达到事半功倍的效果。因此对于此类西医已有明确治疗效果,但仍存在较大局限的疾病,应当充分发挥中医辨证论治的优势,中西合璧、扬长避短,才有望在难治性肾病的治疗中取得突破性进展。

　　中西医结合肾病临床研究,学术创新是亮点,临床疗效是关键,机制探讨是根本。如何才能出现学术创新成果不断涌现之新局面,笔者个人认为改进和完善研究方法十分重要。

一、要重视临床资料采集和管理

目前各大医院肾科门诊业务都十分繁忙,许多医院肾科年门诊量达 8 万~10 万人次。大量的临床病例是我国肾病医生研究肾病特别优越的条件,也是一份十分宝贵的财富。如果没有及时将这些病例的原始资料详细收集,如何能做好患者的随访工作? 对中西医结合治疗方案的远期疗效,以及它对疾病的预后影响也拿不出确凿的依据。由于患者多、工作量大,可以先从科研患者和疑难病例做起,建立电子病历,设计切实可行的数据库,希望我们在工作十分繁忙的情况下,千万不能忽视了临床资料的收集和保存。

二、寻找合理的研究切入点

如何发挥中西医各自特色,形成有机结合以期达到最大的整合优势? 以下列举几个不同特点的中西医结合类型加以说明。

1. 中西医结合取长补短 如对痛风性肾病的治疗,中医药在改善肾功能方面疗效较好,但在降血尿酸和降血压等方面就没有西药快。因此,在对痛风性肾病治疗时常用中药改善肾功能,西药碳酸氢钠、别嘌呤醇或苯溴马隆来降尿酸。我科以益肾活血泻浊汤(生黄芪、红花、狗脊、土茯苓、制大黄等)治疗 48 例痛风性肾病合并慢性肾功能不全,结果显示:治疗后显效 28 例,有效 14 例,稳定 4 例,无效 2 例,显效率 58.33%,总有效率达 87.5%。

2. 中西医结合提高疗效 如重症 IgA 肾病病理有增生硬化者,如未得到积极治疗很可能在短期内就发展到肾功能减退,而且进展十分迅速。在治疗这类病例时,凡见血肌酐上升迅速、24 小时尿蛋白定量大于 2 g 者,笔者常在中医治疗的同时配合小剂量(30 mg)激素加吗替麦考酚酯(0.75 g/次,2 次/日)。经观察,大多数患者肾功能能稳定或改善,尿蛋白量也有下降。临床观察发现单纯西药治疗方案易导致合并感染,如带状疱疹,甚至重症肺炎。我们在临床实践中发现中药联合免疫抑制剂可取得较好临床疗效,并很少合并感染。

3. 中西医结合各有侧重 如狼疮性肾炎在急性活动期,当以西药激素和细胞毒性药物作为主要治疗手段,配以中药养阴、清热、活血化瘀可以减少激素副作用,对细胞毒性药物的肝损伤和骨髓抑制也可用中药来保护;如处于稳定期,则以中药调理为主以改善症状,调节免疫紊乱,减少西药用量,减少蛋白尿,可起到较好作用。

4. 对于临床出现的新问题,从新的角度发掘中西医结合优势 如腹膜透析中由于腹膜高转运而引起超滤衰竭是影响腹膜透析疗效的常见难题。江苏省中医院针对这一问题,开展了一项临床研究,旨在观察含黄芪腹透液对高腹膜转运持续性卧床腹膜透析(continuous ambulatory peritoneal dialysis, CAPD)患者腹膜超滤功能的影响。该研究观察了治疗组(含黄芪腹透液)与对照组(市售腹透液)各 17 例高腹膜转运 CAPD 患者在治疗前后透析超滤量、腹膜溶质转运性能及葡萄糖吸收率的变化。观察发现治疗组治疗后第 1 个透析周期超滤量和 24 小时总超滤量明显增加,治疗观察期高糖透析液使用量减少,葡萄糖吸收率有降低趋势,并能一定程度地提高腹膜对溶质的转运,总有效率 76.5%,优于对照组($P<0.05$)。从而得出结论:腹透液中加入黄芪注射液可有效地提高透析超滤量,对高腹膜转运 CAPD 患者腹膜的超滤功能具有较好的保护作用。

三、中西医结合疗效也要经过循证医学的检验

开展循证医学研究,要沉下心来。任何一项循证医学研究结果都有其特定的研究人群(适应证范围)、具体用药的选择和有限的观察期限。根据肾病的特点,其疗程不可太短,有些疾病治疗在短期看不出疗效,但延长疗程,疗效就显示出来了。因此建议在有条件的情况下,以半年至 1 年为 1 个疗程较妥。

国家"十五"科技攻关项目"IgA 肾病中医证治规律研究",首次在全国范围内开展多中心流行病学现场调查,收集了 1 016 例 IgA 肾病患者的人口学、中医证候学及实验室检查资料,探索 IgA 肾病中医证候的分布规律,为中西医结合诊治本病的规范化提供了依据。

国家"十一五"科技攻关项目进一步加大资助力度,资助了慢性肾脏病及膜性肾病的研究。其中"慢性肾脏病中医临床证治优化方案的示范研究",试图建立被国内外医学界普遍认可的慢性肾脏病中医辨证标准和疗效评价体系,优化并制定能反映目前中医药治疗慢性肾脏病最高水平的治疗方案;"中医综合方案治疗膜性肾病多中心、前瞻性临床研究",试图通过多中心、随机、对照临床研究方法,明确以中医药为主治疗膜性肾病的规范化综合治疗方案,从而确立中医药在难治性肾病治疗中的重要地位。

相信这些研究项目的完成,必将使中西医结合肾病的临床研究达到一个更高的水平。中西医结合治疗肾病有巨大的创新和发展潜力,也使得我们有可能在此领域中赶超世界先进水平。中西医结合学科是一个开放性、多态性、可持续发展的科学体系,中西医结合肾病研究同样任重而道远,我们这代人完成不了,还要由下一代人继续下去。

(原载《中西医结合学报》2008 年第 5 期)

第十节 中医辨证与肾脏病理分型之关系

肾脏病种类繁多,病因复杂,病理分型多样,而临床表现却又有许多共同之处,如水肿、蛋白尿、高血压、肾功能不全等。然每于临诊之际,诸多病患仅有实验检查之异常,而无症可寻,无证可辨,若以传统的四诊八纲、辨证论治进行治疗,有捉襟见肘之感。如何提高中医肾病的诊疗水平,成为中医肾科医师亟待思考的问题。近年来临床上已广泛采用现代医学的实验检查、肾组织活检提供的病理诊断,大量的诊断资料丰富和延伸了中医传统的辨证的依据,临床与实验检查相结合更促使肾病的研究有了长足的进展。有些肾病、特别是在其早期阶段,患者往往缺乏明显的主观症状与客观表现,其证候辨别有时候往往只能通过肾脏病理获得。因此随着肾活检的普遍开展,就肾脏病而言,肾病理已成为肾病微观辨证比较精确而又可靠的依据,具有不可低估的参考价值。

20世纪80年代由于肾穿刺病理检查条件的限制,中医单位开展肾活检不多,纯中医治疗病理分型肾病的文章鲜见报道,但近年来随着肾穿刺病理检查的普及推广,寻求肾脏病理和中医辨证分型之间关系的研究已成为目前中西医结合肾脏病研究领域中的一个热点。上海龙华医院从1995年起开展肾穿刺病理检查,至今已积累了大量的病理分型的资料,笔者结合临床表现、中医辨证论治规律、动物和临床实验研究,摸索出了一些病理分型肾病治疗的规律,也积累了不少验案。

上海龙华医院肾病科在20世纪80年代末、90年代初起就开始致力于肾脏病理与中医辨证关系的研究,在1985年第8期《中医杂志》发表了《中药为主治疗各类肾炎的临床报道》,在1992年第4期《上海中医药杂志》发表了《166例肾病病理分型与中医辨证分型之关系探讨》,对病理分型肾病中医辨证分析治疗的研究做了有益的尝试,可以说是国内该领域探讨的最早研究之一。

一、强调"宏观辨证"

强调"宏观辨证",即从病理分型肾病临床表现、中医辨证特点为着眼点,研究病理分型肾病的发展、分型(期)与中医辨证分型的关系,是研究动态的改变。

2001年上海龙华医院肾病科和解放军301医院陈香美院士合作牵头承担了国家科技部

"十五"攻关课题"IgA 肾病中医证治规律研究",通过研究发现：① IgA 肾病的中医辨证气阴两虚证最多,其次是脾肺气虚证,提示气阴两虚是本病的病机中心。② 研究发现中医证型脾肺气虚、气阴两虚证,Lee 分级以 I ~ Ⅲ级为主;肝肾阴虚证病理以 Ⅲ ~ Ⅳ级为主;脾肾阳虚证病理最重以 Ⅳ ~ Ⅴ级为主;传统的中医辨证分型与 Lee 分级相关,在一定程度上可以反映 IgA 肾病组织学损伤的程度。③ 研究发现 Katafuchi 总积分、肾小球积分、肾小管-间质积分、血管积分脾肾阳虚证>肝肾阴虚证>脾肺气虚证>气阴两虚证。此结果提示中医不同证型肾组织中各成分受损的程度不同,随着证型的演变小管的间质损伤呈加重趋势。④ IgA 肾病肾脏病理,随中医辨证为脾肺气虚、气阴两虚、肝肾阴虚、脾肾阳虚不同证型,肾小球损害加重,球性硬化增加,并逐渐出现血管和小管间质损害,临床也相应出现高血压、肾功能损害的症状。这提示中医证型从气虚→气阴两虚→肝肾阴虚→脾肾阳虚的演变过程一定程度上反映了 IgA 肾病病理进行性加重的过程,与慢性肾小球肾炎病机转化规律：伤气→伤阴→阴阳两虚一致。

也有人通过 144 例原发性肾小球疾病病例进行病理与中医辨证的相关分析,结果：① 脾肾阳虚组病理表现重于脾肾气虚组,前者是病情进展到中后期的常见临床证型,阳虚一方面表现为组织的硬化,另一方面仍持续病理活动,表现为炎症浸润与组织增生,从而加速了肾小球的硬化及肾小管的萎缩。② 气阴两虚组硬化较脾肾阳虚组轻但总体病变重于脾肾气虚组,主要出现于病程的中期,病理改变突出表现为炎症浸润以及组织的增生。③ 湿热内蕴证患者的肾病理变化常见炎症浸润及组织增生,其程度较水湿内阻证患者明显。④ 瘀血内阻型患者的肾组织增生较水湿浸渍证患者明显,组织内增生为肾小球固有细胞的增生为主,病理活动性较水湿浸渍证者高。研究同样认为脾肾阳虚证与肾小球硬化的临床表现有共同之处。脾肾阳虚证的病程较长,病理处于活动性进展状态是导致肾小球硬化的主要原因。正虚与肾小球球性硬化密切相关,在脾肾气虚→气阴两虚(→肝肾阴虚)→脾肾阳虚的疾病进展过程中,球性硬化数目增多,硬化面积增大,从小灶或灶性逐渐向片状和弥漫性发展,病情逐渐加重。

二、强调"微观辨证"

强调"微观辨证",即从具体的病理环节入手,研究病理改变或表现与中医辨证分型的关系,是研究静态的改变。

笔者认为可将免疫介导所致的肾脏细胞增殖、间质炎细胞浸润、与大/小细胞性新月体形成等病理改变辨证为外邪扰络,当以祛风化湿、清热解毒为主要治则;将肾小球毛细血管内微血栓和血栓样物质的形成、基底膜断裂、毛细血管襻的闭塞或扩张等纳入"肾络瘀痹"当以活血化瘀、疏利气机为主要治则;将球囊粘连、肾内瘢痕形成、细胞外基质积聚于肾小球节段硬化等纳入"肾微癥积",当以软坚破积为治则;而由于病理上组织肾单位的减少而出现肾气亏虚,肾阴不足,进而阴阳两虚,此时又应以扶正为要旨,以调整脏腑阴阳平衡为贯穿肾病治疗之主轴。

三、临床实践和实验研究的经验总结

通过数十年的临床和实验研究,笔者将肾脏病理与中医辨证关系总结为以下几个结论。

(1)不同病理分型其临床表现各异,中医辨证也有不同,两者之间有一定相关联系。例如,膜性肾炎病程日久者以脾肾阳虚证候多见;而 IgA 肾炎以血尿为主症者中医辨证应为肾阴不足,病程日久者辨证分型以气阴两虚为多见;系膜增生型表现为单纯蛋白尿者其临床辨证又以肺肾气虚型及气阴两虚型为多见。

(2)采用中医辨证分型,只有将本证和标证结合起来,方能对疾病病机有更完善的认识。例如,微小病变型和膜性肾炎的临床表现均以肾病综合征为主,中医辨证以脾肾阳虚夹有水湿为其共同一面,但两者又有区别,即微小病变型挟瘀、挟湿热显著少于膜性肾炎;IgA 肾炎的本证以气阴两虚为主,但由于外感可以诱发肉眼血尿,因而热邪扰络与瘀阻肾络也是病理机制中的一个重要环节,于是我们在益气养阴的同时,常配合清热宁络、去瘀止血,以达到标本同治的目的。

(3)继发性肾病也有不同病理分型,如狼疮性肾炎均以阴虚为本,湿热瘀阻十分明显,但不同病理分型又有其特殊表现,如弥漫增生型与膜增生型,常可见到热入营血证候,往往病情重,变化大,疗效差,预后不理想,而膜型,则以气阴两虚和脾肾两虚为多见,则症状相对稳定。因而虽然属同一种疾病,基本治则有共同之处,但对不同病理分型之患者又有所区别。

通过临床实践和研究,笔者认为,病理分型肾病与中医临床分型既有联系又不是僵化的关系,而是一种变化中的联系,有其基本规律的一面,但又不是一种简单的规律,这是一种变动中的复杂规律,需要我们不断深入研究和掌握。

四、不同病理分型肾病的中医辨证论治方面的点滴体会

1. 膜性肾病 膜性肾病有"虚、湿、瘀、热"四大病机,其一,脾肾气虚是膜性肾病发病的基本病机。其二,脉络瘀滞、湿热内蕴是膜性肾病反复发作、缠绵难愈的病理基础。其三,病情久延,气伤及阳,可出现脾肾阳虚之病理机转。笔者在临床实践中认为免疫复合物在上皮下沉积、基底膜增厚等病理变化当归于中医微观辨证之"瘀血"证;而补体活化、膜攻击复合物形成归属微观辨证之湿热或热毒之候,提出了"湿热胶着成瘀"这一中医病理过程是影响疾病发生、发展的关键。针对这一重要机制,通过系统的动物实验与临床研究,提出了健脾益气、清利湿热、活血化瘀之治疗大法,早期治疗以清热利湿、益气活血为主,中后期以健脾

补肾、益气活血为主。如：针对脾肾气虚之基本病机，应用黄芪、山药、白术等健脾益气，既补元气之虚，兼具调整免疫状态之功；针对湿瘀热互结，重用半枝莲、白花蛇舌草之辈以清利热湿，以水蛭、当归之类以活血化瘀，同时有助于消散免疫复合物的沉积。

2. IgA 肾病　湿热、瘀血是本病最重要的病理产物，同时，湿热和瘀血又贯穿于 IgA 肾病的整个病程中，并进一步加重肾脏的损害。IgA 肾病的病理上常表现为系膜细胞增殖，细胞外基质增加，部分患者合并有不同程度的血管及小管间质病变，诸如新月体形成，小管萎缩，间质纤维化以及小血管病变等，凡此皆可作为微观辨证之"湿热""瘀血"证的内容。

病理分级Ⅳ级中临床表现为大量蛋白尿型和新月体型患者病理上可出现弥漫增生或局灶增生硬化为主，可包括毛细血管内增生性、膜增生性、新月体性、膜性等病理变化。该类患者中医治疗以"调畅气机""和解少阳""益气活血""健脾益肾"等为主要治则的陈氏尿 B 方+尿 C 方为主，西医同样应根据不同的病理分型和临床表现进行多靶点治疗。大量蛋白尿型治则以围绕"健脾益气、补肾固涩"，保护足细胞的膜结构而展开。"健脾益气"常用白术、黄芪、山药等；"补肾"常选用黄精、桑寄生、菟丝子、巴戟天、山茱萸、杜仲等；"固涩"常用莲肉、莲须、桑螵蛸等。另外，也应配合葛根、川芎等活血化瘀药，猪苓、薏苡仁、薏苡仁根等利水渗湿药治疗。新月体型患者病理可见大量细胞或纤维细胞型新月体、节段襻坏死等表现。这类患者往往是在原有宿疾或素体肾虚的基础上，由于突感风、热、毒等外邪或有其他因素等致使疾病加剧。该型的辨证治疗除了要适当选用以上所介绍的"清热解毒""健脾益肾"等治则以外还应考虑加重"活血化瘀止血""益肾生血""调畅气机""和解少阳"等治疗。"活血化瘀止血"可用水蛭、鸡血藤、红花、制大黄、茜草、藕节、苎麻根、炮甲粉等；"益肾生血"可选陈氏益肾生血方，药用冬虫夏草、黄芪、当归、淫羊藿等；"调畅气机、和解少阳"可选柴胡、黄芩等药。

3. 新月体肾炎　新月体肾炎其肾穿刺病理改变特征为肾小球囊内细胞增生、纤维蛋白沉积，在临床上表现为急进性肾炎，病情发展迅速，大多在半年内发展至尿毒症，预后极差。近年来对新月体肾炎尤其以细胞新月体为主者，采用激素冲击，配合抗凝及免疫抑制剂治疗，或行血浆置换，疗效有显著提高。

清热解毒，活血化瘀法适用于新月体性肾炎早期，急性发作阶段，以细胞性新月体为主者，滋阴补肾，活血化瘀法和脾肾两虚，肾络瘀阻法适用于新月体性肾炎中晚期，以纤维性新月体为主者，具有较好的临床实用性。

本病在发病早期，多以水肿、腹胀、恶心、纳差、口苦、少尿、便干、舌苔黄腻等标实症状为主，湿热证多见，故治疗以清热解毒、化湿泄浊为主，使邪祛而正安。但多数患者就诊之时，已至疾病之中晚期，或已经长期大量应用激素、环磷酰胺等免疫抑制剂，病情多复杂，此时虽有明显虚象，但在热毒征象显著时仍当以清热解毒、祛邪为先。而当病邪渐去，湿热渐退，拟行补益善后之时，亦应避免温补滋腻之品，一则防其助邪复燃，二则防其滋腻碍胃，应以性味甘平的益气扶正、补肾填精之品为主，如党参、黄精、枸杞子等。

新月体肾炎的病理变化如肾小球毛细血管破裂，微血栓形成，细胞增生，细胞性新月体或纤维性新月体形成，后期的肾小球硬化、间质纤维化等都与中医血瘀之病变相类似。因此，活血化瘀法应贯穿始终，无论疾病的早期、晚期，都可应用活血化瘀之品，以丹参、赤芍、川芎、桃仁等为主。

五、总结

笔者依据数十年的临床经验，认为不同病理分型肾病有其各自基本的临床表现和病情转归规律，为中医辨证立法、组方选药提供了微观辨证的依据，是有利于总结中医治疗肾病的经验，进而上升为治疗规律。

肾脏病理学也在不断发展，现已提出分子病理学说，限于各医家对肾脏病理的认识程度和对肾病临床涉猎的广度和深度、和对中医理论认知度，目前对肾病病理和中医辨证关系相继有多种看法，相信通过中西医对肾脏病理认识之提高，对中西结合肾病临床研究之深入，肾脏病理与中医辨证关系之研究将会得到更进一步的提高，中医肾病界形成共识也可预期。

（原载《中国中西医结合肾病杂志》2011 年第 11 期）

第十一节　提倡辨病论治，力主微观辨证

　　1986 年 3 月，卫生部在北京召开的"中医证候规范学术会议"给中医学的疾病概念做出如下定义："疾病是在病因作用和正虚邪凑的条件下，体内出现的具有一定发展规律的正邪交争、阴阳失调的全部演变过程，具体表现为若干特定症状和各阶段相适应的证候。"这一定义，不仅对病因学、发病学及疾病特征、规律做了表述，而且也明确了病与证的关系。病与证的关系概括起来有如下几个方面。首先，病为第一层次，证为第二层次；其次，病统领着证，证从属于病；最后，病名贯穿始终，证是某个阶段。

　　徐灵胎亦云："有一病必有一主证。"任何一种疾病都有它的基本矛盾和特殊性问题，这个基本矛盾决定了疾病的发生、发展和预后的规律，了解和掌握这个基本矛盾就是辨病。证候虽然也从不同角度反映出疾病的本质来，但一般是从属于基本矛盾的。所谓辨证就在于全面地下诊断，既要辨病（辨基本矛盾）也要辨证（辨从属于基本矛盾的各类矛盾）。只知辨证而不解、不知辨病，对治疗某些疾病大打折扣，也治不好病。

　　临床中笔者既重视中医传统的辨证求因，审因论治的原则，更重视辨病与辨证相结合，以辨病为纲，辨证为目。个人认为："辨病与辨证是中医学从不同角度对疾病本质进行认识的方法。辨病是寻求疾病的共性及其变化的普遍规律，而辨证则是寻求疾病的个性及其变化的特殊规律。普遍规律反映了疾病的本质性和共性，复杂规律则反映了疾病的多样性和特殊性，辨病在诊断思维上可起到提纲挈领的作用，有助于提高辨证的预见性、简捷性，重点在全过程；辨证则反映了中医学的动态思辨观，有助于辨病的具体化、针对性，重点在现阶段。"可见，基于辨病基础上的宏观辨证与微观辨证是对疾病进行多层次、多角度、全方位的动态观察与全面认识，是辨证与辨病有机结合的具体体现。两者结合则可加深我们对疾病的认识，在此基础上制定治法和方药，方能更为准确和有效。

一、提倡辨病论治，强调病证合参

　　辨证论治作为中医治疗学的特色倍受古今医家重视，医圣张仲景被后世推为辨证论治的创始人。其实仲景《伤寒杂病论》一书不仅开启辨证论治之先河，在辨病论治方面也多有涉及。他在书中的每一章节均以辨某某病脉证并治为题进行论述，并以瓜蒌合剂治疗胸痹，

百合合剂治疗百合病等,可见其"同病同治、异病异治"的辨病论治之一斑。然而,勿庸讳言,仲景之书详于辨证而略于辨病,故辨病论治遂为后人所隐而未能彰显于世。笔者在肾脏病临床上提倡以辨病论治为纲,辨证论治为目的病证合参之治疗原则。如果把病比作戏曲之全部,把证作为戏曲之一幕,认为片面强调辨证论治,而忽视对疾病发生、发展、转归及预后的整体把握,只求证之同,而不辨病之异,以此处方遣药,焉有治不失其偏者。因此,笔者在临床中针对肾系疾病的各自特点,制定出辨病治疗的方案,如膜性肾病,初期多为湿、热、瘀交阻,治以益气活血化湿法,后期多为脾肾气虚,瘀阻肾络,治以益气活血补肾法;以"斡旋三焦"为总体辨证指导思想贯穿中重型 IgA 肾病各阶段的治疗,根据患者的不同证型,"斡旋三焦"治则可以分别以"调畅气机""和解少阳""清热化湿"等不同治法;糖尿病肾病,早期多治以清热养阴,活血通络,后期多治以益气补肾,温经通络;狼疮性肾炎,急性活动期治以清热解毒,凉血活血,慢性稳定期治以益气养阴,健脾补肾,活血化瘀当贯穿始终;尿酸性肾病,急性活动期治以清热利湿,活血通络,慢性稳定期治以健脾利湿,补肾活血等,并结合疾病不同阶段表现的证候类型,恰当配合辨证治疗的方法,使辨病辨证合为珠璧,常收到徒以辨证为治不能收到的效果。

二、重视微观辨证,丰富辨治内容

中医的宏观辨证经过数千年众多医家的孜孜探索,成为系统的、最具特色的中医治疗学的重要组成部分。然而,随着医学科学的发展,其自身的局限性也日益显现,表现在肾脏病临床上主要有:其一,肾脏病宏观辨证受患者自身感受的差异和医生学识、经验及水平的双重影响,从而影响辨证结论的准确性;其二,宏观辨证缺乏对肾脏超微结构、生化改变,以及细胞生物学、分子生物学等的深入探究,从而影响疾病的诊断、治疗和对预后的准确判断。如隐匿性肾炎常因临床无宏观症状可察、可辨而造成漏诊和治疗上的无所依从。又如多数肾脏疾病宏观症状的改善或消失,并不代表疾病真实意义的好转或痊愈,患者常有蛋白尿、血尿、血生化以及肾脏病理改变的持续存在或潜在发展。因此,我们很重视对中医辨证的微观指标的探析。通过宏、微观辨证的有机结合来准确把握疾病的证候类型、发展转归和预后。临床上笔者发现肾系疾病中尿蛋白的选择性、血尿的定性、尿渗透压、中段尿培养、血液流变、体液免疫与细胞免疫、肾功能的分期以及肾脏病理等诸多改变均与中医辨证分型有一定的相关性。

在上述诸多微观指标中,笔者尤其重视肾脏病理类型与中医辨证的相关关系的探究,研究发现,气虚型多见于微小病变和轻微病变型肾病,肝肾阴虚型和气阴两虚型多见于系膜增生型肾炎,脾肾气(阳)虚型多见于膜性肾病,阴阳两虚型多见于膜增生型肾炎等,并根据上述不同病理类型的中医辨证特点制定出中医治疗方案,收到了较为理想的临床效果。

又如肾小管酸中毒、肾性糖尿、尿渗透压低下等肾小管间质病变,笔者认为多与肾藏精、固涩的功能失调相关,临床上多以山茱萸、黄精、蝉花、桑螵蛸、覆盆子之属取效;慢性肾盂肾炎患者,治疗中仿西医药敏用药之法,根据中段尿培养,参考中药之体外药敏,在辨病和辨证基础上酌情选用,往往功效如虎添翼;慢性肾功能不全的治疗中,同样参看血压、血尿酸、贫血、血糖、尿渗透压、肾脏病理之不同,而分别施以陈氏尿毒症系列方,比单纯的辨证治疗效著。

临床中上海龙华医院肾病科以辨证的微观指标作为对中医宏观辨证的补充,不仅丰富了肾脏病的辨证内容,同时也增加了肾脏疾病中医辨证的客观性和准确性,对提高临床疗效具有重要意义。

（原载《中国中西医结合肾病杂志》2012 年第 5 期）

第三章　传薪实录

学生问：陈老师，每次门诊、查房都能看到您随身带着一个黑色的厚厚的皮面笔记本，经常在诊治过程中时不时会翻看一下，有时还会记录些什么，我们都很觉得奇怪，也好奇那里究竟有些什么？秘方？

陈师答：那是我的验方记录本，是我数十年一贯坚持下来的，记录的都是我看过的有效病案、可重复的情况、患者服药后疗效反应，以及我自己平时看书刊报纸所载录的验方。在临床诊治过程中，每遇到临床疾病、表现基本相似的患者，我会将曾经有效的处方再加以应用，观察疗效。如此数十年积累观察，我总结了许多临床应用颇为有效且疗效重复性好的处方，形成现在数十个你们口中的"陈氏系列方"。门诊个案的总结虽然是个比较麻烦的工作，但却是一个经验积累的很好的方法，患者的亲身体会是验证疗效的最有说服力的依据。

学生问：陈老师，您如何看待医案？

陈师答：学习中医的人都知道学习古代医案的重要性。中医的理论体系建立于广泛的临证经验的收集、整理和总结之上，而医案是最客观的临床记录。古医案多出自名医之手，其内涵深厚，思维方式独特，是一个不可多得的宝藏。国学大师章太炎先生曾经说过："中医之成就，医案最著，欲求前人之经验心得，医案最有线索可寻，循此钻研，事半功倍。"

在学习医案的过程中，我们是否也曾想过，古人留下如此多的宝贵医案供后来者学习，而我们在自己的医疗行为过程中，是否也曾注重过有效病案的收集？收集并记录整理医案的最终目的就是利用，反馈信息是收集整理病案的价值体现。通过对有效病例的记录整理，可以摸索出有效处方、有效合理的药物用量以及药物新的功效主治、配伍规律等，从大量临床病案中总结出全新的用药规律将会进一步推动中医中药理论的发展，对临床用药提供指导，对实验药理研究也会提供捷径或新的思路；医生运用传统中医理论去进行临床推断及诊治的过程中，通过患者的反馈，对疾病疗效的总结，又是一个从中提炼、提升新的理论的过程，为中医发展突破瓶颈，即基础理论难以发展的尴尬，以寻找一条新路或提供新的启示。

中医的生命在临床，历代名医医案为我们留下了许许多多宝贵经验，而随着时代的变迁、社会环境、自然环境的变化，各种疾病的表现及患者的体质也发生着变化，因此我们在应用经方治疗的过程中难免越来越多的出现疗效不尽如人意的现象，这就要求我们要在辨证的基础上不断调整方剂组成、药物用量及药物配伍；同时，随着现代医学及科学检测手段突飞猛进的发展，诸多患者就诊时仅有实验室检查之异常，而无症可寻、无证可辨，若以传统的四诊八纲、辨证论治进行诊疗，难免捉襟见肘之感，为了提高中医诊疗水平，就需要不断去探索和创建新的中医理论，个案的经验积累正是不断摸索与创新的有效手段。

近年来兴起"循证医学"之说，强调疾病的诊疗措施，必须依据科学证据，而其证据来自荟萃分析和严格的评估。但是从循证医学得到的某种疾病的分析结论，与具体病例的诊疗方案之间还是有差别的，因为这涉及共性与个性的问题，是需要医者根据自己的经验做出最终决定的，故个人的经验，弥足珍贵，其多以医案的形式得以展现保存，所以我很早在这方面下了工夫,一直将自己关注的病种及一些特殊病种的病历做成专科卡留存,现在收集的病种数十种,专科卡病历近2 000份,这是我们临床研究的第一手资料,这些病例好好整理挖掘研究,就可以有不少高质量的科研课题和文章。

临床疗效是中医得以千年传承发展的基础,注重个案整理,加以总结,提炼经验,甚至形成学术理论,是提高中医临床疗效,促进中医药发展最基础的工作。而我自身的行医经验方在数十年的实践验证中不断补充发展,日臻完善。

学生答:陈老师,您让我们敬佩之余认识到一个中医人的使命,学习师辈们的宝贵经验与理论,传承中医学术精华是我们这一代新中医人的责任。向您学习,我的手头也多了一本笔记本。

学生问:陈老师,现在临床诊治过程中,您是大力提倡辨证与辨病相互结合的,您能具体说说您对辨病、辨证两者是如何看待的,两者之间的关系如何?

陈师答:辨证论治是中医诊治疾病的主要方法,也是中医学最具有特色、具有明显优越性的内容之一。但中医学除辨证论治外,亦有辨病论治。实际上,中医认识和治疗疾病,历来既强调辨证,又重视辨病。

回溯中医历代典籍,都非常重视辨病与专方专药,《内经》中已有记述以病的形式进行讨论的专篇,如"咳论""水肿""痿论""痹论"等,而治狂证的生铁落饮,治经闭的四乌贼骨一芦茹丸等方则初具专病专方的特点。张仲景在《伤寒论》六经标题中,特标出"辨病脉证并治",也是明证,其治疗各种病证,也都将辨证分型和专方专药融为一体,成为后世沿用的典范。清代徐灵胎的《兰台轨范·序》中即有十分精彩的描述:"欲治病者,必先识病之名,能识病名,而后求其病之由生。知其所由生,又当辨其生之因各不同,而病状所由异,然后考其治之之法。一病必有主方,一方必有主药。或病名同而病因异,或病因同而病症异,则又各有主方,各有主药,千变万化之中,实有一定不移之法。"可见,辨证与辨病相结合,追求的就是那种"一定不移之法",无疑会使治疗更具特异性和针对性。

综观中医学术发展史,辨病早于辨证,但随着时代发展和人们对疾病发展认识的深入,原来固有的辨病方式已不能满足临床发展的需要,更无法囊括疾病整体的演变规律,无法解决"人"这一因素在疾病诊疗中的作用,于是逐渐产生了源于辨病的病证思维模式,并且形成中医所特有的"先辨病,再辨证"的诊疗模式。

随着临床实践研究的不断开展深入,有越来越多的医家对辨病论治、辨病论治、病证结合论治有了更多的思考与审视。著名老中医金寿山在《金匮诠释》自序中指出:"能辨证而不识病,可谓只见树木,不见森林,在诊断上缺乏全局观点,在治疗原则上会毫无原则地随证变法;当然,只识病而不辨证,也就是只见森林,不见树木……诊断上虚实不分,治疗上则虚虚实实,损不足而益有余。"岳美中教授也说:"病者本也,体也;证者标也,象也;有病始有证,辨证方能识病,识病然后可以施治。"

有感于此,也是受到丁济民老先生注重辨证与辨病相结合的思想影响,我自己对辨病与辨证相结合的认识,正如我在自己第 1 部的专著《肾病的辨证与辨病治疗》的自序中所说的:"作为一名现代中医医师,在临床诊疗时,我既重视中医传统的辨证求因,审因论治的原则,但更重视辨病与辨证相结合,以辨病为纲,辨证为目。我认为,辨病与辨证,是中医学从不同角度对疾病本质进行认识的方法,辨病是寻求疾病的共性及其变化的普遍规律,而辨证则是寻求疾病的个性及其变化的特殊规律,辨病在诊断思维上可起到提纲挈领的作用,有助于提高辨证的预见性、简捷性,重点在全过程,辨证则反映了中医学的动态思辨观,有助于辨病的具体化、针对性,重点在现阶段。临床上若将两者有机地结合起来,则可深化对疾病本质的揭示,使诊断更为全面、准确,治疗才更具有针对性和全局性。"

肾脏病种类繁多,病因复杂,病理分型多样,而临床表现却又有许多共同之处,如水肿、蛋白尿、高血压、肾功能不全等。此外也存在很多仅有实验室检查异常而无临床症状表现的情况,患者往往在体检或因其他疾病就诊才发现肾脏异常,这就使得我们陷入无症可寻的尴尬境地,若以传统的辨证论治进行辨治,顿有无从下手之感。

基于以上肾病的特殊性,通过 40 多年专攻肾病临床的临证与思考,我认为"辨病"是西医之长,而"辨证"是中医之长,分析总结两者的各自长处,寻找结合点,两者的结合点在于中、西医病理生理观点上融会贯通,立足点在中医理论的指导下解释病证发生发展的辨识规律,继而在治疗中也强调中西合璧,非独执一端。由此,我提出了治疗肾病以辨病论治为纲,辨证论治为目的病证合参之辨证原则,先辨病,后辨证,以病为纲,纲举目张。辨病在先,以病限证;从病辨证,深化认识;辨病辨证,相得益彰。据此,针对各类肾系疾病的特点,根据临床经验,参考相关基础研究结果,制定出辨病治疗的方案,如清热膜肾冲剂、参芪膜肾冲剂治疗膜性肾病,斡旋三焦法治疗 IgA 肾病,黄芪牛蒡子合剂治疗糖尿病肾病,金蝉胶囊治疗间质性肾病,黑料豆丸治疗肾病综合征之低蛋白血症等。

多年来我一直致力于肾脏病理与中医辨证相关性的研究,主要是通过对大量临床资料和基础研究结果的整理与总结,深入分析了肾脏病理微观改变与中医辨证因素的关系,认识到即使是同一病理类型肾病不同分期其对应的中医辨证也有不同,而在具体临证时,还应根据患者有无外感、湿热或毒邪为患,若有则应急则治标,予疏风、清热、化湿,突出清利,这是基于辨病基础上结合疾病不同阶段表现运用中医理论进行恰当的辨证治疗的方法,使辨病辨证有机结合,常能收到单纯辨证而治不能达到的效果。

辨病论治注重的是每一个独特疾病发生、发展及转化的全过程,着眼于贯穿疾病全过程的基本矛盾,因此它与中医理论指导下的辨证论治法则相结合,必然会取得更大成就。

学生问:许多肾脏病可以仅有实验室及其他检查异常,而无临床症状。如果凭传统的四诊八纲,很难辨证论治,这种情况下如何提高中医的诊疗水平?

陈师答:中医学历来有以"有诸内则形诸外"作为临床辨证的不二法则,医者通过直观的望、闻、问、切四诊获得"诸外"病情资料，经过综合分析，再进行推断，最终总结得到对"诸内"的认识，但是由于个人主观感觉多、客观指标少，定性内容多、定量参数少等主客观的原因，从而影响辨证结论的准确性。随着医学科学的发展，现代医学检测手段（病理学诊断、基因诊断、影像学诊断等）的运用，使医生对疾病的发生原因、病理变化以及机体在特定病因、病理状态下的功能改变和临床表现，认识较以往任何时期都更为清晰和细致，与此对应，医疗的目标亦发生了深刻的变化，医患双方不仅要求患病症状改善消除外，还要求检查指标等改善乃至正常，等等。因此，仅仅依靠传统四诊所收集的资料来辨证论治已渐渐不能满足医疗发展的需求。在此背景下，运用现代医学检测手段不仅可以拓宽和延伸传统"四诊"的视野，而且在一定程度上有助于提高中医临床诊治水平。所谓微观辨证，即在收集辨证素材的过程中引进现代医学的先进技术，发挥其从微观角度认识机体的结构、代谢和功能的特点，继而更准确、更完整、更本质地阐明中医"证"的物质基础。

不少肾病的早期阶段，患者往往没有明显的客观表现与主观症状，其证候的辨识有时只能通过实验室检查和肾脏病理来比类。此外肾脏疾病的种类繁多，发病机制复杂，多数尚未明了，而许多肾脏疾病的临床表现与肾脏病理改变并不完全一致，其治疗方案及病情的发展预后也差别极大。而即使是同一肾脏病，其不同发展时期，其组织病理的改变也并不一致。比如 IgA 肾病，在病理上可表现为从接近正常的肾脏组织的轻微病变，到大部分肾小球硬化的硬化性肾病，几乎涵盖了常见的病理表现，所以了解肾脏组织的病理变化将为临床医生判断病情、治疗疾病和估计预后方面提供了重要的依据。因此随着肾活检的普遍开展，就肾脏病而言，肾脏病理已成为肾病微观辨证比较精确而又可靠的依据，中医辨证分型与肾脏病理相关关系的研究亦受到学者们重视。

我自 20 世纪 80 年代中期开始尝试将肾活检病理引入中医肾病的临床诊治中，研究各种病理分型肾病的临床表现、病理表现与中医辨证之间相关性，在临床和基础研究中反复论证实践，逐步摸索总结出中医药治疗不同病理分型肾病的一些规律。先后发表了《中药为主治疗各类肾炎的临床报道》（《中医杂志》1985 年第 8 期）、《益气活血化湿法为主治疗膜型肾炎临床及动物实验研究》（《中医杂志》1987 年第 2 期）、《中医辨证治疗 IgA 肾炎 23 例》（《中西医结合杂志》1988 年第 9 期）、《166 例肾病病理分型与中医辨证分型之关系探讨》（《上海中医药杂志》1992 年第 4 期）等文章，从临床观察、实验研究等不同角度对病理分型肾病中医辨证分析治疗的研究做了有益的尝试，为国内该领域探讨研究的先行者。继而到 2001 年和解放军 301 医院陈香美院士共同牵头承担了国家科技部"十五"攻关课题"IgA 肾病中医证治规律研究"、2007 年独立牵头承担了"十一五"国家科技支撑计划课题"中医综合方案治疗膜性肾病多中心、前瞻性临床研究"。

我个人认为，临床诊治之中应宏观辨证与微观辨证相结合。

"宏观辨证"，即从病理分型肾病临床表现、病理表现、中医辨证特点为着眼点，研究病理分型肾病的分型（期）、发展与中医辨证分型的关系，是研究动态全过程的改变。在"十五"

攻关课题"IgA 肾病中医证治规律研究"中发现：① IgA 肾病的中医辨证气阴两虚证最多，提示气阴两虚是本病的病机中心。② 传统的中医辨证分型与 Lee 分级相关，在一定程度上可以反映 IgA 肾病组织学损伤的程度，脾肺气虚、气阴两虚证的 Lee 分级以 Ⅰ～Ⅲ级为主、肝肾阴虚证的病理以 Ⅲ～Ⅳ级为主、脾肾阳虚证的病理最重以 Ⅳ～Ⅴ级为主。③ 提示中医证型从气虚→气阴两虚→肝肾阴虚→脾肾阳虚的演变过程一定程度上反映了 IgA 肾病病理进行性加重的过程，与慢性肾小球肾炎病机转化规律"伤气→伤阴→阴阳两虚"一致。

"微观辨证"，即从具体的病理环节入手，研究病理改变或表现与中医辨证分型的关系，是研究静态的改变。认为可将免疫介导所致的肾脏细胞增殖、间质炎细胞浸润、与大/小细胞性新月体形成等病理改变辨证为外邪扰络，当以祛风化湿、清热解毒为主要治则；将肾小球毛细血管内微血栓和血栓样物质的形成、基底膜断裂、毛细血管襻的闭塞或扩张等纳入"肾络瘀痹"当以活血化瘀、疏利气机为主要治则；将球囊粘连、肾内瘢痕形成、细胞外基质积聚于肾小球节段硬化等纳入"肾微癥积"，当以软坚破积为治则；而由于病理上组织肾单位的减少而出现肾气亏虚，肾阴不足，进而阴阳两虚，此时又应以扶正为要旨，以调整脏腑阴阳平衡为贯穿肾病治疗之主轴。

通过长期的临床实践和研究，我发现病理分型肾病与中医临床分型的联系表现为有其基本规律的一面，但又一种变动中的复杂规律，需要我们不断深入研究和掌握。基于辨病基础上的宏观辨证和微观辨证相结合，是对肾脏疾病进行多角度、多层次的整体动态认知，是辨病与辨证有机结合的具体体现。临床诊治过程中以肾脏病理和实验室检查作为微观辨证指标，是对中医宏观辨证的有益补充，即丰富了肾脏病的辨证内容，也增加了肾脏疾病中医辨证的客观性和准确性，对提高中医肾病诊治的临床疗效意义重要。

学生问：肾脏病的临床诊治中，您有什么特殊方法吗？

陈师答：肾脏病复杂多变，或经久不解的病证，我们要做到知常达变，不拘定法，常能出奇制胜，我说说自己的点滴体会。

1. 收散法　收是收敛内摄，散是发散泄越，两者相反相成，协同奏功。收散法是针对肾脏病肾虚精关不固，精微失摄和风湿热邪外扰，肾失封藏的基本病理提出的治疗方法。其临床表现主要是蛋白尿时轻时重，经久不消。病理机制涉及虚实两个方面，因于虚则肾病久延，精气匮乏，以致肾关失于固摄，精微物质流失而出现蛋白尿；因于实则邪扰肾关，开阖失职，以致精微物质失于封藏而导致蛋白尿。两者可出现在同一患者的同一病程阶段中，当此之时，单以收敛内摄法以从虚治，则有闭门留寇之虞；若以发散外越法以从实治，则因伐邪伤正而犯虚虚之戒。从而导致蛋白尿经久不消，或越塞越流，越泄越遗。故我常以固肾摄精之收法与发散开泄之散法联合施治，并行不悖，协同奏功。但临床上用收散法治疗蛋白尿，要注意收散法在治疗中的主次，是以收为主，还是以散为重，其确立治法的关键当以临床实际情况为判，一般说来，对于肾虚精关不固的患者若新感风湿热邪，临床上发热恶寒（风），颜面

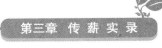

浮肿,咽喉肿痛,口苦口黏,头身困重,肌肉关节疼痛,尿沫增多等症显而易见者,治当以散为主,兼用收法。如虽有宿邪恋滞伏留,但以肾虚精关不固为主者,治以收为主,兼用散法。

2. 截断法 是截止阻断的治疗方法,凡肾脏病之病势剽悍,进展迅速,瞬息生变的病证,当采取强有力的治疗措施,迅速截断扭转病势,防止病情入险生恶。如急进性肾炎,除临床表现急性肾炎综合征外,患者短期内出现少尿及无尿,血肌酐快速升高,肾功能迅速坏转,其早期病理表现为肾小球细胞型新月体或细胞纤维型新月体形成,当此之时,必须迅速采用有效的强有力的治疗措施以逆转病势,如甲泼尼松龙冲击病法,以平抑过亢的炎症反应和免疫反应,否则,在极短时间内(通常2~4周),其基本病理从细胞型新月体转化为纤维型新月体,病变从急性活动性状态变成慢性非活动性病变,从而使肾组织病理和肾功能衰竭的临床趋于不可逆转。又如狼疮性肾炎的活动期,其临床的显著病理特点为热毒炽盛。热毒可从肌表内陷深入,始在卫分,旋即进入气分,继而内窜入营,甚则深入血分。亦可由药食之毒,从内而发,初起即见气分热盛或气营两燔的临床表现。由于热毒致病,传变最速,病程中常见气分热盛和气营两燔的证候,而极少见卫分证候。多数病例初发即表现为气营两燔,甚至出现热毒深入血分的危重证候。部分阴虚质燥之人,虚火内炽,营血久受煎熬,已有沸腾之势,则气热一至,即翕然而起,迅成气营两燔,热毒燎原之势。故对狼疮性肾炎活动期重用大剂清热解毒以清气分热毒,并且不论有无营分证候,皆应伍以透热凉营和凉血散血之品,以气营两清和气血两清,从而迅速截断扭转病势。无需拘泥于在卫汗之可也,到气才可清气之卫、气、营、血梯进治疗法。

3. 打破平衡法 是针对慢性肾脏病正虚邪伏,邪正相持,势均力敌,疾病长期处于病理上的平衡相持状态。临床表现为肾脏病迁延不愈,蛋白尿上下波动,经久不消,镜下血尿长期存在,时轻时重,或肾功能衰竭旷日持久,渐次生恶。究其病邪,或为痰饮留伏,或为瘀血内著,或为热瘀相搏,或为湿热恋滞,或风毒入络,或为邪结成积。以致邪正相持,历经数月或数年而仍成胶着状态。诸医多从本虚标实辨治,名曰本标兼顾,实则互相絷肘,临床鲜有效验。有鉴于此,我宗仲景治疗留饮的甘遂半夏汤立法之旨,提出打破平衡法之治疗方法。我认为仲景治疗"病者脉伏,其人欲自利……虽利,心下续坚满"之留饮证,不予温药和之的苓桂术甘汤,而以甘遂半夏汤之开破逐水,是以饮邪伏留,已成窠臼,邪正相持,已成病理上的平衡态势,必当重拳出击,以峻猛之剂打破病理上的平衡状态,再以"温药和之"以通阳化饮,方能收功。故仲景在方中以半夏辛以散结,燥以化饮;以甘遂攻经遂中之伏饮,两者相伍,行水散结之力倍加峻猛,又以与甘遂相反之药甘草入方,取其"欲其一战而留饮尽去,因相激而相成也"(《金匮要略心典》),从而更增强了甘遂推荡峻逐之力,以逐水拔根,破其窠臼。临床上对于处在病理上平衡状态的肾系疾病,我辨证施以涤痰逐水,破血攻瘀,凉血散瘀,除湿清热,散结消积,搜风通络等法,并施以大剂、重剂以重创其邪势,使病理上的平衡瞬间土崩瓦解,然后,再辨证施以调和之法以善其后,重塑人体阴阳在生理上的协调平衡。然而,对于本法的临床应用,当注意两个方面,一是对于体虚不任攻伐者断不可孟浪用此法。

二是强调中病即止,不可过剂。

4. 缓中补虚法 此法原于仲景《金匮要略·血痹虚劳病》篇干血痹的治疗方法,又称峻药缓图法。其代表方之大黄䗪虫丸是虚劳久病,正气不支,血瘀成积的缓消方,方中以大黄、桃仁、干漆活血行瘀,虻虫、水蛭、蛴螬、䗪虫通络消积,杏仁利达肺气,黄芩清解郁热,芍药、地黄养血补虚,白蜜、甘草益气和中,是方攻补兼施,寓攻于补,且炼蜜为丸服之,取其"丸者,缓也",意在峻药缓攻,以达到扶正不养邪,削积不伤正的作用,故名"缓中补虚"。我在肾脏病的辨证治疗上,常以缓中补虚法治疗正虚邪结,息以成积,且积久邪气较深,正气较弱的慢性肾功能衰竭。我认为肾功能衰竭是以微观上的肾小球硬化和/或肾间质小管的纤维化的为基本病理。细胞外基质成分在肾脏内堆积是其重要的病理学机制。其微观上有形有质之成分在肾脏内沉积与中医《难经·五十五难》所说"五脏所生……上下有所终始,左右有所穷处"之癥积颇为一致。对于慢性肾功能衰竭之癥积形成的原因,我强调"虚"是癥积的始动因素。认为慢性肾功能衰竭是由各种肾系疾病久延不愈所致,而久病必虚,进而因虚致实以成积,诚如李中梓《医宗必读·积聚》所说"积之成也,正气不足而后邪气踞之"。痰、瘀是构成癥积的病理基础,唐容川《血证论·瘀血》中强调"瘀血在经络脏腑间,则结为癥瘕"。方隅《医林绳墨·积聚》指出"积者,痰之积也","痰能流注于脂膜……痰积不流,则脂膜为其所据……有形之块见也"(王肯堂《医学津梁·痞块》)。而"毒"是导致和加重癥积的重要因素之一。毒具火热之性,毒邪炽盛,可以烧炼营血为瘀;煎熬津液成痰,从而使痰瘀加重而癥积益甚。故正虚邪结,息以成积是癥积产生的关键。在癥积的治疗上,我力倡《医宗必读》初、中、末三段分治法,"初者,病邪初起,正气尚强,邪气尚盛,则任攻伐;且中者,受病渐久,邪气较深,正气较弱,任受且攻且补;末者,病魔经久,邪气侵凌,正气削残,则任受补"。对于积久"邪气较深,正气较弱"者,我主张治以削补兼施、寓削于补的缓中补虚法。临床上常以莪术、三棱、鳖甲消积化癥。以其鳖甲咸以软坚;莪术、三棱辛以破结,而深合"积之为义,日积月累",痰、瘀、毒相互胶结,息以成积之病理。但恐削坚破积之药戕伐正气,而正虚不支之体难胜攻伐,故我又以黄芪、党参、当归、蝉花、桑寄生川断以扶正,如此攻补兼备,寓攻于补,在治法上深合仲景"缓中补虚"之法度;同时,我在药物剂型上不予汤剂之"汤者,荡也",而为患者施以膏剂或丸剂,以膏、丸制剂之缓以抑药物克伐之急,于是,又合乎仲景在药物剂型上的峻药缓图之法。本法与前法虽皆为本虚标实之证,但治法却有不同,本证正虚较甚,不胜挞伐,故与缓中补虚法以寓削于补,峻药缓图收功。亦如唐容川《血证论》所云:"虚人久积,不便攻治者,亦宜攻补兼施,以求克敌。"

5. 从治法 又称反治法,在肾脏病复杂多变的疾病过程中,疾病有本质与征象一致者,如热证见热象,寒证见寒象,虚证见虚象,实证见实象;也有本质和现象不一致者,如真热假寒证、真寒假热证、真虚假实证,真实假虚证。反治法即针对疾病的现象与本质不完全相一致病证而确立的治疗方法。如以热性药物治疗假热现象的病证;以寒性药物治疗假寒现象的病证;以补益药物治疗具有虚性闭塞不通症状的病证和以通利的药物治疗具有实证通泄症状的病证。在肾病临床上本质与现象一致的病证易于辨识和治疗,而本质和现象不一致的病证则每多辨错治误。因此,我强调要透过现象抓本质,针对疾病的本质属性,恰当地施以逆从治法,方能力克肾疾。如肾病综合征之尿闭、水肿,常常是由大量蛋白尿,导致低蛋白血症所致。由于人体精微物质之蛋白过多丢失,以致阴精亏损,精伤无以化气,致使气虚阳弱,不能蒸化水液则出现尿少、水肿,治当益气温阳法,俾气充阳旺则小便自通。若妄用通利法,反伤阳气,以致水肿加重。此即我所用"塞因塞用"之法而收以补开塞之功,现代医学在临床上也发现对于肾病综合征严重低蛋白血症之水肿,大量的液体潴留在第三间隙,多达30%的患者存在着循环血量之不足,若大量使用呋塞米等利尿剂,不仅不能产生利尿效应,反而因肾脏缺血而激活肾脏内的 RAS 系统,致使水肿加重。又如我对于肾性血尿的治疗,在辨证上提出肾性血尿的产生是由属热伤肾络,络破血溢或热壅血瘀,血不归经所致,治疗上主张以解毒凉血散瘀法,使毒清瘀化,血自归经则血尿可愈。若孟浪用收涩止血之药,则有助邪留瘀之弊端,反而使血尿加重。在肾脏病之蛋白尿的治疗上,我提出施以收散法,除强调肾虚失摄之病机而施以收法外,亦重视风、湿、热、瘀伤及肾脏,使肾关开阖启闭失常,封藏失职而导致精微物质外泄的病机特点,注重散法在蛋白尿治疗上的临床价值,提出久漏宜疏,久漏宜通的治疗原则,从而收疏邪宁关,通因通用的治疗效果,若纯以收关固精法治之,反而助长邪势,以致尿中蛋白久漏不止;他如尿路感染之尿频、尿急、尿痛等,我认为是由下焦湿热蕴结,障碍气化所致,治当利尿通淋,清化湿热,湿热除则淋证自消。以上又属我妙用"通因通用"法而收以通止通之效。

上面说的是治疗大法,或者说是治法通则。下面要说的是从病因病机的角度谈谈肾病的中医治疗。

1. 难病从毒治 难治性肾病多从毒治是指难治性肾病之所以难治多与内有蕴毒相关,故从毒辨治。毒是诸多病邪的进一步发展,对人体极具破坏力的一种致病因素,邪盛生毒,毒必兼邪,无论其性质为何,均可概称为"毒邪"。毒邪既可从外感受,也可由内而生。外感之毒多与六淫、疠气为伍,"毒寓于邪""毒随邪入",致病具有发病急暴,来势凶猛,传变迅速,极易内陷的特点,而使病情危重难治,变化多端。内生之毒是在疾病发展演变过程中,由脏腑功能失调所产生的多种病理产物,常见的如风毒、热毒、火毒、寒毒、湿毒、水毒、痰毒、瘀毒等,其性质多端,且可交错为患,使肾脏及其多个相关脏器发生实质性损害,功能严重失调,并成为影响疾病顺逆转归的决定性因素。如晚期肾炎中的湿毒、系统性红斑狼疮性肾炎中的瘀毒,肾功能衰竭及尿毒症中的溺毒。毒邪致病具有以下证候特点:① 凶:致病暴戾,病势急剧,如尿毒症之溺毒入血窜脑,常可出现出血、神昏之危重症候。② 顽:病情顽固,易于反复,如难治性肾病之湿毒、热毒、痰毒、瘀毒常交相济恶等,难分难解,常令医者束手。③ 难:病位广泛,病机复杂,变症迭出,治疗难以抓住重点,取效不宜。如狼疮性肾炎常可出现多系统受累以及肾脏损害之临床和病理上的多样性和多变性。④ 痼:病期冗长,病位深痼,如尿毒症等。⑤ 杂:由于毒邪每与风、火、痰、瘀等邪兼夹为患,临床见症多端,病情复杂难辨。所以在难治性肾脏病的治疗中,尤应注意毒邪的特殊性。对毒邪的治疗有解毒、化毒、攻毒等法,但欲解其毒,当审其因。首先要区别毒邪的性质,其次要注意毒邪所在的脏腑部位及所兼挟的其他病邪。如热毒重在清热解毒,并依据其所在部位,区别对待,如热毒在肺则选鱼腥草、金荞麦根、黄芩清肺解毒;热毒上咽则用射干、蚤休、木蝴蝶、马勃利咽解毒;热毒入胃则选生石膏、黄连、甘中黄清胃泻火解毒;热毒攻心则用牛黄、莲子心、黄连清心宁神解毒;热毒动肝则用羚羊角、龙胆草、栀子凉肝解毒;热毒蕴结膀胱则用黄柏、蒲公英、金钱草清热利湿解毒;热毒入血则用犀角(水牛角)、生地、丹皮、紫草、大青叶等凉血解毒。对于风毒入肾则常用全蝎、蜈蚣、乌梢蛇、炙僵蚕搜风解毒;湿毒浸淫常用土茯苓、拔葜、苦参、半边莲除湿解毒;痰毒留滞常用制南星、白附子、法半夏、地龙、白毛夏枯草化痰解毒;瘀毒盘结常用穿山甲、水蛭、土鳖虫、鬼箭羽、虎杖等祛瘀解毒。另外,还应重视不同疾病"毒"的特异性。对晚期肾病溺毒入血犯脑当注意化浊泄毒,痰毒入血伤肾,则消痰化脂。

2. 怪病从痰治   这是古代医家的一种提法,我们将其引入肾脏特殊病种的治疗,主要是因为许多肾脏难治性病症的临床症状和病理改变怪异奇特,采用中医从痰治疗常常能收到意想不到的疗效。正如《杂病源流犀烛·痰饮源流》所说:"人自初生,以至临死,皆有痰……而其为物,则流动不测,故其为害,上至巅顶,下至涌泉,随气升降,周身内外皆到,五脏六腑俱有……故痰为诸病之源,怪病皆由痰成也。"如淀粉样变性肾病多为淀粉样物质(痰浊)留滞于肾脏而发病,常见于中老年人,是以中年以后体质渐衰,脾肾日弱,或消渴、劳瘵、瘿瘤、痈疡以及痹证等经久不愈,"穷必及肾",导致脾肾气虚,水湿内停,进而水泛为痰。痰水外溢肌表则水肿;上凌心肺则喘、悸;乱于肠胃则泄泻;下及肾脏,碍其气化则尿少,坏其封藏则见蛋白尿。病情进一步进展,由痰水阻抑脉道,以致血脉运行不畅,导致瘀血内停。痰、水、瘀相互攀援,交相济恶,进一步阻抑脉道、壅塞三焦,障碍气化,并随三者蓄聚之处而出现脏腑和组织形质的改变,如巨舌症,心、肝、脾、肾肿大等,从而使病情渐趋加重,出现关格、溺毒之肾病重证。因痰浊留滞于肾、心、肝、脾等多个系统,故可从痰论治。对痰的治疗应抓助以下环节:其一,治痰首当理脾,因脾湿是成痰的基础,脾健则痰湿自化。其二,治痰亦应行气,气顺则一身之津液皆随气而行,自无停积成痰之患。其三,治痰当兼治火,气火偏盛灼津成痰者,治宜清降。其四,治痰还当温补,此以气火偏虚津凝为痰者,治当温药和之。

3. 久肿从瘀治   水肿是肾脏疾病的常见症状,是由肺、脾、肾、三焦功能失常,肺不能宣发布达水津,脾不能运化升散水湿,肾不能气化开合水液,三焦不能循环周流水气,以致水湿内停,外充肌肤,内廓胸胁。诚如景岳氏所云:"凡水肿病乃肺脾肾三脏相干之病。盖水为至阴,故其本在肾,水化于气,故其标在肺。水唯畏土,故其制在脾。今肺虚则不能化精而化水,脾虚则土不制水而反克,肾虚则水无所主而妄行。"然临床上虽三脏相干而为害,又有主次之不同,一般说来急性肾炎,或慢性肾炎急性发作,多为外风引动肺、脾之水,病从头面先肿,迅及全身,肤色光明鲜亮,以身半以上肿重;而肾病久延不愈,脾肾虚衰,水失脾运肾化,乃停积体内,则色晦暗或萎黄,病以身半以下为重。其治之之法当宣肺行水,健脾运水以及补肾化水。然水肿久延不愈,从肺、脾、肾三脏施治难以收效者,常与唐容川氏所谓"瘀血化水,亦发水肿"之血瘀导致的水肿相关。我在临床上发现,肾脏病难治性水肿,多由水湿内停,抑阻脉道,障碍气血,导致血瘀,瘀血不散,阻滞脉络,一方面络津外渗,溢于肌肤,或津液不能渗回脉中,从而聚于脉外而引起水肿。其病理经过了水病及血,血病及水,以致水瘀互结之过程。临床上常表现为水肿经久不愈,一侧肢体肿重,肿处皮肤青紫晦暗,唇舌青紫或有瘀斑块,脉涩。治疗常在肺、脾、肾三脏辨治的基础佐以化瘀利水泽兰、益母草、赤芍、川牛膝等药为治;如疗效不显者,可加用水蛭、全蝎、地龙等药以祛瘀通络;桃仁、红花、川芎、丹参等药以活血化瘀。

4. **肾衰从积治** 肾功能衰竭是各种肾脏疾病发展到终末阶段的临床综合征。其基本病理表现为肾小球硬化和/或肾间质小管的纤维化。细胞外基质成分在肾脏内堆积是其重要的病理学机制。其微观上有形有质之成分在肾脏内沉积与中医《难经·五十五难》所说"五脏所生……上下有所终始,左右有所穷处"之癥积应无二致。对此,我强调肾衰从积辨治,并依据癥积形成的原因,提出"虚、痰、瘀、毒"四大病机学说,强调四大病机实质上是导致癥积发生、发展的关键。四者之中"虚"是癥积的始动因素,痰、瘀是构成癥积的病理基础,而毒是加癥积不可忽视的方面。李中梓《医宗必读·积聚》阐发癥积之病机,说"积之成也,正气不足而后邪气踞之"。唐容川《血证论·瘀血》中强调"瘀血在经络脏腑间,则结为癥瘕"。方隅《医林绳墨·积聚》指出"积者,痰之积也"。王肯堂《医学津梁·痞块》进一步阐释痰能致积的机制曰:"痰能流注于脂膜……痰积不流,则脂膜为其所据……有形之块见也。"近年来的临床表明"毒"是导致和加重癥积的重要因素之一。毒具火热之性,毒邪炽盛,可以烧炼营血为瘀;煎熬津液成痰,从而使痰瘀加重而癥积益甚。在癥积的治疗上,我认为应以消补兼施、标本同治。尤其在治标上,我多以莪术、三棱、鳖甲消积化癥。其鳖甲咸以软坚;莪术、三棱辛以破结,深合"积之为义,日积月累",痰、瘀、毒相互胶结,息以成积之病理。吴昆《医方考》说:"用三棱、鳖甲者,治癥瘕也……用水蛭、虻虫者,攻血块也。"故吾强调治积与治痰、治瘀判然有别,提出"治癥瘕"者攻癥积之本体,"攻血块"者祛癥积之成因。

学生问:陈老师,平时看你的处方都是些普通常用之品,四平八稳,没有冷僻之药,但是药效却特别显著,而且患者也能长时间服用,你有什么诀窍吗? 有什么您特别喜欢常用药味的用药经验与我们分享吗?

陈师答:中医治疗讲的是辨证论治,理法方药的一致性,肯定是有是证、审其因、明其机、定其法、处其方,所以一切是顺乎自然的,此谓之道,乃王道,非霸道也。现在有些治法执拗于一法,或者大热,或者大寒,药用偏锋,虽能取一时之效,但终不能持久;能用于一时,不能用于一世。肾病患者多病程持久,久病致虚,虚实夹杂,故扶正祛邪为不变之大法,久病者多以脾肾两脏不足为多见,故培补脾肾之品多用,所以我的方药多为常见之品不足为奇;其次很多患者服药治疗,非一日可成,多积年服药,故必须厚其脾胃,使得药汁能得以吸收而化用,故方中必有和胃健运之品,不可不察。

临诊用药之时,的确有些喜用之品,也均为力挡一面之药,其缘由或中或西,唯药理为要。下面枚举一些供大家参考。

1. 蝉花   又称金蝉花、虫花,是我国传统的名贵中药材,是一些蝉的土栖若虫受到蝉拟青霉等真菌寄生的产物,《本草图经》曾有记载:"今蜀中有一种蝉,其蜕壳上有一角,如花冠状,谓之蝉花。医工云,入药最奇。"其性味甘寒无毒,《证类本草》及《本草纲目》记载蝉花可治疗"小儿天吊,惊痫瘛疭,夜啼心悸,功同蝉蜕,又止疟"。现代药理研究表明蝉花含有肝糖、虫草酸、多种氨基酸、D-甘露醇、多种生物碱及麦角甾醇等有效物质,具抗肿瘤和调节免疫作用,较强的抗辐射现象及明显的镇痛、镇静、解热等功效。且蝉花与冬虫夏草同属真菌,且多糖成分与虫草相近,有关虫草抗肾小球硬化,小管萎缩和间质纤维化的作用已多有报道,但我认为虫草药性偏温,对药毒伤肾或湿热浸阴导致肾小管间质纤维化以及浊毒内聚,氤氲化热的患者有助热增毒之虞。而蝉花性味甘寒无毒,味甘入脾,气寒入肾,故能滋补脾肾,强体健用。从而复脾之升清降浊之机,助肾之封藏、气化之能。故是我首倡用蝉花治疗慢性肾衰及小管间质病变。

根据病因病机,临证时常以自拟之金蝉补肾汤加减变化(蝉花、黄芪、山茱萸、黄精、莪术等组成)。蝉花近年的实验及临床研究表明蝉花具有降低血肌酐,提高内生肌酐清除率,改善血清蛋白含量,减少尿蛋白的排出等功能,因此,对早、中期肾功能衰竭疗效确切。经进一步证实蝉花对肾间质小管病变有较好疗效,能保护肾小管细胞,改善肾血流动力学,减轻内皮细胞损伤和血液凝固性,故认为能改善肾功能。黄芪具有补益脾肾、益气升阳、行气利水等功效,现代药理研究证实,它可通过提高血浆蛋白水平,调节脂质代谢,促进水钠排泄,改善高凝状态,减轻肾损害,保护肾功能来治疗肾病。莪术性温,味辛苦,具有破血行气,消积止痛的功效,实验表明莪术可以降低大鼠肾小球透明变性及硬化百分率,防止肾间质的纤维化,改善肾功能。山茱萸、黄精等均有抗氧化、抗炎、免疫调节等作用,对间质性肾炎抗纤维化也起到一定药理作用。

2. 鹿角   我临床喜用鹿角治疗肾病,常用于肾结石、多囊肾出血、乳糜尿、糖尿病足坏疽、糖尿病肾病之水肿等,用鹿茸及鹿茸血治疗再生障碍性贫血以及用于激素依赖的肾病综合征。

《本草经疏》:鹿角,生角则味咸气温,惟散热,行血消肿,辟恶气而已。咸能人血软坚,温能通行散邪,故主恶疮痈肿,逐邪恶气,及留血在阴中,少腹血结痛,折伤恶血等证也。肝肾虚,则为腰脊痛,咸温入肾补肝,故主腰脊病。属阳,补阳故又能益气也。鹿茸,禀纯阳之质,含生发之气。妇人冲任脉虚,则为漏下恶血,或瘀血在腹,或为石淋。男子肝肾不足,则为寒热、惊痫,或虚劳洒洒如疟,或羸瘦、四肢酸疼、腰脊痛,或小便数利。泄精、溺血。此药走命门、心包络及肝、肾之阴分,补下元真阳,故能主如上诸证,及益气强志也。痈肿疽疡,皆营气不从所致,甘温能通血脉,和腠理,故亦主之。

我临床每多用鹿角于治疗泌尿系出血性疾患。

多囊肾合并囊肿出血者,往往出血量多且多难以止,曾治疗一例多囊肾合并囊肿出血患者,其尿血鲜红量多,伴有血块,曾用多种西药均无效,我予鹿角粉 6 g,加云南白药 0.5 g,日二服,出血立止。《本草经疏》:鹿角,生角则味咸气温,惟散热,行血消肿,辟恶气而已。咸能人血软坚,温能通行散邪,故主恶疮痈肿,逐邪恶气,及留血在阴中,少腹血结痛,析伤恶血等证也。肝肾虚,则为腰脊痛,咸温入肾补肝,故主腰脊病。属阳,补阳故又能益气也。故其治疗多囊肾合并囊肿出血者,乃除恶血之功,需配合云南白药同用,类似患者,该法屡有效应。

一例患乳糜血尿 18 年患者,西医曾用输尿管逆行施以局部硝酸银溶液止血,未获成功,我予以大剂量补脾益肾、利湿通淋方剂中加鹿角粉每日 6 g,乳糜尿在 1 周内停止,至今未发,此法宗三因方之治膏淋古方鹿角霜丸(鹿角霜、茯苓、秋石)。

但要注意的是,对于血证的使用必须用于阳虚内寒地患者,对干临床上大多数辨证为热迫血行的出血患者是不能使用的。

治疗肾结石或输尿管结石时我在排石方剂中必重用鹿角霜(15~30 g),结石排出成功率大为提高。《诸病源候论》说:"诸淋由肾虚而膀胱热故也。"结石形成非一日之功,除湿热蕴蒸,酿沙成石外,很多患者系肾阳不足,水液代谢受阻,分清泌浊功能失常,尿液中浊物聚而成石,治疗应温补肾阳而排石。单纯用清热通淋排石,图一时之通利,久则易伤阴损阳,形成恶性循环。鹿角霜性味咸温,入肝肾经,补虚助阳而不滋腻,治疗肾阳不足,腰脊酸痛,合通淋排(溶)石诸药,正和病机,故而收效频佳。

药理学除了熟知鹿茸有强壮、温阳作用外,鹿茸多肽的某一片段与促肾上腺皮质激素相似,能刺激肾上腺皮质增加糖皮质激素的合成和分泌。肾科临床中常遇到一些肾病综合征患者,肾活检诊为微小病变,对激素十分敏感,加激素以后尿蛋白能很快转阴,但激素减到小剂量时蛋白尿就会反跳,我考虑到由于长期用激素患者本身的皮质醇分泌不足,让这些患者都查血浆皮质醇及促肾上腺皮质激素,发现如有皮质醇和促肾上腺皮质激素明显低于正常值者就加用下方:鹿角片 3 g,龟甲 15 g,锁阳 3 g,苁蓉 9 g,狗脊 9 g,陈皮 4.5 g,淫羊藿 15 g,川断 9 g,山药 15 g,桑寄生 12 g,苍术 12 g,白术 12 g。一例患者服上药 60 余剂使血浆皮质醇有 27.6 升至 71,皮质醇升到正常后,再递减激素就顺利撤除。

3. 水蛭　在肾病中医治疗中,活血化瘀是一个基本治疗大法,针对这个环节,我喜用活血通脉胶囊,颇具特色。活血通脉胶囊的成分是水蛭。水蛭是一味传统的中药,功能破血、逐瘀、消瘕。其史载于《神农本草经》:"主逐恶血,瘀血,月闭,破血瘕积聚,无子,利水道。"《本草纲目》:"咸走血,苦胜血。水蛭之咸苦,以除蓄血,乃肝经血分药,故能通肝经聚血。"《本草经百种录》:"凡人身瘀血方阻,尚有生气者易治,阻之久,则无生气而难治。盖血既离经,与正气全不相属,投之轻药,则拒而不纳,药过峻,又反能伤未败之血,故治之极难。水蛭最喜食人之血,而性又迟缓善入,迟缓则生血不伤,善入则坚积易破,借其力以攻积久之滞,自有利而无害也。"张锡纯赞此药:"破瘀血而不伤新血,纯系水之精华生成,于气分丝毫无损,而血瘀默然于无形,真良药也。"水蛭治疗肾病综合征的药理学研究及临床应用表明,水蛭能明显减少蛋白尿,缓解肾病综合征的临床表现,提高血浆白蛋白,降低血脂。

因水蛭有特殊的腥臭味和不易粉碎的特性,历代医家多将其炮制后入药。然而,清末著名医家张锡纯则在《医学衷中参西录》中明确指出:"此物生于水中,其味咸为水味,色黑为水色,气腐味水气,纯系水之精华生成,故最宜生用,甚忌火炙。"

水蛭唾液中含有抗凝血物质水蛭素是水蛭的主要有效药用成分。水蛭素是迄今为止发现的世界上最强的天然特效凝血酶抑制剂,能够阻止血液中纤维蛋白的凝固,抑制凝血酶与血小板的结合,具有极强的溶解血栓的功能。现代众多药理研究表明,水蛭生用其抗凝血及体内抗栓作用显著优于炮制品。

历代临床实践,常规用量,未见毒副作用。当代浙江董汉良氏进一步言明:"水蛭不但无毒,而且破淤血消痰水不伤阴,有血肉有情之性不伤阴而补阴血之功,临床可放胆用之。"朱良春认为本品宜隔纸低温烘干(不能油炙,炙则效减),研细末,以胶囊盛装吞服,道理说来其实很简单,水蛭素遇热分解,炙用是暴殄天物,故而临床最宜生用,忌炙,忌入煎剂。

我临床应用水蛭并不以水蛭入药水煎,而是以活血通脉胶囊口服配合汤药同时应用,亦是推崇水蛭生用的方法,其目的在于提高水蛭有效成分的利用。

4. 桑螵蛸　味甘、咸,性平。入肝、肾经。具补肾、固精之功效。临床用于治疗遗精,白浊,小便频数,遗尿,赤白带下,阳痿,早泄等病症。《本草经集注》:"主治伤中,疝瘕,阴痿,益精,生子,女子血闭,腰痛,通五淋,利小便水道。又治男子虚损,五脏气微,梦寐失精,遗溺。久服益气,养神。"《本经逢原》:"桑螵蛸,肝肾命门药也。功专收涩;故男子虚损,肾虚阳痿,梦中失精,遗溺白浊方多用之。《本经》又言通五淋,利小便水道,盖取以泄下焦虚滞也。"

自晋、唐以后各家本草以及现代之中药学,多盛言其强肾助阳、涩精、止带、缩小便之功,仿为收涩之药,我认为本品应属于补益强壮药,其特性是兴奋而不升阳助火,补益而不腻膈壅痰,有调整多种脏器功能失调之功。其"通五淋、利小便水道"之机制,是益肾而助气化之结果。至于治遗精遗尿和止带下,亦并非其收涩之功,而是因为各有关脏器之功能得到调整,功能得到恢复,而各有关疾病也就有趋善之势。慢性肾衰患者后期肾阳虚衰,多见腰膝酸痛,夜尿频长,畏寒肢冷,尤以下肢为甚,头目眩晕,精神萎靡,面色白;舌淡胖苔白,脉沉弱;或阳痿,早泄;或浮肿,腰以下为甚,按之凹陷不起等,均为该药适用之征,用于临床对改善肾衰患者的肾功能大有裨益。

5. 肉苁蓉　味咸、甘,性温。入肾、大肠经。本品色黑体润,既能入肾经血分,补肾阳、助相火、益精血、强筋骨,用于治疗肾虚阳痿、遗精早泄、女子不孕,以及肝肾不足所引起的筋骨痿软、腰膝冷痛等症;又能滋阴润燥、滑肠通便,用于治疗老年虚弱及病后、产后血虚,或津液不足、肠燥便秘等症。

苁蓉温肾益精润燥,我称之为肾病治疗多面手。慢性肾衰患者后期肾阳虚衰,腰酸肢肿,畏寒便秘,苁蓉温阳而通便,用之合度,且现代药理研究表明肉苁蓉尚有促进排尿和降低血中尿素氮含量的作用;肾病长期服用皮质激素尤其是激素冲击疗法的患者,肾上腺皮质功能受到抑制,甚至肾上腺发生萎缩,血浆皮质醇水平很低,临床表现亦呈一派阳虚之象,多见精神萎靡,面色白,腰酸肢冷等。这时,如果泼尼松加量,皮质功能更受影响,如果减量,病情很容易反跳,这种情况下我多喜用肉苁蓉、鹿角等温肾益精血的中药来恢复肾上腺皮质功能,其中以肉苁蓉的效果最好;某些高泌乳素血症患者引起的男子乳房结块等,可予苁蓉片或单味苁蓉 20~30 g,连续服 15~30 日,此方虽简单但疗效确切。另有一类水肿患者,多见于中年妇女,晨起颜面浮肿,午后下肢尤甚,脘腹作胀,腰酸乏力,舌暗苔薄白,脉沉弦,我认为属于肾虚瘀滞所致,用陈氏瘀肿方(肉苁蓉,巴戟天,泽兰,莪术,当归)调补冲任,破气消瘀,多有效验。

6. 苍术与白术 苍术健脾平胃,燥湿化浊,升阳散郁,祛风湿;白术补脾燥湿,益气生血,和中安胎。苍术苦温辛烈,燥湿力胜,散多于补,偏于平胃燥湿;白术甘温性缓,健脾力强,补多于散,善于补脾益气,止汗。二药伍用,一散一补,一胃一脾,则中焦得健,脾胃纳运如常,水湿得以运化,不能聚而为患,人则康复无恙。

二药运用,我认为凡欲补脾,则用白术,凡欲运脾,则用苍术,欲补运相兼,则相兼而用,临证处方时,苍术、白术多用炒品,一则可去其燥,二则能增强健脾之功。

脾主升清,喜燥恶湿,主运化水湿。如若多种原因引起脾气亏虚,运化功能失常或湿邪过盛,脾为湿困,碍其运化,均可致脾转输水湿无力,体内水湿聚积泛滥,形成水肿,这也就是:“诸湿肿满,皆属于脾”的含义,可见脾对人体水液平衡的调节起着重要作用。《诸病源候论·水肿候》中有“肾者主水,脾胃俱主土,土性克水,脾与胃合,相为表里,胃为水谷之海,今胃虚不能传化水气,使水气渗溢经络,浸渍脏腑……故水气溢于皮肤而令肿也”之说。由此可知,脾虚湿困,水湿逗留为水肿发生之根本。且脾虚不能运化水谷精微,则使血浆蛋白的产生减少而排出增多,脾虚升降失常,水精不布,水失土制,从而引起高蛋白尿、高脂血症、高度水肿、低蛋白血症等临床表现。《丹溪心法》中明确提出“水肿因脾虚不能制水,水渍妄行,当以参术补脾,使脾气得实,则自能转输升降、运动其枢机,则水自行,非五苓、神佑之行水也,宜补中行湿、利小便、切不可下”。我根据前辈论述,总结自己多年临床经验,结合中西医理提出了治疗低蛋白血症之肾病性水肿重在强健脾运,正所谓“脾旺则运化行而清浊分”,明确了“敦土治水”法则的具体应用,是采用苍术、白术、党参、茯苓等益气健脾之品可促进脾归健运,使便溏、腹泻等症得以有效控制,从而减少了蛋白质在胃肠道的丢失,体现澄源以塞流;同时胃气来复,胃纳转佳,有利于提高蛋白质的摄入、吸收与合成,使血浆蛋白的水平得以保持。

7. 黄芪与牛蒡子 黄芪与牛蒡子是治疗糖尿病及糖尿病肾病的常用中药,其降糖、减少尿蛋白的作用已被多数研究证实。我研究黄芪牛蒡子合剂治疗早期糖尿病肾病,黄芪味甘性温,功在益气健脾,利水消肿;牛蒡子味苦性寒,有宣肺利水、清热解毒之效,两药合用,一阴一阳,一补一清,一温一寒,甘温益气,甘寒养阴,共奏益气养阴、清热解毒、利水消肿之效。既往的实验研究亦表明,黄芪牛蒡子合剂能降低糖尿病大鼠血糖、糖化血红蛋白,改善肾功能及肾脏病理改变。在糖尿病肾病的早期,多见阴虚内热之证,此时,性寒凉、主清热的牛蒡子作用明显,而黄芪剂量不宜过大,以免助热而更伤阴液;随着疾病发展,日久气伤、阴损及阳,可出现气阴两虚或阴阳俱虚之证,晚期甚可出现以阳虚为主,此时,性甘温、主益气升阳、利水消肿的黄芪发挥了主要作用,而牛蒡子以中低剂量为宜。两药合用,则共奏清热养阴、益气健脾、利水消肿之效。这种药物剂量组合上的变化,说明随着疾病的病机演变和证候变化,根据辨证论治理论,可施以不同治法;同一方剂亦可随着剂量配伍的变化,而用于疾病的不同阶段。

8. 黑料豆　又名黑豆,是大豆的一种,其性味甘平,入心、肝、肾经。《本草纲目》中曰:"黑豆入肾功多,故能治水、消胀、下气、制风热而活血解毒。"我非常重视黑料豆,常于中药方中加入黑料豆治疗肾病水肿,还以黑料豆为主药制成黑料豆丸(黑料豆和黄芪等组成)治疗低蛋白血症水肿,《素问·至真要大论》曰:"诸湿肿满,皆属于脾。"脾主运化,有运化水谷精微和运化水湿的作用,脾虚不能运化水谷精微则致使血浆蛋白的产生减少和排出增多,脾虚升降失常,水精不布,水失土制从而引起高蛋白尿、高脂血症、高度水肿、低蛋白血症等临床表现。《诸病源候论·水肿候》中有"肾者主水,脾胃俱主土,土性克水,脾与胃合,相为表里,胃为水谷之海,今胃虚不能传化水气,使水气渗溢经络,浸渍脏腑……故水气溢于皮肤而令肿也"之说,故脾虚湿困,水湿逗留为本病发生之根本。而水唯畏土,健脾可以制水,故以健脾燥湿药物组成黑料豆丸治疗肾病综合征低蛋白血症在临床上取得了82%的有效率,血浆白蛋白的提高不仅对消退水肿、防止水肿复发以及降低血脂等有重要作用,而且有利于恢复正气,促进蛋白尿的消除,与清代李用粹《证治汇补·水肿》中"调中健脾,脾气自能升降运行,则水湿自除,故为水肿治疗大法"之见解相合。

低蛋白水肿者可用黑大豆研磨成豆浆,长期饮用,对提高血浆蛋白水平十分有效。按上述方法服用2~3个月,水肿多会逐渐消退。黑大豆既是药物又是食品,因而没有副作用,唯有高尿酸血症患者需慎用。

学生问:陈老师,除了常见的中药汤药治疗肾病之外,听说您还有秘密武器"膏方",据说您的冬令膏方门诊的预约号都是秒杀的,基本上都是老患者,最长的都服用了近20年,想必定是深受益处,您觉得膏方的神奇之处在哪里呢?

陈师答:膏方实为防治肾脏疾病的有效方法之一,我个人经验,膏方对于血尿的治疗、慢性肾炎缓解期巩固、慢性肾盂肾炎防复发等方面疗效确切可重复,近年来我重点关注研究了膜性肾病、肾病综合征、激素依赖性肾病、囊肿性肾病的膏方治疗,取得了一定的疗效,期待积累更多病例加以总结分析,为肾病的常规治疗增添一个有效有力的武器。

膏方治疗的特点在于：其一，重视整体。中医认为"天人合一"，即人与自然、人与社会，是一个相互联系的有机整体，膏方治病不独治疗主症，还会兼顾全身兼夹症，还常常顾及患者生理和心理的疾患。其二，注重"阴阳平衡"。人的整体功能失去平衡就容易导致疾病丛生，通过调整内脏、经络、气血、阴阳的平衡，使失去动态平衡的整体恢复到和谐的状态，就是我们常说的"以平为期"。其三，强调个体化。每个患者的体质不同，患病不同，疾病的各个阶段不同，症候不同，所以开出的膏方都是针对每个患者独一无二的，通俗地讲不是"大锅菜"而是"小锅菜"。因人而异，如能辨证准确，开出的膏方往往疗效显著、持久，所以更能得到患者的欢迎。其四，突出治未病。《内经》里面讲："不治已病，治未病；不治已乱，治未乱。病已成而后药之，乱已成而后治之，譬犹渴而穿井，斗而铸锥，不亦晚乎。"膏方不但适合有病需治的人群，对于一些亚健康的人群还有着未病防病的作用，只要根据不同的体质，给予培育正气、调畅气机、活血养神等调补，提高机体抗邪能力，从而达到保健和防病的功能。其五，不断创新，膏方剂型改革。小包装膏方更方便携带，便于膏方长期服用，口味改进，疗效持久，为广大患者所乐于接受。

长期以来，"冬令进补"成为民间风俗之一。古人认为。"万物皆生于春，长于夏，收于秋，藏于冬，人亦应之"（《素问直解》），冬三月是"生机潜伏，阳气内藏"的季节。要讲究"养藏之道"，因此冬季是一年四季中保养、积蓄的重要阶段。中医传统理论强调"天人合一""冬令与肾气相通"、而"肾主藏精"，说明了冬季气候寒冷，万物进入冬藏阶段，也是人体养精蓄髓的大好时期，饮食精微及营养药品易于吸收，充实肾精。肾是人体先天之本，也是脏腑阴阳之本，肾的精气旺盛，可以营养脏腑、经络、四肢骨骼，激发全身气血的运行，使体质增强，体力充沛。慢性肾病患者本身正气就不足，在冬季受到严寒气候的影响，御邪能力就更低下，因而肾病患者冬令进补更具有针对性，其效尤著。

自古以来，膏方之制订多以"补"为主，现在一些医师为迎合患者喜补的心理更是一味地投以补药。但我并不赞同，实际上膏方的处方中既有针对疾病治疗的药物，又有调理健身之品，即所谓"寓治于补"，不仅是滋补强壮的药品，更是治疗慢性疾患的最佳制剂，所以制方之时，应明察病者阴阳气血之偏胜，而用药物之偏胜来纠正，以求"阴平阳秘，精神乃治"。故膏方之制订，首当重视辨证论治。肾脏疾病种类繁多，病情复杂，但究其病因不外本虚标实，肺脾肾三脏亏虚为本，湿热瘀毒羁留为标。因此，抓住病机主次，辨明本虚标实，孰重孰轻，为辨证之关键。慢性肾脏疾病发展至一定阶段，均可出现不同的转归，或病情缓解，趋于向愈，或病情处于相对稳定阶段，或病情恶化甚或向尿毒症发展。应根据不同病情、不同阶段采取不同的方法。病情缓解趋于向愈者，正气已亏，有恐余邪未净，必须把握时机，一方面鼓舞正气，另一方面兼清余邪，防止复发，宜投膏方以补虚。膏方虽以补为主，但其平和性缓，调补气血阴阳，补而不涩，且可加入清化余邪之品，补中有泻，泻不伤正。对于病情相对稳定者，只要临床辨证以正虚为主，邪气渐微者，也可予以膏方，攻补兼施。而病至终末期肾病，正气虽虚而邪毒内盛者，则不宜服用膏方，以免助邪留寇。

慢性肾病病机特点为本虚标实,所以在扶正补虚的同时不可忽视邪实一面。其病理产物湿热瘀毒贯穿于疾病的全过程,只是轻重程度不同而已。即使在疾病恢复期,仍须提防余邪未净。因为湿性黏滞,湿热胶着,日久成瘀,瘀热互结,决定了其病势缠绵,病损难以修复。所以我始终把握疾病不同的病理过程,针对相应的病理产物通权达变,或清热祛湿,或清热解毒,或清热通淋,或活血化瘀,或活血止血,或散瘀生新,或诸法并用。

膏方协调阴阳气血,集清温补泻于一炉,清而不寒,温而不燥,补不恋邪,泻不伤正,补虚泻实并重,脏腑气血同治,可以起到以下几方面的作用:① 控制疾病的发作,如血尿、蛋白尿、肾病综合征、肾结石。② 减少发病频次,减轻发作时的症状,如慢性尿路感染,慢性肾炎、肾小管间质病。③ 慢性疾病的缓解期的巩固治疗。④ 减轻西药副作用,如有些肾脏疾病需要使用糖皮质激素、免疫抑制剂治疗时。⑤ 改善生活质量。

学生问:那您在膏方治疗中的用药经验体会与日常肾病治疗中的中药使用是否有所不同?

陈师答:膏方作为传统中医的一种治疗方法,不适合急性发病期的治疗,而比较适合于慢性肾病的稳定期或恢复期的调治,只可缓缓图功,切不可急功近利,特别要讲究根据患者的体质和具体病情,准确地辨证论治,合理地配伍用药,立法选方讲求主次分明,标本兼顾,否则,病未治愈而变证丛生。我在膏方的治疗中主张以下几点。

1. 主证和次证兼顾　膏滋方药味较多,用药周全。可以主证次证全面考虑。为其特色之一。慢性肾脏疾病,常合并肾性高血压、肾性贫血、高凝血证等并发症,且有些老年患者本身就兼有某些其他疾病。所以,膏方中常兼见生地、龟甲、龙骨、牡蛎滋阴潜阳;黄芪、党参、当归、鸡血藤益气养血;赤芍、川芎、桃仁、红花活血祛瘀等等。除按照肾脏疾病的一般规律辨证论治外,还需要结合其他兼证变通加减,往往达到出奇制胜的效果。人体是一个有机的整体,有些疾病看似与原发病无关,其病机总归气血阴阳失调,疾病之间仍有一定的内在联系。在主方中酌加针对兼证的药物,数法合施,主次兼顾,药效同著,如兼血瘀头痛者,重用川芎、赤芍、桃仁等活血化瘀之晶,在改善肾脏微循环的同时,头痛可随之而愈;如兼胃脘不适者,参入陈皮、香附、瓦楞子、谷麦芽、饴糖等化滞理气之药,既和胃缓急,又补而不腻;再如兼关节痛者酌加藤梨根、威灵仙、桑枝等祛风通络之品,气血调和,则关节自利。曾治疗一位老年患者,慢性尿路感染兼有颈椎病,常感尿频、尿急、排尿不尽,又有头晕头昏,我于补脾肾、清湿热方中,仅加鸡血藤、乳香、没药三昧,膏方一料,来年尿路感染未发,头晕头昏消失,可谓效如桴鼓。

2. 治病与防病并举　及时防治时令之邪,减少外邪干扰,保持体内环境稳定,是防治慢性肾脏疾病复发加重的关键所在。我认为,肾脏疾病的恢复稳定期,患者气血尚未复原,抗病能力减低,极易感受外邪,诱发或加重疾病。所以,迅速恢复机体的免疫功能,提高机体自身抗病能力,成为医患双方的燃眉之急。而膏滋方在疾病调理,防止复发方面有其独特优势。因为,冬令时节,人体生理功能处于抑制、低下状态,冬令进补有利于精华物质的体内储存,增强机体的抗病能力,为来年机体免疫功能的全面恢复打下基础,所谓"蓄放等来年"。临床上许多患者,甚至平时不再服药,只是每年冬季配以膏方一料,如此数年,持之以恒,每每收到良好的远期效果。病后调理,首先要注重防治感冒,因为细菌和病毒感染,尤其是上呼吸道感染,是肾病最重要的诱复发因素,调理方法,我喜用玉屏风散化裁,以黄芪、白术等提高机体免疫功能。大抵外邪侵袭,先犯肺卫,宣肺和卫,益气固表,截断病邪深犯当为首选之法。并根据患者平素感冒的首发症状,兼配他方。咽喉疼痛为主,配以银翘散之类清热利咽;鼻塞流涕为主配以桂枝汤、甘草干姜汤或葛根汤祛风散寒;喘息痰多为主配以紫菀、百部、款冬花等宣肺化痰,再用人参蛤蚧散补肺气定喘息。除此以外,脾虚之体易为湿邪所困,水惟畏土,脾运则健,常用参苓白术散健脾胜湿;肾虚之体须防湿邪留恋,"恐炉烟虽熄,灰中有火也",常于补肾剂中配导赤、八正之类。

3. 脾肾双补,阴阳平和 宗"其标在肺,其制再脾,其本在肾"的理论,我认为慢性肾病治脾是关键,治肾是根本。治脾之法,益气为先,培土可生金,以助肺之宣肃通调,健脾以胜湿,可助肾之气化温煦。益气常用生晒参、党参、黄芪、山药、白术、莲肉之辈。脾喜燥恶湿,贵在健运,因此补脾不忘助运,常配苍术、茯苓、薏苡仁、猪苓、陈皮、白豆蔻、枳壳、砂仁等微苦轻辛甘淡流畅之品。治肾之法,当先温阳,化气以行水,温煦则封藏得固。用肉苁蓉、巴戟天、杜仲、川断、补骨脂、菟丝子、益智仁之流,并常于其中加入紫河车、龟甲胶、阿胶、鹿角胶等血肉有情之晶,补髓填精,意在阴中求阳,肾以阴精为要,病程日久,精微外泄,久则耗阴,又可致肾阴不足或阳损及阴,则用生地、龟甲、枸杞、桑寄生、黄精、山茱萸之类。至于阴阳两虚,脾肾两虚则脾肾同治,但温阳不可过燥以防伤阴助热,附子、干姜大辛大热之品慎用;滋阴不可过腻以防碍脾恋湿,熟地、阿胶滋腻之品用量宜少。

4. 清化之剂贯穿始终 慢性肾病病机特点为本虚标实,所以在扶正补虚的同时不可忽视邪实一面。其病理产物湿热瘀毒贯穿于疾病的全过程,只是轻重程度不同而已。即使在疾病恢复期,仍须提防余邪未净。因为湿性黏滞,湿热胶着,日久成瘀,瘀热互结,决定了其病势缠绵,病损难以修复。需始终把握疾病不同的病理过程,针对相应的病理产物通权达变。或清热祛湿,或清热解毒,或清热通淋,或活血化瘀,或活血止血,或散结生新,或诸法并用。祛湿常以藿香、佩兰、砂仁、白豆蔻、川朴等芳化湿浊;以茯苓、猪苓、车前子、通草等淡渗利湿:以苍术、川连、半夏、黄柏苦温燥湿,如此分消走泄,湿去则热易透、瘀易散。清热常用金银花、连翘、蒲公英、紫花地丁、野菊花、白花蛇舌草、半枝莲、芙蓉叶、龙葵、土茯苓、扦扦活清热解毒,清除抗原;以金钱草、海金沙、小石韦、通天草、灯心草、滑石、萹蓄清热通淋,通利小便,导邪下达。祛瘀以当归、川芎、益母草、泽兰、赤芍、桃仁、红花活血通络,改善微循环;以乳香、没药、莪术、鳖甲散瘀生新,促使病损修复;以马鞭草、刘寄奴、参三七、茜草、蒲黄、大蓟、小蓟活血止血,止血不留瘀。

5. 药对相须增效 临证处方,我喜用药对,或补泻同施、寒温并用,或性味互补、加强疗效。如:党参配丹参,益气活血;猪苓伍茯苓,淡渗利湿;苍术配白术,健脾燥湿;杜仲和寄生,益肾强筋;益智仁合桑螵蛸,暖肾固精;川断并狗脊,壮腰健肾;大蓟兼小蓟,活血止血;薏苡仁及薏苡仁根,健脾胜湿;白花蛇舌草携半枝莲,清热解毒;川芎加葛根,养血活血;生地联龟甲,滋阴潜阳。至于谷芽麦芽、知母黄柏、旱莲女贞、柴胡黄芩、芡实金樱、藿香佩兰、龙骨牡蛎、桃仁红花,等等,也是我多用之药对。

6. 中西药理合参为用　我临证之际多喜欢研究中药药理,结合现代科研成果,利用临床检测手段,对"症"用药。如:常以玉米须、萆薢、虎杖、秦皮清热祛湿降血尿酸;以川连、桑叶、鬼箭羽清解而降血糖;以茶树根、山楂、蒲黄化滞散瘀降血脂;以水蛭、地龙、红花、桃仁活血通络改善高凝状态;以黄芪、山药、黑料豆健脾益气,提高血浆白蛋白。

学生问:蛋白尿是肾脏疾病临床最常见的表现之一,既有生理性的,也有病理性的,临床类型也有多种,您的诊治经验和心得体会是什么?

陈师答:中医学认为,脾气散精,灌注一身,脾虚则不能运化水谷精微上输于肺而布运全身,水谷精微反与湿浊混杂,从小便而泄;肾主藏精,肾气不固,气化蒸腾作用减弱,致精气下泄,而成蛋白尿流失。故脾肾不足是产生无症状性蛋白尿的根本,风热、湿邪侵袭,瘀阻肾络为其标。

从病因病机言,尿蛋白来源于血浆。从中医学的观点来看,血浆系由水谷精气所化生,其精为至阴之液,藏之于肾。《素问·上古天真论》云:"肾者主水,受五脏六腑之精而藏之。"张景岳云:"精以至阴之液,本于十二脏之生化,不过藏之于肾。"又云:"血者水谷之精也,源源而来。而实生化于脾,总统于心,藏受于肝,宣布于肺,施泄于肾。"《灵枢·决气》篇云:"中焦受气,取汁变化而赤,是谓血。"《灵枢·营卫生会》篇云:"此(指叫焦)所受气者。泌糟粕,蒸津液。化其津微。上注于肺脉,乃化而为血……"以上论述,说明精血来源于脾胃所运化的水谷之精气,但其形成,还需肺之清气所化,命门之元气所发。所以张景岳强调指出"命门为精血之海,脾胃为水谷之海","脾胃为灌注之本,得后天之气也;命门为生化之源,得先天之气也"。由此可见肺、脾、肾为生化精血之源。凡邪之有害于这生理功能时,临床就可出现蛋白尿。

肺居上焦,上连喉系,外合皮毛,职司呼吸,纳清气,出浊气,主一身之气,与脾气同行,输精布众。沈金鳌说:"凡五液所行之气,悉属于肺,因肺主气而行治节。"由于肺位至高,又为"娇脏",肺虚与感染,皆能致尿蛋白流失不止;又肺为清虚之体,不耐邪侵,又与外界接触至密,故易病也。

脾居中焦,喜燥恶湿,主运化水谷,升清降浊,转输精微,灌注一身。病则中气不足,胃气不腾,是以不能出营卫升达上下。若不上升,则肺气不行;若不下达,故肾气独沉,是以肺肾虚衰,皆由中气不足所致。然而肺肾虚衰则是尿蛋白流失的主要关键。故培补中气者,有助于肺肾对尿蛋白的统摄。

肾居下焦,为封藏之本,精之所处。上连于肺,下至膀胱。司开阖,主二便,与小肠、大肠

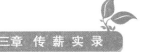

共为调节水液,排泄尿液的主要脏器,故谓"下焦如渎"。病则精气不足,阴阳偏衰,阳不足则气化不行,开阖不利,水湿泛溢,肌肤悉肿;阴不足则水火不济,火炎烁金,肺气虚衰,不能输精布众,助肾摄纳。故尿蛋白流失而不固者,此皆本脏不足之为害。先哲云:"肾家水不足,勿扑其火。须滋阴真源以配火;肾家火不足,勿伤其水,须益火之源以配水。"诚治肾之细要也。

说到诊治心得,我总结了下主要有以下几点。

1. 突出清利祛邪扶正　蛋白尿的出现与风邪、热毒、湿浊等邪外袭,导致脾虚不能升清,肾虚失于封藏及肺气失于宣肃,肾络瘀阻,气血失畅有关,因而必须究其病因,分析病机,辨证施治。大凡初发蛋白尿者,先究其是否外邪未清,如有外邪,则当突出清利,先予疏风清热、化湿解毒等治疗,待外邪已清,则酌情考虑扶正。在蛋白尿患者诊治过程中,多数可因感染而使病情加重,即使在疾病缓解期内,也往往可因感染而使病情反复发作。故感染成为治疗蛋白尿过程中一个严重干扰因素。在各种感染因素中,以上呼吸道的感染最多见,其次尚可见到鼻炎、泌尿道感染、胆囊炎等,在辨证治疗的基础上,加用清利药物,随着感染的控制,在临床上往往可收到良好的疗效。因此,突出清利的治法,是提高治疗蛋白尿疗效的关键之一。

2. 调整肺脾肾三脏的功能,重视肾病治脾　肺脾肾三脏的功能失调与蛋白尿的发生关系密切。强调调整和恢复肺脾肾三脏的功能是治疗蛋白尿的又一关键所在。而在肺脾肾三脏中,治脾又是重中之重,是调补肺肾,控制蛋白尿流失的重要环节。脾胃为后天之本,气血生化之大源;脾居中焦,为气机升降出入之枢纽。运用补中健脾法,以运化水谷,升清降浊,从而使肺气得以统摄而制下,肾气得以充沛而藏蛰。在选用补中健脾利湿药时,往往与理气药物同用,张景岳云:"治水者当兼理气,治气者亦当兼水也。"

3. 病久难愈,重视活血化瘀　慢性肾炎迁延日久,蛋白尿及血尿交替出现的患者,临床辨证时常发现有水病及血,久病入络的见证。此类患者病程长,气血亏虚,又兼见面色萎黄、神疲乏力、腰酸痛、舌质紫暗等血瘀内阻之征,而成虚实夹杂之证。"久漏宜通",在处方中选加当归、丹参、地榆、益母草、扦扦活等活血祛瘀之品;气能生血,又能摄血,气为血帅,气行则血行,故活血同时,配合益气药物,从而推动气血运行,肾脏血供好转,则蛋白尿亦可明显改善。

4. 穷则思变　某些顽固性蛋白尿,经过常法治疗无效,这时必须详细检查患者,了解患者除肾病以外还有什么其他疾病,如慢性胃炎、胆囊炎、鼻炎、咽炎、泌尿道感染等,这些疾病都可能成为慢性肾炎诱发或加重因素,这时可以将治疗重点转移到治疗肾外疾病,有的患者胃炎、鼻炎等治愈后,尿蛋白也就消失了。

学生问:上面学习了您蛋白尿的心得体会,查阅资料还有从脏腑辨治、从邪辨治等方法,所以也想了解您在这方面的心得体会。

陈师答:从脏腑辨治角度看,主要是肺脾肾三脏的功能失调与蛋白尿的发生关系密切,故目前临床多从脾论治、从肾论治、从肺论治;从邪辨治的角度看,多从风邪、湿热、瘀毒论治,下面我就简略说说。

1. 从脾论治　蛋白尿的产生多源于"脾不升清",李东垣《脾胃论》曰:"盖胃为水谷之海,饮食入胃,而精气先输脾归肺,上行春夏之令,以滋养周身,乃清气为天者也;升已而下输膀胱,行秋冬之令,为传化糟粕,转味而出,乃浊阴为地者也。"指出脾胃升清降浊为其显著特性,且与天地时令相应。《医学正传》曰:"盖水谷入胃,其浊者为渣滓,下出幽门,达大小肠而为粪,以出于谷道。其清者,倏焉而化为气,依脾气而上升于肺。其至清而至精者,由肺而灌溉乎四体,而为汗液津唾,助血脉,益气力,而为生生不息之运也。"可见,脾升胃降正常,清升浊降,则体内气机畅达,生生不息;反之,若脾不升清,清阳下陷,可导致二便的失常。《灵枢·口问》指出:"中气不足,溲便为之变。"《灵枢·阴阳清浊》曰:"清气在下,则生飧泄。"蛋白无疑是人体的精微物质,脾气健运则精微周流全身而濡养机体;脾气亏虚,清阳下陷,精微外流则导致蛋白尿的发生。

2. 从肾论治　蛋白尿的发生亦归因于"肾失封藏"。如《素问·六节藏象论》曰:"肾者,主蛰,封藏之本,精之处也。"中医学认为,肾不仅有藏精之功能,还具有封固之职责。肾气充沛,则封藏有权,精气得以内藏;肾气亏虚,失于封藏,精微下泄,可导致蛋白尿的发生。故《素问·上古天真论》曰:"肾者主水,受五脏六腑之精而藏之。"《诸病源候论》谓:"劳伤肾虚,不能藏于精,故因小便而精微出也。""肾失封藏"说把尿中的蛋白看成是肾精的一部分,肾虚不能藏精,精微物质便大量漏出。因此,临床上针对蛋白尿的治疗,在补肾为主的同时,常常加用收敛固摄之品。

3. 从肺论治　中医认为"肺为水之上源""其标在肺",从肺论治是治疗水肿的常法之一,而蛋白尿的治疗亦可借鉴水肿治疗的经验。《内经》有"开鬼门"之法,《金匮要略》有"水气病脉证并治篇",并创立了防己黄芪汤等治疗水肿的经典方剂,该方在蛋白尿治疗上同样有很好的疗效。从病因学的角度讲,感冒、咽炎、扁桃体炎等上呼吸道感染是肾炎发生、加重或复发的常见原因。肺主气、司呼吸,咽喉和上呼吸道都与肺有关。因此,风热毒邪扰肾、肾失封藏,是导致蛋白尿的主要原因。从肺论治,一方面扶助正气,通过补肺气、养肺阴,增强机体的卫外功能,防止外邪的入侵,减少上呼吸道感染,从而达到治疗和控制蛋白尿和血尿的目的。

4. 从风论治　《素问·奇病论》曰:"有病庞然如有水状,切其脉大紧,身无痛者,形不瘦,不能食,食少,名为何病? 岐伯曰:病生在肾,名为肾风。"《素问·风论》中描述了肾风的症状:"肾风之状,多汗恶风,面庞然浮肿。脊痛不能正立,其色焰,隐曲不利,诊在肌上,其色黑。"《伤寒论》还给出了治疗本病的具体方证:"风为百病之长……中于项,则下太阳,甚则入肾……风病,面浮肿,脊痛不能正立,隐曲不利,甚则骨痿,脉沉而弦,此风邪乘肾也,柴胡桂枝汤主之。""肾风"说的主要根据是蛋白尿多发生于慢性肾炎(即肾风),且伴有水肿(肾主水)的症状,故当从肾从风论治。

风性开泄,或者风邪内侵、鼓动激荡,均会导致精微不固、蛋白外泄。临床治疗中我们也能经常发现，相当一部分慢性肾病蛋白尿患者并没有腰酸腰痛的症状，也无水肿表现，但多伴有鼻咽部不适，且患者的蛋白尿常因感冒而复发、加重，而往往我们在处方中加用"祛风"药物后往往可收到意想不到的效果。另外某些肾炎伴有皮肤疹痒或有荨麻疹的患者，在方中加入白鲜皮、地肤子、苦参、蝉衣、地龙、防风等散风祛湿之品，用后不但皮肤病得到改善，蛋白尿也随之而好转。从中医辨证角度看，鼻咽部不适可为风邪所致；蛋白尿因感冒而复发，亦可视作表证；皮肤病的发病表现也符合风邪致病的特点。临床常用的祛风药有：羌活、苏叶、防风、蝉蜕、僵蚕等。

5. 从湿热论治　临证之际每多可以看到蛋白尿患者在整个病程中都有不同程度的邪实症状存在，其中又以"湿热"最为常见。由于湿与热易于胶滞互结的特性，常致病势缠绵、病情反复、疗效不佳，因此重视清热化湿应为提高疗效的关键之一。《素问·至真要大论》指出："水液浑浊，皆属于热。"唐代王冰在注释时进一步指出："溲变者，水火相交，火淫于下也，而水脏水腑皆为病也。"吴昆《医方考》谓："下焦之病，责于湿热。"又《宣明医论》曰："湿气先伤人之阳气，阳气伤不能通调水道，如水道下流淤塞，上流泛溢必为水灾。"从三焦辨证的角度看，蛋白尿属下焦病变无疑，其者常表现为小便浑浊、大量泡沫尿等症状，符合"湿性重浊""湿为阴邪、易袭阴位"的致病特点。另外蛋白尿容易反复发作，亦类似于"湿性黏滞、缠绵难愈"，故临床可采用清热化湿的方法消除蛋白尿。

湿热证总的治疗原则是清热利湿。具体的临床运用之际，当区分热重于湿、湿重于热、湿热并重的不同，遣方用药上对应有很大的差异。其次，湿热发生的部位不同、合并病邪的不同，临床应对处置也有各有千秋。

我的老师徐嵩年先生，临床治疗蛋白突出清利，认为祛邪即可扶正，并自创"清利方"（白花蛇舌草30g、蝉衣9g、七叶一枝花15g、蒲公英30g、板蓝根15～30g、玉米须30g、生薏苡仁15～30g、田字草30g、火鱼草30g、鲜茅根30g）。徐氏认为慢性肾炎不是一个单纯以正虚为主的疾病，其邪实一面不但不能忽略，而且必须加以强调。虽然临床上常见患者具有面浮足肿、面色苍白、形寒畏冷等一派阴寒之象，历来各家也都偏重于脾肾阳虚，水湿潴留的认识，实际上这类患者往往伴见口苦、咽干、咽痛、尿少，苔黄腻而干，或有皮疹等邪热内蕴之象。而且还经常反复感冒，成为整个治疗过程中的一个最严重的干扰因素，所以徐氏认为慢性肾炎是一个虚实寒热夹杂的疾病，提出祛邪方可以安正这个治则，使祛邪与扶正并行，并且突出清利为主。某些病例单纯使用温阳利水、健脾化湿无效后，经加用清利之品收到明显疗效。

6. 从瘀论治　我们可将其理论概括为"肾络瘀阻"说。其理论依据之一为"血不利则为水"。如《金匮要略·水气病脉证并治》谓："妇人则经水不通，经为血，血不利则为水，名曰血分……经水前断，后病水，名曰血分，先病水，后经水断，名曰水分。"唐容川在《血证论》中进一步阐释为："血与水本不相离……病血者未尝不病水，病水者未尝不病血……瘀血化水，亦为水肿。"因蛋白尿患者有时伴有水肿，故认为活血法可治疗蛋白尿。其理论解释之二为"久病入络"说。"久病入络"的学术思想早在《内经》中就有记载："久病者邪气入深，去血脉……久病者不去身者,试其血络,尽出其血。"清代叶天士将《内经》中有关"络脉"的认识加以深化,明确提出了"久病入络"说,用以解释部分内伤杂病的病理。《临证指南医案》中指出:"大凡经主气,络主血,久病血瘀……初为气结在经,久则血伤入络……百日久恙,血络必伤。"因此,对于那些长期反复发作的蛋白尿患者,如伴有面色晦暗或生斑、舌暗紫、舌底络脉瘀曲、脉涩等,瘀血阻络可为其合理病因解释之一。从以上的理论解释中我们可以看出,活血化瘀法的应用其实需要具备一定的条件:一是蛋白尿需伴有水肿,二是长期反复不愈的蛋白尿。

学生问:血尿亦是肾脏疾病临床最常见的表现之一,成因多端,临床表现轻重不一,易反复、缠绵难愈,请陈老师让我们分享您的诊治经验。

陈师答:血尿原因十分复杂,首先要区别是肾炎性血尿还是非肾炎性血尿,肾小球肾炎的血尿经尿相差显微镜分析:异形红细胞>75%,尿红细胞容积<85 fl,而非肾炎性血尿常见血丝血块,尿红细胞容积>85 fl,尿相差显微镜示均一形血尿,B超和尿钙定量均有助于血尿的诊断。非肾性血尿常见于胡桃夹肾、尿路感染、肾结石、高尿钙血症、多囊肾、肾微小血管破裂、肾挫伤等,由于病因复杂,血尿的治疗并非易事,应尽量查清病因,诊断明确了方可辨病论治,例如:结石造成的血尿,首先要排石;多囊肾出血先要予以止血;胡桃夹肾血尿也可对症下药。但是肾炎性血尿,如IgA肾炎的血尿即使诊断明确,也并非一种治则、一张处方能够解决的,这时必须结合症状和病理特点进行辨证论治。

中医学治疗血尿已积累了丰富的经验,治疗法则更是多样,如清热泻火、清心泻火、疏风清热多用于尿路感染的血尿或肾炎因感染而诱发血尿加重的情况;滋阴清火、凉血宁络大多用于慢性肾盂肾炎、紫癜性肾炎、系膜增生性肾炎或IgA肾病;行气化瘀止血则运用于外伤性肾损伤出血,也可用于肾炎性血尿;益气健脾摄血可用于肾炎性血尿、多囊肾出血,或乳糜血尿。以养血活血法可逐渐改善左肾静脉循环。

另外还有一种常发生于男性青少年的血尿症候群,我称之为"特发性血管性血尿",其临床特征有以下几点:① 肉眼血尿伴小血块,量多,持续时间长。② 抗生素药物无效,一般止血药物亦无效。③ 尿红细胞容积>85 fl,尿相差显微镜为均一形。④ 膀胱镜检查见血尿从左侧输尿管流出。⑤ B超示有左肾静脉受压现象。⑥ 部分患者肾穿刺有IgA肾病变或微小病变。⑦ 腹平片和静脉肾盂造影正常。估计此类患者其左肾某一小血管有先天性畸形,在青少年阶段剧烈运动后就出现了血尿,尿常规可见满视野血尿或持续性红细胞(+++~++++)。我以益气养阴宁络法治愈6例此类患者,有一例仅服14剂,血尿遂止,但这类血尿的诊断还有待于进一步研究。

学生问:血尿的治疗,西医多无特殊处置,而中医疗法则以疗效见长,是不是止血治疗就可以了?

陈师答:我在长期临床实践中发现肾源性血尿的发生是由肾络受损所致,即《灵枢·百病始生篇》"阴络伤则血内溢"之谓。《景岳全书·血证》曰："血本阴精,不宜动也,而动则为病。血主营气,不宜损也,损则为病。"指一切血证均由"动"和"损"所致,尿血的发病,以热移下焦扰动血室和脾肾不固、气阴受损为主要病机,其中有因心、小肠、肝等脏腑之火热,下迫肾与膀胱,损伤脉络,血溢水道而见尿血者;有因外感六淫之邪,化热下迫,灼伤络脉导致小便出血者;有因气阴亏虚,阴虚火旺,迫血妄行而发为尿血者;有因脾气虚弱,气不摄血,血不循经渗于膀胱而发为尿血者;有因肾气不足,下元空虚,封藏失职而血随气下发为尿血者;亦有因气滞血瘀,壅阻脉络,络破血溢渗于膀胱而尿血者。

在治疗上我认为:首当熄火宁络。肾小球血尿的发生或加重常由热毒客咽,或湿热侵肠所致。由此导致肺燥肠热,进而移热于肾。故临床治疗应以治火为首务,火熄则络宁,络宁则血止,则病可向愈。对于热毒客咽,金燥水热灼伤肾络者,治当苦寒清解之中佐以辛凉宣散,如金银花、蝉蜕、薄荷、荆芥等药,取其"治上焦如羽""火郁发之"之意;对于湿热侵肠,湿中之热伤及肾络者,治当苦寒清解之中佐以淡渗利湿,如土茯苓、车前子、六一散等药,取其"湿去热孤"、孤热易除之意;对于阴虚火旺者,治当甘寒清降之中佐以辛热之肉桂,取其引火归元、导龙入海之意。如是则火熄水不沸腾,络宁血自静守。我称之为养阴宁络止血法,常喜用止血方(党参,黄芪,玉竹,石斛,白术,茯苓,生地,丹皮,紫草,白茅根,茜草)以益气养阴宁络,唇红咽痛者加金银花、连翘、知母;出血量多者加参三七;湿邪重者重加粉草薢。

次当化瘀通络。临床上肾络瘀阻也是肾性血尿病机中不可忽视的重要方面。肾脏脉络瘀滞,一则可导致血不归经,溢于络外;二者瘀久化热,逼血外渗,从而引发或加重血尿。此外,络中瘀血极易与湿、热、毒邪相互攀援,交相济恶,使病机更趋复杂,治疗越发困难。因此,对血尿的治疗,我十分重视运用化瘀通络法,并将此法贯穿血尿治疗的全过程。临床上常用生蒲黄、生茜草、粉丹皮、赤芍药、桃仁等活血之中又有凉血之功的药物。

三当补虚充络。络脉能裹摄血液运行其中而不渗溢络外,全靠阴(血)滋络体,气(阳)摄络血。故阴(血)亏络体失养,气(阳)虚络血失摄又是血尿发生和加重的重要因素。因此,对于肾性血尿的治疗,补虚也是其不可或缺的治疗环节。我常以此法作为治疗肾性血尿最后收功之法,以收络体得养、络气得充、络血得摄之效。临床上滋阴常以生地,养血习用阿胶,补气喜用黄芪,温阳多选苁蓉。四药滋阴养血不呆胃滞脾;补气温阳不化燥动火,故为血尿治疗之所喜。另外《济生方》中鹿角胶丸可治阳虚偏寒之血尿,于临证之际取其意改用鹿角粉治疗多囊肾出血偏肾阳虚者,收到良好疗效。多囊肾出血有时量多而持续,一般止血药很难收效,但如加大云南白药剂量,每次 0.5 g,一日 4 次,则往往可以收到满意的疗效。

学生问:您一直提倡辨病与辨证相结合治疗肾脏病,也知道您有很多协定方,肯定也是专病专方而设,那是否可以分享您在血尿治疗方面的这些专方专药?

陈师答:前面我也提到了血尿的治疗,临床上很大一部分患者的血尿仅为镜下血尿,多不伴有明显的临床症状,因此首先需要搞清楚血尿的性质和成因,继而根据不同的病因,总结其发病特点和总体规律,继而采取对应的治疗,施用专病专方往往可以收到较好的疗效,下面我就说说我临诊时常用的一些方药思路供大家参考。

1. 太子参,女贞子,旱莲草,桑寄生,生地,龟甲,白花蛇舌草,生侧柏叶,石韦,杜仲　该方适用于 IgA 肾病单纯以血尿为表现者,如咽痛血尿加重者,加挂金灯、西青果、玄参。

2. 生地,麦冬,玄参,南沙参,莲心,茯苓,丹皮,淡竹叶,滑石,灯心草,通草　该方适用于膀胱炎。

3. 黄芪,当归,川芎,红花,茜草根,大蓟,三七,旱莲草,女贞子,白花蛇舌草,积雪草　该方适用于血尿量少稳定,但迁延日久不愈者。

4. 生地,当归,赤芍,生蒲黄,川芎,黄芪,另外配合炮山甲粉口服　该方适用于胡桃夹现象。

5. 党参,黄芪,白术,川芎,当归,仙鹤草,生地榆,干姜,炙甘草,另外配合口服鹿角粉、炮穿山甲粉　该方适用于非肾性血尿者。

学生问:水肿也是肾病的常见症状之一,相较于蛋白尿和血尿而言,水肿是很多肾病最初就诊的原因,也更容易被发现或自我有不适症状,临床上也有很多顽固性水肿,中西治疗效果都不是很理想,所以一旦临床上遇到了,有什么好的思路和治疗方法呢?

陈师答:水肿是肾病常见证候,中医治法十分丰富,如宣肺利水、祛风利水、清热利水、通阳利水、健脾利水、温肾利水、淡渗利水、行气利水、攻逐利水、滋阴利水、活血利水等,在临床中若遇到复杂病情,需根据辨证和辨病相结合的原则选用以上几种治则配合施治,方能取得理想的疗效。

肾病水肿严重时还当配合西药治疗,尤其是肾病综合征,激素、免疫抑制剂、抗凝及利尿药皆可选用,同时配合中药内服或中药药浴,中西医结合治疗此类肾病水肿,往往会取得更好的疗效。

另外有些特殊类型的水肿也值得关注,如妇女特发性水肿,多发生于肥胖之中年妇女,晨起颜面浮肿,午后下肢出现明显之凹陷性浮肿,亦有呈肌肤紧张,周身沉重者。从舌脉分辨,我认为此类水肿之病因乃肾虚瘀滞,气血失于畅通,聚水为肿,当从补肾化瘀,行气利水进治,我用自拟瘀肿方(肉苁蓉、巴戟天、泽兰、莪术、当归、威灵仙),每能切中肯綮。

学生问:根据您在水肿治疗方面的诊疗经验,您是从哪些方面着手解决的呢? 或者说有哪些基本治则可供我们学习参考?

陈师答:肾病水肿,多与水钠潴留、低蛋白血症、毛细血管通透性改变、继发性醛固酮增多等因素有关,传统中医学认为多与风水泛滥、湿毒侵淫、寒湿浸渍、湿热壅盛、脾阳虚衰、肾阳衰微、血瘀水阻等相关,整理前贤卓见,结合我自身的临床经验,中西医理汇通互参,寻求中西医理之间的共性,逐步总结出中西互参的肾病水肿的基本法则。

1. 崇土治水——低蛋白血症之肾病水肿治法　西医认为低蛋白血症是肾病水肿的临床

常见的原因之一,大量蛋白尿引起蛋白流失或胃肠道丢失导致血白蛋白水平降低,继而引起血浆胶体渗透压下降,大量体液由血管内转入组织间隙,继而形成水肿。

脾(胃)主运化,若脾(胃)之气亏虚,运化功能失常或湿邪过盛而困脾(胃),碍其运化,均可致主运化功能减退,水湿内聚亦或泛溢,变为水肿,《诸病源候论·水肿候》有"肾者主水,脾胃俱主土,土性克水,脾与胃合,相为表里,胃为水谷之海,今胃虚不能传化水气,使水气渗溢经络,浸渍脏腑……故水气溢于皮肤而令肿也"之说。由此可知,脾(胃)虚湿困,水湿逗留为水肿发生之根本。血白蛋白,参中医之理,当为体内精微,来源是先天肾中精气,更依赖于后天脾胃运化水谷精微化生,脾(胃)亏虚,化生无缘,亦或脾虚失于固摄而丢失增多,则使血白蛋白的产生减少,脾虚升降失常,水失土制,水精不布,继而变生水肿等诸症。

根据前贤论述,中西医理互参,结合自己的临床经验,我认为低蛋白血症之肾病水肿的病机是脾虚湿困,明确当"崇土治水"法之,重在强健脾运,正所谓"调中健脾,脾气自能升降运行,则水湿自除",治疗中多用黄芪、党参、白术、苍术、山药、薏苡仁、茯苓等益气健脾,其目的在于,其一脾运得健,水湿得化,便溏、腹泻、呕吐等症得以有效控制,减少胃肠道蛋白质的丢失,澄源以塞流;其二胃气来复,后天精微化生充沛,有助于提高蛋白质的吸收与合成,使血白蛋白的水平得以提升保持。根据这一治法,我总结多年的临床经验,创"黑料豆丸(颗粒)"治疗低蛋白血症,对提高血白蛋白、消退水肿、防止水肿复发等效果显著。另外,部分肾病患者长期应用大剂量西药(免疫抑制剂等),其为攻伐之品,脾胃、气血受其克伐太过,以致胃气衰惫,临床见纳差、呕恶、腹胀等症频发,此时当以醒脾和胃之品,如陈皮、木香、藿香、白豆蔻、砂仁、谷麦芽等,以减少西药对胃肠道的不良反应,恢复脾运。此外,水湿之邪性黏滞,难以速去且亦反复,故应强调健脾除湿之法需坚持固守,不可中病即止。

2. 温阳利水——水钠潴留之肾病水肿治法　现代医学认为水钠潴留是肾病水肿的重要因素之一,多为肾小球滤过率下降或超过其滤过功能所致,其机制庞杂繁复,作为肾前因素的心源性的因素也参与其间,且两脏病变互为影响。传统医学认为,肾者水脏,主津液,主气化,肾阳不足,命门火衰,不能化气行水,遂使膀胱气化失常,开阖不利,水液内停,形成水肿。《素问·水热穴论》曰:"肾者胃之关也,关门不利,故聚水而从其类也,上下溢于皮肤,故为胕肿。"故历代前贤对水肿的治疗十分强调重视温补肾阳、通利三焦之法,多以金匮肾气汤、真武汤治之。中医藏象学说历来重视心肾关系,强调"心肾相交,水火既济"。我认为,心为君主之官,肾为作强之官,和现代医学心肾的关系、大循环和微循环的关系其理一也,只有君相二火的温煦互养,肾阳方能化气行水;肾阳需赖肾精而化生,还需由心阳相济相辅,否则肾精寒而无化生肾阳之机,肾中阴阳失调而主水行气之责失矣。因此心阳的充沛与否,对水液代谢也能起到一定的镇摄作用,心阳虚衰不能下温肾阳,势必导致肾阳更加不足,气化不利,出现阳虚水泛滥等失常之证。

我认为"凡阳气不到之处,即见水湿泛溢为患",在肾病水肿的过程中温阳利水之法虽以温补肾阳为主,亦需重视对心阳的养护,对合并有胸闷气短、心悸喘促,甚或不能平卧等心阳衰惫、水气凌心者当兼顾温补心阳,从而明确了温阳利水法则应以温振心、肾之阳气为主。选方用药多以济生肾气汤加减,以附子、桂枝温通心肾、化气行水以退肿,久病肾精暗耗或有气津不足者,虑桂、附之刚燥,故临诊处方时多以肉苁蓉、巴戟天、菟丝子、淫羊藿等温润之品代之,再佐以葫芦瓢、冬瓜皮、大腹皮等加强利水消肿之功,全方寓通于补,利而不伐,起效时间在1周左右,其后尿量渐增,水肿亦随之明显减轻或消退。

值得一提的是,我常用鹿角粉(霜)治疗糖尿病肾病性水肿,其乃效法自之《景岳全书》鹿茸丸,原方中鹿茸为君药,佐以五味子、当归、熟地,补肾阳,益精血,用于治疗脚气,腿腕生疮及下元痿弱。该经验来自于我在新疆工作时候用鹿茸血治疗再生障碍性贫血及外科疮疡的收获,糖尿病肾病水肿多顽固难治,有肾阳亏虚、精血不足、经脉瘀阻等多重因素,而鹿角粉(霜)则是一药多能,而现代药理研究亦证实鹿角有强心作用,因此在辨证用药的基础上加入本品,疗效显著,盖其发挥了心肾同治、改善微循环之功,值得深入探究。

3. 肝肾同治法 "肝肾同源"(精血同源)是中医理论体系中脏腑理论的重要理论之一,深刻地反映了肝、肾两脏在生理、病理上存在着的相互依存、互为制约的关系,在此理论指导下,应运产生了"肝肾同治""肝病治肾""肾病治肝"等法,历代医家对肾病水肿亦不乏有从肝论治者,究其缘由,其因有三,其一:肝主疏泄之功,水液输布与气机的调畅有密切关系,肝的疏泄功能异常,气机郁结,津液输布代谢障碍,继而水停而生肿;其二:肝主疏泄功能正常,则脾胃升降有司,胆汁分泌排泄正常,有助于脾胃的运化,水湿无困滞之虞;其三:肝主藏血,若肝气郁结,则血行障碍而成瘀,而血不利则为水肿。气滞、血瘀、水阻三者相互因果影响,故肾病水肿多为缠绵难治。

现代医学认为肝脏在蛋白质的合成与代谢中发挥着重要作用,除合成自身所需的蛋白质外,合成的血白蛋白在维持血浆胶体渗透压中起重要作用,还合成多种凝血因子(如凝血酶原、纤维蛋白原等)参与凝血机制,故肝功能受到损害时,常会出现水肿及血液凝血功能障碍。

根据自身的临证经验,我认为肾病水肿的诊治中不可忽视强肝、护肝的作用,除了传统的辨证论治外,对于那些顽固的低蛋白血症水肿,当反复投以健脾利水、温阳利水等方罔效时,或伴有肝功能损伤者,此时也是肾病从肝论治的一个切入点,病机上气、血、水瘀阻并存,这均可责为肝失疏泄的结果,势必引起肝脏合成蛋白能力的下降,此时临床上并不单纯以有无肝损为指征,既往肝病的病史,或特定的肝病免疫指标等因素,成为辨治的重要因素之一。通过提高肝脏合成白蛋白的能力,最终达到水肿消退的目的。对此类病患,在临床上我多喜用逍遥散、归芍地黄汤以肝脾、肝肾同治,用药喜用白芍、郁金、鸡骨草、桑寄生、当归、片姜黄,五味子等,借鉴肝科同道的研究成果,对于低蛋白血症者喜配合应用扶正化瘀胶囊(丹参、发酵虫草菌粉、桃仁、松花粉、绞股蓝、五味子)以改善肝功能,临床及基础实验研究中证实该药具有多途径的抗肝纤维化作用,能起到增加血浆白蛋白、加强利水消肿之功,亦是肝肾同治的范例。

4. 活血利水法 肾病水肿患者容易出现高凝状态,其原因包括血中促凝因子均增加,静脉瘀血,高脂血症,低蛋白血症,血液浓缩,血黏度增加,激素和利尿剂的使用等,反过来高凝状态亦加重水肿,故西医治疗在肾病水肿的治疗中很重视抗凝治疗。

我认为在肾病水肿诊治中,中医对于血与水之间的辨证认识,与西医的肾性水肿高凝状态的认识有着异曲同工之妙,可谓条条大路通罗马。血和津液均有后天水谷精气化生,故有"津血同源"之说,在生理和病理上也互为影响,《金匮·水气病脉证治》曰:"血不利则为水";《血证论》曾提出:"水血互相维系,故水病则累血,血病则累气……故汗出过多则伤血,下后亡津液则伤血,热结膀胱则下血,是水病而累血也……血虚则精竭水结,痰凝不散,失血家往往水肿,瘀血化水,亦发水肿,是血病累水也。"肾病日久难愈,阴盛阳衰,水湿内聚,气机郁结,使血液运行迟缓或不畅,渐成瘀血;瘀血反之又加重气机的阻滞,继而又加重水液代谢障碍,故使水肿顽固难去。故在治疗瘀像明显的肾病水肿时,常结合五脏辨治配合活血化瘀药,常佐以益母草、川牛膝、赤小豆、桃仁、红花、泽兰、赤芍等化瘀利水消肿;如疗效不佳,可加用水蛭、地龙等虫类药以祛瘀通络。

学生问:腰痛也是肾病的常见临床表现之一,当然临床上导致腰痛的原因也很多见,也有很多人认为腰酸腰痛就是肾虚,对此您是如何看待这种现象的?

陈师答:中医学认为腰痛的病因可为内伤、外感与外伤,基本病机为筋脉痹阻,腰府失养。内伤的多责之禀赋不足,肾亏腰府失养;外感为外邪痹阻经脉,或劳力扭伤,气滞血瘀,经脉不通所致。因此认为腰酸腰痛就是肾虚是片面的,也是当下人群的一种唯虚论的心态所致。

肾病中出现不同程度的腰痛是经常遇到的,但以腰痛为主要症状的疾病常见的有以下几种:① IgA 肾炎患者的腰酸痛较其他几种病理类型的肾病明显,尤以血尿为主要表现的患者常述有腰酸腰痛的症状。② 急慢性肾盂肾炎患者大多有明显的腰酸痛及肾区叩击痛,随着感染的控制,腰痛会明显减轻。③ 肾结石引起的肾绞痛,腰痛十分剧烈,并向尿道放射到少腹疼痛,常伴有心呕吐,尿常规有镜下血尿,甚至肉眼血尿,因此很容易明确诊断。④ 由腰椎骨质增生引起的腰痛大多发生在中老年妇女,特征为清晨痛剧,起床活动可以减轻,X 线摄片可以证实明确诊断。⑤ 由肾静脉栓塞引起的腰痛常突发于一侧,并可随之出现浮肿加剧,蛋白尿增加,这在肾病综合征的患者中常见到,通过彩色多普勒肾血管扫描可以明确诊断。治疗上中医应予大剂量活血通络药物,西医可用尿激酶及肝素,但要抓紧时机,及早发现,在 6 小时内治疗效果较好。⑥ 肾周围脓肿引起的腰痛大多在单侧,体检时可见肾区局部有隆起,压痛明显,必伴有高热,查血象白细胞增高,B 超、X 摄片和 CT 均可协助诊断。肾周围脓肿的治疗应采用中西医结合方法,中药配合有效抗生素可使病情早日痊愈。

学生问:乳糜尿虽然目前不为常见,但门诊上也时常会遇见这种患者,由于是少见病,因此临证之际颇有些捉襟见肘,陈师您的诊治经验是什么?

陈师答:乳糜尿发病原因,中医学认为与脾肾二脏有密切关系。脾为生化之源,肾为藏精之所。脾虚则运化无权,肾亏则封藏失司,而致精微下泄,清浊不分,下经膀胱,故小便浑浊,如乳汁或如脂膏。所以乳糜尿的病因有脾阳下陷,中气不足,湿热下注,肾阴亏虚。《丹溪心法》云:"真元不足,下焦虚寒,小便白浊,凝如膏糊。"《医学心悟》曰:"浊之因有二种,一由肾虚败精流注;一由湿热渗入膀胱,肾气虚,补肾之中必兼利水。盖肾经有二窍,溺窍开则精窍闭也。湿热者,导湿之中必兼理解,盖土旺则能胜湿,以土坚凝,则水自澄清也。"

乳糜尿的治疗基本大法是补中益气,清热利湿,健脾益肾。实证者宜清化湿热,分清泌浊;虚证者宜益气举陷,温养脾肾。此种患者多属本虚标实之证,临床表现乃一派脾肾气虚之候,兼有湿、热、瘀为患,故其一,临床用药需重用益气之品,"中气不足,溲便为之变"即为我们指明了用药方向,我平时喜欢使用大剂量生黄芪(45~60 g),或让患者口服生黄芪粉(20 g/次,2 次/日),同时多配伍合用党参;其二,在益肾健脾的基础上加用清利分湿之品,如玉米须、荠菜花、车前草、粉萆薢、莲子心;其三,重用活血搜络之药,如桃仁、红花、丹参、水蛭,可能与改善局部淋巴回流降低淋巴管内压力而达到治疗乳糜尿的效果,具体机制值得探讨。

另外需要推荐的是鹿角霜和菟丝子。鹿角霜的使用,是我受了徐嵩年老师的影响,徐氏推崇《三因极一病证方论》中的鹿角霜丸治疗乳糜尿,该方主治脾肾虚寒,不能统摄,从而脂液下流,遇劳辄发,古称"劳淋""膏淋",临床诊断为"乳糜尿"证的患者。方中咸温的鹿角霜与咸寒的淡秋石同用,前者活血消肿有温通作用,后者清解祛瘀有清火止血作用,更有茯苓利水,共呈温通利尿止血功能,与补中益气汤同用,对治疗乳糜尿患者,有较好的效果。现今淡秋石已不常用,唯鹿角霜我仍沿用至今。目前临床上以鹿角霜、鹿角粉为常见,鹿角霜,咸,温。归肝、肾经,温肾助阳,收敛止血,而鹿角粉常用于脾肾阳痿,食少吐泻,白带,遗尿尿频,崩漏下血,痈疽痰核。《本草纲目》:"鹿角,生用则散热行血,消肿辟邪……炼霜熬膏,则专于滋补矣。"而菟丝子是的使用是源于《太平惠民和剂局方》的茯菟丸(菟丝子、茯苓、莲肉),该方主治白浊、遗精,与乳糜尿和蛋白尿的临床尿液的表现合拍,病机相合,故临诊之际我多喜欢重用菟丝子(15~30 g),往往能收到意想不到的良效。

学生问:在慢性肾病的过程中,特别是慢性肾炎蛋白尿、血尿的病程中,感染是最常见的并发症。感染的出现往往是慢性肾炎诱发和加重的因素,也是慢性肾炎蛋白尿和/或血尿久治不愈的潜在因素,因此在跟师学习的过程中感觉您特别重视慢性肾病中潜在的急慢性炎症及时有效地治疗,请说说您的治疗经验。

陈师答:在慢性肾病的治疗过程中,定然会遇到合并肾病之外的其他系统的感染,而我也一直强调感染的出现往往是慢性肾炎诱发和加重的因素,也是慢性肾炎蛋白尿和/或血尿久治不愈的潜在因素,所以一旦发生,必须及时有效地进行治疗干预,下面说说几种常见感染情况我的处理经验。

1. 上呼吸道感染 凡慢性肾炎因外感而病情加剧,临床表现以肺经症候为主者,如发热,咽喉焮热肿痛,鼻塞流涕,或伴咳嗽等,治疗关键在于清热解毒利湿。常常选用鱼腥草、挂金灯、西青果、板蓝根、金银花、连翘、荆芥、蝉衣、蒲公英、白茅根等。以上药物配合应用具有清热解毒,利湿消肿的作用。轻症患者,我平时也多嘱咐其自备正柴胡饮颗粒(风寒型)、连花清瘟颗粒(风热型)区分寒热而选用。

2. 慢性咽炎 慢性咽炎是慢性肾病中的常见感染,反复发作,大多数患者临床表现为咽红、咽干、咽痛。我平时常喜选用桔梗汤或麦味地黄汤加减。桔梗汤出自《伤寒论》,原方用于"太阳受病,正气不足,邪乘虚陷于少阴,邪热循经上犯咽喉",属少阴客热咽痛,临床主要表现为单纯咽痛,咽部轻度红肿而不兼其他症状者,多选用此方。若临床表现见咽干痛,咽部红微肿,伴心烦胸闷,舌红苔少乏津,脉沉细,则属少阴阴虚咽痛。《伤寒论》:"少阴水火未济,阴阳不和,少阴虚火循经上炎。"当选猪肤汤,目前临床多以麦味地黄汤代替。平时亦可服用冬凌草片、百蕊片、清喉利咽颗粒等中成药治疗。

3. 口腔疾患 口腔疾患包括口腔溃疡、牙周炎、牙龈脓肿以及热病后口唇疱疹、口臭等,凡辨证属阴虚胃火上炎者,选用竹叶石膏汤加减。竹叶石膏汤亦出自《伤寒论》,堪称经方名剂,原方主治"伤寒解后,虚羸少气,气逆欲吐"之证,此证为热病愈后,余热未清,气液两伤而致。方中竹叶之甘寒,清心除烦;石膏之大寒,清余热之邪;人参补病后之气虚;麦冬补病后之阴虚,配甘草、粳米以和胃气,防寒凉太过,又助中州之化。

一般普通的口腔溃疡,我多用生石膏、淡竹叶、白残花治疗;风火牙痛患者,多用苦丁茶、夏枯草清热泻火;口腔黏膜霉菌感染时,一枝黄花液漱口或一枝黄花入煎剂治疗。

4. 过敏性鼻炎 过敏性鼻炎是耳鼻喉科的常见病、多发病。它的反复发作也是慢性肾炎迁延难愈的隐患。中医认为本病的发生,内因多与脏腑功能失调及个人禀赋有关,外因多由气候(风、寒、热、燥)等邪气侵袭鼻窍所致。脏腑功能失调与肺、脾、肾三脏虚损有关,其病主要在肺,其本在脾、肾。中医辨治当注意标本缓急,急性发作期以祛邪为主,我喜用鹅不食草,此药气味辛温,入肺经,功能祛风、散寒、通鼻塞,《本草汇言》谓其利九窍,通鼻气之药也,中成药我多用霍胆丸治之。部分患者多为清水涕,我辨其与肺痿相仿,故多治以桂枝汤、葛根汤、甘草干姜汤化裁;缓解期则治本为主,常用益气健脾法,我多嘱患者常服补中益气丸,此法可减少鼻炎的反复发作,甚至可使过敏性鼻炎治愈。另外可用生理盐水(或淡盐水)或清水,每日清洗鼻腔,部分病例也有一定疗效。

5. 尿路感染 慢性肾病患者久病正气不足,很容易合并尿路感染,其病理特点多为本虚标实。急性期患者可有明显的尿频、尿急、尿痛、小便赤涩淋漓等尿路刺激征,尿检可见红、白细胞,治宜清利湿热,泻火通淋,临证酌选萹蓄、瞿麦、蒲公英、芙蓉叶、凤尾草等;若尿路刺激征不明显,但尿检查还有红、白细胞,疾病呈迁延者,当扶正祛邪,兼见手足心热,或低热缠绵,腰膝酸软,头晕耳鸣,咽干唇燥,舌质偏红,舌苔薄黄腻,脉细数等,证属肾阴亏虚,湿热缠绵,治当滋阴益肾,清热利湿,方以知柏地黄汤合猪苓汤加减;兼见神疲乏力,畏寒肢冷,大便溏薄,舌质淡、苔白腻微黄,脉沉细弱等者,证属脾肾阳虚,湿热留恋,治当温肾健脾,利湿清热。方以肾5方加减。

6. **胃肠道炎症** 此种情况多由饮食不慎，或外邪为患，湿浊困脾，脾失健运，故见腹痛腹泻或恶心纳呆，湿浊化热下注膀胱，故见尿血或尿泡沫增加，吐泻重或救治不及时者甚有肾功能急剧下降之虞。治疗当从芳香化湿，清肠止泻着手，藿香正气散主，此时针对血尿可考虑仙鹤草、生地榆等止血又可止泻之品。平时轻症患者多嘱咐其自备藿香正气片（软胶囊）。

另外亦有报道，胃病幽门螺杆菌感染也是部分肾病患者迁延不愈或加重的一个病理因素，经过正规杀菌治疗后，往往这些患者的肾病可有不同程度的减轻或改善，所以在中药方中可加用藤梨根、蒲公英、芙蓉叶等药。

7. **化脓性感染** 化脓性感染包括如化脓性扁桃体炎、痤疮感染、疖肿、疔毒等，在慢性肾炎病程中也常容易发生，特别是应用激素的治疗过程中更容易发生，以面部痤疮最常见。中医辨为热毒炽盛者，治宜清热解毒，凉血散血，方用五味消毒饮合或四妙勇安汤加减。四妙勇安汤出于《验方新编》，方由金银花、玄参、当归、甘草四药组成。方中金银花清热解毒为主，玄参泻火解毒为辅，当归活血散瘀，甘草配合金银花加强清热解毒以调和诸药。本方清热解毒、凉血活血通脉，药虽四味，但量大力宏疗效突出。

另外对于平素体虚，易于合并感染的肾病患者，我平时多建议其可服用蜂胶为用，一则蜂胶可提高免疫力，二则蜂胶有一定的抗菌作用，其对于反复口腔溃疡、过敏性鼻炎的患者效果尤其为好。

学生问：很多人觉得中医是慢郎中，只能治慢性病，但我觉得慢郎中也治得了急性病、危重病，在肾病诊疗方面，如急性肾炎、急性尿路感染、痛风急性发作、泌尿系统结石急性发作等方面，中医药就可独当一面，很希望能学习您在这方面的诊疗经验。

陈师答：诚如你所言，中医药历来不只是治疗慢性病，在急性病、危重病的诊治中有其自己应该的作用和地位，下面我就先说说在急性肾炎中运用中医药的体会，其他一些治疗肾脏急性病变的体会有机会以后谈。

急性肾炎病变初期，夹有风邪，伴有肺卫之表证，故采用解表药居多，生用麻黄，发汗利水作用强，但用量不超过 10 g，以免引起烦躁失眠，血压升高。金银花、连翘是为对药，解风热之邪所致咽喉疼痛。病情初期有链球菌感染，造成免疫复合物沉积，致血管通透性改变而形成血尿、蛋白尿，中医把免疫复合物辨为外来热毒之邪，故清热解毒药的使用尤为重要，金银花、连翘、蒲公英、紫花地丁清热解毒，减轻局部炎症，其次可减少抗生素使用的持续时间。猪苓、茯苓也是对药，健脾渗湿，培补胃气。水为饮邪，故加入少量的桂枝或肉桂等温热药物以温阳化气行水，协助利水药的利湿消肿之效；又可防苦寒之药过于碍胃。玉米须不仅利水，还具有降低尿蛋白之效，故在肾炎患者合并水肿时较多使用。初期阳水伴尿红细胞时予白茅根、茜草根、大蓟、苎麻根清热凉血止血，后期肾阴亏虚引起的红细胞可使用龟甲、女贞子、旱莲草滋阴潜阳，补益肝肾。纵观病程，清利为先，即使恢复期也以少量平补为妥。

急进性肾炎为危重病，治疗当以中西医结合最大程度地提高疗效，来改善患者的预后。

治疗该病西药药物相对固定,有规则的疗程及用法,中药根据患者的临床表现来分期论治,但由于病情发展迅速和复杂,有时各型纵横交错,此时抓住主症,治标为先为原则,辨证施治。病情初期阶段以标实为主,故疏风清热,片刻病邪入里,即转入湿热壅盛阶段,标实更重,出现全身浮肿、蛋白尿、血肌酐急剧上升,予尿 D 方,该方中有大量的清热解毒,凉血止血之药。白花蛇舌草、忍冬藤、紫花地丁重用清热解毒;白茅根、丹参、生地、赤芍凉血止血;制大黄、泽泻、木瓜通腑利湿,使病邪从两便而出。因该病需长期大量激素服用,使患者出现阴虚阳亢之象,可用生地、丹皮、黄柏、知母养阴清热。其次急进性肾炎的发病与凝血、纤溶系统有关联,故活血药物使用于病情发展的各个阶段,常用的有丹参、桃仁、红花、赤芍、益母草等;再次后期注意长期激素使用引起皮质醇低下,减药过程中容易引起病情的反跳,故在邪去正安时逐步加入温阳补肾之药,如淫羊藿、巴戟天、菟丝子、肉苁蓉等。曾治疗一例患者临床表现面色苍白,神疲乏力,舌质淡白,为气血亏虚之象,夜尿多,腰酸困为肾虚表现,浮肿为水湿停聚,咽干痛、心中烦热为热毒未尽,高血压、蛋白尿、血尿、血纤维蛋白原升高均与瘀阻肾络有关,初诊时见热象明显,故先予清热解毒之品,这类药物对炎症介质的清除是有利的,待热象稍退,呈现正虚未复之象,适时加入滋补肾阴、益气活血、健脾醒胃之品,促使肾气恢复,脾运转健,病情渐现转机。这例患者中医治疗体会有二:① 虽有明显虚象,但在热毒征象显著时当以清热解毒,祛邪为先。② 即便热象已退,要进补益时应避免滋腻之品,一防热邪复燃,二恐滋腻碍胃。上例患者经西药配合中药治疗,睡眠、饮食及肾功能都有很大改善,血红蛋白亦有提高,可见中药在改善症状方面发挥了积极作用。

学生问:肾病综合征为临床所常见,您的诊疗经验是什么?

陈师答:我个人在肾病综合征治疗方面的经验体会也是不断完善的,不同阶段有不同的认识,下面先大致地谈一些体会心得或临证要点。

(1) 肾病综合征的水肿原因大致有水钠潴留,低蛋白血症等,中医治疗水肿的方法很多,其中温肾利水法对水钠潴留的水肿效果明显,温肾药有淫羊藿、巴戟天、附子、桂枝等,利尿药有葫芦瓢、车前子、泽泻等,在肾病水肿初发阶段应用可以取得明显消肿的效果,起效时间在 5~6 日以后,一般用药 1 周后,尿量逐渐增加,水肿随之消退或明显减轻。

(2)《素问·至真要大论》曰:“诸湿肿满,皆属于脾。”脾主运化,有运化水谷精微和运化水湿的作用,脾虚不能运化水谷精微则致使血浆蛋白的产生减少和排出增多,脾虚升降失常,水精不布,水失土制从而引起高蛋白尿、高脂血症、高度水肿、低蛋白血症等临床表现。《诸病源候论·水肿候》中有“肾者主水,脾胃俱主土,土性克水,脾与胃合,相为表里,胃为水谷之海,今胃虚不能传化水气,使水气渗溢经络,浸渍脏腑……故水气溢于皮肤而令肿也”之说,故脾虚湿困,水湿逗留为本病发生之根本。而水唯畏土,健脾可以制水,故以健脾燥湿药物组成黑料豆丸治疗肾病综合征低蛋白血症在临床上取得了 82% 的有效率,血浆白蛋白的提高不仅对消退水肿,防止水肿复发以及降低血脂等有重要作用,而且有利于恢复正气,促进蛋白尿的消除,与清代李用粹《证治汇补·水肿》中"调中健脾,脾气自能升降运行,则水湿自除,故为水肿治疗大法"之见解相合。上述理论给我们启示,临床经验也一再证实是由低蛋白血症引起之水肿,中医治疗大法为健脾补肾,方如实脾饮、黄芪当归汤、黑料豆丸,并加入补肾药淫羊藿、巴戟天、菟丝子、苁蓉等,以通过调节免疫功能,促进尿蛋白减少和血浆蛋白恢复,这一过程要有 2~3 个月,此阶段尚可配合食疗法,如黄芪鲤鱼汤、商陆煮瘦肉、小豆饮等。

(3)肾病综合征大多存在高凝状态,尤以膜型肾炎为剧,此时消除水肿还必须配合抗凝治疗,中医治则为活血化瘀,常需在上述治疗方中加入水蛭、泽兰、益母草等活血化瘀之药,有时临床中并不能找到脉舌之瘀象,但血、尿纤维蛋白原,血液流变学指标,均提示治疗肾病综合征时活血化瘀的必要性。

(4)防止肾病综合征的复发是治疗肾病综合征的一个难点,许多患者对激素有效,但激素减量就要反跳,或停激素后一遇感冒就反跳,这类患者往往存在细胞免疫功能低下,对这类患者除了要正规使用激素,即首剂量足,减药慢,以及有的患者需配合免疫抑制剂,但笔者认为中药调理亦十分重要,中医对此类患者应以培补脾肾治本,再配以活血清热化瘀治标,此外还可配合虫草菌丝、胎盘粉、云芝糖肽等增强免疫功能的药物。如果患者细胞免疫功能恢复正常,激素则能顺利撤除,停用激素后最好坚持 1 年左右的中药调理以巩固疗效,冬季服膏方对一些反复发作的肾病综合征患者是十分有益的。

(5)肾病综合征可见于病理类型不同的多种肾小球疾病,不同病理分型有不同的治疗特点,对药物的敏感性也有差别,并有不同的预后和转归,随着肾活检技术的开展,对各种病理类型肾病的中医辨证特点的了解逐渐深化,因而揭示了一些不同病理分型肾病的中医辨证及治疗规律,如微小病变型多属脾肾气虚,水湿浸渍,常用温阳利水,益气健脾法;IgA 肾炎,气阴两虚为多,常用滋阴清热,祛瘀止血法则,二至丸、知柏地黄加桃红四物汤是常用方剂;而膜型肾炎在早期可见气虚血瘀兼挟湿热,可用益气活血清热法,而在后期常见脾肾阳虚,可采用健脾益肾,活血化瘀法治疗;系膜增生性肾炎根据辨证分型常用的治则有清热利湿,健脾固肾,活血祛风,舒肝理脾等不同治法;局灶增生或局灶硬化者用滋阴清热或调补肝肾法治疗常可取得一定疗效。肾病综合征的患者作肾穿刺活检明确诊断后,便有利于选择中药或西药或中西结合的治疗方案。

(6)肾病综合征除了肾脏病理分型不同外,每个患者的免疫状态也不同,中医辨证也不同,因此对每一个患者要制定个体化的治疗方案,在治疗过程中还要注意治标与治本的关系,如遇有感冒或腹泻等感染性症疾要积极治疗,即所谓急则治其标,一俟外邪清除,还当固守治本之方。患者应在专科医师的随访治疗中,根据病情的变化修正治疗方案,一般经过 1~2 年的疗程患者方能达到缓解。

(7)肾病综合征有原发性肾病综合征和继发性肾病综合征之不同,除原发性肾病综合征要分阶段、分类型、分证候进行治疗外,各种继发性肾病综合征也都有各自的客观治疗规律,如狼疮肾炎多以阴虚为本,瘀热夹杂,治疗以滋阴清热,活血化瘀为大法;痛风肾则以肾气虚,湿浊滞留为本,治疗常以参芪地黄合三妙丸加减;糖尿病肾病早期可见气阴两虚,瘀阻肾络,而后期则见脾肾阳虚,气虚血瘀;紫癜肾急性期间以清热凉血解毒为主,紫癜消退后的恢复期则应注意调整脏腑阴阳之偏胜;乙肝肾又须注重清热利湿,养血柔肝,健脾补肾分阶段治疗,方能收到满意的疗效,因而中医治疗肾病综合征既要辨证施治也要强调辨病论治。

(8)随着对中药药理的研究及肾病发病机制的了解逐渐深入,常根据病情的需要选择一些药物,譬如见有炎症者加用清热解毒药如金银花、连翘、蒲公英、紫花地丁之类,见有血液黏度增高加用活血化瘀类药物如丹参、川芎、益母草、蒲黄、桃仁、红花之类,见血脂升高则加用山楂、泽泻、首乌、虎杖之类。此外,现代药理学研究证实:补肾药(生地、熟地、附子、肉桂、山茱萸、山药、巴戟天、淫羊藿、补骨脂等)有肾上腺皮质激素样作用,对于皮质激素不足的病证有效,但实验表明此类中药并不含有皮质激素样物质或其前体,切除肾上腺后,其激素样作用随即基本消失,说明中药可能是通过调节机体免疫功能来实现这一作用的。在西药激素治疗过程中早期可用滋阴降火中药以减少激素的副作用,在症状控制而撤减激素的过程中以及停服激素后的巩固调理时,可以益气养阴,健脾补肾之剂出入。

学生问:对于特殊人群肾病综合征的治疗,如老年人和儿童,您在临床诊治中是否有其治疗的特殊性?

陈师答:老年人和儿童患者的肾病综合征的临床诊疗如同其年龄的特性,与众不同吧!老年人处在一个激素水平逐步减退的过程中,而儿童则处在一个激素水平不足和逐步完善的过程中,因此对于免疫治疗都有其各自的特性表现,前者多表现为不敏感,后者则多见激素敏感但依赖,所以临床治疗很有难度,但这恰恰也是我们中医治疗的一个很好的切入点,我通过长期的临床积累,逐步也摸索出了一些经验,下面就分而述之。

1. **老年肾病综合征** 属于中医学"水肿病"的范畴,其病位责于肾,阐其病机古今多从肺、脾、肾三脏而论,我立足古籍、临证发挥,认为"三焦"为此病首要玄机。"三焦"者,为上焦、中焦、下焦之合称,"有名而无形";作为"孤腑",亦"有名而有形",《素问》曰:"三焦者,决渎之官,水道出焉。"《难经》称"三焦"为"原气之别使""水谷之道路,气之所始终也"。可见,三焦以其"主持诸气""疏通水道"两大生理功能,影响着肺之宣降、脾之运化、肾之气化、肝之疏泄,发挥着影响水液代谢的重要功能。即《类经·藏象类》所谓"上焦不治,则水泛高原;中焦不治,则水留中脘;下焦不治,则水乱二便"。老年肾病综合征患者年过六旬,脏气已衰,外邪趁虚而入,稽留少阳三焦,致三焦枢机不利,三焦气化无常、阳气散布受阻,削弱五脏通调水道之能,终使水湿内停;水湿不循常道,三焦阻滞更甚,三焦水火失常,日久可见水毒、湿热、瘀血胶铸肾络,肾络失约,精微下泄,病情难愈;重则可见邪浊充斥三焦,反噬造成上焦心肺、中焦脾胃及下焦肝肾的多种变证,病况危笃。

《普济方》指出:"论曰三焦有水气者,气滞不通,决渎之官内壅也……治宜导气而行之,气通则水自决矣。"明代李梴著《医学入门》注曰："肾病宜调和三焦。"故我认为老年肾病综合征为水溢三焦之困局,亦从三焦入手,"斡旋三焦气血"和"上中下三焦同调"为其不二法则。

斡旋三焦气血,此法包括"疏肝和解少阳""平秘三焦水火""活血通络利水"三个方面。"疏肝和解少阳"我喜用柴胡、郁金等对药,柴胡是运枢达膜之要药,配合郁金可疏肝气、清郁火、行气血,共达疏利少阳、沟通表里、斡旋三焦之用,再佐以当归、丹参、赤芍等养肝柔肝调经之药,体阴用阳,其力绵长,可谓治在少阳,功在三焦。"平秘三焦水火"需善借"命门水火"。对于水盛火衰者,方中多重用附子、肉桂、桂枝、淫羊藿等,少用黄精、枸杞、莲肉等滋阴填精之品,对于火旺水亏者,则与之相左。调理三焦水火之时,我既强调"水火制衡",又重视"阴阳互根",共奏阴平阳秘、相生相长。"活血通络利水"我推崇虫类药物化瘀消癥散结。认为瘀血可为三焦机枢不利病理产物,亦可为三焦水气不通之病因。"久病入络",肾为络脉聚集之所,癥瘕积聚导致肾络受损,使肾病迁延难愈。要消三焦血瘀、肾络癥瘕,非虫类药物所不能达。故推荐老年肾病综合征患者住院使用"疏血通注射液(水蛭、地龙)",出院继服"蚓激酶肠溶胶囊"或水蛭所制成药"活血通脉胶囊""脉血康胶囊"等,再随证酌情加减泽兰、桃仁、莪术、葛根、丹参、红花、鸡血藤、益母草等药内服,可使活血化瘀利水之法贯彻病程始终,缓解老年肾病综合征患者高凝高脂状态,改善肾脏微循环,减少并发症。

上中下三焦同调。《本草述钩元》言:"气化者,三焦为元气之使,乃水中之火,根于肾,际于肺,升降于脾。故下焦治在肾,中焦治在脾,上焦治在肺"。"上中下三焦同调",是将肺、脾、肾从三焦论治,提纲挈领,我认为在上焦"提壶揭盖祛风走表",在中焦"健运中州升清降浊",在下焦"补肾泻浊蒸腾气化"三法。临证时,既分三焦辨证,又三焦兼顾,以一焦为主,三焦同调。三者中,中焦脾胃最为吾所重,我认为人体"精微物质"蛋白尿的离经下泄,与中焦脾胃虚寒、脾失健运、清阳不升息息相关;而脾位处中州,脾气充实,可上浮于肺,下藏于肾,故大补中气、可实三焦。选方用药亦不离此法,如中药首推"黄芪",张洁古《珍珠囊》称"黄芪为补气入三焦的主药",邹润安《本经疏证》推"黄芪一源三派,浚三焦之根,利营卫之气,故凡营卫间阻滞,无不尽通"。凡遇中土虚寒,气虚水泛者,黄芪用量可达 60 g,屡立奇功。

2. 儿童肾病综合征　儿童肾病综合征一直为我所关注,我的一个研究生的毕业课题就是做的"中西医结合治疗小儿肾病综合征的临床和实验研究",重点就是研究儿童难治性肾病综合征患者,也就是那些对复发病例和激素依赖病例。

多年临床经验告诉我们儿童肾病反复不愈的原因为脾肾两虚,湿瘀交阻,在治疗上以健脾补肾、活血化湿功效的自拟儿童肾病方配合激素治疗小儿肾病综合征,取得良好疗效。该方为我自拟,专为儿童肾病所创,方由生地、山茱萸、山药、丹皮、生黄芪、当归、益母草、玉米须等组成,具有健脾补肾活血化湿等功效。小儿为纯阳之体,生机蓬勃,精力充沛,但稚阴稚阳的生理特点,补肾阳时不能过用温性药物,并当重视补肾阴。因此方中以六味地黄丸为基础,增加健脾活血的药物。小儿运化功能尚未健全,而生长发育需要水谷精气,《育婴家秘》所说的小儿脾常不足的状态。脾为湿困,导致水湿内生而发生水肿。脾主升清,肾主藏精,如肾虚则失封藏,精气外泄,脾虚则致精微物质生化无源,人体精微物质容易外泄。尿中流失的蛋白质也属于中医的人体精微物质之一。西医认为肾病综合征大多存在高凝状态,所以常用抗凝药剂。中医治疗时除了提高脾的运化功能以外,运用益母草等活血化瘀药,所以方中充分考虑治脾和活血的问题。

有研究发现儿童肾病综合征经皮质激素治疗后复发与否以及缓解期的长短,与其肾上腺皮质功能状态有密切关系,功能正常者,缓解期长。而缓解期肾上腺皮质功能恢复缓慢可能是肾病频繁复发的重要原因之一,因此,改善内源性皮质功能低下将使肾病综合征配合激素治疗者提高缓解率、减少复发率。所以我在治疗这类患儿时,多嘱咐其定期监测血皮质醇和促肾上腺皮质激素的变化,并依此作为换方调药的一个重要参考因素,如有发现皮质醇和促肾上腺皮质激素明显低于正常值者就加用龟鹿锁仙汤:鹿角片、龟甲、锁阳、淫羊藿、肉苁蓉、狗脊、桑寄生、川断、陈皮、山药、苍术、白术,一例患者服上药 60 余剂使血浆皮质醇由 27.6 升至 71,皮质醇升到正常后,再递减激素就顺利撤除。

中医认为激素是外源性"纯阳"之品,作用于人体后,肾精阴阳失衡,初始阴精内敛,滋养之性被遏,导致肾阴虚。停减激素时,肾阴封蛰日久,阴液渐亏至阴损及阳,使肾阳不振,肾之动态平衡失调,阴阳消长由肾阴虚→肾阳虚→阴阳俱虚。因此,在中医辨证施治原则下,调整肾之阴阳,以此缓解激素的副作用,减少激素依赖。

实验证明,温补肾阳的中药,大多具有肾上腺皮质激素样作用,在一定程度上可代替激素发挥作用。另外,温补肾阳的中药还具有明显保护肾上腺皮质、拮抗外源性激素反馈抑制,防止肾上腺皮质萎缩的作用。锁阳、肉苁蓉、淫羊藿、巴戟天等均为常用温补肾阳之品。遵《内经》"劳者温之""精不足者,补之以味"之旨,临证在常用温补肾阳药物基础上我多以血肉有情之品滋阴填精、益气壮阳,颇具良效。鹿角胶甘咸而温,温肾壮阳,益精补血,《本草汇言》曰:"鹿角胶,壮元阳,补血气,生精髓,暖筋骨之药也。前古主伤中劳绝,腰痛羸瘦,补血气精髓筋骨肠胃。虚者补之,损者培之,绝者续之,怯者强之,寒者暖之,此系血属之精,较草木无情,更增一筹之力矣。"药理学也证实鹿茸多肽的某一片段与促肾上腺皮质激素(促肾上腺皮质激素)相似,能刺激肾上腺皮质增加糖皮质激素的合成和分泌。龟作为药用首载于汉代的《神农本草经》,列为上品。龟甲甘咸而寒,填精补髓,滋阴养血,朱丹溪认为:"龟乃阴中至阳之物,属金而有水,阴中阳也。"二者以血肉有情之体,峻补阴阳气血精髓,以龟甲滋阴更所谓"善补阳者,必阴中求阳"。

在辨治肾病综合征肾上腺皮质功能低下患者过程中,除注重以血肉有情之品峻补肾之阴阳之外,亦注重补气健脾以调后天,此为临床取效的又一关键。诚如李中梓在《医宗必读·肾为先天本脾为后天本论》中所言:"《经》曰:治病必求于本……善为医者,必责根本,而本者有先天后天之辨。先天之本在肾,肾应北方之水,水为天一之源。后天之本在脾,脾为中宫之土,土为万物之母……《经》曰:安谷则昌,绝谷则亡,犹兵家之饷道也,饷道一绝,万众立散,胃气一败,百药难施,一有此身,必资谷气,答人于胃,洒陈于六腑而气至,和调于五藏而血生,而人资之为生者也。故曰'后天之本在脾。'"故组方时每以白术、山药、茯苓等药调补脾胃,益气培源;配以陈皮开启中州、健脾和胃,调肝解郁,以助动气血运行,不断地补充先天之精。

学生问:临床顽固的低蛋白血症,除了必要时静脉补充血白蛋白外,您在临床之际除了中药汤方的治疗外是否另有蹊径?

陈师答:根据前贤论述,中西医理互参,结合自己的临床经验,我认为低蛋白血症之肾病水肿的病机之一是脾虚湿困,故治疗中强调补中健脾,有助于提高蛋白质的吸收与合成,使血白蛋白的水平得以提升保持。根据这一治法,我总结多年的临床经验,创"黑料豆丸(颗粒)"治疗低蛋白血症,对提高血白蛋白、消退水肿、防止水肿复发等确有良效。

另外根据我自身的临证经验,我认为对于那些顽固的低蛋白血症水肿,当反复投以健脾利水、温阳利水等方罔效时,或伴有肝功能损伤者,要考虑到是肝失疏泄的结果,势必引起肝脏合成蛋白能力的下降,此时临床上并不单纯以有无肝损为指征,既往肝病的病史,或特定的肝病免疫指标等因素,成为辨治的重要因素之一。通过提高肝脏合成白蛋白的能力,最终达到提升血浆白蛋白水平,水肿消退的目的,借鉴我院肝科同道的研究成果,对于此类患者我多配合应用扶正化瘀胶囊(丹参、发酵虫草菌粉、桃仁、松花粉、绞股蓝、五味子)以改善肝功能,临床及基础实验研究中证实该药具有多途径的抗肝纤维化作用,能起到增加血浆白蛋白、加强利水消肿之功。

学生问:听说除了药物内服治疗以外,您治疗肾病综合征的方法多样,而且疗效确切,是否可以为我们介绍一下?

陈师答:是的,除了中药内服治疗为主外,我还强调综合多手段治疗,以食疗、中药外治等作为辅助,往往可以如虎添翼,事半功倍。

其一,中药药浴。药浴在治疗肾病综合征患者时能起提壶揭盖之功,不仅能使体内多余水分及毒物从汗腺而出,还能使得部分患者的尿量明显增加,水肿消退。但高血压、心脏病、高龄及有皮肤溃疡等情况下不宜进行药浴。

其二,药物外敷法。

方一:商陆、大戟、甘遂各等份。混合研为细末,每次取药末 5~10 g,撒布肚脐(神阙)穴,盖上纱布,胶布固定,每日 1 次。本方有利水消肿的作用。

方二:丁香、肉桂、干姜、砂仁各 3 g,徐长卿 15 g,冰片 0.3 g。共研粉末,以温水调匀,制成饼状,置于肚脐,覆以纱布,胶布固定,每 12 小时换 1 次。同时可用手按摩,或以温水袋温敷 15~20 分钟。本方有温中调气消胀利水的作用。

其三,食疗法。

(1)黄芪粥:黄芪 30 g,砂仁 3 g,赤小豆 9 g,糯米 30 g,金橘饼 2 枚。取水 600 ml,先煎黄芪 20 分钟,去渣,入砂仁、赤小豆,煮 30 分钟后再加金橘饼、糯米煮成稀粥,分 2 次服每日

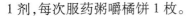

1 剂,每次服药粥嚼橘饼 1 枚。

（2）黄芪生姜鲤鱼汤：鲤鱼 1 条,黄芪 30 g,赤小豆 30 g,砂仁 10 g,生姜 10 g。先煎黄芪、赤小豆、砂仁与生姜,煮沸 30 分钟后,再将切块的鲤鱼放入,煮沸,用文火炖 40 分钟,去药渣,吃鱼喝汤。

另外还有一些临床常用治疗方案推荐：

（1）推荐食物有羊奶（粉）、海参。《本草纲目》：“羊乳,甘温无毒、润心肺、补肺肾气。” 这现代营养学研究发现,羊奶中的蛋白质、脂肪、矿物质,尤其是钙、磷的含量都比牛奶略高；维生素 A、B 含量也高于牛奶,对保护视力、恢复体能有好处。和牛奶相比,羊奶更容易消化。两者便于获得,而且可以长期服用,两者的蛋白含量高、优质且易于吸收,临床观察疗效确切。

（2）生黄芪粉。黄芪有益气利尿的功效,药理研究表明其能促进肝脏合成白蛋白能力,改善患者营养状况；可保护肾小球电荷和机械屏障,减少蛋白尿；能抑制系膜细胞的增生和基质的增多,减轻肾小球硬化,抑制肾间质纤维化,提高机体免疫功能,抗脂质过氧化,清除氧自由基,扩张血管,改善微循环,从而改善肾血流动力学。临床观察生黄芪粉口服,10 g/次,2 次/日,对于提升血浆白蛋白水平,减少蛋白尿有确切疗效。

（3）另外通过临床发现,使用胸腺五肽注射或服用牛膝多糖的患者,肾病综合征缓急或恢复的情况较其他患者为好,血浆白蛋白提升也较快,这可能与改善患者整体的功能状态有关。

学生问：慢性肾炎临床最为常见,临床表现也多样化,单纯的血尿、蛋白尿,血尿和蛋白尿并现,临床治疗有何不同？

陈师答：慢性肾炎诚如你所言,临床表现多样,由于没进行肾穿刺所以无法明确诊断的,肾功能正常的都可以涵盖其中,所以可以说是其治法散见于各个章节之中,不具备特殊性,下面说的几点只是在临床诊疗中需强调重视而已。

1. **急则治其标**　感受外邪或湿热内蕴可导致慢性肾炎急性发作,细菌和病毒都可以作为抗原侵袭肌体,许多炎症介质亦可促使免疫损害加剧,因而此时应遵“急则治其标”原则,针对外邪予以疏风清热,或清利湿热,冀邪去正安,不必专注蛋白尿和血尿,待邪去热清,蛋白尿、血尿亦可随之消失。对于一些新近发病,伴有外感症状者,应首先考虑突出清利这一治法。

2. **活血化瘀有利于病损之修复**　慢性肾炎病程迁延,中医学认为久病入络,血尿、高血压、蛋白尿均可以看作是血瘀损伤肾络的结果,活血化瘀药对修复小球损伤,防治肾小球硬化,肾间质纤维化均有裨益,重视活血化瘀是我多年临证体会,屡试不爽。

3. **培补脾肾是根本**　中医学认为,肾为先天之本,藏有先天之精,主生长、发育和水液代谢,脾胃为后天之本,主培谷生精,化生气血。根据现代药理研究,健脾补气药人参、黄芪、白术、茯苓、山药、灵芝有提高免疫功能之作用,补肾药淫羊藿、巴戟天等有增强垂体-肾上腺轴之功能,通过免疫调整,许多慢性肾炎患者终能以培补脾肾而收功。

4. 守法守方　慢性肾炎病程长,治疗上要有恒心,认清病机,注意守方守法,方能看出效果。有的患者来诊时已患病十余年,对这类患者蛋白尿的完全消除虽非易事,但也并非没有缓解的可能。我曾治有蛋白尿七八年者,经中药调治2年余尿蛋白全消,中医治则的精髓在于整体调节,通过调节脏腑阴阳而达祛除病邪之目的。

5. 根据病理分型确立治疗方案　若有条件应开展肾活检,然后根据病理分型确立治疗方案,选择中药或中西医结合治疗。选择激素和细胞毒等药物治疗,次类药物能抑制免疫应答如去除抗原、抑制抗体的产生、清除血中免疫复合物等,特别要注意抑制各种引起和促使肾小球恶化的生长因子及细胞因子。此外要去除多种非免疫因素如浮肿、高血压等的恶化因素。慢性肾炎的治疗应以防止或延缓肾功能进行性恶化,改善或缓解临床症状及防治严重合并症为主要目的,而不以消除尿中蛋白,红细胞为主要目标。一般主张采取综合性防治措施,对水肿、高血压或肾功能不全患者应强调休息,避免剧烈运动和限制食盐摄入。血管紧张素转换酶抑制剂(ACEI)、血管紧张素Ⅱ受体阻滞剂(ARB)目前在蛋白尿和高血压的治疗中取得了较好的疗效。中西医结合治疗可以提高疗效,对激素和免疫抑制剂无效者也可单独用中药治疗。

学生问:药毒伤肾,尤其是中药肾毒性现在是一个热门话题,临床应该多为肾小管-间质病变为主,从防治两端而言您有什么好的经验?

陈师答:药毒伤肾,这可不是中药的专利!中西药物部分都有肾毒性,也都有相关的报道,只是中药肾毒性被片面地强调了。任何事物都有正反两方面,药物也不例外,很多药物在起到治疗作用的同时,不可避免的会产生毒副作用,关键是如何正确认识,趋利避害。

肾小管-间质性病变在病因上有些可能是由于患者接触某些特殊的致病因素或感染而导致,因此本病首要之关键在于以临床及病理相结合,明确诊断、祛除病因、及时保护肾功能。由于肾小管有一定的自身修复功能,因此,在明确诊断后,及时发现病因、祛除过敏药物、毒物及感染等致病因素,立即停用引起过敏反应和对肾脏有毒性的药物,特别是抗生素和化疗药物等等,这对挽救及保护肾功能有极大的意义。

本病是由药邪蕴肾,伤肾蚀气所致,肾气虚则州都气化失常,下关约制无权则表现为乏力、尿多、蛋白尿、糖尿和氨基酸尿;并可因气虚而血失推摄,滞于肾络或溢于络外而出现病理上的肾小管萎缩,间质纤维化。故药毒伤肾,气虚血瘀是其病机关键。故我倡用益气活血化瘀中药治疗,如黄芪、川芎、莪术、当归,等等。现代医学很多实验证实,这些中药可以保护肾小管而抑制纤维化,控制肾小管的进一步萎缩。

根据本病病因病机,治当补肾益气,活血散结。我临证时常以自拟肾十方加减变化(黄芪、蝉花、山茱萸、杜仲、桑螵蛸、枸杞子、葛根、莪术、川芎、黄精)。方中黄芪甘温,长于补脾肾之气,以脾肾气壮则一身之气皆壮;蝉花甘温,功在滋脾肾之液,俾津足气旺,阴生则阳长。山茱萸、杜仲、桑螵蛸、枸杞子等职在养肝护肾,补肾涩精,缩尿止遗。葛根、莪术及川芎擅长活血化瘀,通络散结。诸药共奏益肾补气,活血散瘀之功。参照现代药理研究分析,黄芪能降低生理性蛋白尿和病理性蛋白尿,减轻肾脏病病理损害。蝉花能减轻肾间质纤维化大鼠肾间质中胶原Ⅳ的堆积,减少 α – SMA 的表达。葛根、莪术、川芎等有抗凝、抗炎和抗纤维化作用。诸药相伍,能减轻该病的小管-间质损害,使病情趋于稳定或康复。

为了避免中草药对肾的损害,应重视其预防措施,加强中草药用药知识的科普宣传,消除"中药是天然药物,没有毒副作用"等观念,以引起临床工作者及患者对合理使用中草药的重视。不轻信民间传方,如民间流传鱼胆可清热、明目,故常见报道生鱼胆吞服引起包括肾功能损害在内的多脏器损害,避免用雄黄煎煮食物的习俗等。使用质量好的中药,不用有污染的中药,如生蜂蜜,蜜源来自雷公藤、钩吻等有毒植物之花,则可致毒;或中药种植过程中使用农药过多,亦可污染药物。由于某些中药外形相似,易造成混淆,如将相思子误认为赤小豆服用,对易引起误服误食的有毒中草药,应说明其毒性,防止中毒事件的发生。部分中草药超量服用,则会导致严重的肾损害,如木通,药典记载用量为 6~9 g,益母草用量 15~30 g,而报道服用木通、益母草引起肾损害者,用量多在 60~120 g,且反复多次使用,因此应控制剂量及疗程,避免随意改变药量、剂型及服法。在煎药中,部分中草药有特殊的煎煮时间要求,如山豆根煎煮时间越长,则毒副作用越强,煎药器具不当,也是致毒途径之一,如应避免用铝锅、铁锅煎药。对慢性病患者需长期服用某类中药时,应了解所含药效成分的排泄半衰期及其体内过程。对有蓄积可能的药物,应采用少量,间断服药的方法,减少蓄积中毒的可能,含金属矿石成分的中药一般排泄极为缓慢,不但一次用量需要严格控制,若长期服用,即使小剂量也易蓄积致肾损害。了解患者的肾功能,熟悉具有肾损害作用的中草药品种。若应用肾毒性很强的中草药,事先应作尿常规及肾功能检查。服药期间进行监测,肾功能不全者应禁用。注意患者的年龄、性别、生理状态等,对孕妇、老弱、儿童及过敏体质者慎用有毒中草药。

学生问:由于各种环境和理化因素的影响,系统性红斑狼疮现在越来越多见,而狼疮性肾炎也随之增多,无论是临床诊断抑或是病理诊断。对于越来越多的发病,你一定也很关注这一疾病,您有什么独特的经验体会?

陈师答:的确如你说言,随着原发疾病的发病率越来越高,继发性肾病也越来越多见,也因为在尿毒症透析患者中继发性肾病的患者所占的比例也越来越多,所以继发性肾病一直以来是我重点关注和研究的一个方向,值得我们花大工夫去研究。

中医认为狼疮性肾炎的形成有内外两方面因素,内因多为禀赋不足,或饮食起居失调,或七情过用,劳倦过度以及经孕产乳耗伤阴血等,导致五脏阴精受损;外因为热毒侵袭如烈日暴晒或服食毒热之品(如药物)等。其中以肾为本病的病变中心,而以肾阴亏虚,热毒炽盛为病机关键。阴虚质燥之人易受邪热侵袭导致火热炽燔,而热毒侵袭易伤阴耗液进而加重阴虚。阴虚与热毒交相济恶,戕害脏腑,导致脏器损伤,功能失调。且随着病情进展,病机变化益趋复杂。本病急性期多表现为一派热毒炽盛之象;若病情未及有效控制,则可由邪热伤阴耗液而显现阴虚火旺之候;又因热毒既可耗阴,亦可食气,故气阴两虚之证也属常见;后期则因病情久延,阴损及阳而出现阳气衰微或阴阳两虚的临床表现。

在本病的发生、发展过程中,瘀血、水湿、溺浊等继发性病变亦属常见。如病发之初以热毒炽盛,灼伤血脉,迫血妄行,致血溢脉外而为瘀血,或阴虚血黏而浓;或气虚血缓而滞,皆可使血行不畅而脉络瘀阻;也可因阴液不足,窍机失润,或气虚阳弱,气化无权均可致肾关不利而水湿内聚;病之后期,肾之阴阳俱虚,水火皆衰,则木失水涵,土失火煦,肝脾肾同病,五脏俱损,肾关开阖失常,气机升降窒滞,溺浊不泄,内乱三焦,入血窜脑,使病情日趋危殆。

在临床诊治中,应需要注意以下几个方面的问题。

1. 辨识动静,重用清解　动即狼疮性肾炎的急性活动期,静为狼疮性肾炎的休止期或亚急性轻度活动期。在狼疮性肾炎的活动期,其临床的显著特点为热毒炽盛。热毒可从肌表内陷深入,始在卫分,旋即进入气分,继而内窜入营,甚则深入血分。亦可由药食之毒,从内而发,初起即见气分热盛或气营两燔的临床表现。由于热毒致病传变最速,故病程中常见气分热盛和气营两燔的证候,尤以气营两燔证最为多见,而极少见卫分证候。多数病例初发即表现为气营两燔,甚至出现热毒深入血分的危重证候。对此,我们主张重用清热解毒之剂以清气分热毒,并力倡不论有无营分证候,皆应伍以透热凉营之品,以气营两清,迅速截断扭转病势。临床上我们发现狼疮性肾炎之病机特点为本虚标实,其活动期虽以标实为重,但阴虚之本早寓其中,其阴虚质燥,虚火内炽,营血久受煎熬,已有沸腾之势,则气热一至,即翕然而起,迅成气营两燔,热毒燎原之势,故虽营分表现未著,亦当先安其未受邪之地。在方药的选择上,我们最喜用清瘟败毒饮,该方集白虎汤、犀解地黄汤和黄连解毒汤之清气、凉营、解毒于一方,与活动期狼疮性肾炎的治疗原则极为合拍。当急性活动期已经控制,进入亚急性轻度活动期或休止期,则标实之热毒渐逝,而本虚之证较为突出,由于体质之阴虚质燥,复因热毒伤津灼液导致阴虚加重,或壮火食气,而出现气阴两虚的证候,治当以滋阴养液或益气养阴为主,但清热解毒仍不可废,恐炉烟虽熄,灰中有火,故当辅以清解之剂,以防死灰复燃,出现病情反复。

2. 活血化瘀,贯穿始终　狼疮性肾炎不论是在急性活动期还是亚急性活动期或休止期,瘀血始终是贯穿于病变不同阶段的重要病机之一。在急性活动期常因热毒炽盛,迫血妄行,血溢脉外而导致皮肤瘀斑可瘀点;亦可因热毒壅滞血脉,灼伤营阴以致血黏而浓,运行不畅导致血脉瘀阻。病程进入亚急性轻度活动期或休止期,则热毒渐逝,而以阴虚或气阴两虚为病机的主要方面,也可因阴虚脉道不充,血少脉涩;或气虚帅血无力,血行迟缓以致血脉瘀滞。现代医学大量的临床和实验研究证明,免疫反应是产生狼疮性肾炎的关键。由于原位免疫复合物或循环免疫复合物在肾小球滞留沉积,进而补体系统被激活,使肾小球内产生炎症及凝血过程,导致肾小球毛细血管内微血栓形成及纤维蛋白沉积。并可致肾小球固有细胞增生,基质增多,中性白细胞和单核细胞在肾小球浸润,使毛细血管壁狭窄甚至闭塞,在整个病变过程中产生"瘀血"的病理。因此,在狼疮性肾炎的治疗过程中,我们以活血化瘀法作为贯穿疾病始终的治疗法则。并体现在中医不同证型的辨证治疗之中。临床上不论各型的治法如何确立,均应伍以活血化瘀法。除选用桃仁、红花、丹参、赤芍、益母草和川芎等药外,我们更喜用地龙、僵蚕、全蝎、蜈蚣等虫类药物,以其功擅入络搜剔,不仅能通利十二经脉,亦能疏通络脉之瘀滞,对改善肾小球毛细血管病变极具效力。

3. 中西结合,互资其长　对于急性活动期和亚急性活动期的狼疮性肾炎,常以激素标准疗程治疗,并按照激素治疗阶段的不同,辨证地配合中药治疗,以强化激素的疗效,减轻激素的毒副作用,从而发挥了中药增效减毒的双重作用。对狼疮性肾炎表现为慢性肾炎型或肾病综合征型者,可在激素标准疗程的基础上,配合环磷酰胺冲击疗法;对于肝功能差的患者可用激素配合吗替麦考酚酯或来氟米特治疗;对肾功能短期恶化呈急进性肾炎型者,首始采用甲泼尼松冲击疗法,继以激素标准疗程加环磷酰胺冲击治疗。并配合服用或经肠道灌注中药通腑降浊类药物如大黄、芒硝等,藉肠道排泄体内潴留之溺毒,改善机体的内环境。对重症狼疮性肾炎可用吗替麦考酚酯联合他克莫司治疗;对经上述诸法治疗病情缓解,狼疮基本不活动的患者,应重视用中药调节机体的气血阴阳以善其后。如狼疮之热毒羁留日久和激素、环磷酰胺之药毒伤阴耗气,常易致病后气阴两亏,在撤减激素的同时,给患者服以参芪地黄汤以益气养阴。对环磷酰胺冲击治疗时出现外周血白细胞减少,机体免疫功能下降的患者,我们常用阿胶、鹿角胶、冬虫夏草合玉屏风散以温肾益精,补气固表,俾气足精旺,骨强髓充,以利于白细胞的再生和机体免疫功能的改善。对狼疮性肾炎合并其他脏器损害者,除给予西医常规治疗外,并配合中医辨证治疗,如对狼疮性心肌炎的患者,给予丹参生脉饮(丹参、人参、麦冬、五味子等)以益气养阴,活血通脉;对狼疮所导致肝损害的患者,给予滋水清肝饮加减(六味地黄丸加当归、白芍、酸枣仁、山栀子、柴胡、茵陈、虎杖等)以滋阴养血,清肝泄热。通过中西医疗法的优势互补,极大地提高了狼疮性肾炎的临床疗效,减轻了西药的毒副作用,具有极强的临床实用价值。

4. 用药宜忌,增效减毒　激素应用应贯穿于狼疮的整个治疗过程之中,即使是缓解、恢复期亦应小剂量维持,同时配合中药可达到长期缓解病情的目的。雷公藤片、昆明山海棠片对本病有一定的疗效,一可以减少激素用量,二可降低激素副作用。配合活血化瘀药物对改善体液免疫、细胞免疫均有一定作用。狼疮活动期慎用人参、黄芪、青霉素类药物。

另外说一点个人体会,对于膜性狼疮性肾炎(Ⅴ型)患者,通常激素及免疫抑制剂效果不理想,多为难治,我用中药治疗了多例这种情况的患者,疗效满意而且中药方可重复,在这里我也与大家一起分享下:苍术,白术,女贞子,旱莲草,丹参,党参,山茱萸,生薏苡仁,当归,生地,赤芍,黄精,菝葜,山药,丹皮,僵蚕,鬼见羽,龟甲,白花蛇舌草。

学生问：糖尿病在我国的发病率已近10%，而糖尿病亦成为尿毒症透析患者中继发性疾病的首位，因此糖尿病肾病的诊治工作尤为重要，而您在糖尿病肾病的治疗中颇有建树，同样在糖尿病肾病的临床科研中也硕果累累，希望能学习您在这方面的诊疗经验。

陈师答：糖尿病肾病，现称为消渴肾病，乃消渴病久病及肾，消渴病之基本病机是阴虚为本，燥热为标，而燥为火热之邪，又易耗气伤津，故消渴病发必见气阴戕伤，晚期还会出现肾阳亏虚，它们可以在消渴病的不同阶段分别发生，也可同时并见。根据多年的诊疗经验，我认为糖尿病肾病"早期治疗，重视健脾益气、补肾填精，重用活血化瘀；中晚期或重症患者，当以温肾利水，益气活血为治"。

脾主运化，为气血津液化生之源，脾气若不能散精上输于肺，则肺津无以输布，则口渴多饮；脾虚不能为胃行其津液，燥热内盛，消杀水谷，则消谷善饥；脾虚不能转输水谷精微，脾虚气弱则先天之精得不到后天濡养，水谷精微下流膀胱，肾虚失于固摄，则出现尿蛋白；水谷精微耗散，不能濡养肌肉，故形体日渐消瘦；脾虚不能运化，水湿内聚或泛溢，则出现腹膜或四肢水肿，变症百出，其因一也，因此，糖尿病肾病治疗中健脾益气必不可少，我临诊处方多以陈氏肾八方加味为主，该方药物性味平和，温而不燥，补而不腻，既能益气健脾，又能化湿生津。常用大剂量生黄芪（45~60 g）、白术、苍术、山药、黄精、莲子等。遵经旨水唯畏土，在临床上对糖尿病肾病的水肿采用大剂量黄芪注射液益气利水，疗效确切，也有助于降低尿蛋白。消渴日久，阴损及阳，后期可见肾阳虚衰或阴阳两虚，当以温肾利水，益气活血为治，同时以动配静，于阴中求阳，则阳旺阴生，以静配动，于阳中求阴，则阴复阳旺，故在健脾益气基础上多选用附子、桂枝、肉桂、巴戟天、淫羊藿、菟丝子、肉苁蓉、鹿角霜（粉）等温补肾阳之品。

我在糖尿病肾病的治疗中强调当坚持活血化瘀于治疗始终，瘀化方可致新。消渴病日久本元大伤，气虚则血行乏力，阴虚则血少脉虚，久病及肾，久病入络，血瘀证候百出。而各项西医检测手段，如凝血、抗凝、纤溶、血液流变学检查等，有助于从微观角度对瘀血证的状况作出判断，可弥补我们自身辨证能力的不足，常用红花、三七（参三七粉）、丹参、赤芍、葛根、川芎、当归、桃仁、水蛭、莪术等。当然在治疗糖尿病肾病活血化瘀的同时可酌加温阳、益气、养阴药物可以使疗效相得益彰，温阳药常用桂枝、附子、鹿角霜等；益气药多用生黄芪、党参、白术、黄精、山药等；养阴药常用山茱萸、生地、熟地等。

下面我就重点谈谈糖尿病肾病从络积辨治之体会。

倡用微观辨证，强调从积论治 糖尿病肾病（DKD）的微观辨证是基于肾脏超微结构改变为重点的中医辨证论治。在临床上蛋白尿一经出现，即使是以持续的微量白蛋白尿为临床特征的早期DKD，在病理上肾小球基底膜增厚及系膜基质增多已较为明显，并可出现肾小球结节性硬化，进入临床DKD期后，则尿蛋白进一步增多，甚至出现大量蛋白尿（≥3.5 g/日）和肾病综合征，此期肾脏病理可见肾小球的节段性或弥漫性硬化。构成肾小球的节段性或弥漫性硬化的物质基础是细胞外基质成分，这些微观上有形有质之物在肾脏内沉积，是形成中医所谓微型癥积的重要物质基础。此肾之微积一经形成，即可成为新的致病因素，损伤肾体，破坏肾用，导致肾之封藏失职，气化失常，从而出现蛋白尿、水肿等 DKD 常见的临床表现。近年来通过对积之成因进行深入探讨，我们发现积之形成有"虚、瘀、痰、毒"四大方面因素，且四者之中"虚"是其始动因素。痰、瘀是构成癥积的病理基础，"毒"是导致和加重癥积的重要因素之一。而癥积一经形成，则已非痰、非瘀，而是独立于痰、瘀之外的一种病理产物，并在肾组织病理学检查中有形可征，其组分有质可查。对于微型癥积的治疗，吴昆《医方考》颇有心得，曰"用三棱、鳖甲者，治癥瘕也……用水蛭、虻虫者，攻血块也。"其所谓"治癥瘕"者实为攻癥积之本体，"攻血块也"乃祛癥积之成因。堪称得治癥积之道。据此，我们宗《内经》"坚者削之""结者散之"的方法，以软坚散结类中药以攻治积之本体，并以补虚、化痰、破瘀、解毒以消除积之成因，从而收到体因并治之功。这一治积之法既体现出中医以微观病理变化为要素的局部治疗，又有宏观辨证为依据的整体调节，达到了局部与整体，辨病与辨证治疗的结合。

重视从络辨治，主张选用虫药　糖尿病肾病是病位在肾小球的继发性肾脏疾病。而肾小球是由入球小动脉逐级分支，最后形成的毛细血管网状结构。其与中医所谓络脉是经脉的分支，是从经脉支横别出，逐层细分，渐至络体细窄迂曲的结构特点极为相似。故将糖尿病肾病归于中医肾脏络脉病变有其显而易见的肾脏组织结构学基础。

由于糖尿病肾病是以肾络为病变部位，而络脉细小，脉道狭窄，当经中气血阴阳稍有亏耗，而络脉之中就显见不足，故易见络虚失荣的虚证；于是至虚之处乃容邪之所，从而易为邪气所侵袭；又因为络脉体细道窄，邪气入络易于阻滞络气，障碍络血，与络中痰浊瘀血相互攀援，结成巢穴，日久不得消散而导致络息成积之变。可见病深入络，则易入难出，易息成积是糖尿病肾病经久不消，治难收效的关键。而从络辨治糖尿病肾病方能直捣病巢，实乃中医治病求病位之本的体现。

虫类药是中药材的重要组成部分。千百年来，虫类药广泛用于治疗诸风、痰瘀、积聚等沉顽痼疾，收到了植物药难以获取的疗效。如唐容川在《本草问答》中所说："动物之攻利尤甚于植物，以其动物之本性能行，而又具有攻性。"对虫类药的运用最具匠心的要推清代叶天士，其创"久病入络"说，谓"久则邪正混处其间，草木不能见效，当以虫蚁疏逐"，以"搜剔络中混处之邪"。叶氏并阐发仲景制鳖甲煎丸之深义曰"方中大意取虫义有四：意谓飞者升，走者降，灵动迅速，追拔沉混气血之邪"。故此，对于病久入深，邪潜肾络的糖尿病肾病正是虫类药物可用武之地。临床上可借虫类药血肉之质，及动跃攻冲之性，体阴用阳，擅于深入络道，搜剔络中伏邪以松透病根，从而收逐邪拔根，克敌制胜之功。诚如吴鞠通氏所云："以食血之虫，飞者走络中气分，走者走络中血分，可谓无微不至，无坚不破。"诸虫药中，以水蛭、僵蚕、土螯虫、地龙等最为 DKD 临床所常用，四药既具化痰、通络、解毒之功，又皆味咸而具软坚消积之用。从而以收祛积之成因与攻积之本体之二者并举之效。

学生问：随着饮食结构的变化，饮食品种的极大丰富，代谢性疾病越来越多见，而高尿酸血症也日渐增多，痛风也成了困扰很多人的一个问题，而潜移默化而来的是肾结石和肾损害的频发，因此尿酸性肾病也是需要重视防治的，该病以肾小管间质损害为主，那在诊疗中有什么需要特别强调的地方？

陈师答：该病临诊需辨识缓急，重在利湿，通常我在临床上将该病分为急性发作期和稳定期，急性发作期以湿热、寒湿、瘀血为主，亦有病久正气亏虚，复感于邪而发病者，以关节疼痛明显，或伴有全身症状为主，治以清热利湿，活血定痛，方药多以四妙丸和四物汤为主加味治疗。稳定期表现为正虚邪恋，以肝肾阴虚、气阴两虚及脾肾气虚为主，方药可以参芪地黄汤、《济生》肾气丸、左归丸、右归丸均可选择使用。

痰湿是本病发病需要重视的一个环节。湿性重浊，其性驱下，故下先受之，病变关节多以下肢为主；又因湿性黏腻，胶着难除，故本病缠绵难愈，反复发作。此痰湿之邪非受自于外，而主生于内。大凡痛风患者多有先天禀赋不足，或素体脾虚，或年迈脏气日衰，若加之饮食不节，沉湎醇酒，恣啖膏粱厚味，长此以往，致脾失健运、升清降浊无权，肾乏气化而分清别浊失司，于是水谷不归正化，痰湿随之而生，滞留血中则瘀结为患。痰瘀胶固，则致僵肿畸形；郁闭之邪最易化热，故其证多兼热象；若湿毒蕴热，煎熬尿液，可见石淋尿血。

故利湿为基本治则，而活血化瘀需要贯彻始终。痰湿之邪闭阻经络，气血运行不畅，必然导致瘀血的产生，血瘀是在疾病过程中形成的病理产物，反过来又直接或间接作用于人体，引起新的病证，在尿酸性肾病的发病过程中起着不可忽视的作用。《类证治裁》云："必有湿痰败血瘀滞经络。"《医林改错》有"瘀血致痹"说。临床不论是血瘀还是浊凝，均可阻滞经络、壅遏邪气，使经络骨节痹阻，不通则痛。随着病变的发展，血瘀、痰浊往往互为胶着，加重肾间质的损害，蛋白尿、血尿、关节肿胀的消除就要困难得多，所以对于尿酸性肾病的治疗，在清热利湿基本治疗的基础上，应强调活血化瘀贯穿在治疗的始终。对于活血化瘀药物的选择，在有关节疼痛发作的急性期，应在清热利湿的基础上选加凉血活血的药物，如赤芍、丹参、桃仁、地龙、水蛭等，而在缓解期则选用活血养血的当归、红花、鸡血藤等，诸如威灵仙、马鞭草等利湿活血的药物则在各期均可选用。久病入络则可加莪术，积雪草等更强的活血破气药物。不少利湿药物有利于尿酸的排泄，许多医家根据自己的经验选用土茯苓、粉草薢、虎杖、玉米须、秦皮、丝瓜络、晚蚕沙等。我临床也多喜欢选用此类药物，依据于有些临床报道，但这些药物究竟是否能降尿酸，最好还是通过动物实验来证实。如果能得到有实验依据的结论，就可使我们今后在临床应用时减少盲目性。

痛风患者主要为中老年人，且久病皆累及脏腑，多表现为脾肾亏虚或肝肾不足。脾主运化，肾主骨藏精，肝主筋藏血，精血不足、筋骨失其所养而致痹痛。同时，肾虚也使肾的气化及司二便功能失调，可加重脾虚水湿。湿浊内聚，流注关节、肌肉，闭阻经脉，使病情更趋于缠绵难愈。故在尿酸性肾病缓解期还应重视培补脾肾，补益肝肾疗。临床常选加熟地、黄精、枸杞子、山茱萸、首乌补益肝肾，重用黄芪、党参健脾，杜仲、狗脊、川断补肾。

尿酸性肾病的防治的一个重要方面便是与饮食控制关系密切,劝说患者控制高嘌呤类食物的摄入,如:菌菇类(草菇、香菇、洋菇等),动物内脏(肝、腰、脑等),肉类制品(肉汤、香肠等),海产类(沙丁鱼、虾、青鱼、牡蛎、蚌等)、豆制品及各种含酵母的乳酸饮料等。平时多饮水,碱化尿液,是十分必要的。患者若能坚持服药及控制饮食,不但蛋白尿可以消失,肾功能也能改善,不少患者病情可以稳定 10 余年甚至更长的时间。尿酸性肾病在慢性肾衰中预后是比较好的。

学生问:乙肝相关性肾病,临床不多见,但是关乎肝、肾二脏,中医学中也讲究肝肾同源,精血同源,临床诊疗之际是否有所侧重?还是二者并重,兼而治之,愿听所以然。

陈师答:"肝肾同源"之说乃中医学体系中五脏相关理论之一。《素问·阴阳应象大论》曰:"北方生寒,寒生水,水生咸,咸生肾,肾生骨髓,髓生肝。"在生理上,肾为肝之母,肝为肾之子,肝和肾共同起源于生殖之精,又共同受肾所藏先后天之精的充养。在病理上,"母(肾)病传子(肝)""子(肝)病及母(肾)"。明代李中梓在《医宗必读·乙癸同源论》中总结了肝肾在生理病理上的联系,阐述了"乙癸同源,肾肝同治"的论点。

尿蛋白来源于血液。中医学认为,血液系由水谷精微所化生,其精为至阴之液,藏之于肾。《素问·上古天真论》云:"血者水谷之精也,源源而来,而实生化于脾,总统于心,藏受于肝,宣布于肺,施泄于肾。"肾藏精,肝藏血,精血关系是"乙癸同源"的基础,正如《张氏医通》所说:"气不耗,归精于肾而为精;精不泄,归精于肝而化精血。"肝脏以血为体,以气为用。血属阴,气属阳,故肝体阴而用阳,主疏泄而调畅一身气机。三焦气机通畅,则肾之开阖气化有度,肾之封藏固摄有节。因此,肝主疏泄与肾主闭藏,两者之间亦存在着相互调节、协同作用的统一关系。尿蛋白为人体之精微,其封藏亦有赖于肝肾之间疏泄与闭藏关系的协调。

乙肝病毒感染乃湿热之邪稽留。湿为有形之邪,阻碍气机运行。肝失疏泄,三焦、脾肾升降失常,脾不升清而精微下注,肾不固摄而精微外泄,故见尿中蛋白漏出。肝气郁结,气滞血瘀,故见舌边有瘀斑。长期蛋白尿漏出,必损精血,肝血既亏,其疏泄通达之事又何以济?于是,子病及母,肾气不能固摄,终成顽固性蛋白尿。由此可见,乙型肝炎病毒相关性肾炎初期以湿热邪毒壅阻三焦气机之标实证为主,而在疾病发展变化过程中,气滞血瘀又是必然的结果。邪毒日久不去,耗气伤阴,则终至肝脾肾的虚损。可知本病实邪与正虚并存,虚实夹杂,病位主要在肝、肾、脾。

鉴于以上病机,我提出乙型肝炎病毒相关性肾炎治疗的三个原则。

其一,在治疗肾病之前,必须先进行抗乙肝病毒的治疗,用清肝利胆、清化湿热的药物尤为重要,我常用鸡骨草、田基黄、茵陈、虎杖、山栀、黄芩等。若出现血尿则可加大蓟、小蓟、龙葵、马鞭草等这些药物具有清热利湿作用,对肝炎也有裨益。

其二,肝为刚脏,肝体阴而用阳,非柔不克,不宜戕伐太过,此为治疗肝病的重要原则。

肝以血为体,养血即养肝之体,敛阴即以柔肝。当归,性辛温,归肝、心、脾经。《景岳全书·大集本草正》云:"当归,其味甘而重,故专能补血,其气轻而辛,故又能行血,补中有动,行中有补,诚血中之气药,亦血中之圣药也。大约佐之以补则补,故能养营养血,补气生精……佐之以攻则通,故能祛痛通便,利筋骨,治拘挛、瘫痪、燥、涩等证。"丹参,性微寒,归心、肝经,功能活血祛瘀,养血安神。然其活血之功有余,补血之力不足。以当归伍丹参,则活血养血之功均胜。白芍药,味酸,性微寒,归肝、脾经,功能补血,和血敛阴,柔肝缓急。《本草正义》曰:"白芍……益脾阴而摄纳至阴耗散之气,养肝阴而柔刚木桀骜之威,与行气之药,直折肝家悍气者,截然两途,此泻肝与柔肝之辨。"

其三,"见肝之病,知肝传脾",故必先实脾,可予白术、茯苓、山药、薏苡仁、大枣及麦芽健脾以助化湿,脾健则水谷精微得化,以补精血之不足;"有形之血不能速生,速当补气",故党参、黄芪在所必用。以上随症选药组方,共奏荣肝敛阴、燮理气血、固摄尿蛋白之功。

另外在治疗中,需要强调活血通络以治水。《金匮要略》云"血不利则为水。"指出虽病于水,而实出于血,治水先治血,活血化瘀则血通水去。《血证论》亦指出:"治水即以治血,治血即以治水",活血化瘀为治水之关键。且肝为刚脏,肝体阴而用阳,非柔不克,肝以血为体,养血即养肝之体。《本草正》有云:"当归,其味甘而重,故专能补血,其气轻而辛,故又能行血,补中有动,行中有补,诚血中之气药,亦血中之圣药也。"故常使用当归配合丹参、片姜黄、炮穿山甲片、莪术等以补血、活血以柔肝、治水。现代医学更有指出丹参、当归等药物可以减少纤维蛋白裂解产物,减低血黏度,有增加肾小球滤过率、增加肾灌注的作用。片姜黄也有促进肝细胞再生功能。治疗时我常配合中成药扶正化瘀胶囊益气扶正,活血化瘀。

学生问:过敏性紫癜性肾炎的临床表现多样,可见皮肤紫癜同时伴有肾病表现或紫癜消退后出现肾病表现,可见血尿、蛋白尿、肾功能不全不同阶段、程度的临床表现,可以说涵盖了肾病发病的全过程,那诊治有何指要?

陈师答:的确紫癜性肾炎临床表现多端,病理表现也轻重不一。临床治疗以中西医结合疗效为好,当然过敏性紫癜性肾炎也有不少患者是单独服用中药而取效的。在临证治疗之际,我往往强调以下几点:

1. 要凉血泻热,祛风散邪 《素问·六元正纪大论》云:"不远热则热至,血溢血泄之病生矣。"《寿世保元》有言:"论只因内热发出,皮肤如蚊虫之啮,不宜汗下,但清热降火凉血为要。"热不除则血不止,热清则血安,治疗该病以凉血泻热为要,并须祛风活血。初期因血热壅盛兼感风邪,风热相搏,热毒内炽,扰动血络,迫血妄行,我根据温病卫气营血之辨证:"入血就恐耗血动血,直须凉血散血,如生地、丹皮、阿胶、赤芍等物。"应用犀角地黄汤加减治疗,屡有效果,血尿甚者,可加紫草、槐花、三七、白茅根、车前草、侧柏叶以清热通淋、凉血止血。后期热退紫癜反复发作,尿血不止,多由阴虚内热、气阴两虚所致,药用生地、丹皮、女贞子、旱莲草、山茱萸等滋阴补肾,白茅根、蒲黄、大小蓟等凉血止血,辅以蝉衣、白蒺藜等祛风清热。本病常骤然起病，发无定处，伴有瘙痒，来去皆快，伴有游走性关节疼痛，以及胃肠、肾脏多处受累，变化多端，符合风邪"善行而数变"的特点。故常用荆芥、防风、蝉衣、金银花、连翘等祛风之品，不仅在风邪外袭之发病早期，而且在紫癜反复发作时亦可加入，以增强抗过敏的作用，防止紫癜的进一步扩散。

2. 重视活血化瘀，贯彻始终　在整个病变过程中，自始至终兼见瘀血为患，瘀血是本病的主要表现、致病因素及病理产物。如《素问·调经论》云："孙络外溢，则经有留血。"本病初期热迫血行，血溢脉外，离经之血乃为瘀，或热灼津血，津亏血浓，血行不畅而为瘀；后期则因气虚失摄，或阴虚火旺，均可形成瘀血，瘀血一旦形成，又作为致病因素作用于机体，一则妨碍新血生成，二则瘀久化热，瘀热互结，迫血妄行，从而引起或加重紫癜、血尿，形成恶性循环，导致本病易于反复，缠绵难愈。现代研究也发现，本病存在系膜增生、IgA 和 C3 颗粒沉积于系膜区及皮肤小血管，肾小球中有纤维蛋白（原）沉积，并多存在微循环障碍，凡此种种，均具有中医学中"瘀"的特点。因此，瘀血是本病发病发展的关键因素之一，活血化瘀法应该贯穿本病治疗之始终。正所谓："此血在身，不能加于好血，而反碍新血之化机，故凡血证，总以祛瘀为先。"（《血证论》）用之临床，每每获效。但由于本病存在出血表现，活血化瘀药的应用应"有所为有所不为"，应选用丹参、川芎、丹皮、赤芍、三七等活血止血之品，而破血之品用之应慎，要做到活血而不伤血，止血而不滞血。同时，应结合现代手段，监测患者出、凝血时间、微循环状况等，如此应用方为稳妥。

3. 扶正祛邪，虚实兼顾　本病虽然初期以实（风邪、热邪）为主，后期以虚（阴虚内热、气阴两虚、脾肾亏虚）为主，但往往虚实互见，稍有不慎，即有虚虚实实之患。因此，对于邪实为主者，在祛邪的同时，应注意到风热之邪易耗气、伤阴的特性，在大队疏风、清热药物中适当佐以益气、养阴之品，如黄芪、麦冬等。而对于以正虚为主者，由虚致实尤为常见，常常同时存在瘀、肿、积等邪实之象，在扶正同时，勿忘祛邪，配合活血化瘀、利水消肿、消积导滞之品，如丹参、茯苓、麦芽等，如此则扶正不助邪、祛邪不伤正，标本同治、虚实兼顾。

4. 中西合璧，减毒增效　本病的发病机制尚未完全明了，以中西医结合疗效较好。对于本病急性发作，表现为肾病综合征者多采用激素标准疗程治疗，在不同阶段配合使用不同的中药，充分发挥中药的"增效减副"作用，可以使紫癜迅速消退，尿蛋白减少。而对于表现为急进性肾炎者，多预后不良，应使用甲泼尼松龙冲击疗法，亦可使用环磷酰胺，然后改为泼尼松标准疗程治疗，及早使用为其关键，并可使用血小板解聚药物等，同时合用活血化瘀中药。雷公藤多苷对本病也有一定疗效，但停药容易复发。为达到完全缓解的目的，同时配合中医中药，可以使激素、雷公藤多苷顺利减停，尿中红细胞消失。对于发生感染者，积极使用抗感染药物，并加重凉血解毒中药的使用。过敏表现严重的，应服用抗组胺药物，合用中药蝉衣、乌梅、徐长卿、白蒺藜等祛风抗敏之品，但祛风活血对紫癜消失有一时之效，终需以益气健脾、活血祛风收功。病程迁延日久，出现脾肾亏虚之证，则培补脾肾、调整免疫功能成为重要治法。

5. 生活调摄,防治未病　紫癜性肾炎为免疫复合物性疾病,其发生与感染和变态反应有关,发病前多有上呼吸道感染、药物或食物过敏、蚊虫叮咬等情况,亦常因如上因素而致本病反复发作,因此,生活调摄对于本病的治疗至为重要。患者应保持房间空气新鲜,顺四时而居,预防感冒,必要时可以服用玉屏风散、川芎茶调颗粒等以增强抵抗力。饮食宜清淡而富含营养,多食蔬菜、水果,忌食海鲜发物,慎用药物,真正远离过敏原。

对于一些紫癜严重,或者反复发作的病例,除了常规中药口服外,我多喜欢配以羚羊角粉口服治疗。原先多是用犀角地黄汤治疗,现在犀角因动物保护而禁用,故只能以羚羊角粉代替,羚羊角粉现今临床多用于高热、高血压的治疗之用,我用其来治疗紫癜是取其入肝经而熄风,入血分而凉血散血,前人亦用其来治疗温毒发斑,故用羚羊角粉切合病机而效著。中西和参,过敏性紫癜的临床用药中,也可配合选用具有抗过敏作用的中药饮片,如乌梅、黄芩、丹皮、蝉衣、徐长卿、地龙等,也能增加临床疗效,可供大家参考。

学生问: 肾脏病理是肾脏病诊断中很重要的一块内容,您一直重视病理分型肾病的中医诊治研究工作,因为在中医经典中涉及论述的相关内容了了,所以您在这方面的诊疗经验尤为宝贵,希望能系统全面的学习您的经验体会。

陈师答: 近年来临床上已广泛采用现代医学的实验检查、肾组织活检提供的病理诊断,大量的诊断资料丰富和延伸了中医传统的辨证的依据,临床与实验检查相结合更促使肾病的研究有了长足的进展。有些肾病、特别是在其早期阶段,患者往往缺乏明显的主观症状与客观表现,其证候辨别有时候往往只能通过肾脏病理获得。因此随着肾活检的普遍开展,就肾脏病而言,肾病理已成为肾病微观辨证比较精确而又可靠的依据,具有不可低估的参考价值。

20世纪80年代由于肾穿刺病理检查条件的限制,中医单位开展肾活检不多,纯中医治疗病理分型肾病的文章鲜见报道,但近年来随着肾穿刺病理检查的普及推广,寻求肾脏病理和中医辨证分型之间关系的研究已成为目前中西医结合肾脏病研究领域中的一个热点。我在国内较早就开始了这方面的研究工作,也把这个作为我研究的重点之一,尤其在膜性肾病、IgA 肾病做了大量的临床和科学研究,形成了诊疗体系,取得了一定的成果。下面我就常见的病理分型肾病分别讲述下我个人的诊疗经验。

1. 微小病变肾病　本病主要临床特点是发病年龄小,起病较急,有典型的肾病综合征表现,一般无高血压、血尿及肾功能损害,蛋白尿具有高度选择性,治疗上对激素敏感,但容易复发。根据其临床表现,本病多属于中医学"水肿""虚劳"等病的范畴,本病乃本虚标实,气阴两虚为本,湿热瘀阻为标,需益气养阴、清利活血;若感受风热等外邪为患,更应急则治其标,先清外邪;若反复发病,激素依赖,当温肾健脾活血。

(1)益气养阴,清利活血:微小病变肾病西医治疗方案多为糖皮质激素或联合免疫抑制剂,可有效减少尿蛋白,对肾脏有保护作用。激素是一把双刃剑,在高效果的同时,大剂量的应用产生明显的多种副作用,且容易导致诸多并发症使肾病复发。由于激素为阳刚之品,大剂量和长期使用常生热助阳,耗伤阴液,而引起阴虚火旺之证;结合起病之时湿邪停滞,阻碍气血运行,以致湿热瘀互相交织为患,故而激素首始量阶段,常常出现湿瘀热结、热盛气阴两伤之证。此阶段可采用益气养阴、清利活血法,方用微小病变方化裁治疗(太子参,麦冬,地骨皮,丹皮,红藤,蝉衣,薏苡仁,薏苡仁根,猪苓,茯苓,党参,丹参,黄芪,玉米须)。

(2)去菀陈莝,活血为要:瘀血是中医病理变化的产物,系指全身血液运行不畅,或局部血液停滞,以及体内存留离经之血。瘀血的形成多是气滞或气虚所致,而水肿的形成其本质也是气滞或气虚造成的。正如《素问·调经论》指出:"五脏之道皆出乎经隧。以行血气,气血不和,百病乃变化而生。"瘀血和水肿都是气血不和的病理产物,《医碥·肿胀篇》论述:"气、水、血三者病常相因,有先病气滞而血结者;有先病血结而后气滞者;有先病水肿而后血败者;有先病血结而后水随蓄者。"阐明了气、血、水三者病常相随,病机皆一,互为因果的关系。

大量实验研究和临床研究表明,微小病变肾病患者多伴有明显的高黏滞血症,血液呈高凝状态,这种高凝状态不仅参与了微小病变肾病的发生发展,也是其反复和复发的因素之一,而且易导致血栓形成。高凝可影响糖皮质激素的疗效,而激素的应用又可能加重高凝状态。

本病久病及肾而致肾气亏虚,肾阴不足,肾失气化,脾虚失运而致水液代谢失常,阴虚又生内热,湿热互结,胶着缠绵,弥漫上下,气血流通不畅,脉络瘀阻。瘀血形成后作为重要致病因素影响气血运行,使脏腑功能失调而致。气存血中,血为气母,当经脉壅塞则气机升降出入功能失常,而津液的输布、排泄依赖于肺、脾、肾及三焦、膀胱的气化作用。因此,当瘀血内停,气机受阻,必然影响脏腑功能,气化行水之功失权,导致水液失常而形成水肿。反之水肿也可形成瘀血,是因水停气阻、气滞血停而成。因此,血与水之间存在着因果关系,因瘀致水停,因水停加重瘀血,形成反复交替的恶性循环。瘀血是病因,又是结果,贯穿于微小病变肾病发生、发展演变的整个病理过程中。

《内经》有"血实宜决之"。意即血瘀就当化而除之。调气必行血,血行则气畅,两者相辅相成。对于水肿病,《素问·汤液醪醴论》提出了"平治于权衡,去菀陈莝"的治疗原则。莝,除也;菀,积也。去菀陈莝,即去除郁积,莝除陈旧,它不仅包括攻逐水邪,而且也包括祛除郁结于体内的瘀血。

本病的治疗过程中,我强调以活血贯穿始终。临床除常规使用肝素、尿激酶抗凝治疗外,尤喜使用活血通脉胶囊(主要成分为水蛭),张锡纯云"水蛭破血而不伤新血,真良药也",药理学研究发现,水蛭含水蛭素、组胺样物质、肝素等,具有抗凝、扩血管、降低血液黏稠度、改善肾血流动力等作用。

(3)温阳补肾减激素,培补脾肾防复发:较长期应用糖皮质激素,使体内糖皮质激素水平长期高于正常,可引起负反馈作用,而影响下丘脑及垂体前叶分泌促肾上腺皮质激素,使内源性糖皮质激素分泌减少或导致肾上腺皮质激素功能不全。特别是在激素撤减过程中,肾上腺皮质功能尚未恢复,往往易出现撤药过程中的反跳,而使病情复发。

中医认为激素是外源性"纯阳"之品,作用于人体后,肾精阴阳失衡,初始阴精内敛,滋养之性被遏,导致肾阴虚。而在停减激素时,肾阴封蛰日久,阴液渐亏至阴损及阳,使肾阳不振,肾之动态平衡失调,阴阳消长由肾阴虚→肾阳虚→阴阳俱虚。故在撤减激素过程中,应逐渐增强益肾健脾之剂。

遵《内经》"劳者温之""精不足者,补之以味"之旨,治疗可以滋阴填精、益气壮阳。我临证喜用鹿角胶,甘咸而温,温肾壮阳,益精补血;龟甲胶,甘咸而寒,填精补髓,滋阴养血,二者以血肉有情之体,峻补阴阳气血精髓。同时配伍淫羊藿、巴戟天、肉苁蓉、锁阳温补肾阳。白术、山药补气健脾以调后天。

实验证明,温补肾阳的中药,大多具有肾上腺皮质激素样作用,在一定程度上可代替激素发挥作用。另外,温补肾阳的中药还具有明显保护肾上腺皮质、拮抗外源性激素反馈抑制,防止肾上腺皮质萎缩的作用。

2. 膜性肾病　膜性肾病是我病理分型肾病研究的最初开始,研究时间持续最长的,也是最有心得体会的,也是成果最多的。我从 20 世纪 80 年代中期开始从临床观察和基础实验研究对膜性肾病开展研究,对膜性肾病的中医诊疗有一个不断发展完善的过程。可分为四个阶段来回顾:

第 1 阶段是在 20 世纪 80 年代,最初的研究认为本病的基本病机属于脾虚不运,水湿逗留,瘀滞脉络,并总结出益气健脾,崇土制水成为膜型肾炎的第一个主要治则,活血化瘀为第二治则,化湿法为第三个主要治则。

第 2 阶段是在 20 世纪 90 年代,由于研究的病种由原先单纯的中医治疗病例,渐渐向中西结合治疗的病例转变,由于大量病例合并使用激素或免疫治疗,因此临床多表现出口干、咽燥、口苦乏力、小便短赤、大便干结或见面部痤疮、皮肤湿疹等一派湿热之象,因此研究认为本病的病机在疾病初期阶段多以脾虚湿热为主,兼有瘀阻脉络,治疗方法以益气活血,清热化湿。

第 3 阶段是在 21 世纪初的 10 年,研究的病例从原先的原发、继发性膜性肾病转变为专攻特发性膜性肾病,2006 年回顾了 1990 年至 2005 年间以"益气活血化湿方案"为主治疗膜性肾病中医辨证为脾虚湿热型的患者 170 例,此时已经形成了相对固定的治疗方案,即全程给予清热膜肾冲剂,1 包/次,3 次/日;脾虚湿热型给予陈氏清热膜肾方,每日一剂;如合并肾衰竭的患者,在原辨证用药基础上,加用川芎、葛根、制大黄等;伴水肿者加用黄芪注射液静脉滴注 40 ml/日,15 日/疗程;伴低蛋白血症者加用黑料豆丸,10 g/次,2 次/日;伴血瘀者加用活血通脉胶囊,4 粒/次,3 次/日。该研究表明单纯中药治疗取得了与中西医结合治疗相同的临床疗效,且均优于单纯西药治疗。

第 4 阶段,在既往研究的基础上,开展了"十一五"支撑计划课题"中医综合方案治疗膜性肾病多中心、前瞻性临床研究"，着重观察中医方案治疗特发性膜性肾病的有效性与安全性。治疗方案为：所有病例均服用参芪膜肾颗粒；湿热较重者，加清热膜肾冲剂；兼肾气虚者，加固肾颗粒；兼肾阳虚者，加益肾颗粒；兼脾虚腹泻者加补脾益肠丸；兼低蛋白血症或严重浮肿者，加黑料豆颗粒；严重水肿者予黄芪注射液；高凝状态患者予肝素、尿激酶治疗。结论为：中医综合方案可有效降低临床表现为肾病综合征的特发性膜性肾病患者24小时尿蛋白，提升其血浆白蛋白；与经典的激素+环磷酰胺方案相比，中医方案在改善和保护特发性膜性肾病患者肾功能方面更具优势，不良事件及严重不良事件发生率更低，具有更高的安全性。

通过上述四阶段，前后30多年的专攻，我在膜性肾病的诊疗研究过程中一步一个脚印，坚守"辨病与辨证、宏观辨证与微观辨证"的理念，临床、基础实验、科研并举，取得了丰硕的成果。通过反复的实践—总结—实践，总结出一系列临床有效性高且重复性亦高的特发性膜性肾病的诊疗体系。

我总结出特发性膜性肾病存在着"虚""湿""瘀""热"四大病机，其中脾肾气虚是特发性膜性肾病发病的基本病机；而脉络瘀阻、湿热内蕴是特发性膜性肾病反复发作、缠绵难愈的病理基础；而脾肾阳虚是本病中后期病情久延，气伤及阳的病理转变。通过微观辨证的角度进行了本病肾脏病理和中医辨证之间的关系研究，我认为免疫复合物在上皮下沉积、基底膜增厚等病理变化当归于中医辨证之"瘀血"证，而补体活化、膜攻击复合物形成归属湿热或热毒症候，继而提出了"特发性膜性肾病肾小球基膜上皮细胞下弥漫的免疫复合物沉着当属中医理论中湿热胶着成瘀"的创新性理论，并指出"湿热胶着成瘀"是影响特发性膜性肾病发生、发展的关键。

在上述理论指导下，我制定了特发性膜性肾病健脾益气、清利湿热、活血化瘀的治疗基本法则，根据其一贯主张的"辨病与辨证、宏观辨证与微观辨证、祛邪与扶正相结合"的指导思想，并形成了一系列辨病为主、辨证为辅的治疗方案。方案主要为：

① 药方：肾九方加减（苍术、白术、茯苓、猪苓、黄芪、半枝莲、白花蛇舌草、芙蓉叶、薏苡仁等），方中以黄芪、白术以健脾益气，苍术、茯苓、猪苓、薏苡仁以利水渗湿气，半枝莲、白花蛇舌草、芙蓉叶清热解毒。② 活血通脉胶囊（主要成分为水蛭）或百奥胶囊（主要成分为蚓激酶）。③ 低蛋白血症，加用黑料豆丸颗粒。④ 高度水肿者，予黄芪注射液、肝素、尿激酶静滴。⑤ 脾虚易腹泻者，加用补脾益肠丸。⑥ 高脂血症者，加绞股蓝总苷片或天曲。⑦ 恢复期，给予口服清热膜肾冲剂（系院内制剂）。

在膜性肾病的用药中我临诊喜用对药。白术和苍术联用，认为凡欲补脾，则用白术，凡欲运脾，则用苍术，欲补运相兼，则相兼而用，使便溏、腹泻等症得以有效控制，从而减少了蛋白质在胃肠道的丢失。临证处方时，苍术、白术多用炒品，一则可去其燥，二则能增强健脾之功。茯苓和猪苓合用，两者均味甘淡性平，归于肾经，均能利水渗湿，猪苓利尿消肿之力强于茯苓，但无补益心脾之功；而茯苓健脾安神，补益之际尚能利水而不伤正，两药相须为用，既有补益,又能祛邪,健脾利湿,甚合特发性膜性肾病治疗之大法。党参和丹参相伍,党参甘温,补益肺脾,不腻不燥,可补气生津生血。丹参微苦寒,功擅活血化瘀,能通行血中之滞,凉散血中之热。两药配伍,益气与活血并用,可增强益气活血、推陈出新;甘苦、寒温并举,适用面广,寒热之证均可配伍使用,为临床之常用对药之一。芙蓉叶和半枝莲并进,两药均能清热解毒,凉血消肿,半枝莲尚可祛瘀止血,芙蓉叶善清肺排脓,两者均常用于癌肿、疮疡痈肿,为肿瘤科常用对药,系我从中受到启发而沿用至肾病治疗,取得良效,故很多肿瘤科的用药亦适用于肾病治疗。

本病病程中始终存在着不同程度的瘀血状态,活血化瘀法应贯穿本病治疗之始终,重用活血化瘀药物可以控制免疫复合物的形成、防止感染、减少复发、减轻蛋白尿、防止肾硬化。但是陈氏肾9方中却难觅活血化瘀药踪影,何也? 其实这是我的一大用药心法,除临诊之际会酌加丹参、红花、桃仁等活血化瘀之品,更喜用活血通脉胶囊(主要成分为水蛭)口服,作为治疗方案不可或缺的辅助治疗,每次处方必用。水蛭是一味传统的中药,功能逐瘀、破血、消痰。因水蛭有特殊的腥臭味和不易粉碎的特性,历代医家多将其炮制后入药。但我研习张锡纯、朱良春等名医用药经验,结合现代药理(研究表明水蛭生用,水蛭素的抗凝血及体内抗栓作用显著优于炮制品),故临床应用水蛭一般不入药水煎,而是以活血通脉胶囊口服配合汤药同时应用,亦是推崇水蛭生用的方法,其目的在于提高水蛭有效成分的利用。

值得一提的是在临床治愈的病例中有5例进行了重复肾活检,从病理微观上提示采用"益气活血化湿"为主的中药方案的确切疗效,治疗后病理改变显著改善,光镜只见肾小球轻微病变;免疫荧光显示免疫球蛋白IgG已大部消散;电镜未见明显电子致密物沉积,符合特发性膜性肾病吸收期特点。证实了我关于特发性膜性肾病中医辨证"湿热胶着成瘀"理论是成立的。

最后想说一点是关于儿童膜性肾病的治疗体会,临床可辨为以下两个证型:① 脾虚湿热型:表现为水肿明显,腹胀纳差,大便干,甚或因曾服激素类药物出现面部痤疮,临床表现为单纯蛋白尿,以脾虚湿热兼夹血瘀为主,治疗以益气活血,清热化湿为主。方以陈氏膜肾方加减。② 气阴两虚型:表现为非肾病综合征性蛋白尿,伴有反复镜下血尿,口干,舌体瘦小而苔净,脉细数者;治当益气养阴,以陈氏肾平方加减(为女贞子、旱莲草、生地、龟甲、生蒲黄、黄芪、白术等)。与成人膜性肾病不同的是,儿童膜性肾病常可伴见镜下血尿,典型特发性膜性肾病病理不应累积系膜细胞及系膜基质,但上述病理为成人诊断依据,目前尚无针对儿童特发性膜性肾病的病理诊断标准;近些年来很多国内报道的儿童特发性膜性肾病病理中均有系膜细胞轻度增生表现,推测系膜细胞增生及系膜基质增多可能为儿童膜性肾病特有的表现。通过研究我们了解到该类患儿尿蛋白一般小于1 g,镜下血尿可反复出现,辨证可知,因脾不统血,加之肾阴亏虚,阴虚火旺,灼伤血络,故见反复镜下血尿,劳累后加剧;阴虚内热,虚火灼津,故见口干黏腻;腰为肾府,肾虚故见腰酸,精微外泄故见蛋白尿,治拟益气养阴,肾平方中女贞子、旱莲草滋肾健脾,生地、龟甲养阴清热,凉血止血,生蒲黄祛瘀止血,

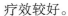

疗效较好。

3. IgA 肾病　IgA 肾病病理分型多端,临床表现轻重不一,通过几十年临证总结,我抓住该病的发病隐匿、疾病影响因素较多、病程迁延、个体差异性大等发病与病程特点,提出本病以"斡旋三焦"为总体辨证指导思想贯穿各阶段的治疗大法。根据患者的不同证型,"斡旋三焦"治则可以分别以"调畅气机""和解少阳""益气活血""清热化湿"等不同治法,在具体治疗中灵活地、有选择性地联合运用,并结合有关西药,以达到最佳的治疗效果。本病大致分为急性发作期和慢性持续期。

急性发作期:IgA 肾病的发病及病情反复或加重常由热毒客咽,或湿热侵肠所致。由此导致肺燥肠热,进而移热于肾,甚至出现肉眼血尿。故临床治疗 IgA 肾病应以治火为首务,火息则络宁,络宁则血止,则病可向愈。临床上因于热毒客咽,金燥水热灼伤肾络者,治当疏风清热,清肺利咽,桑菊饮、银翘散、银蒲玄麦甘桔汤均可选择应用,此时针对血尿的药物可考虑用射干、贯众、淡豆豉,既可抗病毒、利咽喉,也可以治血尿。因于湿热侵肠,湿中之热伤及肾络者,则当从芳香化湿,清肠止泻着手,以藿香正气散为主,此时针对血尿的药物可考虑用仙鹤草、生地榆等既可止血又对腹泻有治疗作用。

慢性持续期:在稳定期,治疗方法十分复杂,许多医家均有一些行之有效的验方,对血尿、蛋白尿同时出现的 IgA 肾炎在稳定期病机以肾阴不足为主,首先考虑应用陈氏滋肾止血方,方中以生地、龟甲、女贞子、旱莲草滋补肾阴,配以马鞭草、龙葵、生地榆清热凉血,炮穿山甲片、生蒲黄祛瘀止血,若有蛋白尿则加薏苡仁、薏苡仁根,此方重复收效率高,但对于脾虚为主者,则以归脾汤为主方,重用党参、黄芪、白术、山药,但可配以白花蛇舌草、半枝莲、藕节、茜草。以上是临床辨证中常见类型所用的方药。此外 IgA 肾病之病程冗长,久病入络,故肾络瘀阻是其病机中不可忽视的重要方面。肾脏脉络瘀滞,一则可导致血不归经,溢于络外;二者瘀久化热,逼血外渗,从而引发或加重血尿。此外,络中瘀血极易与湿、热、毒邪相互攀援,交相济恶,使病机更趋复杂,治疗越发困难。因此,对本病的治疗,需重视运用化瘀通络法,并将此法贯穿疾病治疗全过程。临床上常用如蒲黄、茜草、三七、马鞭草、血竭、炙乳香、炙没药等活血之中又有凉血之功的药物,俾瘀去络通,则阴血归经而无渗溢。

IgA 肾病的病理分型也有轻重程度的不同,轻微病变和系膜增生型以少量蛋白尿及红血球为主,预后较好,但如果是局灶硬化型并伴有肾病综合征,可考虑用激素、雷公藤或吗替麦考酚酯治疗,配合中药可以顺利减撤西药,故此种类型中西医结合治疗效果更好。遇到 IgA 肾炎系膜增生伴硬化类型,预后很差,常在短期内影响肾功能,激素、免疫抑制剂也不一定敏感,我对这类患者主张斡旋三焦以求拨乱反正提出方,成功抢救了不少危重病例。下面就重点谈下我在中重症 IgA 肾病诊治过程中的策略。

目前认为 IgA 肾病是一组进展性肾小球病,其肾脏病理表现复杂多样、病程迁延不愈,易发展成为中重症 IgA 肾病,并导致肾小球硬化、间质纤维化的发生。IgA 肾病至今仍缺乏行之有效的治疗药物,对于病理分型较重的,肾功能有所下降的中重症 IgA 肾病仍然没有很好的办法以延缓疾病发展成为终末期肾病(ESRD)而进入肾脏替代治疗。

近年来中医药在 IgA 肾病的治疗中取得了一定进展,目前多数学者主张本病中医病机为本虚标实、虚实夹杂。临证中则根据各自经验从不同的角度进行辨证治疗:有从疾病分期辨证者,以急性发作期与慢性进展期而别之;有按血尿/蛋白尿分类辨证者,归属血尿型与蛋白尿型后再进行辨证论治;有按肾病病理微观辨证者,根据其微观病理表现辨为瘀血、湿热等症而治之。这些均为探讨中医药治疗 IgA 肾病做出了有益的尝试,积累了丰富的临床经验,也均取得了一定的疗效。但目前其辨证方案仍未趋于统一,分类方法繁多复杂,这对中医药治疗 IgA 肾病的学术研究、推广、发展十分不利,而且有碍于临床疗效的再提高。为此,我与陈香美院士合作牵头承担了国家科技部十五攻关课题"IgA 肾病中医证治规律研究",是为探讨 IgA 肾病的中医辨证规律的先行者。研究结果表明 IgA 肾病的中医证型从气虚向着气阴两虚、肝肾阴虚、脾肾阳虚进行演变,而这一过程一定程度上反映了 IgA 肾病病理进行性加重的过程。

随着中、西医对 IgA 肾病认识的不断深入,寻求更加安全、有效的治疗方案,尤其是切实延缓和/或阻断中重症 IgA 肾病进展的治疗策略,是目前摆在中西医结合学者面前亟待解决的重要任务。在多年的临证中不断探索与尝试,在实践中勤于归纳与总结,逐渐形成了独具特色的治疗策略。

我认为 IgA 肾病因其临床表现复杂多样、肾脏病理变化多端,虽统称为 IgA 肾病,实则为一组具有共同免疫病理特征的临床综合征。如以单一方案治之,难免顾此失彼、力穷效微;但若依据临床表现或病理类型分而治之,则必会出现分型复杂、辨证繁琐、难于统一的局面,有学者就近 10 年来与 IgA 肾病中医辨证分型相关的文献进行分析,发现中医辨证分类方法繁多,统计文献共分列出中医证候类型 66 项,经对大同小异者进行归纳仍有 32 个证型。因此,透过纷繁复杂的表象,探寻 IgA 肾病的核心发病机制,才有可能找到效宏力专、事半功倍的解决方案。

综观 IgA 肾病的发病全程,无论是病变初起因肺系外感或肠道染毒等外邪致病;或是病中因复感诸邪而使病变加重;亦或病程中出现脾肾虚损、水湿泛滥及瘀血阻络等证;甚至病程迁延,浊毒纠结,直至出现肾阳虚衰、肝肾阴虚、阴阳两虚等危重证候,其病变机制总关上、中、下三焦功能紊乱,上下、内外邪毒弥漫,正邪、虚实交错混杂。根据这一病变机转,斡旋三焦、分消内外弥漫之邪毒;燮理水火,和解虚实一时之偏颇,是为解决 IgA 肾病,尤其是中重证 IgA 肾病这一复杂疾病之要道。具体到潜方用药,则以小柴胡汤为主,随症化裁,并适时辅以免疫抑制剂等西药,使很多病理分型较重甚或已经出现肾功能减退的中、重症 IgA 肾病患者病情得到有效的控制,肾功能得到很大程度的改善,或是在很长的一段时间内残余肾功能得到了有效的保护,并在治疗过程中将免疫抑制剂等西药顺利撤减,使患者的生存质量得到了显著的提高。

古今学者对于"三焦"结构的认识虽多有争议,但对其"水谷之道路,气之所终始"以及

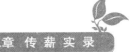

"上焦如雾""中焦如沤""下焦如渎"等功能、行为特征的认识基本上是一致的。正如《中藏经·论三焦虚实寒热生死顺逆脉证之法》所言："三焦者,人之三元之气也,号曰中清之腑,总领五脏、六腑、营卫、经络、内外、左右、上下之气也。三焦通,则内外、左右、上下皆通也。其于周身灌体,和调内外,营左养右,导上宣下,莫大于此也"。我在临证中,亦非常重视三焦气化功能的维护,认为"少阳枢机"是三焦气化功能得以维系的关键所在。

"少阳"在《内经》中的含义有三:一言阳气之多少,《素问·阴阳类论篇》云"一阳为游部⋯⋯一阳者,少阳也";二言手少阳三焦和足少阳胆之经脉;三言脏腑,是指胆腑与三焦腑。概而言之,少阳是人体之阳气出入游行的场所,散于全身,发挥温和煦养各部的功能,以上下内外疏通畅行为宜,郁滞则为害;手少阳三焦经从上向下纵贯上、中、下三焦,足少阳胆经属胆隶肝,肝胆相合主疏泄,调畅气机。可见少阳气机实为全身气机升降之枢纽,其在结构上外应腠理而通于肌肤,内连膈膜而包裹上下诸脏,在功能上主持枢机,协调诸脏之气及一身水火的升降出入。在临床实践中,以和解少阳的代表方剂-小柴胡汤为主方加减出入,每获良效,正是"少阳证治关乎三焦之腑,柴胡之剂贵在转运机枢"这一独到见解的有力印证。

针对 IgA 肾病,尤其是中重证 IgA 肾病的核心发病机制为三焦气机水火交织纷纭这一重要认识,宗小柴胡汤本义,冠名"肾平",即是斡旋三焦、燮理水火,以期拨乱反正、重达阴平阳秘之意。全方以柴胡、黄芩、枸杞子、菊花、白术、白芍等药味组成。方中以柴胡为君,借其辛平升发之性,既舒利胆腑,更畅达三焦,使转枢利、气机和、膜腠畅,则元气得以伸张,郁邪得以外达;臣以黄芩,借其苦寒之性,清理郁积之相火;再佐轻清之菊花疏散上焦之热;配白芍益阴柔肝,《药类法象》云其为补中焦之药,更因其能停诸湿而益津液,以使小便自行,再合白术温中健脾以化中焦之湿,共成治理中焦之态势;辅用甘平之枸杞,补肾益精,养肝补血,以安下焦之虚亏。全方寒温并用、攻补兼施,顾及三焦,而重在通达气机以疏解上中之郁结,和解少阳而重开滞堵之枢机。

临证中更圆机活法,随症化裁,巧以变通:有湿热之象显著者,加用苍术、薏苡仁、猪苓、茯苓等清利湿热、淡渗水湿;有脾肾虚损之征显著者,重用黄芪、山药、黄精、杜仲、巴戟天、山茱萸等健脾益肾;治疗全程,尤重活血化瘀之法,常以葛根、川芎、芍药等品为必备;更伍大黄,必得"下之则愈",且可行滞以活血,而终成逐瘀散结之功。

综观全方应机立法,相反相成,调畅气机,和解少阳,益气活血,健脾益肾,协同达到疏利膜腠以和表里,燮理水火以平寒热,扶正祛邪以衡虚实之目的。其治在少阳,功在三焦;拨逆乱而归正途,畅郁滞以期调达,终使气化行而水道通,水湿归渠,血行脉内,湿热瘀毒之胶结随之而解。

4. 系膜增生性肾病 该病理类型临床表现为多种多样,主要有四类表现:无症状性蛋白尿、孤立性血尿、蛋白尿合并血尿、肾功能不全,尤以镜下血尿或肉眼血尿者多见,确诊有赖于肾活检病理检查:最基本改变为系膜细胞增多,不伴有内皮细胞及小管、间质的损害。治疗经验中我主要是分五方面论述:

（1）健脾温肾,淡渗活血消水肿:系膜增生性肾炎病机复杂,属本虚标实证本虚多责于脾肾两虚,标实多为湿热瘀毒。水肿为系膜增生性肾炎最常见的症状,其发生与脾肾虚损密切相关。脾为后天之本,司运化;肾为先天之本,主水液,脾肾功能正常,水液代谢则保持平衡。若脾肾两虚,脾虚不能运化水湿,则水液储留,泛溢肌肤而为水肿;肾虚不能蒸腾气化水液,水液化为痰饮,则真水不生,客水留滞,可加重水肿。肺为水之上源,主宣发肃降,通调水道,脾虚不能散精上输于肺,水道不通,亦可为水肿。个人认为,治疗水肿应在淡渗利水基础上结合健脾、温肾、宣肺和疏利三焦之气诸法,协同以达利水消肿之目的。选用淡渗利水药如猪苓、茯苓、防己、车前子等。此类药利水力度不如逐水药,但配伍恰当则利水效果倍增。健脾者多配苍术、白术、薏苡仁、党参等,温肾者常用附子、肉桂、仙茅、淫羊藿、巴戟天等,宣肺者多以越婢汤化裁,活血者多配以益母草、泽兰、丹参、水蛭等。

（2）健脾补肾,收涩固精除尿蛋白:肾为先天之本,脾为后天之本。先天不足,后天失养均可变生诸疾。脾主运化,统摄精微;肾司开合,主封蛰藏精。尿蛋白系人之精微物质从尿中所漏,亦属精气的一部分。精气游溢于脾,依赖脾之升清以输布,肾之蛰藏以固摄。故蛋白的发生,或因脾虚气陷,失于统摄,精微下渗;或因肾气亏虚,精气失之敛藏而漏泄。因此临证时对蛋白尿的治疗,健脾益肾,固敛精微是治之大法。健脾者常选用黄芪、党参、白术、苍术、薏苡仁、茯苓、猪苓、山药、莲子、白扁豆等性味平和之品。补肾填精者,阳虚常选用仙茅、淫羊藿、巴戟天、菟丝子等温而不燥之味,阴虚用熟地黄、山茱萸、女贞子、旱莲草、黄精等滋而不腻之剂,血虚选用当归、白芍、生地、何首乌诸药。收涩固精之法常用于疾病治疗后期少量蛋白尿期,常用芡实、金樱子、桑螵蛸、沙苑子、覆盆子等。

（3）清热凉血,滋阴活血除血尿:血尿是系膜增生性肾炎常见症状。我认为其病因,一由外邪热伤血络,血溢脉外所致。外感风热者,宜清热凉血,方用银翘散合小蓟饮子加减,常选用金银花、连翘、生地黄、小蓟、白茅根、侧柏叶、荠菜花、地榆、地锦草等;二是久病阴虚内热,合瘀血内停为患,血尿虽不重,但顽固难消,且易反复发作。治宜滋阴活血。常选用生地黄、女贞子、旱莲草、茜草、龟甲、蒲黄、当归、赤芍、马鞭草、牡丹皮,仙鹤草等。

（4）清热利湿,解毒活血治顽疾:湿热自始至终贯穿于系膜增生性肾炎发展过程,也是慢性肾炎缠绵难愈反复发作的重要因素。原因有四,一是由于肺脾肾气化不利,水湿潴留,郁久化热,湿与热合为湿热之邪;二是感受热毒之邪,热淫水湿蕴结,则湿从热化;三是气阴两虚,气虚易留湿,阴虚易蕴热,故成湿热,而湿热之邪又耗气伤阴,使之缠绵难消;四是长期使用激素,或过用温补,使阴阳失调,气机怫郁,水湿不得宣行,湿与热合亦成湿热之邪。瘀血与肾病关系密切,湿热瘀毒是系膜增生性肾炎迁延不愈的病理基础。治疗宜扶正固本为主,配合清热解毒、清利湿热、祛风胜湿、活血化瘀。

（5）斡旋三焦治肾衰:系膜增生性肾炎既有脏腑功能的虚损,又有湿热瘀血等病理产物的蓄积,久病不愈,延及肾衰,多为三焦枢机不利,治疗上必须从整体上把握其病机特点。三焦主诸气,总司全身气化,为气机升降出入的通路。心之行血,肝之疏泄,肺之敷布,脾之

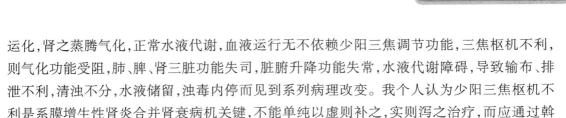

运化,肾之蒸腾气化,正常水液代谢,血液运行无不依赖少阳三焦调节功能,三焦枢机不利,则气化功能受阻,肺、脾、肾三脏功能失司,脏腑升降功能失常,水液代谢障碍,导致输布、排泄不利,清浊不分,水液储留,浊毒内停而见到系列病理改变。我个人认为少阳三焦枢机不利是系膜增生性肾炎合并肾衰病机关键,不能单纯以虚则补之,实则泻之治疗,而应通过斡旋三焦之法,使气机得以枢转,脏腑功能得以协调,从而恢复人体内环境的动态平衡。

对于轻度系膜增生性肾病,少量蛋白尿和血尿的病患,我有一首系膜增生方分享给大家参考:荠菜花、金钱草、河白草、黄芪、川芎、杜仲、桑寄生、薏苡仁、薏苡仁根、红藤、蝉衣、小石韦。

5. 局灶节段硬化性肾病 本病多发于青少年,当此之时患者肾气未充,肾之封藏不固,气化力弱,则精微易于走失,水液失于蒸化而出现蛋白尿、水肿。随着精微物质久漏不止,则精亏无以化气,必致肾气更衰,形成病理上的恶性循环。故补肾固精,裨肾之精气渐充,肾之功用作强,以复肾脏封藏、气化之职,则病有向愈之望。

在本病病程中每因气虚无以推血,或水停阻遏气机而导致血行瘀滞。其瘀血一经形成可进一步阻塞气机,障碍肾关,壅滞经络,甚至瘀久化癥,使病情益趋复杂难医。故对本病治疗应以活血化瘀为重要法度,并将此法贯穿本病治疗的全过程。临床上可遣用川芎、丹参、赤芍、桃仁、红花、地龙、水蛭等活血化瘀类药和炮山甲、醋鳖甲、生牡蛎等软坚散结类药物,对于瘀象明显的患者,并给予尿激酶、肝素、双嘧达莫、华法林等西医抗凝的药物以协同奏功。

中西医结合治疗本病,主要内容在于激素和中药的联合用药上。二者的联用,不仅有助于提高了临床疗效而且可以大大减轻激素的毒副作用。临床上根据激素治疗前期、间期和停药后等不同阶段疾病所出现的证候演变,制定出中西医结合三阶段的治疗方案。第一阶段(用激素前至激素用药两周前),是以疾病自身的病理变化为特点,抓肾气亏虚,瘀水互结之病机进行辨治。第二阶段(激素用药两周后至激素完全撤减前)的病理特点突出表现为,大剂量激素使用期间所出现的阴虚热毒炽盛,和激素撤减期间所表现的气阴两虚,余毒未清的症情。由于激素为阳刚之品,在足量足疗程的治疗过程中,常出现阴虚火旺、热毒偏盛的病理变化,治疗应以滋阴降火,清热解毒为法。方用大补阴丸合五味消毒饮。在激素撤减过程中,病理变化集中表现在激素之壮火最易蚀气耗阴,撤减时药火渐逝,气阴未复,以及余毒留连的现象。治疗重在益气养阴,清解余毒。方以参芪地黄汤加金银花、蒲公英、紫花地丁等;第三阶段(激素停药以后)的主要病机特点表现在两个方面。一是病情缓解后,正气不足,体虚未复。患者极易感受外邪,引起感染性疾病,特别是感冒的发生,而导致本病的复发。故当以补肺益气固表法为治,可予冬令膏方调治巩固防复发。一是本病虽经足量足疗程的激素甚至合用细胞毒类药物等治疗,仍不能缓解,以致病情迁延不愈者。该类患者多以脾肾阳衰,瘀水互结,瘀久化癥为病机特点。故当以温肾健脾,化瘀利水,消癥散结法治之,方选真武汤合实脾饮加丹参、川芎、益母草、地龙、僵蚕、炮山甲、醋鳖甲、生牡蛎等药治疗。

我在治疗该类型时首先要判断患者有无外感、热毒或湿邪为患,若有则应急则治其标,予疏风、清热、化湿,突出清利。待外邪已除,进而转入治本,此时应以培补脾肾为大法,但仍需配合活血化瘀、清利湿热。若临床以红细胞为主,常用陈氏滋肾止血方;如果以少量蛋白尿为主,则予陈氏清补方治之;若为大量蛋白尿者,则以陈氏局灶方治之;大量蛋白尿并伴肾功能不全者,则常用陈氏尿 C 方治之;若蛋白尿、红细胞同时存在,且病理示局灶增生伴硬化者则常用陈氏尿 B 方。若辨证准确,有不少患者可以通过单纯服用中药而收到满意疗效的。

6. 膜增生性肾病 目前西医对本病无特效治疗,多采用皮质激素联合免疫抑制剂(主要是吗替麦考酚酯、环磷酰胺)、抗凝和抑制血小板聚集等治疗,疗效不佳。根据其临床表现,我主张微观辨证理论,结合长期的临床实践,认为本病乃虚实夹杂,需补肾固涩、活血破结,若有风热、湿热等外邪兼夹,更应急则治其标,先清外邪,再图培补。

(1) 阴阳互济、补肾固涩:"肾者主蛰,封藏之本,精之处也。"肾气亏虚,失于封藏,精气下泄,其精微长期流失,故需补肾固涩。肾乃水火之脏,藏真阴寓真阳,且阴阳互根互用,故治肾必须"善补阳者,必于阴中求阳;善补阳者,必于阳中求阴",喜温阳药与滋阴药同用,使阴阳相济,肾气充沛。拟陈氏膜增方:熟地、山茱萸、淫羊藿、山药、龟甲、女贞子、旱莲草、党参、丹参、黄芪、炮穿山甲片等,用于临床颇有效用。对于肾功能在短期内恶化者更应调补肾阴肾阳,此乃治疗膜增生性肾炎的第一治则。

(2) 益气活血、软坚破结:现在研究发现膜增生性肾炎通常与免疫复合物沉积在肾小球及补体系统异常活化相关。病理常见基膜增厚、系膜细胞增生和基质扩张,并多存在微循环障碍,凡此种种,均具有中医学中"瘀"的特点。文献报道抗凝药低分子肝素可使增殖性肾炎患者尿蛋白减少,有利于肾病综合征的缓解。在整个病变过程中,自始至终兼见瘀血为患:浮肿水停,水血同源,水能病血,血能病水,水血互结,故水肿顽固难消;血尿为肾络受损而成,出血必留瘀,《素问·调经论》云:"孙络外溢,则经有留血。"瘀积不散,血不归经,又是血尿反复发作的重要原因;微观辨证见病理中基膜增厚、系膜细胞增生和基质扩张乃形成"瘀结"的病理产物,更需活血化瘀、软坚破结。《温病条辨》云:"治者不求有形之血,而求无形之气。"盖气者血之帅,气行则血行。故应用益气活血法,遵王清任补阳还五汤配伍之意,在黄芪等益气药中加入当归、丹参、益母草、三棱、莪术等活血化瘀、破血软坚之品,以补气药推动血行,益气活血,方能软坚破结,血循归经。此乃治疗膜增生性肾炎的第二治则。

(3) 扶正祛邪、标本兼顾:"正气存内,邪不可干",而本病常见脾肾亏虚、气血不足等虚证,风热、湿热等外邪易于侵犯,则应急则治其标,先清外邪,再图培补。对于短期内肾功能损害者可用黄葵胶囊、芙蓉叶等清热解毒利湿之品,有助于消肿利尿,降低尿蛋白,并可使部分患者的肾功能得到改善。

7. 新月体肾炎 新月体肾炎为一病理诊断,多为外感后引起,上呼吸道感染或肠道感染等均可引起发病。所以我认为本病是脾肺气虚为本,风湿热毒作患。在正虚的基础上,风、湿、热、毒等外邪由口或皮毛侵入人体,首先犯肺,继而直中脾肾,导致肺、脾、肾三脏气化失调。肺失通调,水道不利,泛溢肌肤及颜面或全身水肿,热毒炽盛,窒阻气机,伤及血络,则出现尿血、咯血,中医认为"客风易散,湿热难除"湿热内停,困阻脾肾阳气,二者互为因果,致使病情进展,浊毒内蕴,留恋不去,停留三焦,进一步损伤脾肾阳气,升降开合失司,清浊不分,出现水湿内停,水肿不消或加重。该病进展快速,细胞增生明显,产生较多细胞因子、炎症因子等如 TNF、IL-2 等,同时在新月体肾炎早中期往往应用大剂量糖皮质激素治疗,存在湿热因素,病情突出表现为进展快。舌红苔黄腻,脉滑数表现为湿热,据此临床辨证可辨为湿热交阻,兼夹瘀血。在疾病晚期,因湿邪损伤阳气,患者也可出现脾肾阳虚、浊毒内滞的表现。

新月体肾炎的治疗应根据其症状、病程,分阶段辨证治疗,我认为早期宜清热化湿活血,晚期宜健脾补肾泄浊。早期可配合大剂量糖皮质激素的使用,用药宜用大量的清热之品如紫花地丁、白花蛇舌草、忍冬藤等,同时宜用适量的活血药如赤芍、生地、丹参、制大黄等,如苔黄腻者可加藿香、槟榔、木瓜等,可加些顾护正气之品如黄精、党参等。而在新月体肾炎的中晚期则应以健脾补肾泄浊为治疗原则,用药多为黄芪、当归、黄精、杜仲、枸杞子、白术、党参、茯苓、葛根、川芎、丹参、制大黄、六月雪等。

新月体肾炎的早中期,离不开大剂量糖皮质激素的使用,这会产生诸多副作用,而我们应用清热化湿活血的治则,可起到明显的减毒增效的作用,我们曾研究了单纯西药治疗与中西医结合治疗之间的差别,结果表明中西医结合治疗组的肾功能明显好于单纯西医治疗组,同时中西医结合治疗组的糖皮质激素的用量也明显少于单纯西医治疗组。

学生问:泌尿系统感染,按发病时间来分有急性、慢性之别,按发病部位来分有上尿路和下尿路的不同,临床诊治各有何特点和不同?

陈师答:急性泌尿系感染者,多责之于湿热为患。湿热毒邪,蕴结下焦,客于膀胱,致膀胱气化失司,水道不利是热淋的主要病机。火性急迫,故尿频而急;湿热壅遏,气机失宣,故尿出艰涩,灼热刺痛;湿热蕴蒸,故尿黄赤;腰为肾之府,若湿热之邪侵犯于肾,则腰痛拒按;邪正相争,可见寒热,口苦,呕恶;热甚波及大肠则大便秘结。苔黄腻,脉濡数,均系湿热致病之象。

急性泌尿系感染者现多用抗生素治疗,所谓效宏而力传,但实则中药若辨证施治精当,亦可效如桴鼓,更无耐药之虞。其辨治要点在于分湿、热之轻重,依热重于湿、湿重于热、湿热并重而治。

急性泌尿系感染初起多属实证,有明显的小便频数、量少涩痛,为湿热蕴结膀胱所致。如湿热弥漫三焦,而且寒热往来者,可根据辨证予蒿芩清胆汤、大柴胡汤加清热解毒药治疗。如无寒热,可用八正散以清利膀胱湿热。如热伤血络,见肉眼血尿者,一般清利膀胱湿热法可止血,如未止可酌加丹皮、白茅根,或用小蓟饮子。如瘀血停滞,排尿刺痛,可在清利湿热中加桃仁、红花、牛膝、王不留行。中药针剂清开灵、鱼腥草、双黄连粉针剂等也可用于急性肾盂肾炎的治疗。

慢性泌尿系感染者，多属于中医学"劳淋"范畴，劳淋主要是诸淋日久不愈，或过服寒凉，或久病体虚，或思虑伤心，或劳伤过度，或房事不节，而致心脾肾虚，气血不足，湿浊留恋不去，故小便赤涩不甚，但淋沥不已，时作时止，遇劳即发。劳淋以虚为主，亦可虚实夹杂。肾劳者腰痛绵绵；阴虚者舌红少苔、五心烦热；阳虚者面浮肢肿、怯寒肢冷；心劳者心悸、气短、失眠；脾劳者精神困倦，少气懒言。肾虚是劳淋反复发作的主要原因。同时，由于湿热屡犯，或湿热留连不解，耗伤肾阴，病初多为肾阴虚兼挟湿热，病久则肾气亦虚。故肾虚有偏肾阴虚与肾气虚之不同。湿热也有微甚之殊，病初则湿热盛，病久则湿热微。同时肾虚日久，脾气必虚，故多见脾肾两虚。肾失所用，脾不生精，形成劳淋的证候。劳淋每因情志变化而发作，又多见于女性，可见气滞在劳淋发生中的重要作用。气滞可致血瘀，湿热留连也致血瘀，故病程后期多有血瘀证的临床表现。气淋，肝主疏泄，其脉循少腹，绕阴器，抵小腹。情志抑郁，肝失条达，气机郁滞化火，气火郁于下焦，膀胱气化失司，故见脐腹满闷，胀痛难受，小便艰涩，淋沥不已，此为气淋之实证。若久病不愈，或过用苦寒、疏利之剂，耗气伤中，气虚下陷，可见小腹坠胀，空痛喜按。气虚不能摄纳，故溲频尿清而有余沥，气虚水液运行滞涩，则小便不利。面色㿠白亦是气虚之象，此为气淋之虚证。膏淋，湿热注于下焦，阻于络脉，脂液失其常道，流注膀胱，气化不利，不能分清泌浊，故见尿液混浊如米泔水，尿道灼热疼痛，便时不畅，此属血淋实证。若日久反复发作不愈，肾气受损，下元不固，不能制约脂液，故淋出如脂，伴见头晕乏力，形体消瘦，腰酸腿软等症，此属血淋虚证。

慢性泌尿系感染，此病顽固难愈，病情迁延。积年累月，邪气未除，正气已伤，治疗须有一个较长的过程。我的用药心得主要有以下几点。

1. 治病求本，扶正为重 《内经》有云："正气存内，邪不可干"，"邪之所凑，其气必虚。"只有在人体正气相对虚弱，不能抗御外邪时，邪气才能乘虚而入，侵犯人体，引起脏腑功能失调而致病。尿路感染之所以反复发作，缠绵难愈，在现代医学研究看来多为细胞免疫功能低下，而在中医学看来根本原因就是"正气亏虚"。扶正疗法是中医治疗慢性泌尿系感染的主要优势。

以"扶正"为主的治疗人群主要是禀赋薄弱，先天不足者；或年老、久病体弱者；或因劳累过度，房室不节者；或思虑过度伤脾者；或淋证过用苦寒，伤脾败胃者；或淋久不愈、渗湿太过，湿热耗伤正气者等。治疗时，多以补益脾肾为基础，表现以脾虚为主者，可加用健脾益气药物，如黄芪、白术、党参、山药等；以肾虚为主，则可选用熟地、山茱萸、杜仲、淫羊藿等益肾补精的药物。

冬令进补之膏滋药对慢性泌尿系感染之康复也有很大帮助，不少患者连续2~3年进补膏滋药以后慢性泌尿系感染发作频率显著下降，有些患者可获痊愈。在开膏滋药时要重在补虚，虚是引起慢性泌尿系感染的主要原因，应用"虚则补之"的原则，在临床上，不论春夏秋冬，只要见到虚的现象，都可用补法治疗，但仍因根据气血阴阳的不同，做到辨证施补。慢性泌尿系感染患者本身正气就不足,在冬季受到严寒气候的影响,抗邪能力就更低下,容易感受外邪。同时,慢性泌尿系感染患者体内积有热毒、湿浊、食滞、瘀血等实邪,易形成虚中挟实的错综复杂的证候,故多宜采用攻补兼施的方法,以助邪外出。对于邪气盛实的患者,也可先治实邪,等邪气衰减时,再给予膏滋药治疗。

2. 辨其缓急,标本皆顾 《诸病源候论》云:"诸淋者,皆肾虚而膀胱热也。"对于在慢性泌尿系感染的治疗中表现为虚证这复感外邪而急性发作者,虽属本虚标实,但以标实为主。治疗时,当审标本的轻重缓急而有所侧重。标急者,先予治标,标证缓解转予治本。且即使为慢性迁延者,若只顾益气健脾扶正,湿热不除,则会出现补而生热,使邪气加重,疾病反复发作。因此,治疗时需加用清利湿热之品以辅助之,可使正气复、邪气除。药物的选择上应兼顾扶正功效,切莫清利太过,戕伤正气,可选用鹿衔草、凤尾草、仙鹤草、白花白花蛇舌草、猪苓等。

3. 宣畅气机、活血化瘀 "六腑以通为用","不通则痛"。气机失畅,膀胱气化不利,可见少腹胀满、排尿不适等,且慢性尿路感染多见于女性,可随情志变化而发病,故治疗上可加用柴胡、陈皮、木香等理气之品。久病致瘀,气滞致瘀,湿热留滞也致瘀,故病程后期患者多有瘀血证的表现。现代医学研究也证实慢性泌尿系感染患者,肾脏表面多见有局灶性瘢痕形成,肾小管萎缩,肾间质纤维化表现,而活血化瘀药物能通过促进组织的修复和提高肾血流量、改善微循环和提高组织胶原酶活性,对改善组织内纤维化有良好的作用。可搭配药物如桃仁、红花、当归、川芎、葛根等。

4. 衷中参西,病证结合 慢性泌尿系感染是以间质损害为主,常易出现尿浓缩功能下降,恒定的低比重尿,尿 β_2 微球蛋白增加。中药冬虫夏草制剂、蝉花、桑螵蛸、覆盆子可使尿比重上升,尿 β_2 微球蛋白减少,改善肾小管间质功能。其次,在治疗本病时还通常会结合中段尿培养细菌的种类,选择不同之药味,如金黄色葡萄球菌者常选用金银花、连翘、黄芩、黄柏、海金沙等,如为绿脓杆菌则选用生地榆、海金沙、萹蓄等,变形杆菌选用丹皮、千里光等,大肠杆菌选白芍、马齿苋、白花蛇舌草、白头翁等。此外,对于在使用抗菌治疗时,也需适量加用补益药物,以提高其细胞免疫功能,降低复发率,改善肾功能。

学生问:肾囊肿性疾患随着体检的广泛开展也日益增多,有单发(纯)性、多发性,有多囊肾等遗传性,前一阶段上海长征医院梅长林教授主持开展的阻断显性多囊肾遗传基因试管婴儿技术获得成功,意味着有可能解决家族遗传性多囊肾这一难题。但就目前而言,除了手术治疗外,目前其他没有成熟的治疗手段,那根据您的经验,在这方面中医药有什么好的方法?

陈师答:囊肿性肾病在中医学中属"癥瘕""积聚""痞块""腹痛""尿血"等范畴。本病是外因和内因共同作用的结果,乃先天禀赋不足,肾气衰微,作强失职,后天调护不当以致痰湿凝滞,瘀血内阻,渐成囊状,病延日久,肾气衰惫而至危境而告终。本病为正虚邪实,当顾其大赢之体，治宜攻补兼施，使患者病情得到有效的控制。我们尤当重视本病在出现肾功能减退前的预防性治疗，此时积极着手预防，可有效保护正常肾单位，防止肾功能减退。对于未出现肾功能减退者，多从脾肾两虚、痰瘀交阻论治而健脾益肾、化痰逐瘀，以期阻止或减缓囊肿发展扩大、增多，甚至缩小囊肿。已出现肾功能减退者，肾元虚惫、瘀浊交阻症显，当着重培补肾气、化瘀泄浊。在本病治疗全过程中，滋补肾精、维护肾气是治疗该病之根本。肾为先天之本、元气之根，肾气衰微，元气虚弱，鼓动乏力，则气血凝滞，壅塞肾络，甚则形成腹块如豚，高低不平，形成癥积之症，此属气滞血结造成肾络痹阻，因而活血行气也是治疗囊肿性肾病的大法。随着近年人们保健意识的加强，我亦在积极尝试探索膏方调治囊肿性肾病的方案。唯目前案例不多，无法形成有效统计分析。

对于多囊肾患者，我在临床治疗中多分三型治之：① 脾肾亏虚者，治以脾肾双补，方用参芪地黄汤加减（熟地，山药，丹皮，茯苓，白术，枸杞子，黄精，川断，狗脊，黄芪，鸡血藤）。② 肾络受损而见血尿者，治以益气止血，方用陈氏多囊肾止血方（黄芪，党参，白术，熟地，山茱萸，丹皮，茯苓，当归，生地榆，槐花）。③ 多囊肾多存在肾络痹阻，血行不畅，湿浊易于停滞，结成砂石，因而在排石通淋的同时，必须要重视活血行气和补益肾气，方用参芪地黄汤合三金汤加减（黄芪，党参，熟地，山茱萸，白术，山药，金钱草，海金沙，鸡内金，当归，桃仁，红花）。

《济生方》中鹿角胶丸可治阳虚偏寒之血尿，我取其意改用鹿角粉治疗多囊肾出血偏肾阳虚者，收到良好疗效。多囊肾出血有时量多而持续，一般止血药很难收效，但如加大云南白药剂量，每次 0.5 g，一日 4 次，则往往可以收到满意的疗效。鹿角白药止出血：多囊肾合并囊肿出血者，往往出血量多且多难以止住，曾治疗一例多囊肾合并囊肿出血患者，其尿血鲜红量多，伴有血块，曾用多种西药均无效，我以鹿角粉 6 g，加云南白药 0.5 g，日二服，出血立止。《本草经疏》：鹿角，生角则味咸气温，惟散热，行血消肿，辟恶气而已。咸能入血软坚，温能通行散邪，故主恶疮痈肿，逐邪恶气，及留血在阴中，少腹血结痛，析伤恶血等证也。肝肾虚，则为腰脊痛，咸温入肾补肝，故主腰脊病。属阳，补阳故又能益气也。现代药理研究亦提示鹿角有活血消肿功效。故其治疗多囊肾合并囊肿出血者，乃除恶血之功，需配合云南白药同用。类似患者，该法屡有效应。但要注意的是，对于血症的使用必须用于阳虚内寒地患者，对于临床上大多数辨证为热迫血行的出血患者是不能使用的。

学生问：肾积水病因多端，治疗上除了放置支架，或手术解除梗阻外，部分特殊类型或者重度的积水亦无良法，而多无法根治，您在这方面有什么良方秘法吗？

陈师答：肾积水属中医"淋证""肾着""尿血"等范畴。临证中我主要据其始发病因进行分类并结合患者体质等进行综合辨治，且所遇之肾积水以泌尿系结石所致为多见，故我体会到在肾系结石初起尚未形成积水时，多属实属热，治则可清可利；如病程日久，水湿停留或久用苦寒分利之法，则可损及肾阳，出现肾阳虚症候。所谓"阳王（旺）则气化而水即为精，阳虚则气不化而精即为水"，终致肾积水的形成。因此，在排石利水的基础上，必用益气温阳之品方可收效,即所谓"益火之源,以消阴翳"。故在临证中我主张采用益气通阳、排石利水、祛瘀通络法治疗严重的肾脏结石所致的肾积水,可促进结石的溶解与排出,显著改善肾积水的程度,取得良好的临床疗效。

我个人认为采用活血化瘀法配合清利湿热、通淋排石,可增强清除粘连、分解结石、破积攻坚、缩短疗程作用。现代药理研究证实:活血化瘀药对输尿管壁及结石周围的水肿、炎症、粘连有抑制和吸收作用,可增加输尿管蠕动频率,促使结石下降,并可使结石的构成成分发生某种变化,而使结石发生断裂、碎排、溶解、消失。

辨治心法:

(1)结石性肾积水,治拟活血行气,化石通淋,方药:穿山甲、生蒲黄、王不留行、泽兰、泽泻、益母草、杜仲、狗脊、金钱草、海金沙、鸡内金、萹蓄、木通、黄柏、大黄。若寒湿重,则加肉桂、炮附子;阳虚重加鹿角片等。

(2)炎症性肾积水,治拟清热利水,行气活血。方药:川牛膝、赤芍、延胡索、牡丹皮、木香、桂心、桃仁、生地、槟榔、枳实、金钱草、蒲公英、泽泻、冬葵子、芒硝、石韦等。若感染重而有热象,则加重清热解毒药,如加用金银花、连翘、白花蛇舌草、马鞭草等。

(3)结核性肾积水,治拟养阴清热,行气利水。方药:太子参、丹参、灵芝、女贞子、荠菜花、茯苓、泽泻、牡丹皮、延胡索、乌药、甘草、白芍、麦芽、夜交藤等,需配合西药抗结核治疗。

(4)妊娠性肾积水,治拟补益脾肾、利水安胎,方药:黄芪、党参、白术、升麻、柴胡、苏梗、陈皮、熟地、杜仲、茯苓、泽泻等。

(5)肾下垂性肾积水,治拟升阳益气,行气利水,方药:黄芪、党参、当归、柴胡、续断、川木通、白茅根、车前草、川牛膝、泽泻、杜仲。

(6)输尿管迂曲变形致肾积水,治拟益气通阳,行气利水,方药:中医三阶段用药疗法:① 补中益气丸合五苓散加减 1 个月。② 升陷汤合滋肾通关丸 2 个月。③ 济生肾气丸加五味子、黄芪、枸杞子、鹿角霜 3 个月。

(7)功能性肾积水,治拟补肾健脾,益气填精,方药:熟地、当归、黄芪、牡丹皮、黄精、山茱萸、川芎、杜仲、菟丝子、大枣。

用药心法:

(1)巧用行气活血药:如木香、木通、川芎、乌药、乳香、没药、丹参、莪术等,这类药能增加肾盂正向压力,促进输尿管纵向蠕动;而白芍、地龙、郁金、乌药、石韦等药则可解除输尿管平滑肌痉挛,扩张输尿管,从而有利于结石排出和积水的消除。

(2)善用利水消肿药:金钱草、瞿麦、淡竹叶、玉米须、莪术、川牛膝、益母草、桑白皮等具利水消肿作用中药能达到西药利尿药的作用,有利于积水的消除。

(3)配伍多选现代研究证实具有抗炎抑菌作用的中药:赤芍、川牛膝、穿山甲、皂角刺、乳香、没药、丹参、莪术等,如有研究表明八正散即有明显的抑菌作用。

(4)注意保护、改善肾功能。积水过多会造成肾单位长期压迫缺血,引起肾功能减退。

即使初始没有出现肾功能减退者,用药全程中也要时刻注意保护、改善肾功能,防止出现肾功能减退,必要时手术治疗。

学生问:尿路结石症,隐袭起病,发作时肾绞痛或肉眼血尿很是伤人,听说您有化石、排石之方,更有防复发之法,故求教之。

陈师答:尿路结石,是一种临床常见病,包括肾结石、输尿管结石、膀胱结石及尿道结石。以不同程度的腰腹疼痛、血尿、尿中排出砂石为主要临床表现。本病为常见病,复发率很高。在中医学中属于"石淋"范畴。尿路结石属中医学的"石淋""血淋"范畴。中医药防治本病已有悠久的历史,《金匮要略》指出:"淋之为病,小便如粟状,小腹拘急,痛引脐中。"隋代巢元方的《诸病源候论》描述为"石淋者,淋而出石也。其病三状,小便茎中痛,尿不能卒出,痛引少腹,膀胱里急,沙石从小便道出,甚至寒痛"。唐代王焘的《外台秘要》记载更为详细:"肾主水,水结则化为石,故肾客砂石,肾虚为热所乘,热则成淋,其病之状,小便则茎里痛,溺不能卒出,痛引少腹,膀胱里急,砂石从小便道出,甚者塞通,令闷绝。"《医宗必读·诸淋证治》曰:"石淋清其积热,涤去砂石,则水道自利,宜神效琥珀散、如圣散、独圣散,随证选用。"

我在临床治疗该病,主要从下列几个方面入手,也包含了你提到的化石方、排石方、防复发之法。

1. 攻补兼施 本病的基本病机为本虚标实。"本虚"即肾气不足,膀胱气化不利,"标实"则是指下焦湿热蕴蒸。肾主水,司二便,为调节全身水液的枢纽,人体水液的生成,输布和排泄虽与胃的受纳、脾的转输、肺的宣降、三焦的决渎、膀胱的开合以及肝的疏泄有关,但关键则赖于肾的温煦和气化,肾强则"开阖蒸化有度",将浊中之清者复上升于肺输布全身,将浊中之浊者下注膀胱排出体外,则湿热无以蕴结。肾虚则五脏皆疲,水湿难化,湿郁化热,湿热胶着,病情缠绵,结石遂成。同时湿邪易阻滞气机,导致血行不畅,瘀血停留于下焦,与湿热之邪相互交结,使结石不断发生与成长。结石的形成又进一步加重肾与膀胱气化功能的损伤;结石又易阻滞气机,损伤脉络,而"离经之血便为瘀",因此结石可加重下焦湿热与瘀血的瘀结,如此则形成恶性循环。总之,本病以肾虚为本,以湿热及瘀血为标,而结石既是病理产物,又是促进病情发展的关键因素。

因此尿路结石的治疗,既要着重清利湿热,便于结石消除;又要重视肾气不足,保持肾的气化功能,有利于症情改善。在临床具体应用中要注意分清标本虚实,轻重缓急。除此以外还应根据患者体质盛衰、结石部位、大小以及移动的情况,分辨虚实,决定是攻是补或是攻补兼施。

尿路结石急性发作者,多属下焦湿热蕴蒸为主的实证,治疗当以清利湿热为要;然要取得排石的成功,又当首先鼓舞肾气,肾气得到鼓舞,则膀胱气化功能增强,尿量增加,结石得以排出,而且清利湿热之品多苦寒,易损脾胃,伤肾气,影响水液通调气化,故在清热利湿类方中酌加入补肾药物,如狗脊、桑寄生、黄精等,则可以起到事半功倍的效果,排石成功率能明显提高。

尿路结石慢性迁延期,则以培补脾肾为主,佐以清利、行气、活血。辨治当分阴阳:肾阳不足者,临床表现为腰酸痛,少腹坠胀,畏寒夜尿多,舌淡苔薄,脉细弱无力,辅助检查中 X 片、B 超显示有输尿管结石或肾结石。治当温肾排石。方用陈氏排石汤:鹿角霜、菟丝子、淫羊藿、川断、炮附子、桂枝、金钱草、海金沙、鸡内金、威灵仙、王不留行、滑石、冬葵子、小石韦、乌药。肾阴亏虚者,临床表现为腰酸绵绵,小便涩痛,心烦口苦,手心发热,舌红少苔,脉细数,此证常见于结石较大或结石位于肾下极。治当滋肾化石。方用时氏二金石韦汤:金钱草、海金沙、石韦、女贞子、旱莲草、牛膝、瞿麦、滑石、冬葵子、王不留行。正如《石室秘录》所云"全不去治石淋,而转去补肾水之不足,肾水足而火自消,火消而水自化"。补肾药如巴戟天、黄精、淫羊藿,而通阳要药为桂枝、鹿角霜。

2. 化石排石 尿路结石据结石之大小、部位,可予化石、排石两法。对于结石过大或位置不佳而难以排出体外的结石,则可加用化石方,坚持服用化石方 3 个月以上,结石可以缩小或松解为若干小结石,再服排石汤可以排出体外。

根据结石的不同性质,选用可能有溶石作用的药物。古代医籍中散载着一些通淋化石药物、如滑石、蝼蛄、车前子、海金沙、瞿麦、石首鱼骨、鳖甲、金钱草、芒硝、核桃肉、乌梅、牛角灰等均可选用。

3. 气血并治 尿路结石症者,结石暗藏日久,可与尿路粘连,或者结石嵌顿,或突发剧烈腰痛或腰痛隐隐,可向少腹及尿道放射,甚或伴恶心、肉眼血尿、尿痛,其辨治不离气血两端,据虚实不同,或破气,或补气,伴以行气活血为要。

急性发作期以气滞为主,此时必须加入破气、活血药物,使结石粘连松解,加速结石排出。方用芍药甘草汤合三金汤加减:白芍、甘草、台乌药、川牛膝、王不留行、威灵仙、金钱草、鸡内金。破气药如莪术、枳壳、青皮、厚朴等。

稳定期,对于体质壮实患者,结石不移动,难度较大,应先服一段时期行气活血、破瘀散结的方药,如三棱、莪术、皂角刺、乳香、没药、苏木、桃仁、牛膝等;若患者体质虚弱,而结石不移动,可在排石汤内加用补气活血药,如升麻、党参、黄芪、牛膝、桃仁等以助推动。而通则不同,故通利之品,不可或缺,多用王不留行、冬葵子之属。

4. 针药并举 尿路结石治疗,针灸多有良效,配合耳针、电针或指压耳穴、肾俞、三阴交及局部压痛点,同时要多饮水,以每日饮水 2 000～3 000 ml 为宜,配合以适度活动如跳跃运动,每日 2 次,每次 15 分钟,可加快结石排出。

针灸:肾绞痛或输尿管上段结石绞痛取志室穴;输尿管下段结石绞痛,取关元穴。治法志室穴直刺,泻法,强刺激;关元穴向下斜刺,泻法,强刺激。

指压:取穴同上,用力按压,尤以肾绞痛效果好。

5. 饮食防复 尿路结石易于复发,在结石排出后应继续服药,以扶正培本为主,巩固疗效,防止复发。平时宜多饮水,防治泌尿道感染。有条件者应分析结石化学成分,结合结石的化学成分调节饮食。如一般尿路结石者应多进食含维生素 A 的食物;尿酸盐结石者,应低嘌呤饮食;磷酸盐结石者,应多食酸性食物,低蛋白、高脂肪;草酸盐结石者,应少吃含草酸的食物等。

日常生活中多饮白开水:多饮水可使尿液得到稀释,钙离子和草酸根的浓度就会降低,可有效减少草酸钙结石的形成。研究表明,增加 50% 的尿量,可使肾结石发病率下降 86%。

合理补钙:肾结石患者往往"谈钙色变",错误地认为肾结石的元凶是钙,其实不然,肾结石患者也需要补钙。首先,补充钙能与胃肠道中蔬菜含有的草酸结合成不溶性的草酸钙,随粪便排出体外,减少了部分被肠胃吸收和经肾脏排出体外的草酸,从而减少了形成肾结石的概率。其次,日本学者提出"酸碱平衡学说",即血液呈酸性时,结石容易形成;呈碱性时,抑制结石形成。缺钙时血液偏酸性,合理补钙,血液偏碱,这样反而有利于抑制结石形成。

限量摄入糖类:美国科学家最新一项研究结果表明,高糖食品的摄入,可以使患肾结石的机会增加,因此,要注意少吃甜食。

少吃草酸盐含量高的食物:过高的草酸盐摄入也是导致肾结石的主要原因之一。含草酸盐高的食物有番茄、菠菜、草莓、甜菜、巧克力等。

另外值得一提的是中药膏方,通过这几年对尿路结石患者的膏方治疗的总结,我发现对于反复结石者,从虚实兼顾、通补并施之思路处以膏方调治,临床观察疗效颇佳,且对于预防结石复发多有良效。

学生问:急性肾损害来求助于中药治疗的患者较少,是否意味着中医药在这方面治疗有短板?

陈师答:急性肾损伤临床常呈现急进性肾炎综合征或急性肾炎综合征表现(血尿、蛋白尿、水肿、高血压等),短期内肾功能急剧恶转,因此及时的明确诊断和对应的处理尤为重要,治疗需要争分夺秒,因此治疗应中西结合,以对患者病情最大利益化为目标,而不是孰优孰劣的问题,若能早期诊断,及时治疗,再加中西结合,对改善患者预后大有裨益,值得在这一领域继续探讨。曾记得一例患者在两月内肾功能迅速恶化,血肌酐由 80 μmol/L 上升至 337 μmol/L,外院曾怀疑为"急进性肾炎"。在我院经肾穿刺示"急性肾小管坏死伴间质性肾炎",遂予甲泼尼龙冲击配合抗凝及中药治疗。经治患者肾功能逐渐恢复,半年后随访肌酐已恢复至正常,并已停用激素。由此说明,急性间质性肾炎一旦明确诊断,激素冲击配合益肾祛瘀之中药,中西医结合可以提高疗效。对可疑病例及早做肾活检明确诊断很有必要。

急性肾损伤的病因大多与感染、中毒、创伤、出血等有关,其主要病机为热毒内蕴,阴液内耗,三焦气机壅滞,气血闭阻,导致肾脏分清泌浊功能失调,瘀浊阻滞。《伤寒直解》云:"不大便者,下焦不通,津液不得下也。呕者,中焦不治,胃气不和也。舌上白苔者,上焦不通,火郁于上也。"急性肾损伤早期往往以邪实为主,正虚为次,治疗上以祛邪为主,辅以扶正,首先采取清热解毒,通腑泄浊、活血化瘀为基本法则,常用白花蛇舌草、紫花地丁、赤芍、忍冬藤、扦扦活、制大黄等加强清热解毒之功;中后期,往往脏腑虚损,气血亏虚,正虚为主而邪实为次,治疗上以扶正为主,祛邪为辅,治以补益脾肾、益气活血之法,常用黄芪、丹参、桃仁、红花、五灵脂等加强益气活血,党参、白术、淫羊藿、巴戟天、鹿角片等加强健脾补肾之功。

急性肾损伤因起病急骤,病情危重,故应详细了解病史,分秒必争,积极寻找原发病病因及诱发因素。如有些病因一时不能明确,必要时可以做肾穿刺活检,肾脏病理常能提供十分重要的信息,对及时采取相应的治疗措施十分有利。我在治疗肾病时寻求将肾脏病理改变与中医辨证分型相结合,如急性肾损伤常见的病理如细胞性新月体形成,中医辨证为外邪扰络,治以祛风化湿,清热解毒;肾小球毛细血管内微血栓和血栓样物质的形成,毛细血管襻的闭塞等,辨证为肾络瘀阻,治疗以活血化瘀,疏利气机为主要治则。

急性肾损伤因病势危重,变化快,根据原发病的病因、病机、应采用中西医结合的方法,从抗炎、抗凝、激素治疗、利尿、纠正水、电解质紊乱、肾脏替代治疗等多种治疗方法中,选择不同的治疗措施配合使用。急性肾损伤常用糖皮质激素及细胞毒药物,在此类药物使用过程中,常因各种毒副反应而影响药物的使用。在使用过程中加入中药可明显减少毒副作用和使用剂量,并提高临床疗效。如观察在新月体肾炎使用激素和吗替麦考酚酯的过程中,加入清热活血方(药物组成:白花蛇舌草、忍冬藤、紫花地丁、赤芍、生地、黄精、党参、丹参、制大黄、藿香),可减少激素用量,且改善肾功能较单用西药组明显,充分显示了中西医结合治疗的优势。

急性间质性肾炎中医辨证为肾络瘀阻,导致三焦气机失常,水湿不化,湿浊停留。治则当以益肾祛瘀为先,主要药物有:巴戟、丹参、黄精、当归、桃仁、红花等;配以柴、术、苓、芍以斡旋三焦气机,达到拨乱反正之目的。

肾血管性肾损伤可见肾脏大血管病变如肾动脉狭窄,肾脏小血管病变如小血管炎所致肾损伤。肾动脉狭窄常见多种诱因如动脉粥样硬化等,导致肾脏供血不充分,乃至肾脏逐渐萎缩,功能丧失。此类患者可予大剂益气活血、补肾填精之品。

血管炎性肾损害,西药激素及环磷酰胺、吗替麦考酚酯均属适应证。湿、热、瘀反映了血管炎肾损害的基本病机。本病患者系多由于体虚,致热毒之邪侵入体内,扰动机体阴阳而内生虚火,火热毒邪郁于脏腑经络,气血失调,煎熬津液,酿生瘀热发为本病。肾虚为发病之本,热毒为致病之标,瘀血阻络贯穿于病程的始终,故益肾活血,清热利湿为治疗大法。

对于急性肾损伤的治疗,中医中药可采用综合治疗手段,除口服中药汤剂外,同时加用中药制剂静滴,如中药针剂痰热清、生脉针、丹参注射液、肾康、血栓通针等,均可根据原发病和中医辨证选择性运用。中药灌肠疗法,中药结肠透析也是行之有效的治疗手段。四肢及腹部部位外敷芒硝,可起到减轻水肿的目的。中药外敷肾区或离子透入法对急性肾衰比慢性肾衰更为有效。

学生问：我国目前粗略估计有 1.2 亿的慢性肾病患者，青少年慢性肾病患者约为 300 万，而慢性肾病进入尿毒症期需要透析治疗的患者每年国家要支付 2 400 亿元的透析费用，因此慢性肾病的防治工作一直是国家投入的重点，而这方面防治工作中中医药的优势较为明显，听说您主导的"斡旋三焦"法治疗慢性肾病可以延缓 60% 的慢性肾病患者进入尿毒症期，每延缓一年，可以为尿毒症家庭节约 10 万元的费用，数字是简单而枯燥的，但是数字背后是一个个鲜活生命和充满期待的家庭。我们期待能学习继承您的宝贵诊疗经验，更好地为广大慢性肾病患者服务。

陈师答：的确国内的慢性肾病发病率很高，而我们能做的是尽自己的所能去救治这些病患，虽然有些结果不是目前的医疗技术能控制解决的，但是我相信通过我们一代代人的努力，会逐步将治疗的有效率提高，更希望随着科学技术的日益昌明而出现新的技术能从根本上解决问题，我们要做的是使得这些患者能有希望等待那一刻。

1983 年在昆明及 1987 年在天津的两次全国性学术会议上对慢性肾功能不全制定了分型标准，然而由于辨证的灵活性以及许多概念范围界定不清，缺乏客观定量定性标准，临床上难以把握。而我研究的方向是根据原发性的病因之不同，根据病理分型的不同和临床症状的特点，并结合中医辨证，归纳成临床常见的类型继而辨病审证论治，虽不能概括全面，但却比较容易区别和把握，其针对性的治则和方药临床上可以比较容易地重复验证，这就是我们强调的辨证与辨病相结合的方法。其中慢性肾功能不全系列方均为我多年临床积累的经验方，如辨病审证准确，疗效可靠而稳定。我希望自己的点滴经验对大家有所帮助。

1. 肾衰从积论治　慢性肾功能不全是各种肾脏疾病发展到终末阶段的临床综合征。其基本病理表现为肾小球硬化和／或肾间质小管的纤维化。细胞外基质成分在肾脏内堆积是其重要的病理学机制。其微观上有形有质之成分在肾脏内沉积与中医《难经·五十五难》所说"五脏所生……上下有所终始，左右有所穷处"之癥积应无二致。对此，临诊是我强调肾不全从积辨治的思路，并依据癥积形成的原因，提出"虚、痰、瘀、毒"四大病机学说，强调四大病机实质上是导致癥积发生、发展的关键。四者之中"虚"是癥积的始动因素，痰、瘀是构成癥积的病理基础，而毒是加癥积不可忽视的方面。李中梓《医宗必读·积聚》阐发癥积之病机，说"积之成也，正气不足而后邪气踞之"。唐容川《血证论·瘀血》中强调"瘀血在经络脏腑间，则结为癥瘕"。方隅《医林绳墨·积聚》指出"积者，痰之积也"。王肯堂《医学津梁·痞块》进一步阐释痰能致积的机制曰："痰能流注于脂膜……痰积不流，则脂膜为其所据……有形之块见也。"近年来的临床表明"毒"是导致和加重癥积的重要因素之一。毒具火热之性，毒邪炽盛，可以烧炼营血为瘀；煎熬津液成痰，从而使痰瘀加重而癥积益甚。在癥积的治疗上，我认为应消补兼施、标本同治的治疗大法。尤其在治标上，常以莪术、三棱、鳖甲消积化癥。其鳖甲咸以软坚；莪术、三棱辛以破结，深合"积之为义，日积月累"，痰、瘀、毒相互胶结，息以成积之病理。据吴昆《医方考》"用三棱、鳖甲者，治癥瘕也……用水蛭、虻虫者，攻血块也。"之说强调治积与治痰、治瘀判然有别，提出"治癥瘕"者攻癥积之本体，"攻血块"祛癥积之成因。可谓深得治癥积之道。

2. **辨病选方,中西合参** 除了传统的中医辨证论治外,我更注重根据慢性肾功能不全原发性的病因之不同进行辨病论治,寻求各种原发病因的共性及其变化的普遍规律性,结合临床症状的特点和中医辨证,归纳成临床常见的类型,总结形成了慢性肾功能不全系列方,均为多年临床积累的经验方,虽尚不能概括全面,但却比较容易区别和把握,其针对性的治则和方药临床上可以比较容易地重复验证,如辨证准确,疗效可靠而稳定。如陈氏尿 A 方多适用于一般为慢性肾衰早、中期,肾病病程较长、发展较缓慢者;陈氏尿 B 方多适用于一般为近期肾功能恶化加快者,或见于 IgA 肾炎系膜增生伴硬化类型,尿中红细胞,蛋白多,但无明显浮肿者;陈氏尿 C 方多适用于一般为肾功能减退,伴大量蛋白尿、高血压者,肾穿刺常为局灶硬化型者;陈氏尿 D 方多适用于一般为近期因感染而致肾功能迅速恶化,内热偏重者,或是新月体肾炎等;陈氏肾七方多适用于痛风性肾病导致的肾功能不全者;陈氏肾八方多适用于糖尿病性肾病导致的肾功能不全者;陈氏肾十方多适用于马兜铃酸肾病或药物性肾损伤导致的肾小管间质病变者。

3. **本虚标实,祛邪扶正** 慢性肾衰总属本虚标实之证,临诊之际,需辨明标本缓急,然每易为本虚所困,多施补益,忽略标实之证。慢性肾衰每多有诱发加重的可逆因素,如感染、水电解质代谢紊乱及代谢性酸中毒等可从湿热浊毒内蕴论治,采用降逆泄浊,清利湿热之法;如肾小球血流动力学改变可从血瘀论治,采用活血化瘀之法等均有助于控制慢性肾衰的病情发展,故祛邪之法不仅有助于临床症状的改善,还有利于正气的来复,这一点于临诊之际不可不察。这也是陈氏尿 D 方的立方宗旨所在。

肾病日久,肾之气阴俱耗,当益肾滋阴温阳辨证施补。然而久病之人脾胃多弱,故欲补肾虚,益气之品容易壅塞气机,滋肾之药又多滋腻碍胃,故临床上见慢性肾衰患者多虚不受补。倘若强用补虚之品则使脾胃更为呆钝。另外慢性肾衰患者病机复杂,本虚标实,其病理产物多以痰湿或痰热、瘀血及浊毒为主,罔投温补滋腻之品,患者不仅难以受纳,且增湿助热,使其胶结难解,反而适得其反,加重病情。因此,在临床治疗慢性肾衰患者时,注重护养胃气,俾益气而不壅,养阴而不腻,于补益中酌加理气醒脾之品。

4. **内外合治** 慢性肾功能不全病变涉及全身多个系统,仅靠简单的一方一药或一法很难解决如此错综复杂的矛盾,因此有必要采取综合疗法,如内服与外治相结合,口服与灌肠、静脉用药相结合。清代吴师机在其《理瀹骈文》中有云:"外治之理即内治之理,外治之药即内治之药,所异者法耳。医理药性无二,而法则神奇变幻。"并认为"外治与内治并行,而能补内治之不及"。在临证之际我常将中药药浴治疗和中药结肠透析(中药灌肠)作为慢性肾功能不全综合治疗的手段,并有中药药浴方(桂枝,地肤子,当归,生大黄粉,小苏打粉,食盐)和中药灌肠方(生大黄,生牡蛎,丹参,槐花),临床疗效确切而深受患者欢迎。

5. **药毒伤肾,知害防治** 近年来发现一些慢性肾功能不全的病因是使用有肾毒性的药物所致,西药如氨基糖苷类、抗结核药、链霉素等,还有一些化疗药物。中药中也有一些具有肾毒性的药物,如比较常见的是含有马兜铃酸的广防己、关木通等,最近接连遇到长期服用甘露消毒丹、龙胆泻肝丸数年以上的患者出现了进展很快的慢性肾功能不全,这类药物中的木通含量并不大,短期看不出明显毒性,但长期积累也能造成严重的后果不能不引起医生和患者的注意。对于已患有慢性肾功能不全的患者,一定要避免再服用这类药物。常见的具有肾毒性的中草药有:饮片类有关木通、广防己、马兜铃、青木香、天仙藤、巴豆、牵牛子、苍耳子、马钱子、鸦胆子、斑蝥、蜈蚣、海胆、朱砂、雷公藤等;复方中成药有龙胆泻肝丸、甘露消毒丹、排石冲剂、冠心苏合丸等。药物性肾损害多以肾小管间质损伤为主,临床多表现为小管浓缩功能的减退、严重的肾性贫血,中医辨证多属药毒外侵,肾精亏虚,治疗中多用肾10方益肾填精,活血泄浊,其中尤以蝉花为要,临床研究表明蝉花具有降低血、尿肌酐,提高内生肌酐清除率,改善血清蛋白含量,减少尿蛋白的排出等功能,因此,对早、中期肾功能不全疗效确切。经进一步证实蝉花对肾间质小管病变有较好疗效,能保护肾小管细胞 Na^+,K^+-ATP 酶,减轻细胞溶酶体和细胞脂质过氧化损伤,改善肾血流动力学,减轻内皮细胞损伤和血液凝固性,故认为能改善肾功能。

6. 中药单味药及复方的研究 发掘抗肾纤维化的中药及复方也是慢性肾功能不全的研究热点。有关这方面的研究已有不少报道,有复方研究,也有单味药的研究,如尿毒清冲剂、慢肾汤、大黄蟅虫丸、黄芪当归合剂、三七、冬虫夏草、桃仁、大黄、川芎、藏红花、丹参、莪术、积雪草、蝉花、黄蜀葵花等。此外具有清除自由基,保护残余肾功能的中药有人参、黄芪、黄精、当归、女贞子、参三七、枸杞子、杜仲等。ACEI 类药物通过改善血液动力学变化,可减轻肾小球内压力以延缓肾功能不全的进展。中药中也有类似作用的药物如黄芪、葛根、白芍、牛膝、何首乌、半夏、野菊花、海金沙等,上述药物具有影响血管紧张素 II 形成的作用。高血脂对肾功能的影响在近年已被确认。因此具有降脂的中药如山楂、首乌、虎杖、泽泻、生蒲黄、绞股蓝也可在慢性肾功能不全合并高脂血症时配合应用。治疗慢性肾功能不全的许多复方均包含有上述药物,但不可忽视,经过临床反复验证的复方较之有效药物的随意组合更为可靠。

学生问:慢性肾功能不全患者的治疗必然是一个长期的过程,那在治疗用药中有什么需要特别重视的吗?

陈师答:这个我在前面也有所提及,如避免使用有肾毒性的中药饮片,重视气血并治,不宜苦寒通利过度等。我们患者长年累月的服用中药治疗,但是很少有患者因不耐受而放弃的,这与我们特别重视和强调顾护好脾胃功能密切相关。

临床上往往可以看到尿毒症患者常以消化道功能紊乱为突出表现,如恶心、呕吐、口黏纳呆,便秘或腹泻等,舌苔也多有异常,或黄腻,或水滑,或焦黄起刺,或焦黑燥裂等。中医学认为上述现象,是肾病及脾的结果,是五脏相关学说在病理上的具体表现。

脾胃属土,居于中焦,胃纳脾运,滋养五脏,为"后天之本"。肾居于下焦,主水藏精,为

"先天之本"。脾阳的健运有赖于肾阳的温煦,而肾中所藏之精则常需后天水谷精微以滋养,脾肾两脏在生理上休戚相关,在维持机体水液代谢中也起着协同的作用。慢性肾功能衰竭患者肾气衰惫,气化无权,二便失司,遂致湿浊内停,上干脾胃,从而影响脾胃的健运及升清降浊的功能,继之波及他脏,变症丛生。《素问·平人气象论》曰:"人无胃气曰逆,逆者死。""人以水谷为本,故人绝水谷则死。"因此,治疗慢性肾衰,应权衡标本缓解,注重调理脾胃,和胃止呕,保护胃气实属关键。

肾病日久,肾之气阴俱耗,当益肾滋阴温阳辨证施补。然而久病之人脾胃多弱,故欲补肾虚,益气之品容易壅塞气机,滋肾之药又多滋腻碍胃,故临床上见慢性肾衰患者多虚不受补。倘若强用补虚之品则使脾胃更为呆钝。另外慢性肾衰患者病机复杂,本虚标实,其病理产物多以痰湿或痰热、瘀血及浊毒为主,罔投温补滋腻之品,患者不仅难以受纳,且增湿助热,使其胶结难解,反而适得其反,加重病情。因此治疗中当护养胃气,俾益气而不壅,养阴而不腻,于补益中酌加理气醒脾之品。

由于湿浊有寒化、热化之分,有挟痰兼虚之别,因而临证当根据证候的需要,选用相宜的和胃止呕之剂。我平时临床治疗慢性肾功能不全时常用加减止呕之剂如下。

苏叶黄连汤:苏叶为芳香化湿、理气醒脾之品,黄连则清解胃热,两药合用,共奏清热化湿之功。主要使用于慢性肾衰患者湿热阻胃而致的恶心呕吐。其辨证要点为:舌苔黄腻,口黏。

黄连温胆汤:取半夏、陈皮之二陈汤为基础燥湿化痰,理气和中;加黄连、竹茹清胃止呕,共成清化痰热之剂,主治因痰热内蕴而致的呕恶。其辨证要点为:咽中痰黏不易咯出,口干口苦,苔黄腻。

半夏泻心汤:酌选方中半夏辛开苦降,降逆止呕,干姜温中祛寒,黄芩、黄连苦寒泄热。适用于寒热互结,中焦脾胃升降失常所致恶心呕吐。辨证以烦躁,口苦,喜热饮,脉滑数为要点。

香砂六君子汤:本方是在四君子汤健脾的基础上再加木香、砂仁、半夏、陈皮理气化痰醒脾,主要用于辨证属脾胃虚弱兼挟寒湿者,辨证要点为:舌质淡,苔薄腻,口淡无味。

学生问:慢性肾功能不全患者病情日久,会延及全身多系统损害继而出现相应的并发症,对此您有什么好的经验?

陈师答:也说不上经验体会,只是把我自己多年来遇到的尿毒症并发症的一些处理方法与大家分享吧。

1. *尿毒症肾性贫血* 颜面、爪甲、唇色淡而无华,易疲乏,记忆力减退,头晕,肌肤不荣,女子月经量少或闭经,舌淡,脉细。药用陈氏补肾生血冲剂:黄芪,当归,淫羊藿,巴戟天,鸡血藤,制大黄,黄精,虫草菌丝。

2. *尿毒症神经系统症状* 抽搐,摇头,牙齿打颤,双手抖动,不能合手握汤匙,舌苔灰黑湿润,脉细弦。药用甘麦大枣汤加味:炙甘草,淮小麦,大枣,知母,磁石,龙齿,远志,石菖蒲,白芍,龟甲,生龙骨,生牡蛎,党参,丹参。

注:此类症状多在血肌酐水平很高的情况下出现,一般服用上方数剂后均可有好转,症状可消失。

3.尿毒症并发消化系统症状　呃逆不止,连续数日,影响进食,脉细舌腻。药用连苏饮合丁香柿蒂散加减:党参,丹参,紫苏,川连,半夏,茯苓,白芍,甘草,枳实,竹茹,公丁香,柿蒂,旋覆花,代赭石。

4.尿毒症并发消化道出血　频发呕血或黑便,面色苍白。药用温脾汤或归脾汤加减,并予白及粉 10 g,大黄粉 3 g,冷水调服,每日 3 次。

注:尿毒症期胃泌素处于高水平易造成胃溃疡出血,内科保守治疗无效时需行透析治疗。长期透析患者也会出现消化道出血情况。

5.尿毒症并发皮肤瘙痒　予尿毒症外洗方浸浴,内服方按血虚生风论治,药用当归,赤芍,川芎,首乌,丹参,黄精,鸡血藤,地肤子,白鲜皮,制大黄。

6.尿毒症并发心力衰竭　尿少不能平卧,初发者可予参附汤加减:生晒参(或红参),山茱萸,黄精,枸杞子,淫羊藿,巴戟天,炮附子,黄芪,麦冬,白芍,车前子,葶苈子,葫芦瓢。严重者须透析。

7.尿毒症并发不安腿综合征　夜晚睡眠时双腿不适,躁动不安,不能入寐,予黄芪桂枝五物汤加减:桂枝,白芍,大枣,黄芪,当归,川芎,炮附子,延胡索。

注:此种症状在尿毒症患者中时常出现,部分患者服上方有效。

8.尿毒症并发男子乳房结块　这是由于肾功能减退,体内泌乳素不能降解排泄致体内水平升高所致,可予苁蓉片或单味苁蓉 20～30 g,连续服 15～30 日,此方虽简单但疗效确切。

9.尿毒症并发鼻衄或肌衄　尿毒症期血小板数量虽不一定减少但其质量不佳,容易出现出血症状。鼻衄可予原服方药中加茅根,大蓟,严重者加云南白药,可塞鼻也可内服;皮下瘀斑,中医属肌衄,可在原服方药中加大蓟,茜草根。

学生问:除了前面讲述的常见类型肾病的诊疗经验和心得外,在您长期的临床工作中肯定也遇到了不少少见类型的肾病,希望能学习您对这类肾病的独特诊治体会。

陈师答:随着疾病谱的变化,少见类型或者说是部分难治类型的肾病,其实也慢慢为我们所熟悉,更由于我临床时间较长、接诊患者量多面广、疑难病例较多,基于上述因素,我接触的这方面的病例较多,不少病例很有意思,中医疗效也不错,所以我很乐意和你们分享我的点滴体会。在分享前我首先要说一点,治疗这类疾病要有一个较为广博的知识结构,要有一定的积累,除了有良好的基础功底外,我很喜欢看《医学论坛报》这类介绍医学最新发展近况的期刊报纸,使得自己的知识结构也不断更新;对于一些特殊的病例,我也会通过各种途径去了解相关知识,了解目前中医药在该疾病诊疗中的进展,使得自己能较为准确地把握病情,做到知己知彼,则君子不患矣。下面我讲述的内容,根据体会多少而篇幅不一,也权作抛砖引玉,相关内容均有病案记录相佐(参见本书医案章节)。

1. 牛皮癣相关性肾病 牛皮癣引起的肾病在临床上并不罕见。我在治疗这类患者时,根据辨证常发现有热瘀交阻之象,从治疗皮肤症情入手,通过清热解毒,活血祛瘀治疗,随着皮损的改善,肾脏病变也同时好转。在治疗后期,热邪消烁阴液,致使出现阴虚内热之象;久服凉药脾运渐弱,故转投滋阴清热,化湿健脾之品,最终达到皮疹消退,肾病缓解之理想效果。这类患者还需嘱少吃辛辣刺激之品及海鲜发物,避免情绪激动或过度紧张以防旧病复发。

2. 多发性骨髓瘤肾损害 本病相当于中医学的"骨痹""虚劳""血证"等范畴。中医学认为肾主骨、藏精、生髓,本病病因病机为肝肾虚损、邪毒内侵、痰瘀互阻,损骨耗髓,根源在于肾,累及于肝。治疗此病从脾肾两虚为本着手,以补肾健脾为主,配合活血化瘀、清热解毒之品。

多发性骨髓瘤因肾损害来就诊者不在少数。对于高年患者又有明显骨痛症状者尤其要怀疑此病。完善各项检查后常能明确诊断,诊断明确后必须进行化疗。配合中药可以减少化疗后白细胞下降之程度,并在一定程度上改善肾功能,通过中西结合治疗可以延长患者生命。

笔者查阅有关文献认为中西医结合治疗 MM 具有一定疗效。章新奇等运用益气补肾治则,在患者化疗同时给予贞芪汤加味可改善患者免疫功能;刘镛振等在患者应用化疗同时予清热解毒,活血化瘀中药口服可减轻化疗副作用和预防感染等;笔者则在化疗同时针对患者的尿毒症予以中药治疗,均取得了满意疗效。上述病例为中西医结合治疗多发性骨髓瘤性尿毒症之点滴经验,供同道参考。

3. 肝肾综合征 肝肾综合征是发生于慢性肝病患者出现进展性肝功能衰竭和门脉高压时,以肾功能损伤、肾血流灌注减少和内源性血管活性系统异常为特征的一种疾病。临床上主要表现为少尿、无尿、氮质血症,水电解质紊乱等,预后较差。我运用健脾渗湿、补肾柔肝的方法治疗肝肾综合征取得较好的疗效。

本病是一种以肝、脾、肾三脏不足,气、血、水互结为主,感受湿热毒邪的本虚标实,虚实夹杂的疾病。本病病因多为外感湿热毒邪,内蕴脏腑;饮食不洁,湿热邪毒内伤;素体禀赋不足,加之劳累不足,或情志内伤,以及其他疾病损伤元气,湿热毒邪乘虚而入。其中,湿热毒邪是本病的主要病因。病毒感染后湿浊之邪稽留。脾失健运,致气滞、血瘀、水停于内。肾虚则气化无权,肾失封藏,精微下泄。邪毒日久不去,耗气伤阴,终至肝、脾、肾的三脏俱损。

在具体治法用药上,我认为首先当立足于原发病,清热、泻浊、祛毒。肝肾综合征多因肝脏原发性疾病,最常见的为病毒性肝炎,病情迁沿日久及肾,疫毒内蕴且毒邪深重,持续耗伤肝体,影响肝用,临床常见患者表现出余毒未清、湿热内蕴,如口苦、口干、舌苔黏腻等表现。针对乙肝病毒的治疗,我认为清肝利胆、清热化湿的药物应贯穿始终,常以郁金、鸡骨草、虎杖、茵陈等清肝泄热利胆、清热解毒之品以抗病毒,从中医角度强化对原发病的治疗。然而,除了"祛邪"之外,"扶正"则是治疗本病的最重要的方法,健脾益气是治疗该病的基本治则。根据"治肝实脾"的原则,治肝时,尤其当已引起脾胃虚弱时,应先健脾益气,即"肝病已传脾,实脾以促健""肝病已虚损,实脾以养肝"。临床常使用黄芪、党参、苍白术、淮山药、红枣、麦芽、鸡内金以"实脾"。现代医学研究表明健脾益气可以改善肝、肾脏内血液循环,可减轻肝、肾血液瘀滞和增加肝、肾脏血流量,从而减少了肝、肾脏病变部位的缺血,防止了肝、肾细胞的坏死,加速了病灶的吸收和修复。且健脾益气可提高机体免疫力,增加血浆白蛋白,从而使肝、肾功能指标得以改善。其次,肾为先天之本,脾为后天之本,脾的运化需依赖肾阳的温煦,故无明显阴虚表现的患者,我常配合使用淫羊藿、巴戟等温肾,以健脾利水以助气化。再者,《金匮要略》云:"血不利则为水。"指出虽病于水,而实出于血,治水先治血,活血化瘀则血通水去。《血证论》亦有"治水即以治血,治血即以治水",活血化瘀为治水之关键。且肝为刚脏,肝体阴而用阳,非柔不克,肝以血为体,养血即养肝之体。《本草正》有云:"当归,其味甘而重,故专能补血,其气轻而辛,故又能行血,补中有动,行中有补,诚血中之气药,亦血中之圣药也。"故常使用当归配合丹参、片姜黄、炮穿山甲片、莪术等以补血、活血以柔肝、治水。现代医学更有指出丹参、当归等药物可以减少纤维蛋白裂解产物,减低血黏度,有增加肾小球滤过率、增加肾灌注的作用。片姜黄也有促进肝细胞再生功能。治疗时我也常配合中成药扶正化瘀胶囊益气扶正,活血化瘀。除此以外,在治疗时还需重视柔肝、养肝。肝为刚脏,非柔不克,治肝当以柔肝、养肝为主。肝肾综合征,病久湿热内蕴,耗气伤阴,加之精血亏虚,遂可见肝阴不足之证,肝肾同源,精血互生,故可选用生地、枸杞、首乌等益阴柔肝、养肝护肾,兼治"母子"两脏。

总观该病的辨治,应以"健脾"为主,振奋中焦之气,气畅则湿化、气调则血行,另兼以祛邪,以达肝、脾、肾同治的目的。

4. IgG4 相关性肾病　曾治一例 IgG4 相关性肾病,根据该病的临床表现,结合本例患者的实际情况,我认为本病的病因主要是脾肾亏虚和感受外邪两大因素。脾肾亏虚为本,外邪侵袭为表,虚实夹杂,互为因果。其湿热产生之因,多因脾肾亏虚,脾失健运,肾失温煦,水湿不化,则易于招引外邪,内外相引为害。加之湿性重滞,善袭下焦,湿毒互结,损伤血络。此外,IgG4 相关性肾病目前的治疗主要是糖皮质激素,但其治疗反应报道相对较少,疗效尚不明确。长期使用这类药物会导致阴液耗伤,正气更亏,以致湿热和药毒交织,出现热毒湿浊纠缠之势。本例患者早期患者表现为急性肾功能衰竭,咳嗽、咯痰等呼吸道症状,故治疗以治标为主,治以清热利湿,理气活血为主,使邪去而正安。至后期,患者湿热渐化,本虚突出时,应强调正其本源,以健脾补肾,活血通络。同时需强调在病邪渐去,湿热渐退,拟行补益善后之时,应避免温补滋腻之品,一则防其助邪复燃,二则防其滋腻碍胃,应以性味甘平的益

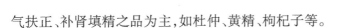

气扶正、补肾填精之品为主,如杜仲、黄精、枸杞子等。

IgG4相关性肾病是近年新发现的一种疾病,西医对其病因、发病机制、治疗方案等尚未明确。中医虽然没有这类疾病报道,但根据患者的症状、体征结合实验室检查,通过辨病与辨证相结合的方式,对本例患者进行了有效的治疗,其中医治疗规律有待更进一步的临床总结。

5. 青年型肾消耗病-髓质囊性病综合征　曾治疗一例青年型肾消耗病-髓质囊性病综合征患者,青少年肾消耗病-髓质囊性病综合征(JN－MCD)是一种罕见病,全世界仅报道300余例,国内仅10余例。JN－MCD是一组囊性肾病,以肾髓质囊肿形成及隐匿性慢性肾功能不全为特征,依遗传方式、起病年龄及临床表现分为二型,即成人型和儿童型。成人型为常染色体显性遗传;儿童型又称少年性肾单位肾痨,为常染色体隐性遗传。后者发病年龄早,通常在6岁时开始出现,伴烦渴、遗尿、生长发育迟缓。由于无明显的水肿和高血压,往往延误诊断和治疗,是儿童终末期肾功能衰竭的主要原因之一。本病由于肾髓质和肾小管受累,肾浓缩功能及对钠的重吸收功能降低,出现低比重尿,尿中失盐、失钾可致低钠、低氯及低钾血症;由于肾脏分泌促红细胞生成素减少,可导致贫血,并且表现较患其他肾病的儿童严重;肾脏1.25羟骨化醇产生减少,使肠道对钙的吸收减少,血钙降低,继而出现继发性甲状旁腺功能亢进,晚期出现肾小球功能减低,引起氮质血症。部分患儿有肾外表现,包括并发眼、脑、骨骼或肝脏的异常,其中以色素性视网膜炎较常见,可致失明。肾脏B超、CT或MRI检查可见双侧肾脏皮髓交界或髓质有多发囊肿,肾脏体积一般不会增大。静脉及逆行肾盂造影可以正常,但肾动脉造影可显示肾做质有囊肿形成。本病预后差,肾功能衰竭的进展速度与遗传方式和性别无关,从诊断到透析的平均间期为3~4年。本病目前尚无中医治疗的临床报道。我在临证中首先考虑的是,本病患者为青年发病,先天羸弱,肾精不足是其发病之根本。肾精亏虚无以充养脏腑,必致脾气亏虚,运化失司,后天失养则进一步加重肾精虚损的局面。脾肾亏虚,水湿失于正常蒸腾气化则内聚而泛滥;湿阻气道,气滞则血行不畅,瘀阻脉络,最终形成浊瘀互结、虚实夹杂的病理状态。因此,根据本病脾肾亏虚为本,湿瘀相互为标的病理性质,治疗上采取补肾填精、健脾和中、活血通络之法。取六味地黄丸之义加减,方中以川断、狗脊助熟地补肾填精;山药健脾固肾而益精;枸杞补肾养肝以益精;党参、白术、茯苓益气健中渗湿;桃仁合红花活血化瘀,鸡血藤与当归、丹参养血补血,莪术破血通络,重用黄芪益气健中更使气充血旺、气帅血行;丹皮泻阴中伏火;再佐谷麦芽、鸡内金以助脾胃之运化磨谷;方中启用蝉花是为专门针对肾小管间质病变而设,具有补肾之功。经过上方调治,患者肾功能得到一定程度的改善,嘱其门诊随访,以观后效。对于本病的治疗,尚需进一步的积累经验。

6. 胡桃夹现象　胡桃夹现象也称左肾静脉压迫综合征。人体左肾静脉需穿经腹主动脉与肠系膜上动脉之间所形成的夹角,始可注入下腔静脉。通常此夹角为45°~60°,并被肠系膜脂肪、淋巴结、腹膜等充填,所以,正常情况下,左肾静脉不受压,但在某些情况下

（如青春期增长迅速而形成瘦长体形、脊柱过度伸展、体位急剧变化等）夹角变小，则势必影响左肾静脉血流动力学改变，其结果为左肾静脉回流受阻，肾静脉压力增高导致薄壁静脉破裂，血液流入肾集合系统而引起血尿，此外，扩张的静脉窦与邻近的肾盏形成交通支亦可引起血尿。

关于本病的治疗，西医目前除极少数重症者予手术治疗外，尚无特殊治疗方法。中医治疗儿童血尿一直是一种较具特色且疗效显著的方法。我在多年的临床经验中从瘀论治胡桃夹性儿童血尿，取得满意疗效。

中医学认为血是构成人体的基本物质，也是人体生长发育及各种功能活动的物质基础。正常人体血液在脉管中运行而不会溢出脉外。如《灵枢·营卫生会篇》中说："营在脉中，卫在脉外，营周不休，五十而复大会，阴阳相贯，如环无端。"而在某些病理因素（如瘀）的作用下，导致血液不循常道，溢出于脉外，而导致出血。

胡桃夹性血尿，因其临床表现主要为尿中混有血液的同时不伴有尿痛及排尿淋漓不尽等症状，故应属于中医学"尿血"范畴。《素问·四时逆从论》指出："少阴有余……涩则病积溲血"；可见，尿血因于瘀血者古人早有认识。陈以平教授认为，从胡桃夹现象血尿的形成机制看，符合中医学血瘀而致出血的理论。脉络受压，脉道受阻，血行不畅，滞而成瘀，进一步阻滞脉络，血不归经而溢于脉外。《血证论》云："离经之血，与好血不相合，是谓淤血。"血瘀脉内，气机运行不畅，郁久化热，灼伤脉络，进一步加重出血。因此，瘀、热是胡桃夹性血尿的两个主要病理因素，其病理性质以实证居多。

《经》云："血实者宜决之。"人体"惟以血气流通为贵，上下无碍，气血宣通，并无壅滞"。唐容川在《血证论》中谓："吐、衄、便、漏，其血无不离经，离经之血，虽清血、鲜血，亦是瘀血。此血在身。不能加于好血……而反阻新血之化机，故凡血证总以去瘀为要。"

针对胡桃夹性血尿两个主要的病理因素，我拟定祛瘀清热法为治疗大法，自拟儿童血尿方以穿山甲破血消瘀，四物汤活血养血通络，生地榆、龙葵凉血宁络，共奏活血凉血止血之功，临床取得显著疗效。

穿山甲，《医学衷中参西录》谓之"味淡性平，气腥而窜，其走窜之性，无微不至，故能宣通脏腑，贯彻经络，透达关窍，凡血凝血聚为病，皆能开之"。《本草再新》谓之能"解热败毒"，《本草纲目》谓之能"排脓血，味咸入肾，性寒去热"，热解毒消，瘀血尽出，小便畅通，则尿血不止而止也！由此可见，穿山甲通行走窜，清热活血之功毋庸置疑，用以治疗胡桃夹性血尿，为方中君药。

瘀血内结，阻碍血行，法当祛瘀。但活血化瘀之品性多破泄，逐瘀过猛，易伤其正，久用逐瘀，易耗正气。瘀血凝结，留而不去，新血无以生化。久病致虚，经络营卫之气损伤，血脉不畅，瘀积日久，而成虚实夹杂之证，正如《读医随笔》言"脉络之中，必有推荡不尽之瘀血，若不驱除，新生之血不能流通，元气终不能复，甚有传为劳损者"。四物汤古有"血家百病此方通"之说，柯琴曰："《经》云心生血，肝藏血。故凡生血者，则究之于心，调血者，当求之于肝也,是方乃肝经调血之专剂……当归甘温和血,川芎辛温活血,芍药酸寒敛血,地黄甘平补血,四物具生长收藏之用,故能使荣气安行经隧也",则阴血归经而无渗溢。因此,在治疗儿童胡桃夹性血尿时我喜以四物汤配合穿山甲,养血活血通络,通常达变,于消瘀祛瘀之中兼以养血之品,寓养于破,使消瘀而不伤正,瘀去而新血自生。

7. 肾穿刺并发血肿　经皮肾穿刺活检术是肾脏疾病检查的重要手段,对于肾脏疾病的明确诊断、制定及修改治疗方案、判断预后都有极其重要的意义。随着肾穿刺的普遍开展,出血、血肿等穿刺并发症也日益受到重视。有文献报道,肾穿刺后血肿发生率在 2%~5%。患者临床表现为:单侧腰部疼痛,固定不移,且血肿越大疼痛越剧烈,部分患者伴有发热(血肿吸收热),一般在 37.0~38.0℃,一两周可以消退。

肾穿刺后发生血肿,中医辨证当属瘀血内阻。出血病因非血热妄行或气虚不摄,乃人为干预所致。穿刺导致血管损伤,离经之血不与肾窦相通,遂积聚于局部,形成瘀块,临床表现为穿刺一侧局部疼痛,部位固定不移,故辨为瘀血内阻。治疗当以益气活血、化瘀通络为主。目的在于防止血肿机化,促进瘀血吸收,缓解临床症状。

桃红四物汤为活血化瘀经典方,对有形之瘀血和无形之血瘀皆有良好的疗效。临床应用时加用生黄芪,取其大补脾胃之元气,使气旺以促血行,祛瘀而不伤正,并助诸药之力为君药;配以当归活血,有祛瘀而不伤正之妙,是为臣药;川芎、赤芍药、桃仁、红花助当归活血化瘀,地黄兼顾补血,均为佐使之药。处方中多属血分药,组合合理,祛瘀而不伤正,行血而兼补血,再酌情予以加味,血肿较大加穿山甲片、地龙;疼痛较剧加白芍药、甘草;伴发热加柴胡、葛根;伴恶心呕吐加木瓜、半夏;血尿明显加仙鹤草、旱莲草。诸药合用,使气旺血行,化瘀通络,血肿自可渐渐消除。根据血肿大小服用 1 至 3 周,大多可以吸收,体温逐渐下降。

8. 溶血性尿毒综合征　溶血性尿毒综合征(HUS)又称为血栓性微血管病,其病理特点为纤维蛋白沉积在毛细血管内,损伤血小板和红细胞,导致血小板数量下降和微血管病性溶血。肾脏为 HUS 累及的主要靶器官,受累的程度随病因、病情变化以及发病年龄的不同而有所不同。急性期的典型改变为:广泛的纤维蛋白沉积形成纤维素性血栓,内皮细胞肿胀,并与基底膜分开,毛血管闭塞。严重者累及肾小动脉,引起肾皮质坏死,出现系膜增殖或者系膜溶解。故本病晚期可以出现肾小动脉硬化,玻璃样变性,肾小球破坏,肾小管萎缩以及肾间质纤维化。因此早期诊断,早期透析,以及尽早应用糖皮质激素的治疗,对于本病的预后尤为重要。

本病单独西医治疗效果并不理想,中西医结合治疗能发挥中西医各自优点,达到优势互补,以取得最佳疗效。结合本例病案,患者早期经血浆置换、降压、改善微循环及应用免疫抑制剂等治疗,危急之病势得到有效控制,但患者肾功能持续减退,且双侧肾脏已有萎缩之趋势,如不能及时施治,必将转入慢性肾功能衰竭的行列。

本病虽为急性发病,但因正值产后体虚或宿体虚弱,各种邪毒外侵,却无力驱邪外出,导致正虚邪实,邪毒扰于血分,灼伤津血,导致败血大量形成,阻滞经脉,使血液不能正常循经运行,充养五脏六腑,导致脏腑虚损,功能逆乱,变证百出。脏腑虚损无力抗邪,则导致病情进一步加重,形成恶性循环。妊娠期间,阴血下聚养胎,则阴分必亏,加之败血阻络,新血难生,易导致肾虚血亏、瘀阻脉络之本虚标实的复杂局面。

根据上述病因病机,我认为"扶正固本、益气补肾"为本病的基本治则,"活血化瘀、补血养血"当贯彻治疗始终。方中重用黄芪、黄精以益气扶正;枸杞子、杜仲、桑寄生以补肾固本。"无阳则阴无以生,无阴则阳无以化",于病程中酌情加入巴戟天、淫羊藿、桂枝、附子等温润补肾之品,既可温补肾阳,与黄芪当归等益气养血之品相伍,又起到补肾生血之功。

方中加入当归、川芎、鸡血藤等以活血化瘀、补血养血。《本草新编》中有述:黄芪"其功用甚多,而其独效者,尤在补血……盖气无形,血则有形。有形不能速生,必得无形之气以生之。黄芪用之于当归之中,自能助之以生血也";又言当归"可升可降……其性甚动,入之补气药中则补气,入之补血药中则补血,入之升提药中则提气,入之降逐药中则逐血";川芎辛温走串,不仅能活血化瘀,又能行气,为"血中气药","于散中能补,既无瘀血之忧,又有生血之益";鸡血藤具通络补血之功,《饮片新参》言其可"去瘀血,生新血,流利经脉",现代药理学研究表明,其能使血细胞增加,血红蛋白升高;葛根,性凉、气平、味甘,现代医学研究表明葛根中富含异黄酮类化合物葛根素,具有扩张心脑血管,降低心肌氧耗,改善心肌收缩功能和促进血液微循环作用;花生衣具有养血止血之效,现代药理学研究证实,花生衣能对抗纤维蛋白的溶解,促进骨髓造血功能,增加血小板的含量,对出血及出血引起的贫血有明显疗效;大黄具有泻热通肠,凉血解毒,逐瘀通经之功,现代药理学研究表明其具有促进血小板的黏附和聚集、增加血小板数和纤维蛋白原含量、降低抗凝血酶Ⅲ活性及促使受伤局部的血管收缩等功效,于方中与诸活血之品相伍加强通络之能,与积雪草相合共奏涤泄湿浊之效。诸药相合,温中寓补,补中寓通,通中寓塞,故活不伤血、补不留滞,对于改善微血管病变具有显著的疗效。

方中更用蝉花以加强补肾之功。蝉花是一种具有药用、滋补功效的珍贵药材。北宋唐慎微《证类本草》载其能"解痉散风热",《中华本草》言其味甘性寒,入肺、肝经。现代药理学研究表明蝉花含有虫草酸、肝糖、D-甘露醇、多种氨基酸、生物碱及麦角甾醇等有效物质,具明显的镇痛、解热、镇静作用,较强的抗辐射、抗肿瘤和调节免疫的功能,其所含多糖成分及虫草酸含量与虫草相近。我根据其具有与冬虫夏草相似的生物学特性及生物活性成分的特点,率先在国内开展蝉花治疗慢性肾功能衰竭的研究工作,并在动物及临床实验中均证实蝉花能减缓肾纤维化进程、延缓肾衰进展。

曾调治一病例一年半余,患者肾功能得到一定程度的改善,血小板达到正常范围,诸项检查指标均明显好转。中西医结合治疗产后溶血性尿毒症综合征尚未见文献报道,在前期西医治疗的基础上,针对患者日益恶化的肾脏功能,我施以扶正固本、益气补肾兼以活血化瘀、补血养血之法,使患者摆脱了转入慢性肾功能衰竭的危局,并使激素顺利撤减,为本病的中西医结合治疗做出了有益的尝试。

9. 干燥综合征肾损害　中医学中本无"干燥综合征"这一病名,根据本病以口眼干燥为主症的临床特点,1989年全国中医痹病委员会将本病明确命名为"燥痹"。根据前人论述,结合多年的临床经验,认为本病的病理基础为阴虚燥盛,阴虚湿困瘀阻交互为患是为本病的主要病机特点,其病变可涉及肺、脾、肝、肾四脏,但根本病机当责之脾肾。

先天禀赋不足,后天脾胃失养是本病发病的病理基础。肾为先天之本,五脏六腑之精皆赖肾精之濡养;脾为后天之本,上下内外之气血皆赖脾胃之运化。肾精亏虚、脾气虚弱,皆是本病发病的内存基础,本病高发于40~50岁女性,《素问·上古天真论篇》云"女子……六七,三阳脉衰于上,面皆焦,发始白;七七,任脉虚,太冲脉衰少,天癸竭……"中年妇女,素体精亏血少,最易感邪而致病。"阴虚体质,最易化燥",邪气伤人,因人而化,阴虚之人易化燥生热。由此可见,外燥与内燥常相互影响,互为交感。

在本病的发病过程中,一方面因阴津亏虚,四肢九窍、脏腑经脉失于濡润,而见泪少、口干等津液亏耗之征;另一方面因脾虚运化失司、升清无力,肾虚水失所主、气化无权而致水湿不归正化,泛滥内阻而出现"水湿过盛"之象;此外,久病入络、阴虚络滞,或者阴虚血燥、血运失畅而瘀结于内。瘀血内停则进一步阻碍津液敷布转输。最终造成阴液亏虚、湿邪及瘀阻三者相互交错、相互影响,虚实错杂,互为因果的复杂局面,致使本病不断发展。

病情逐渐发展本虚不足显现,根据症状多为脾肾气虚,联系到其病理损伤多为肾小管病变,表现为肾小管酸中毒症状,如乏力、腰酸、尿频,故多选用陈氏肾十方化裁,此方益气补肾为主,方中生黄芪重用至30~45 g,配伍益气生精之黄精、枸杞,强腰补肾之杜仲、桑螵蛸、山茱萸,活血补血之葛根、川芎、当归、鸡血藤。病情发展至中期,肾小管病变严重影响到肾小球,故出现尿蛋白等精微物质外泄,肾功能异常,肝肾阴虚转为以肾阴亏虚为主,津不疏布,阴虚有热,气虚加重,血瘀阻络,故选用利水清热养阴的猪苓汤,活血化瘀兼养血之效的桃红四物汤。随着病情进一步发展,大量精微物质外泄的流失,致低蛋白血症,出现全身浮肿,尿量减少,四肢乏力,肾功能减退加重,故选用益气消肿之生黄芪(重用)、党参,健脾化湿之苍术、白术、茯苓、猪苓、山药,活血利水之益母草、桂枝,葫芦瓢温阳利水。

曾治疗一病例,针对上述病机,我从根本入手,治以健脾化湿、滋阴补肾,兼以活血通络之法,选方用药更是精良得当,处处顾护阴液,取得了较好的疗效。方中苍白术、猪茯苓两对药同时伍用重在健脾化湿;党参、黄芪联用意在益气补中,气旺则津化血行;生地、龟甲、首乌滋阴补肾;黑豆既补肾益阴又健脾利湿兼能除热解毒;丹参、当归、丹皮、益母草活血通络,兼以除郁热、利血水;佐白花蛇舌草、葫芦瓢以清热利水;桂枝温经通络,且有助阳之功,取"善求阴者,宜于阳中求阴"之意;稍佐制香附等理气之品,既可宣畅气机,又防滋阴之药长期使用有碍阻气机之嫌。诸药相合,阴津得补、湿浊得清、瘀阻得行,气血、津液宣畅无碍。坚持服药一年有余,患者干燥症状消失,蛋白尿完全缓解,受损肾脏得到保护。

10. 心磷脂抗体综合征　抗心磷脂抗体综合征是一种以反复的动脉血栓、静脉血栓、习惯性流产和血小板减少,以及抗心磷脂抗体持续阳性为主要特征的自身免疫性疾病。主要表现为多发性的血栓症,以中小血管为好发。近年研究证实,肾血管内凝血能迅速导致肾小球及肾皮质坏死,并能促进肾小球毛细血管血栓形成和急性肾功能衰竭发生。因此,迅速缓解肾病患者的高凝状态,对于保护患者肾脏功能具有非常重要的意义。曾治疗一例确诊为抗心磷脂抗体综合征的病患,该例病患即出现了肾功能快速、持续的减退,治疗是我重用活血通络,兼以滋阴潜阳为法,使患者的肾功能得到很大程度的改善,病情稳定达十余年之久。

该例患者有多发性血栓(肺栓塞)、双下肢深静脉血栓,抗心磷脂抗体滴定度增高,符合抗心磷脂抗体综合征之诊断,患者为久病之体,阴液暗耗、气血亏虚,日久必致血行不畅,脉络瘀阻;肾气亏耗,病久及阳,蒸腾气化功能减退,则水湿不归正化,内蕴成浊。故治当活血通络,兼益气补肾,滋阴助阳,通腑泄浊。临床用药,处处顾及邪正关系,力求补虚、泻实相得益彰。方中以苦甘辛平之桃仁破血行瘀,辛散温通之川芎行气活血,配以养血活血之丹参、当归使补中有动,行中有补,则瘀血尽逐而无伤络之虞;再以益气健中、滋肾润脾之黄芪、党参、黄精等药顾护正气,并助活血诸品推动血行;考虑到该例病患阴虚与湿浊并存,恐至阴之品滋腻留邪,故而取枸杞子、首乌、灵芝等滋而不腻之辈以滋肾益精,并伍用巴戟、苁蓉等温润之品以求补阳益阴,阳中求阴;再以白花蛇舌草、制大黄、虎杖等清利湿热、通腑泄浊,予邪以出路,使邪去而正安。全方攻补兼施,温清并用,使瘀祛新生而络自通,邪逐正复而阴阳平。

临证中尤为强调此例治疗中的两个要点,一是重用活血化瘀,方中除用丹参、桃仁、芍药、川芎外,水蛭提取物之溶栓胶囊功效十分显著,以致复查时下肢血栓已经消除;其二,心磷脂抗体综合征虽然原因不明,但也属于免疫性疾病,西医认为除抗凝外,也可试用激素和免疫抑制剂。本例患者曾用吗替麦考酚酯一年,但停用多年病情持续稳定和改善,这均得益于辨证论治,治以滋补肾阴、益气活血之法,使免疫状态得到有效调节,脏腑失衡、气血失调的状态得到逆转,则气血畅通,血栓消除,肾功能改善,血色素上升,血沉、纤维蛋白原降低。

11. 舍格伦综合征合并腮腺炎　曾治疗一例舍格伦综合征患者,其时患者正合并腮腺炎,于是治疗疾病同时加用治疗腮腺炎之偏方蛇蜕炒鸡蛋。蛇蜕为游蛇科动物黑锦蛇、锦蛇、乌梢蛇、赤链蛇自蜕的皮膜。《本草纲目》记载:"蛇蜕性咸、甘平无毒,入肝脾二经,有辟恶去风、杀虫之功效。疗诸恶疮、治疗肿、漏疮肿毒、小儿喉痹肿痛、肿毒无头、石痈无脓";《中药大辞典》亦曾记载:"蛇蜕有祛风定惊、消肿杀虫之功效。主治疔疮、痈肿、痕痹、腮腺炎";鸡子黄味甘而性平、微寒无毒,归心、肾二经,功在滋阴清热、养血润燥、解毒息风、补益脾胃。二者合用共奏祛风解毒、滋阴清热、消肿散结之功效,且可改善口味,易于服用。患者服用一周后就见到效果,连续服用一个月,舍格伦综合征居然也完全消失,患者及家属十分满意。

12. **肾移植术后并发乳糜腹水** 曾治疗一例肾移植术后并发乳糜腹水案,乳糜性腹水在临床上并不常见,系指腹腔内积聚富含乳糜微粒的腹水,呈乳白色。乳糜腹水产生的原因分先天性和继发性两大类,先天性多见于婴幼儿及儿童,为淋巴管先天性畸形或发育不良所致。成人乳糜腹水多为继发性,主要病因为丝虫病、结核病、腹腔肿瘤、腹腔手术后、创伤,少见病因有肝硬化、肾病综合征、甲状腺功能低下、艾滋病等。本例患者是由于肾移植术后,并发胸导管梗阻而引起腹膜后淋巴管扩张,乳糜通过淋巴管腹膜瘘直接漏出。患者既往患肾病日久,病情多次复发,又几经手术治疗,正气耗伤而水邪较甚,造成邪盛正虚之势。正虚者,脾肾之阳气虚也。脾阳不足,运化无力,统令失司,精微不归脉道;肾阳虚衰,开合无度,秘藏无权,精微无以收藏、固摄,水谷精微羁留腹中而成乳糜腹水;气不化水则见下肢肿胀;脾气亏虚,则见纳差、腹胀、面色黯黄之症。综观本病脉舌及临床症状,症属阴水,重在脾肾,治宜益气温肾,健脾利湿,分清化浊。方中黄芪、当归、党参、白术、黄精、黑豆、山药以益气健脾;狗脊、桑寄生以温肾强腰;粉萆薢以利湿化浊;金樱子、菟丝子以固精缩尿,助萆薢分清化浊之力;槟榔、木瓜、地肤子、白花蛇舌草以清利湿浊。全方补中有利、温中有清,达到肾火充、脾运健、湿浊化的目的。故药进十剂,乳糜腹水即明显减少,随症加减,月余后即拔除引流管。

13. **肾动脉狭窄** 我认为本病的主要病机是脾肾气虚,痰浊瘀血互结是其重要病理特征。罹患本病的患者多为中老年者,或因饮食不节,或因年事已高,脾肾之气已渐亏虚,脾虚则运化失司、升清无力,肾虚则精血亏耗、气化无权,终致水湿不归正化,内聚成痰成浊,阻碍经络,气血为之阻滞,久则血行不畅,瘀滞脉络,最终导致本病的发生。因此,在治疗上培补脾肾是为治本之法,脾气健运,肾气充旺,则气机畅、水湿化、瘀血行。处方用药,我喜重用黄芪以大补中焦之气,且能助丹参、川芎等活血养血之品以行血、生血;配杜仲、枸杞、山茱萸益肾补肝以促精血互化;黄精滋肾润脾,既补脾阴,又益脾气;佐葛根以助升清。全方重在补脾肾之虚,兼以活血通络之法。曾治疗一例七旬老者,历经近七年的调护,患者肾功能得以保全,萎缩的肾脏也得到一定程度的恢复。

14. **肾上腺皮质功能低下** 研究发现激素敏感型肾病综合征患者,其血浆皮质醇浓度较正常人明显降低,这与外源性激素对下丘脑-垂体-肾上腺皮质轴(HPA)的反馈抑制有关,肾上腺皮质功能低下而使患者在激素减量或停药时易于复发。我在临证中采用滋阴潜阳、温肾健脾之法,使皮质醇水平显著提升,激素得以顺利撤减,取得了较好的疗效。

方中选用血肉有情之品鹿角片与龟甲为主药,取义龟鹿二仙胶,《本草纲目》云"龟鹿皆灵而有寿……龟以补心、补肾、补血,皆以养阴也……鹿以补命、补精、补气,皆以养阳也",二药合用滋阴潜阳、填精补血,可达精生而气旺,气旺而神昌之境界;配以锁阳、肉苁蓉、淫羊藿以共奏补肾阳、益精血之功,川断、桑寄生、狗脊合为补肝肾、强筋骨之效;再伍苍术、白术健脾化湿,陈皮理气和中,山药补中益气。诸药相合,阴阳并补,脾肾同调,使先天与后天之本均得以滋补充养。现代药理学研究也证明,益气健脾中药对人体细胞免疫和体液免疫具有

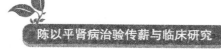
双向调节作用;温肾中药能有效地维持糖皮质激素在体内的水平,减轻外源性激素对肾上腺皮质的反馈抑制作用,防止因长期大剂量糖皮质激素治疗导致肾上腺皮质萎缩,从而减轻肾病综合征患者在激素减量或停药时所可能出现的频繁复发,协助激素顺利撤减。

第四章 临床研究

第一节　黄芪牛蒡子合剂治疗糖尿病肾病机制探讨及其配伍关系的研究

有关糖尿病肾病的治疗,早期防治是延缓其发展的关键。强化血糖控制、纠正脂代谢紊乱、低蛋白饮食、应用 ACEI/ARB 类药物、积极控制血压,皆是延缓本病发展的基本治疗原则。当病情发展至终末期肾功能衰竭时,则需进行透析或肾脏移植等替代疗法。中医药在治疗本病方面,长期以来积累了丰富经验,近年来的临床研究也证明,许多古代和现代医家的经验治法确有良效。陈氏在秉承传统中医精华的基础上,结合个人丰富的临床经验,提出用黄芪牛蒡子合剂治疗早期糖尿病肾病,并且已应用于临床,取得了一定的治疗效果。既往的实验研究亦表明,黄芪牛蒡子合剂能降低糖尿病大鼠血糖、糖化血红蛋白,改善肾功能及肾脏病理改变;减少糖尿病肾病大鼠肾组织中Ⅳ型胶原含量;减少 TGF－β1、MCP－1 和 GLUT－1 mRNA 的表达;降低肾组织中 MMP－2、TIMP－2 的合成,从而减轻 ECM 积聚;降低糖尿病大鼠肾皮质胞膜 PKC 酶性;降低糖尿病大鼠肾组织 c－fos、c－jun 的表达。

在以往的实验及临床研究中,黄芪牛蒡子合剂是作为固定的配伍组方并且主要针对糖尿病肾病的早期阶段来进行研究。那么黄芪牛蒡子对不同指标的影响是否存在着作用差异、药物不同剂量之间是否存在着作用差异呢? 从两药的药性看,一寒一温、一清一补,用于糖尿病肾病时,可起到清热养阴、益气健脾之效。那么,从实验角度及统计学分析来看,两者之间是否存在着相互协同/促进作用? 另外,黄芪牛蒡子合剂对糖尿病肾病的中后期是否有作用?

针对上述问题,采用了正交设计方法——将黄芪牛蒡子按照不同的剂量(高、中、低)分别进行组合,在实验 4 周及 8 周时观察黄芪、牛蒡子对 STZ 大鼠尿微量蛋白及 24 小时尿蛋白的排出、肾组织氧化水平、核转录因子的蛋白表达、结缔组织生长因子的基因转录等情况的影响,并探讨两者是否存在主效应、两药不同剂量的作用有无差别,以及两者之间是否存在交互作用,以寻找出最佳的药物剂量组合。

一、黄芪、牛蒡子不同配伍对糖尿病大鼠糖脂代谢及肾脏病变的影响

(一) 材料及方法

1. 实验动物　雄性 Wistar 大鼠,购于上海实验动物中心。标准饮食、自由饮水,每笼 5

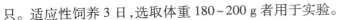

只。适应性饲养 3 日,选取体重 180~200 g 者用于实验。

2. 实验药物及试剂　黄芪、牛蒡子饮片均购于上海市龙华医院药房;链脲佐菌素(STZ),购于美国 Sigma 公司;尿白蛋白放免测定试剂盒,购于北京北方生物技术研究所。

3. 药物制备及动物分组　将黄芪、牛蒡子各分为高、中、低 3 个给药剂量,即每日 3、6、12 g/kg,并按照正交试验设计进行组合(见表 4-1-1),分别制成不同浓度的水煎剂。将符合条件的糖尿病大鼠随机分为模型组、中药组。中药组按照药物不同剂量组合进行灌胃,模型组灌服等体积的生理盐水,正常组大鼠自由饮水。

表 4-1-1　中药分组情况

分　　　组	不同配伍剂量(g/kg)
A 组(黄芪低剂量为主的配伍)	黄芪 3+牛蒡子 3 黄芪 3+牛蒡子 6 黄芪 3+牛蒡子 12
B 组(黄芪中剂量为主的配伍)	黄芪 6+牛蒡子 3 黄芪 6+牛蒡子 6 黄芪 6+牛蒡子 12
C 组(黄芪高剂量为主的配伍)	黄芪 12+牛蒡子 3 黄芪 12+牛蒡子 6 黄芪 12+牛蒡子 12
D 组(牛蒡子低剂量为主的配伍)	牛蒡子 3+黄芪 3 牛蒡子 3+黄芪 6 牛蒡子 3+黄芪 12
E 组(牛蒡子中剂量为主的配伍)	牛蒡子 6+黄芪 3 牛蒡子 6+黄芪 6 牛蒡子 6+黄芪 12
F 组(牛蒡子高剂量为主的配伍)	牛蒡子 12+黄芪 3 牛蒡子 12+黄芪 6 牛蒡子 12+黄芪 12

4. 造模　造模前大鼠禁食 12 小时,STZ 用 pH4.0 的枸橼酸缓冲液配成 2% 的溶液,以 60 mg/kg 进行腹腔注射。72 小时后空腹血糖>16.7 mmol/L 者作为模型入选。正常组给予等体积的枸橼酸缓冲液腹腔注射。

5. 标本处理　第 4、8 周时用代谢笼收集 24 小时尿液,离心,计总量,保存于 -20℃ 冰箱中。第 4、8 周末,大鼠麻醉情况下腹主动脉取血,分离血清,剥离肾脏,置于甲醛溶液中固定,脱水,石蜡包埋,切片。

6. 指标检测　血糖、胆固醇、三酰甘油、糖化血红蛋白、糖化血清蛋白(生化分析仪);尿白蛋白(放免法,按照试剂盒说明书操作),24 小时尿蛋白(双缩脲比色法,分光光度计测定吸光度)；肾组织切片后行 HE 及 PAS 染色，观察肾小球系膜基质的变化，每张切片取 5 个视野。

7. 统计学方法　因采用正交试验设计进行分组，故采用了相应的统计方法。各组间方差分析采用 General Linear Model 方法，数据以 $\bar{x} \pm s$ 表示，$P<0.05$ 为差异有统计学意义。采用 SSPS11.0 软件包处理。

（二）结果

见表 4-1-2~表 4-1-5。

表 4-1-2　第 8 周末黄芪、牛蒡子不同配伍对 ECM 的影响($\bar{x} \pm s$)

组　别		n	基质阳性面积比（%）
中药组	A 组	5	32.62±0.84#
	B 组	7	29.16±0.68#*
	C 组	9	27.67±0.59#**
	D 组	8	28.66±0.64#△
	E 组	6	30.07±0.80#
	F 组	7	30.71±0.68#
模型组		7	40.26±0.63
正常组		6	21.76±0.89

注：与模型组比较，#$P<0.05$；与 A 组比较，*$P<0.05$，**$P<0.01$；与 E 组、F 组比较，△$P<0.05$。

表 4-1-3　第 4 周末黄芪、牛蒡子不同配伍对血生化指标的影响($\bar{x} \pm s$)

组　别		n	血糖（mmol/L）	胆固醇（mmol/L）	三酰甘油（mmol/L）	糖化血红蛋白（%）	糖化血清蛋白（mmol/L）
中药组	A 组	6	17.73±2.26#	1.82±0.31#	1.62±0.21	10.17±2.61	123.981±19.32
	B 组	6	17.28±2.18#	1.73±0.26#	1.13±0.13#	10.03±1.52	122.760±16.73
	C 组	6	17.53±2.09#	1.62±0.19#	1.18±0.19#	10.08±1.59	111.830±13.19
	D 组	6	17.32±1.94#	1.73±0.29#	1.16±0.18#	10.15±2.42	120.890±15.55
	E 组	6	22.38±4.43#	1.92±0.43	1.65±0.26	10.45±2.33	121.090±20.33
	F 组	6	612.85±1.57#**	1.52±0.13#	1.11±0.09#	9.68±0.92#	116.600±13.27
模型组		7	31.75±3.16	2.17±0.39	2.01±0.28	11.02±2.93	127.710±14.10
正常组		5	6.50±1.49	1.28±0.09	1.16±0.22	4.92±0.42	8.640±2.71

注：与模型组比较，#$P<0.05$；与 D、E 组比较，*$P<0.05$。

表 4-1-4　第 8 周末黄芪、牛蒡子不同配伍对血生化指标的影响($\bar{x} \pm s$)

组　别		n	血糖（mmol/L）	胆固醇（mmol/L）	三酰甘油（mmol/L）	糖化血红蛋白（%）	糖化血清蛋白（mmol/L）
中药组	A 组	5	31.87±3.78	2.63±0.74	3.07±0.91	9.42±1.43	134.93±21.17
	B 组	7	34.42±4.45	2.59±0.41	2.14±0.26#	8.39±1.35#	130.59±23.03
	C 组	9	31.39±2.26	2.30±0.45#	1.93±0.22#	8.10±1.31#	118.90±17.36

（续表）

组　别		n	血糖 （mmol/L）	胆固醇 （mmol/L）	三酰甘油 （mmol/L）	糖化血红蛋白 （%）	糖化血清蛋白 （mmol/L）
	D 组	8	32.97±3.36	2.44±0.76	2.53±0.54	8.42±0.87#	122.64±14.71
	E 组	6	30.85±2.70	2.60±0.83	2.18±0.30#	9.12±1.12#	142.79±25.90
	F 组	7	33.85±3.96	2.48±0.34	2.43±0.36#	8.37±0.75#	118.99±18.03
模型组		7	35.38±4.51	2.62±0.82	3.15±0.96	10.45±2.59	139.91±20.85
正常组		6	6.50±1.54	1.28±0.12	1.32±0.27	4.92±0.37	8.64±5.34

注：与模型组比较，#$P<0.05$。

表 4 - 1 - 5　黄芪、牛蒡子不同配伍对尿白蛋白排泄量、24 小时尿蛋白的影响（$\bar{x}±s$）

组　别		第 4 周			第 8 周		
		n	尿白蛋白 （μg/24 小时）	24 小时尿蛋白 （mg）	n	尿白蛋白 （μg/24 小时）	24 小时尿蛋白 （mg）
中药组	A 组	6	12.69±2.90#	10.44±1.45#	5	28.94±3.84#	27.05±4.74#
	B 组	6	10.50±1.89#	9.41±1.44#	7	24.79±2.32#	24.07±5.01#
	C 组	6	10.34±2.41#	12.74±2.36#	9	22.71±1.79#	18.64±2.94#▲
	D 组	6	10.76±3.09#	11.72±1.61#	8	23.12±2.46#	22.13±4.10#
	E 组	6	11.94±2.74#	10.63±1.49#	6	25.69±2.72#	22.99±3.63#
	F 组	6	10.82±2.89#	10.23±1.11#	7	27.63±4.32#	24.64±4.66#
模型组		7	20.67±5.66	19.06±4.73	7	39.54±9.46	39.22±10.17
正常组		5	1.29±0.10	1.82±0.77	6	3.75±1.02	2.60±0.91

注：与模型组比较，#$P<0.05$；与 A、B 组比较，▲$P<0.05$。

（三）讨论

高血糖是引发糖尿病肾病最主要的起始因素，葡萄糖自氧化过程中产生的活性氧、蛋白糖基化后产生的终产物以及葡萄糖的代谢产物都在糖尿病肾病的发病过程中扮演着重要角色。脂代谢紊乱是影响糖尿病肾病发展的另一重要因素，糖尿病患者的脂代谢紊乱有时比单纯的高血糖危害更大，而且糖尿病肾病的血脂异常程度要比不合并肾病的糖尿病患者更为明显。纠正脂代谢紊乱尤其是控制高胆固醇血症可减少蛋白尿、延缓肾小球硬化的发生与发展。蛋白尿是糖尿病肾脏病变的重要诊断指标，持续性微量白蛋白尿的出现，标志着早期糖尿病肾病的发生，临床蛋白尿则预示着糖尿病肾病可能出现不可逆转的发展，而尿蛋白又可加重肾脏的病变。因此，在糖尿病肾病早期进行干预和治疗对控制本病的发展具有重要作用。

上述实验结果表明，在实验第 4 周时，黄芪、牛蒡子配伍对血糖、胆固醇、三酰甘油具有明显的降低作用,并减少尿白蛋白的排泄,表明二药配伍在病变早期即可明显改善糖脂代谢紊乱状态;第 8 周(病变后期)时,二药配伍可减少 24 小时尿蛋白的排出、抑制系膜基质的积聚,从而延缓了糖尿病肾脏病变的发生发展。

中医药在治疗疾病时遵循的辨证论治法则是其取得临床疗效的优势之一,既根据疾病的性质又根据疾病发展的不同阶段而施以不同的理法方药。通过实验结果可以看出,在实验的不同阶段,黄芪、牛蒡子不同剂量的配伍组合存在着作用差别,即实验第 4 周时,以牛蒡子高剂量为主的配伍组合对改善糖脂代谢的作用较好;第 8 周时,二药配伍在减少 24 小时尿蛋白及系膜基质积聚方面随黄芪剂量的增加而作用明显。糖尿病肾病的病机演变过程可概括为:阴虚燥热→气阴两虚→阴阳俱虚→阳虚肾衰。本实验结果提示,病变早期时黄芪、牛蒡子不同剂量的配伍中以主清热的牛蒡子高剂量为主的配伍组合作用较好,病变后期则以甘温益气的黄芪为主的配伍作用相对显著,并随黄芪剂量的增加而配伍组合的作用增强。

二、黄芪牛蒡子不同配伍对 STZ 大鼠肾组织内活性氧产物含量和核转录因子 - κB 表达的影响

（一）材料与方法

1. 实验动物　同上。

2. 实验药物及试剂　盐酸贝那普利片购于上海市龙华医院药房;STZ、DCFH 购于 Sigma 公司;鼠抗 NF - κB p65 单克隆抗体购于 SantaCruz 公司;余同上。

3. 药物制备及动物分组　西药组给予盐酸贝那普利水溶液每日 2 mg/kg。中药组及模型组同上。实验采用正交试验设计,根据统计学方法将中药分为 6 组(见表 4 - 1 - 1)。

4. 造模　同上。

5. 肾组织 ROS 含量检测　第 4 周末、第 8 周末分别处死大鼠,剥离肾脏。肾组织剪碎,经 40 μm 尼龙网过滤制成细胞悬液,离心,弃上清,PBS 漂洗。调节细胞数为 1×10 个/管,对照管、测定管中分别加入 FITC、DCFH,避光反应后。流式细胞仪取激发波长 488 nm,用 515 nm 波长滤器收集荧光,计算荧光阳性细胞的百分比。

6. 肾组织 NF - κB p65 的表达　剪取肾组织,加入悬浮缓冲液及加样缓冲液,煮沸、离心,提取总蛋白。聚丙烯酰胺凝胶电泳分离蛋白,硝酸纤维素滤膜电转膜,依次加入脱脂奶粉封闭液、抗 NF - κB p65 抗体溶液(1∶200)、抗 IgG 抗体溶液(1∶500)、生色底物混合液,显色后 PBS 终止反应。Image pro-plus 图像分析系统对蛋白条带进行处理分析。

7. 肾组织病理改变　常规石蜡包埋、切片、行 HE 及 PAS 染色,镜下观察,LOGENE - I 病理图像系统分析肾小球细胞外基质(extra cellular matrix,ECM)含量。

8. 统计学方法　同上。

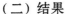

（二）结果

见表 4-1-6~表 4-1-8。

1. 各组大鼠死亡情况　实验过程中,各组大鼠死亡率分别为:模型组 30%(6/20)、中药组 26.7%(12/45)、西药组 25.0%(4/16),死亡率之间差异无统计学意义。

2. 各组大鼠肾组织 ROS 含量比较(表 4-1-6)　实验第 4 周及第 8 周时,糖尿病大鼠肾组织内 ROS 含量明显增加,黄芪牛蒡子不同剂量配伍可降低 ROS 的含量,但以黄芪高剂量为主的配伍组合(即 C 组:黄芪 12 g 分别与牛蒡子 3、6、12 g 进行配伍组合)作用显著,而配伍中牛蒡子剂量不宜过大。实验第 4 周末,各中药配伍组各取 6 只大鼠进行指标检测,第 8 周末,由于各组大鼠有不同数量的死亡,故各中药配伍组样本数不同。

表 4-1-6　各组大鼠肾组织 ROS 含量比较($\%$,$\bar{x} \pm s$)

组　别		4 周末		8 周末	
		n	SOD	n	SOD
中药组	A 组	6	22.10±4.71 *△	5	23.48±3.13 *△
	B 组	6	18.37±7.58 *△	7	19.15±6.64 *△
	C 组	6	11.43±2.42 *	9	12.55±4.40 *
	D 组	6	14.92±7.31 *	8	17.05±7.67 *
	E 组	6	19.20±7.32 *	6	19.97±5.73 *
	F 组	6	17.78±6.12 *	7	18.16±6.52 *
西药组		6	17.77±5.41 *	6	24.80±2.81 *
模型组		7	36.55±7.46	7	31.91±5.83
正常组		5	6.21±1.83	6	6.95±1.41

注:与模型组比较,* $P<0.05$;与中药 C 组比较,△ $P<0.01$ 。

表 4-1-7　各组大鼠 NF-κB p65 的活性表达比较(灰度值,$\bar{x} \pm s$)

组　别		4 周末		8 周末	
		n	SOD	n	SOD
中药组	A 组	6	145.00±8.12 *	5	194.00±4.98 *
	B 组	6	139.00±2.25 *	7	183.00±3.89 *△
	C 组	6	153.00±3.39 *	9	185.00±6.99 *△
	D 组	6	142.00±7.28 *	8	189.00±5.37 *
	E 组	6	149.00±6.35 *	6	190.00±7.61 *
	F 组	6	146.00±8.82 *	7	183.00±5.46 *
西药组		6	153.00±5.41 *	6	190.00±6.75 *
模型组		7	165.00±3.14	7	214.00±5.11
正常组		5	129.00±1.58	6	148.00±2.32

注:与模型组比较,* $P<0.05$;与中药 A 组比较,△ $P<0.05$ 。

表 4－1－8　各组大鼠肾小球系膜区 ECM 含量比较（$\bar{x}\pm s$）

组　别		n	ECM（%）
中药组	A 组	5	32.62±0.84*
	B 组	7	29.16±0.68*△
	C 组	9	27.67±0.59*△
	D 组	8	28.66±0.64*▲
	E 组	6	30.07±0.80*
	F 组	7	30.71±0.68*
西药组		6	32.09±0.87*
模型组		7	40.26±0.63
正常组		6	21.76±0.89

注：与模型组比较，* $P<0.05$；与中药 A 组比较，△$P<0.05$；与中药 F 组比较，▲$P<0.05$。

（三）讨论

肾脏是对氧化应激反应敏感的组织器官，氧化代谢过程中产生少量的 ROS 不会对其产生不利影响，但肾脏损伤时，由内源或浸润的细胞产生异常或过量的 ROS 可导致急性肾损伤或/和进展性肾损害。糖尿病情况下存在明显的氧化应激。

ROS 具有细胞毒作用。DN 时，肾脏产生过多的 ROS 对蛋白质、脂肪、核酸均具有损害作用，从而造成对肾脏的直接损害，而 ROS 作为糖尿病肾病的糖信号分子对肾脏的间接损伤更为重要。糖尿病时，由于肾组织内糖代谢紊乱而生成的大量 AGEs 与受体结合后使细胞内产生大量的 ROS；同时进入细胞内的葡萄糖通过自动氧化也生成 ROS，从而导致细胞内的氧化应激。Mason RM 等通过对高糖培养系膜细胞的研究证实，高糖使细胞内产生大量的 ROS，ROS 可作为重要的糖信号分子，通过 PKC、MAPK 途径激活对氧化还原敏感的转录因子 NF－κB、AP－1 等，启动了编码细胞因子、生长因子、基质蛋白的基因转录，最终导致细胞外基质的积聚，促进 DN 的发生发展。黄芪、牛蒡子是治疗 DM 及 DN 的常用中药，其降糖、减少尿蛋白的作用已被多数研究证实。黄芪还是氧自由基的良好清除剂。糖尿病时，存在明显的自由基代谢紊乱，以及自由基对组织的过氧化损伤。上述实验结果发现，STZ 大鼠肾组织内 ROS 含量与 NF－κB 活性蛋白表达明显增加，表明肾脏处于氧化应激状态，而大量活性氧的过氧化作用及活化的 NF－κB 可引起肾脏结构和功能的损伤。黄芪、牛蒡子配伍可减少 STZ 大鼠肾小球系膜基质积聚、降低肾组织 Col－Ⅳ 及 MMP－2/TIMP－2 的表达，从而减轻肾脏病变，其机制可能是通过减少肾组织中 ROS 的含量，减轻了其作为 DN 的糖信号分子作用，从而抑制 NF－κB 的过度活化，降低多种细胞/生长因子的表达，减轻糖尿病肾脏病变，延缓了 DN 的发展。此外，在实验第 8 周时，以黄芪中、高剂量为主的配伍在抑制 ECM 积聚、减少 ROS 含量、降低 NF－κB 活性方面作用较好，提示 DN 后期，可加大黄芪的配伍剂量。

ROS－NF－κB 信号途径在 DN 的发病机制中扮演着重要的角色。进一步探讨其活化下游信号分子的机制将有助于我们理解肾脏细胞对高糖的反应，如增殖、分化、凋亡以及细胞外基质的积聚。同时,也有助于对糖尿病肾病制定出合理的治疗策略。

三、黄芪牛蒡子不同配伍对糖尿病大鼠肾组织结缔组织生长因子的影响

(一)材料与方法

1. 实验动物　同上。

2. 实验药物及试剂　同上。

3. 引物　引物由上海申友生物技术有限公司合成。CTGF(498 bp):Sense 5′-CGA TAT GCC TAC TTT TTG GAG TA-3′;Antisense 5′-TTG CTT TAC CGT CTA CGT ACC AT-3′。GAPDH(196 bp):Sense 5′-CAC CCT GTT GCT GTA GCC ATA TTC-3′;Antisense 5′-GAC ATC AAG AAG GTG GTG AAG CAG-3′。

4. 药物制备及动物分组　同上。

5. 造模　同上。

6. 指标检测　肾组织 CTGF mRNA 的表达以 RT-PCR 方法测定,以各组目的基因/GAPDH mRNA 的灰度比值作为 CTGF mRNA 的相对表达量,Image pro-plus 图像分析系统对条带进行处理分析。

7. 统计学方法　同上。

(二)结果

实验第 4 周及第 8 周时,糖尿病大鼠肾组织 CTGF mRNA 表达增多,黄芪牛蒡子配伍可降低其表达;第 4 周时,以黄芪低剂量为主的配伍作用较好,但第 8 周时,以黄芪高剂量为主的配伍作用显著(表 4-1-9)。

表 4-1-9　各组大鼠肾组织 CTGF mRNA 表达的变化($\bar{x} \pm s$)

组　别		第 4 周末		第 8 周末	
		n	CTGF mRNA	n	CTGF mRNA
中药组	A 组	6	0.343±0.003*	5	0.814±0.004*
	B 组	6	0.466±0.003*	7	0.829±0.004*
	C 组	6	0.548±0.003*	9	0.640±0.004*◇◆
	D 组	6	0.447±0.003*	8	0.729±0.004*
	E 组	6	0.425±0.003*	6	0.804±0.004*
	F 组	6	0.484±0.003*	7	0.750±0.004*
西药组		6	0.527±0.004*	6	0.802±0.016*
模型组		7	0.625±0.006△	7	0.968±0.006△
正常组		5	0.275±0.006	6	0.350±0.006

注:与正常组比较,△$P<0.01$;与模型组比较,*$P<0.05$;与 A 组比较,◇$P<0.05$;与 B 组比较,◆$P<0.05$。

（三）讨论

目前大量研究表明，TGF-β在DN的发生发展中起着十分重要的作用，在体外或体内实验中，短期阻断TGF-β活性能抑制细胞外基质的增加和减轻肾脏纤维化。CTGF是新近发现的与纤维化形成有关的家族，并可能是TGF-β促纤维化活性的下游信号介质。CTGF在体内广泛存在，以肾脏表达最为丰富。生理状态下，肾小球上皮细胞、间质细胞等分泌少量的CTGF，而在以增殖性和纤维化病变为特征的肾脏疾病，如DN、CTGF表达显著增加。实验研究表明，CTGF表达增加最初发生在肾小球，介导了DN早期系膜基质积聚和进展性肾小球硬化的发生、发展。对于晚期DN，CTGF同样诱导小管间质纤维化的发生、发展。在与TGF-β等其他生长因子的协同作用下，CTGF诱导间质成纤维细胞转化为肌成纤维细胞，并和近端小管细胞一起，通过自分泌或旁分泌的方式，促进ECM蛋白质的形成及积聚，最终导致DN中小管间质纤维化的形成。

上述实验结果表明，黄芪牛蒡子配伍可减少糖尿病大鼠24小时尿蛋白的排出、下调CTGF mRNA的表达、抑制系膜基质积聚，表明其可能通过降低TGF-β的下游信号生长因子CTGF的表达，从而减轻糖尿病肾脏病变。另外，病变不同阶段，黄芪牛蒡子宜进行不同剂量的配伍。病变早期以黄芪中低剂量为主进行配伍组合；病变后期，以黄芪高剂量的配伍组合作用较好，同时牛蒡子剂量不宜过大。这也与糖尿病肾病的病机相符，疾病早期主要为阴虚内热，甘温益气的黄芪剂量不宜过大；随着疾病进展，主要表现为气阴两虚，甚至阴阳俱虚，此时应加大黄芪剂量，而性寒的牛蒡子剂量不宜过大。

DN的发生、发展与多个生长因子相互协同作用有关。在肾小球系膜基质积聚形成过程中，CTGF作用于TGF-β的下游或平行于TGF-β，是导致糖尿病肾纤维化的重要中介。对其深入研究可为DN的防治提供一个新的且更为安全有效的干预途径。

四、结论

通过上述实验结果，我们首先可以回答前面提出的问题——合剂中黄芪、牛蒡子对不同指标的作用有所侧重；药物不同剂量的组合之间存在着作用差别；黄芪牛蒡子合剂对STZ大鼠后期的某些指标亦具有一定的作用。由此，我们可以得出如下结论。

对实验早期（4周）的多数指标，以牛蒡子中高剂量与黄芪低剂量的组合作用较好；晚期（8周）随着黄芪剂量的增大并且和牛蒡子中低剂量的组合，合剂的作用逐渐增强，并在一些指标中黄芪发挥了主效应作用。

两药在实验不同阶段作用的差别也反映了对糖尿病肾病的辨证论治规律——在糖尿病肾病的早期，多见阴虚内热之证，此时，性寒凉、主清热的牛蒡子作用明显，而黄芪剂量不宜过大，以免助热而更伤阴液；随着疾病发展，日久气伤、阴损及阳，可出现气阴两虚或阴阳俱虚之证，晚期甚可出现以阳虚为主，此时，性甘温、主益气升阳、利水消肿的黄芪发挥了主要作用,而牛蒡子以中低剂量为宜。两药合用,则共奏清热养阴、益气健脾、利水消肿之效。这种药物剂量组合上的变化,说明随着疾病的病机演变和证候变化,根据辨证论治理论,可施以不同治法;同一方剂亦可随着剂量配伍的变化,而用于疾病的不同阶段。

黄芪牛蒡子合剂对 STZ 大鼠肾脏病变的作用机制可概括为:

(1)改善糖、脂代谢:实验 4 周时,STZ 大鼠血糖、血脂即明显升高,黄芪牛蒡子合剂可降低升高的血糖、胆固醇、三酰甘油,改善高糖及脂代谢紊乱状态,以牛蒡子高剂量与黄芪低剂量组合作用较好;实验 8 周时,合剂可降低三酰甘油、糖化血红蛋白,并随着黄芪剂量增加而作用增强。

(2)减少尿蛋白的排出:实验 4 周及 8 周时,STZ 大鼠尿微量白蛋白及 24 小时尿蛋白的排出明显增加,合剂可减少尿蛋白的排出。8 周时,黄芪对降低 24 小时尿蛋白起着主要作用,并以高剂量作用为佳。

(3)抑制肾脏氧化应激状态:实验 4 周时,STZ 模型大鼠肾组织活性氧产物(ROS)显著增多,表明在病变早期,肾脏即存在明显的氧化应激状态。在实验 4 周和 8 周时,黄芪牛蒡子合剂都可显著减少肾组织 ROS 的产生,黄芪中高剂量作用较好,并且起着主要作用。从而阻断了 ROS 作为糖尿病肾病的糖信号分子作用及其引发的一系列胞内信号转导途径;同时也说明黄芪牛蒡子合剂具有较明显的抗氧化作用。

(4)抑制 NF－κB 的活化:实验 4 周时及 8 周时,STZ 模型大鼠肾组织核转录因子 NF－κB 蛋白表达明显增多,黄芪牛蒡子合剂可抑制 NF－κB 的活化,进而减少多种细胞/生长因子的表达,以黄芪中剂量作用较好。

(5)降低 CTGF mRNA 的表达:实验 4 周时,STZ 模型大鼠肾组织 CTGF mRNA 的表达即显著升高,合剂可降低其表达,进而降低基质蛋白的合成、减轻 ECM 积聚,以黄芪低剂量作用较好;8 周时,以黄芪高剂量作用明显。

(6)减轻肾小球 ECM 的积聚:实验 8 周时,STZ 模型大鼠肾小球系膜基质明显增多,黄芪牛蒡子合剂可改善肾脏病理变化,以黄芪中、高剂量和牛蒡子低剂量作用较好,黄芪在减少系膜基质方面起主要作用。

第二节　益气活血化湿方案为主治疗膜性肾病的临床研究

膜性肾病是一组织学诊断名称,其病因病理主要是免疫复合物沉积在肾小球基底膜,激活补体,引发复杂的免疫反应,形成膜攻击复合物,激活的细胞因子使肾小球基底膜细胞外基质成分改变,引起基底膜增厚、破坏、负电荷丢失,肾小球基底膜通透性增加,导致大量蛋白尿漏出,而大量蛋白尿又进一步加重了肾小球损害。长期免疫治疗造成的免疫耐受以及高血脂、感染、营养不良、血栓栓塞等多种并发症的存在,是其成为难治性肾病的主要原因。

随着对膜性肾病发病机制的深入研究,更重要的是对其治疗经验的不断积累,使人们越来越清楚地认识到激素及细胞毒药物(单独使用或联合疗法)并非膜性肾病的最佳治疗手段。2004 年 Annalisa Perna 等学者将近 30 年来应用激素及细胞毒药物治疗膜性肾病的 18 组随机对照临床研究进行了 Meta 分析,最终认为:免疫抑制治疗没有改善膜性肾病患者远期生存率和肾脏存活率,对于其能够提高远期疗效的说法缺乏强有力的证据。该篇文章的发表具有重大意义,它从循证医学角度上质疑激素及细胞毒药物对膜性肾病的有效性,同时也预示着发掘和开创新的膜性肾病治疗理念的时期已经到来。

从 20 世纪 80 年代开始,陈师就致力于肾脏病理与中医辨证关系的研究,成功地将肾脏病理诊断引入中医辨证论治中,在国内率先提出膜性肾病肾小球基膜上皮细胞下弥漫的免疫复合物沉着当属中医理论中湿热胶着成瘀的创新思维,并结合"诸水肿满皆属于脾""土为水之制""湿易困脾"等中医经典理论,提出了以益气活血化湿法为主治疗膜性肾病的创新理念。率领其研究组系统开展了以益气活血湿化法为主治疗膜性肾病的研究工作,首先采用随机、对照的方法,前瞻性研究益气活血系列方(清热膜肾冲剂和补肾膜肾冲剂)为主治疗膜性肾病 61 例,中药组总有效率 74.2%,激素组为 46.6%;中药组治疗后 24 小时尿蛋白、血浆白蛋白、血脂均明显改善($P<0.01$ 或 0.05),激素组治疗前后无明显差异($P>0.05$);通过对益气活血系列方的实验研究,不仅进一步证实了该系列方药能有效降低阳离子牛血清白蛋白诱发的家兔膜性肾炎模型尿蛋白排泄量和血脂水平,显著提高血浆白蛋白水平,作用明显优于激素组($P<0.01$ 或 0.05),而且发现其作用机制与通过调整纤溶系统和前列腺素–血栓素系统平衡从而显著改善了高凝状态,以及加强肾小球免疫复合物清除与促进基底膜电

荷屏障的恢复有关。

在其后多年的肾病临床中,陈师逐渐形成了一整套以益气活血化湿法为主的治疗方案。在 1990~2005 年的 15 年间,共收集以益气活血化湿方案为主进行治疗的膜性肾病 170 例,通过对这一大样本、长随访的临床资料进行总结分析,结果表明该方案达到临床可重复性强、疗效巩固持久的目标,从而证明了中医药在难治性肾病治疗中可以发挥重要作用。

以下对 170 例以益气活血化湿方案为主进行治疗的膜性肾病研究情况作以详尽分析。

一、病例来源

收集从 1990 年 1 月至 2005 年 3 月于上海龙华医院肾科门诊及病房就诊的膜性肾病患者共 170 例(均经肾活检病理诊断证实,并排除继发性膜性肾病),其中男 113 例,女 57 例,平均年龄为 45.73±15.52 岁,疗程中位数为 18 个月(3~156 个月,平均为 25.92 个月),其中 76 例小于等于 1 年,36 例为 1~2 年,55 例为 2 年以上,3 例大于 10 年。

二、治疗方法

1. 中医辨证　膜性肾病早中期临床多表现为脾虚湿热之证,症见下肢浮肿,口干咽燥,纳差,口苦乏力,大便干结,或见面部痤疮,或见皮肤湿疹,舌质红,苔薄黄,脉濡或濡数;中晚期可出现脾肾阳虚的证候,症见下肢浮肿,腰酸乏力,畏寒怕冷,面色少华,易感外邪,小便清长,纳差腹胀,大便溏薄,舌淡,苔白腻,或边有齿痕,脉沉细无力。

2. 益气活血化湿方案

(1) 辨证用药:健脾益气,活血化湿。陈氏清热膜肾方(黄芪,茯苓,猪苓,当归,苍术,僵蚕,白花蛇舌草,芙蓉叶等)。如出现脾肾阳虚表现,在此方基础上加用淫羊藿、巴戟等;如系肾功能不全的患者,在此方基础上加用川芎、葛根、制大黄等。

(2) 所有患者均全程给予清热膜肾冲剂(主要组成:党参,白术,当归,益母草,茯苓,苍术等,剂量:1 包/次,3 次/日)。

(3) 伴水肿者加用黄芪注射液静滴(剂量:40 ml/日,15 日/疗程,间断使用 1~3 个疗程)。

(4) 伴低蛋白血症者加用黑料豆丸(主要组成:黑料豆、黄芪等,剂量:10 g/次,2 次/日)。

(5) 伴血瘀者加用活血通脉胶囊(剂量:4 粒/次,3 次/日)。

三、观察指标

观察治疗前后 24 小时尿蛋白定量、血脂、血浆白蛋白、肾功能、PAI、tPA、TXB_2、6 - Keto -

PGF1α 及 SOD、LPO 的变化。

四、统计学方法

结果用均数±标准差($\bar{x}\pm s$)或百分率(%)表示,组内前后比较及两组间比较采用 t 检验进行显著性分析,两组有效率比较采用 χ^2 检验进行显著性分析。

五、结果分析

1. 疗效评价标准 疗效标准根据国家卫生部 1993 年制定发布的中药新药临床研究指导原则制定。

完全缓解:水肿等症状从体征完全消失,尿蛋白持续阴性或 24 小时尿蛋白小于 0.2 g,肾功能正常。

基本缓解:水肿等症状及体征基本消失,尿蛋白定量持续减少 50%,肾功能变化不大。

好转:水肿等症状及体征明显好转,24 小时尿蛋白定量减少 25%,肾功能无明显变化。

无效:临床表现及实验室指标均无改善或加重。

2. 治疗前后疗效评价 根据患者就诊疗程的长短,分别进行疗效分析,见表 4-2-1。

表 4-2-1 治疗前后疗效评价

治疗时间(月)	例数	完全缓解	基本缓解	好转	无效	总有效率(%)
3	170	5	51	44	70	58.82
6	144	14	52	40	38	73.61
9	115	16	53	26	20	82.61
12	102	28	48	16	10	90.20
24	70	19	43	2	6	91.43
36	48	23	21	2	2	95.83
>48	28	20	5	1	2	92.86

观察发现,治疗 6 个月时有 14 例患者达到完全缓解,总有效率为 73.61%。随着疗程的增加,总有效率也不断提高。1 年总有效率达 90.20%,其中完全缓解率达 27.45%;2 年总有效率为时达 91.43%,完全缓解率为 27.14%;3 年总有效率为 95.83%,完全缓解率达 47.92%;4 年以上总有效率为 92.86%,完全缓解率达 71.43%(表 4-2-2)。

表 4 - 2 - 2　完全缓解率分析

治疗时间（月）	3	6	9	12	24	36	≥48
完全缓解率（%）	3	9.7	13.91	27.45	27.14	47.92	71.43
部分缓解率（%）	55.88	63.89	68.70	62.75	64.29	47.92	21.43

3. 按照国家中医药管理局 1987 年制定的疾病临床研究指导原则评价疗效　见表 4 - 2 - 3、4 - 2 - 4。

表 4 - 2 - 3　治疗前后疗效评价

治疗时间（月）	例数	完全缓解	基本缓解	好转	无效	总有效率（%）
3	170	12	45	43	70	58.82
6	144	29	39	38	38	73.61
9	115	30	42	24	19	83.48
12	102	46	32	14	10	90.20
24	70	34	28	2	6	91.43
36	48	33	11	2	2	95.83
>48	28	21	4	1	2	92.86

表 4 - 2 - 4　完全缓解率分析

治疗时间（月）	3	6	9	12	24	36	≥48
完全缓解率（%）	7.1	20.14	26.09	45.10	48.57	68.75	75
部分缓解率（%）	51.76	53.47	57.39	45.10	42.86	27.08	17.86

注：国家中医药管理局 1987 年制定的疾病临床研究指导原则中规定完全缓解的评价标准为：水肿等症状从体征完全消失，尿蛋白持续阴性或 24 小时尿蛋白小于 0.5 g，肾功能正常。

如根据 1987 年制定的疗效评价标准，则 6 个月的总有效率为 73.61%，完全缓解率为 20.14%；治疗 12 个月时总有效率达 90.20%，完全缓解率达 45.10%；24 个月时总有效率达 91.43%，完全缓解率达 48.57%；36 个月时总有效率达 95.83%，完全缓解率达 68.75%；48 个月以上总有效率达 92.86%，完全缓解率达 75%。

4. 治疗前后 24 小时尿蛋白定量与血浆白蛋白变化　结果表明，在不同治疗时期，24 小时尿蛋白定量与血浆白蛋白均有显著改善（$P<0.001$），见表 4 - 2 - 5。

表 4 - 2 - 5　治疗前后 24 小时尿蛋白定量与血浆白蛋白变化

疗程（例）	3（170）		6（144）		9（115）	
	治前	治后	治前	治后	治前	治后
24 小时尿蛋白（g）	4.65±3.62	2.98±2.56**	4.71±3.61	2.55±2.54**	4.87±3.66	2.23±2.67**

（续表）

疗程（例）	3（170）		6（144）		9（115）	
	治前	治后	治前	治后	治前	治后
白蛋白（g/L）	27.61±8.20	31.01±8.30**	27.75±8.14	33.41±7.41**	28.00±7.98	34.58±7.00**

疗程（例）	12（102）		24（70）		36（48）		>48（24）	
	治前	治后	治前	治后	治前	治后	治前	治后
24小时尿蛋白（g）	4.96±3.73	1.86±2.60**	4.72±3.38	1.25±1.80**	5.30±3.58	0.88±1.39**	5.24±3.86	0.54±0.89**
白蛋白（g/L）	28.33±7.94	37.00±7.24**	29.10±7.85	38.61±5.74**	27.59±8.06	40.50±4.94**	28.02±9.32	43.12±4.92**

注：治疗前后比较 **$P<0.001$。

5. 治疗前后血脂比较 从表 4-2-6 中可以看出，与治疗前相比，经本组中药治疗后，三酰甘油及胆固醇水平均有显著改善（$P=0.002$ 或 $P<0.001$）。

表 4-2-6 治疗前后血脂变化

比 较 点	例 数	治 疗 前	治 疗 后
三酰甘油（mmol/L）	109	3.30±2.45	2.63±1.51*
总胆固醇（mmol/L）	110	7.60±2.87	6.05±2.23▲

注：治疗前后比较，*$P=0.002$，▲$P<0.001$。

6. 治疗前后纤溶系统、前列腺素等比较 治疗前患者有明显的高凝状态，中药治疗后患者的高凝状态等到改善（见表 4-2-7）。（由于经济原因所限，只有部分患者愿意接受此项检查）

表 4-2-7 纤溶系统及前列腺素等治疗前后对比

检测指标	例数	正常值	治疗前	治疗后
TPA（ug/ml）	59	1.4±0.8	0.49±0.18#	1.06±0.28**
PAI（ug/ml）	59	8.4±3.6	10.4±4.6	9.8±2.3
6-Keto-PGF1α（pg/ml）	58	89.5±22.5	42.4±13.0#	73.4±23.4**
TXB$_2$（pg/ml）	59	71.0±21.4	174.5±13.5#	128.2±10.9**

注：治疗前后比较，*$P<0.05$，**$P<0.01$；与正常值比较，#$P<0.05$。

7. 治疗前后氧自由基比较 治疗前 LPO 产生过多，SOD 减少，经治后治疗组过氧化脂质的产生减少，超氧化物歧化酶增加（$P<0.05$），见表 4-2-8。

表 4 - 2 - 8　SOD 与 LPO 治疗前后比较

检测指标	正常值	例数	治疗前	治疗后
LPO(nmol/ml)	1.1±0.02	58	2.12±0.68[#]	1.52±0.41[*]
SOD(nmol/ml)	2 800±400	58	1 984.1±415[#]	2 603.6±764.3[*]

注:治疗前后比较,* P<0.01;与正常值比较,#P<0.05。

8. 进入本治疗时接受免疫及免疫抑制治疗情况　目前西医对膜性肾病的治疗多采用单独使用激素或激素加细胞毒药物。本研究所收集的 170 例病例中,有相当一部分在进入本组研究时已经使用了激素或激素加细胞毒药物等二联、三联甚或多联疗法,由于未取得满意疗效而采用本方案进行治疗。其中多数患者经过本组方案治疗后不仅达到临床缓解而且在治疗过程中激素或激素加细胞毒药物均已顺利撤减,很多已经停用。

为能更加准确的反映本组中药的疗效,以下对本组病例接受免疫或免疫抑制治疗的情况进行了详细的分析,具体分以下 4 种情况进行讨论。

(1)从未使用:在整个发病过程中,均未使用该项治疗。

(2)曾用已停:从前曾接受过该项治疗,但因无效而停用,在进入本组研究时已不再使用该项治疗。

(3)接受已停:进入时已经接受该项治疗,在本组中药的治疗过程中已撤减至停用。

(4)仍在撤减:进入时已经接受该项治疗,在本组中药的治疗过程中仍在逐渐撤减。

统计结果表明(详见表 4 - 2 - 9),在本组方案治疗过程中联合使用:

激素:未用激素的共有 80 例(包括 21 例曾用已停,59 例从未使用),在接受激素治疗的 90 例中,有 58 例已顺利撤减至停用,所用时间中位数为 6 个月(0.5~36 个月),其余 32 例目前仍在减量中(已由平均 38.05 mg 减至 15.21 mg)。

环孢素 A(CosA):164 例患者未用 CosA(9 例为曾用已停,155 例为从未使用),接受 CosA 治疗的 6 例均因无效已在治疗过程中全部停用,所用时间中位数为 7 个月(2~14 个月)。

环磷酰胺:155 例患者未用环磷酰胺(16 例为曾用已停,139 例为从未使用),共有 15 例患者接受环磷酰胺治疗,其中 6 例为口服环磷酰胺,因无效在治疗过程中已停用,所用时间中位数为 3 个月(0.5~7 个月),另外 9 例为静脉冲击环磷酰胺,累积冲击量平均为 5.05 g(1.2~8.6 g)。

雷公藤多苷片:158 例患者未用雷公藤多苷片(19 例为曾用已停,139 例为从未使用),共有 12 例患者接受该治疗,其中 9 例因无效在治疗过程中已停用,所用时间中位数为 10 个月(0.5~24 个月),仅有 3 例仍在撤减中。

吗替麦考酚酯:159 例患者未用吗替麦考酚酯(7 例为曾用已停,152 例为从未使用),共有 11 例患者接受吗替麦考酚酯治疗,其中 9 例因无效在治疗过程中已停用,所用时间中位数为 6 个月(0.5~29 个月),仅有 2 例仍在撤减中。

表 4-2-9　进入本治疗时接受免疫及免疫抑制治疗情况

治疗	使用情况	例数	接受已停(时间中位数:月)	仍在撤减	从未使用	曾用已停
激素	是	90	58(6)	32		
	否	80			59	21
环磷酰胺	是	15	15			
	否	155			139	16
环孢素	是	6	6(7)			
	否	164			155	9
雷公藤	是	12	9(10)	3		
	否	158			139	19
吗替麦考酚酯	是	11	9(6)	2		
	否	159			152	7

纯中药(总数)	从未使用其他治疗	曾用已停(个别病例曾使用两或三联疗法)				
		激素	环磷酰胺	环孢素 A	雷公藤	吗替麦考酚酯
70	45	18	4	3	10	2

在本组治疗过程中,未使用任何免疫或细胞毒药物而是采用纯中药治疗的共有 70 例(其中 45 例为从未使用过任何免疫或细胞毒药物;25 例为曾经使用过但进入本组治疗时已因无效而停止使用,在本组治疗过程中单纯采用本组治疗方案)。

进一步分析表明,无论是否采用联合激素和/或细胞毒药物,经本组中药方案治疗后 24 小时尿蛋白定量与血浆白蛋白均得到明显改善($P<0.001$),对血清肌酐无显著影响($P>0.05$),并且结果显示中西医结合治疗与单纯中药治疗两组间比较各项指标均未见明显差异($P>0.05$)见表 4-2-10。

表 4-2-10　联合激素和/或细胞毒药物治疗对疗效的影响

治疗	例数(男/女)	年龄(岁)	疗程(月)			
中西医结合	100(70/30)	44.00±14.75	26.55(平均)/20(中位)			
纯中药	70(43/27)	48.20±14.94*	25.01(平均)/11(中位)			

治疗	24 小时尿蛋白定量(g)		血清肌酐(μmol/L)		血浆白蛋白(g/L)	
	治疗前	治疗后	治疗前	治疗后	治疗前	治疗后
中西医结合	4.69±3.66*	1.32±1.87▲*	78.16±39.34*	78.67±50.91*	27.79±8.11*	38.48±7.27▲*
纯中药	4.59±3.58	1.83±2.47▲	90.61±68.41	87.44±73.84	27.34±8.38	35.23±9.28▲

注:治疗前后比较,▲$P<0.001$;两组间比较,*$P>0.05$。

9. 肾病综合征患者治疗前后比较分析 在本组病例中符合肾病综合征诊断标准的共有128 例(血浆白蛋白<30 g/L,24 小时尿蛋白定量>3.5 g),其中单纯采用本组中药治疗方案的有49 例,另79 例在进入本组治疗时已采用激素和/或细胞毒药物治疗。表4-2-11 对两组患者的一般情况进行了比较,分析结果表明两组在年龄、平均疗程等方面无显著性差异($P>$0.05)。经过本组方案治疗后疗效分析见表4-2-12。

表4-2-11 128 例肾病综合征患者一般情况比较

分 组	例数(男/女)	年龄(岁)	治疗时间(月)						
			3~6	7~12	13~24	25~36	37~48	>48	平均/中位数
单纯中药	49(32/17)	48.20±13.68	15	10	10	4	2	8	24.35/12
中西医结合	79(58/21)	44.76±15.89*	20	10	16	15	6	12	27.25/20

注:两组间比较,*$P>$0.05。

观察发现,128 例肾病综合征患者经本组中药治疗后,共40 例达到完全缓解,完全缓解率为21.25%,总有效率为83.59%,治疗时间中位数为18 个月(3~156 个月)。

表4-2-12 128 例肾病综合征患者疗效分析

分 组	例数	治疗时间中位数(月)	完全缓解	基本缓解	好转	无效	完全缓解率(%)	部分缓解率(%)	总有效率(%)
肾病综合征	128	18	40	50	17	21	31.25	52.34	83.59
单纯中药	49	12	12	20	10	7	24.49	61.22	85.71
中西医结合	79	20	28	30	7	14	35.44	46.84	82.28*

注:χ^2检验两组总有效率比较,*$P>$0.05。

进一步分析发现,采用单纯中药治疗的共有12 例达到完全缓解,完全缓解率为24.49%,总有效率为85.71%,治疗时间中位数为12 个月(3~132 个月);采用中西医结合治疗的共有20 例经治达到完全缓解,完全缓解率为35.44%,总有效率为82.28%,治疗时间中位数为20 个月(3~156 个月)。两组的总有效率经χ^2 检验无显著性差异($P>$0.05)。

表4-2-13 对此128 例患者治疗前后生化指标进行了比较分析,经本组中药治疗后其24 小时尿蛋白定量及血浆白蛋白均得到明显改善($P<$0.001),血清肌酐未见明显变化。再将单纯中药与中西医结合两组间各项指标分别进行比较,结果显示无论治疗前还是治疗后,两组间各项指标均未见明显差异($P>$0.05)。

以上结果表明,本研究中的128 例肾病综合征患者,经过本组方案治疗后取得了较好的疗效,总有效率达83.59%,尿蛋白排泄量显著降低,血浆白蛋白水平显著升高,而血清肌酐水平无明显变化。

单纯中药治疗取得了显著疗效,其总有效率达85.71%,尿蛋白排泄量及血浆白蛋白水平均得到了显著改善,与采用本组方案联合激素和/或细胞毒药物的中西医结合治疗组相比,二者的总有效率及各项指标均无显著性差异。

表4-2-13　128例肾病综合征患者治疗前后比较

分　组	例数	24 小时尿蛋白定量（g）		血清肌酐（μmol/L）		血浆白蛋白（g/L）	
		治疗前	治疗后	治疗前	治疗后	治疗前	治疗后
肾病综合征	128	5.63±3.65	1.81±2.38▲	85.88±59.06	86.43±69.20△	24.52±6.54	36.00±8.86▲
单纯中药	49	5.86±3.58	2.25±2.82▲	95.86±78.87	92.82±86.44△	23.48±6.41	33.56±10.27▲
中西医结合	79	5.49±3.01*	1.54±2.03▲*	79.69±41.82*	82.46±56.19△*	25.16±6.58*	37.52±7.54▲*

注:治疗前后比较,▲$P<0.001$,△$P>0.05$;两组间比较,*$P>0.05$。

10. 治疗前后肾功能评价　在本组病例中有 25 例在进入治疗前已出现肾功能不全,结果表明,原肾功能已减退的患者,经过本组中药治疗后,血清肌酐水平有所下降,提示肾功能得到了一定的改善,见表4-2-14。

表4-2-14　治疗前后对血清肌酐的影响

例　数	全部（170）	A（25）	B（145）
治疗前（μmol/L）	83.28±53.43	166.46±98.31	68.94±18.23
治疗后（μmol/L）	82.28±61.34	148.06±115.86	70.94±36.04

注:A 为进入治疗时肾功能已减退,B 进入治疗时肾功能正常。

这 25 例患者在进入本组中药治疗前肾功能已有减退,血清肌酐水平最高者达 579 μmol/L。经过本组中药治疗后,其中 13 例已恢复至正常,8 例得到不同程度改善(血清肌酐水平平均改善 18.13%),2 例基本保持稳定,剩余的 2 例血清肌酐水平分别升高 65% 和 45%,其中前者因行阑尾炎切除术而导致肌酐升高。25 例中目前尚无一例进入 ESRD(其中原血清肌酐已达 579 μmol/L 者经过 10 个月的治疗肌酐仍保持在 570.7 μmol/L),其治疗时间中位数为 20 个月(3～132 个月)。表4-2-15 对此 25 例患者治疗前后生化指标进行了比较,经本组中药治疗后其 24 小时尿蛋白定量及血浆白蛋白均得到明显改善($P<0.001$)。

表4-2-15　25例肾衰患者治疗前后各项指标变化

时　间	血清肌酐（μmol/L）	24 小时尿蛋白定量（g）	血浆白蛋白（g/L）
治疗前	166.46±98.31	6.05±4.01	25.86±10.81
治疗后	148.06±115.86	2.06±3.17▲	36.44±9.43▲

注:治疗前后比较,▲$P<0.001$。

11. 重复肾穿刺病例分析　在本组病例中有 3 例于完全缓解后进行了重复肾穿刺,表4-2-16 中比较了其治疗前后 24 小时尿蛋白定量、血浆白蛋白及血清肌酐水平。

表 4-2-16 中提示 3 例患者两次肾穿刺时间间隔均小于 21 个月,经本组中药治疗后蛋白尿完全缓解,血浆白蛋白显著提高,血清肌酐水平保持稳定正常。分析两次肾穿刺病理报告:

第 1 次报告均有典型膜性肾病的表现:光镜下可见肾小球毛细血管基底膜呈钉突样改变,免疫荧光可见大量免疫球蛋白 IgG 沿毛细血管壁弥漫沉积(+++),电镜下可见肾小球上皮下电子致密物沉积。

第 2 次病理报告均提示病变显著改善,光镜只见肾小球轻微病变,免疫荧光则显示免疫球蛋白 IgG 已大部消散(+),电镜提示肾小球上皮下多个吸收空泡形成,未见明显电子致密物沉积,符合膜性肾病吸收期。

表 4-2-16　3 例重复肾穿刺患者分析

姓名	性别	年龄(岁)	疗程(月)	其他治疗	24 小时尿蛋白定量(g)	
					治前	治后
芩某	女	38	63	无	1.31	0.02
高某	男	56	48	激素*	2.32	0.22
周某	女	34	30	无	4.13	0.01

姓名	血肌酐(μmol/L)		白蛋白(g/L)		No.1	No.2
	治前	治后	治前	治后		
芩某	59	50.9	42	45	1999-8	2001-4
高某	89.3	74.3	40	48	1998-3	2000
周某	56	37.1	26	44	2002-6	2003-11

注:No.1 为第 1 次肾穿刺时间,No.2 为第 2 次肾穿刺时间。*高某在进入本组治疗 1 月后即停用激素。

六、结论

膜性肾病是慢性肾小球疾病中治疗较为困难的一种病理类型,激素和细胞毒药物效果不能肯定。我们认为肾小球基膜上皮细胞下弥漫的免疫复合物沉着,从中医理论分析当属湿热胶着成瘀的一种状态,因此膜性肾病总的治疗大法是清热利湿,健脾益肾,重用活血化瘀药并加入清热解毒药,可控制免疫复合物的产生,防止感染,减少复发,增加疗效。膜性肾病临床治疗效果,相对而言以Ⅰ期、Ⅱ期为佳,而Ⅲ期、Ⅳ期的疗效为差。

近几年来在陈师带领下的研究组对膜性肾病作了大量的临床实践和科研验证,认为中药对膜性肾病的治疗作用,主要是通过调节免疫,减少脂质过氧化物产生,纠正前列腺素失衡,改善纤溶系统来实现的。膜性肾病的治疗应重视患者全身阴阳平衡及脏腑功能协调,提高免疫力,改善患者的体质以扶正祛邪,从而提高疗效。本研究观察了治疗前后 PAI、tPA、

TXB$_2$、6 - Keto - PGF1α 及 SOD、LPO 的变化,分析表明,以益气活血化湿法为则的方药具有调节患者免疫功能、调整纤溶系统和前列腺素-血栓素系统平衡以改善高凝状态、减少过氧化脂质的产生等多方面的功效。

膜性肾病病程长,演变缓慢,中药疗程应相应延长,一般需 1~2 年,只要辨证准确,即应守方治疗,持之以恒方能收到良好疗效。早期治疗以清热利湿,益气活血为主,中后期以健脾补肾,益气活血为主,若浮肿、血浆蛋白低加服黑料豆丸,可重用黄芪、当归,浮肿较重患者可口服生黄芪粉或以黄芪注射液静脉滴注配合治疗。益气活血应贯穿治疗始终。

本研究经 10 余年的收集病例达 170 例,并有长期随访观察,1 年总有效率达 90.20%,其中完全缓解率达 27.45%;2 年总有效率为时达 91.43%,完全缓解率为 27.14%;3 年总有效率为 95.83%,完全缓解率达 47.92%;4 年以上总有效率为 92.86%,完全缓解率达 71.43%。

本研究所收集的 170 例病例中,有 100 例在进入本组研究时已经使用了激素和/或细胞毒药物等二联、三联甚或多联疗法。通过比较发现,单纯采用本中药方案治疗(70 例)能显著减少尿蛋白排泄量及升高血浆白蛋白水平,其作用与联合了免疫抑制治疗的中西医结合治疗相比无显著性差异。进一步总结表明,对本研究中的 128 例肾病综合征患者,单纯中药治疗同样取得了显著疗效,其总有效率及对各项指标的改善程度与中西医结合治疗相比均无显著性差异。

此外,研究发现本组方药具有改善肾脏功能的作用,其中伴有肾功能衰竭的 25 例 MN 患者经治肾功能得到一定程度的改善,无一进入 ESRD。

本研究中重复肾活检 3 例,从病理微观上提示本组中药的确切疗效:治疗后病变显著改善,光镜只见肾小球轻微病变,免疫荧光显示免疫球蛋白 IgG 已大部消散,电镜未见明显电子致密物沉积,符合膜性肾病吸收期。

综上所述,本研究成果在一定程度上提示:膜性肾病可以单纯采用本组中药方案进行治疗。

在本组研究中,无一例因出现严重毒副作用而退出治疗,充分体现了中医药治疗膜性肾病的优势与特色,与国内外同类研究相比,本项研究是具有疗效确切而巩固、复发率低、无副作用等显著优势。是迄今为止,观察病例最多,随访时间相对较长的大型临床研究。

此项研究成果分别获得了 2004 年上海市科技进步二等奖及 2005 年中国中西医结合学会科技进步奖。为进一步深入探讨本组研究中益气活血化湿方案治疗膜性肾病的临床疗效,在陈以平领导下,其研究组承担了国家"十一五"攻关项目,旨在通过多中心、随机、对照临床研究方法,明确以中医药为主治疗膜性肾病的规范化综合治疗方案,评价其安全性与有效性,力图在全国乃至更大的范围进行普及与推广,使中医学在难治性肾病中的重要地位得到更加广泛的认同与应用。

第三节　中西医结合治疗小儿肾病
综合征的临床和实验研究

小儿肾病综合征(nephrotic syndrome,NS)是由多种原因引起的肾小球基底膜通透性障碍导致大量蛋白尿,全身性浮肿,低蛋白血症等特点的疾病。在欧美等发达国家 NS 的小儿发病率为 2/10 万人。

糖皮质激素目前仍是小儿初发 NS 的首选药,经过激素治疗后,约 80% 的患儿对激素敏感而病情缓解,但 80% 患儿复发,其中 50% 经常复发或激素依赖。长时间使用高剂量激素,常常会导致肥胖,发育障碍,高血压,糖尿病,骨质疏松,多毛等副作用。为了防止复发和激素减量,临床上经常并用免疫抑制剂,但也有性腺障碍,肾损害,易感染性等副作用。

近年来大量临床报道表明,中西医结合治疗的缓解率优于中西医分别治疗的缓解率,但缺少前瞻性对照研究。陈以平多年临床经验发现儿童肾病反复不愈的原因为脾肾两虚,湿瘀交阻;并以具有健脾补肾、活血化湿功效的儿童肾病方配合激素治疗小儿肾病综合征,取得良好疗效。

一、临床研究部分

(一)一般资料

2000 年 1 月~2008 年 3 月随访的小儿肾病综合征患者,初发年龄均 16 岁以下并且服用激素半年以上,随访时间 1 年以上的患儿。中西医结合治疗组的病例来自上海中医药大学附属龙华医院肾内科门诊共 44 例,西医治疗组的病例来自复旦大学附属儿科医院肾内科门诊共 99 例。

(二)研究方法

1. 诊断标准　西医小儿肾病综合征诊断标准:根据中华医学会儿科学分会肾脏病学组制定的《小儿肾小球疾病的临床分类、诊断及治疗》(2000 年)。

① 大量蛋白尿(+++~++++);一周内 3 次,24 小时蛋白尿定量 >50 mg/kg。② 血浆蛋白 <30 g/L。③ 血浆胆固醇 >5.7 mmol/L。④ 不同程度的水肿。其中①②两项为必备,且年龄在 16 岁以下。

2. 入选标准

（1）肾病综合征初发随访组入选标准：初次发病后 3 个月以内就诊，3 个月以内没有用免疫抑制剂但可以用激素。

（2）肾病综合征复发随访组入选标准：除了初发随访组以外的患儿（可以用免疫抑制剂和激素）。

3. 肾病综合征复发标准　尿蛋白由阴转阳，激素量增加或加用免疫抑制剂。

4. 病例排除标准　① 排除随访时未满 1 岁婴儿。② 患儿以及家长拒绝服用中药。③ 排除诊断明确的 IgA 肾病，膜性肾病患儿以及紫癜肾病，狼疮性肾病等继发性肾脏病和有肉眼血尿的患儿。

5. 治疗方案以及合并用药

（1）西医组：西医小儿肾病综合征常规治疗。肾病综合征初发时激素用量 $1.0 \sim 2.0$ mg/kg，$3 \sim 4$ 周后开始减量激素。激素效果不佳时可加用环孢素 A、环磷酰胺、雷公藤多苷、霉酚酸酯（吗替麦考酚酯）等免疫抑制剂。

（2）中西医结合组：上述西药治疗同时加用儿童肾病方。儿童肾病方服用法：4 岁以上的一日 1 剂煎药分两次服用，4 岁未满的 2 日 1 剂煎药分两次服用。

6. 观察内容　肾病综合征发作到蛋白尿转阴，并保持泼尼松 5 mg/隔日 1 次，3 个月以上为目标，分别观察：

（1）根据中华医学会儿科学分会肾脏病学组编的复发判断，复发组的随访 6 个月，1 年时的复发情况。

（2）初发组和复发组的 1、2、3 年后尿蛋白均转阴，并停用免疫抑制剂，泼尼松 5 mg/隔日 1 次以下，保持 3 个月的人数。

（3）复发组随访 1、2、3 年时的激素量。

（4）初发组和复发组随访 1 年以上并用免疫抑制剂的人数。

（5）初发组和复发组随访半年至 2 年内复发尿蛋白阳性（++）以上，并加用激素或免疫抑制剂的人数。

（6）初发组和复发组半年至 2 年 3 个月内随访没有复发，但 2 年后泼尼松大于 5 mg/隔日 1 次的人数。

7. 统计方法　采用医学统计学软件 SPSS13.0 进行分析，计量资料以均数和标准差表示，符合正态分布着用 t 检验（组间比较用成组 t 检验），不符合正态分布者用 Wilcoxon 秩和检验，分类计数资料的比较用 χ^2 检验（Pearson χ^2 检验或校正 χ^2 检验）或 Fisher 精确率法检验。假设检验统一使用双侧检验，给出检验统计量及其对应的 P 值，以 $P \leqslant 0.05$ 作为有统计学意义。

（三）结果

见表 4－3－1~表 4－3－24。

表4-3-1 初发随访组与复发随访组的病例比例比较

组　别	n	初发随访组		复发随访组		χ^2	P
		n	%	n	%		
中西医结合组	43	8	18.60	35	81.40	$\chi^2 = 28.968$	$P<0.001$
西医组	99	67	67.68	32	32.32		

注：中西医结合组与西医组的初发随访组人数相差悬殊不存在可比性，而复发组人数相近存在可比性，可作为重点观察及随访对象。

表4-3-2 初发随访组病例数以及男女比例

组　别	n	男		女		χ^2	P
		n	%	n	%		
中西医结合组	8	8	100	0	0	$\chi^2 = 1.214$	$P=0.271$
西医组	67	51	76.12	16	23.88		

注：两组之间性别无统计学意义($P>0.05$)。

表4-3-3 初发随访组就诊年龄

组　别	n	$\bar{x} \pm s$	Min-Max	Z	P
中西医结合组	8	5.75±2.62	2.00~9.00	$Z=-1.957$	$P=0.046$
西医组	67	4.24±3.01	1.00~13.30		

注：两组之间就诊年龄有统计学意义($P<0.05$)。

表4-3-4 初发随访组肾脏病理类型

组　别	n	未肾活检		轻微病变型		微小病变型		其　他	
		n	%	n	%	n	%	n	%
中西医结合组	8	4	50.00	1	12.50	2	25.00	1	12.50
西医组	67	36	53.73	17	25.37	11	16.42	3	4.48

注：其他：中西医结合组局灶阶段硬化性1例；西医组膜增生性2例，系膜增生性1例。

表4-3-5 初发随访组1年后尿蛋白转阴(泼尼松5 mg隔日1次以下,保持3个月)

组　别	n	1年后尿蛋白转阴并停用免疫抑制剂,泼尼松5 mg隔日1次以下,保持3个月		χ^2	P
		n	%		
中西医结合组	8	3	37.50	$\chi^2 = 0.00$	$P=1.00$
西医组	67	28	41.79		

注：两组之间无统计学意义($P>0.05$)。

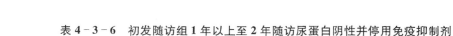
表 4-3-6　初发随访组 1 年以上至 2 年随访尿蛋白阴性并停用免疫抑制剂
（泼尼松 5 mg/隔日 1 次以下并保持 3 个月）

组　别	n	1 年以上至 2 年随访尿蛋白阴性 并停用免疫抑制剂,泼尼松 5 mg/ 隔日 1 次以下并保持 3 个月以上		χ^2	P
		n	%		
中西医结合组	4	2	50.00	$\chi^2=0.00$	$P=1.00$
西医组	64	25	39.06		

注：两组之间无统计学意义（$P>0.05$）。

表 4-3-7　初发随访组 1 年以上随访并且用免疫制剂

组　别	n	1 年以上随访并且用免疫制剂		χ^2	P
		n	%		
中西医结合组	8	2	25.00	$\chi^2=0.477$	$P=0.490$
西医组	67	30	44.78		

注：两组之间无统计学意义（$P>0.05$）。

表 4-3-8　初发随访组 2 年内随访复发

组　别	n	2 年内随访复发		χ^2	P
		n	%		
中西医结合组	8	1	12.50	$\chi^2=3.070$	$P=0.080$
西医组	67	35	52.24		

注：两组之间无统计学意义（$P>0.05$）。

表 4-3-9　复发随访组病例数以及男女比例

组　别	n	男		女		χ^2	P
		n	%	n	%		
中西医结合组	35	27	77.14	8	22.86	$\chi^2=0.009$	$P=0.927$
西医组	32	25	78.13	7	21.87		

注：两组之间性别无统计学意义（$P>0.05$）。

表 4-3-10　复发随访组就诊年龄

组　别	n	$\bar{x}\pm s$	Min-Max	Z	P
中西医结合组	35	8.07±4.38	3.00～19.00	$Z=-1.70$	$P=0.865$
西医组	32	7.58±3.59	2.00～15.00		

注：两组年龄之间无统计学意义（$P>0.05$）。

表 4-3-11 复发随访组肾脏病理类型

组 别	n	未肾活检		轻微病变		微小病变		系膜增生		局灶阶段硬化		其他	
		n	%	n	%	n	%	n	%	n	%	n	%
中西医结合组	35	15	42.86	5	14.29	7	20.00	1	2.86	3	8.57	4	11.42
西医组	32	8	25.00	12	37.50	7	21.87	3	9.37	1	3.13	1	3.13

注：其他：中西医结合组 IgM 沉积于系膜区（弥漫性）1例，弥漫毛细血管内增生性1例，局灶阶段性透明变性2例。西医组局灶阶段增生性1例。

表 4-3-12 复发随访组求诊前病程时间

组 别	n	$\bar{x} \pm s$	Min-Max	Z	P
中西医结合组	35	2.89±2.62	0.25~9	$Z=-1.027$	$P=0.304$
西医组	31	2.18±2.04	0.25~9		

注：求诊前病程时间两组之间无统计学意义（$P>0.05$）。

表 4-3-13 复发随访组随访 6 个月时复发情况

组 别	n	随访 6 个月时复发情况		χ^2	P
		无复发	%		
中西医结合组	35	24	68.57	$\chi^2=3.235$	$P=0.072$
西医组	32	15	46.87		

注：两组之间无复发病例之差异无统计学意义（$P>0.05$）。

表 4-3-14 复发随访组随访 6 个月时复发类型

组 别	n	非频繁复发型		频繁复发		χ^2	P
		n	%	n	%		
中西医结合组	11	4	36.36	7	63.64	$\chi^2=0.738$	$P=0.390$
西医组	17	9	52.94	8	47.06		

注：两组之间复发类型无统计学差异（$P>0.05$）。

表 4-3-15 复发随访组治疗 1 年时无复发

组 别	n	治疗 1 年时无复发		χ^2	P
		n	%		
中西医结合组	35	19	54.28	$\chi^2=4.703$	$P=0.030$
西医组	32	9	28.13		

注：两组差异有统计学意义（$P<0.05$）。

表 4 - 3 - 16　复发随访组治疗 1 年时复发类型

组　别	n	非频繁复发型		频繁复发		P
		n	%	n	%	
中西医结合组	16	6	37.50	10	62.50	P=0.330
西医组	23	13	56.52	10	43.48	

注：两组差异无统计学意义（P>0.05）。

表 4 - 3 - 17　复发随访组治疗 1 年时用免疫抑制剂情况

组　别	n	治疗 1 年时用免疫抑制剂		χ^2	P
		n	%		
中西医结合组	35	6	17.14	$\chi^2=8.136$	P=0.004
西医组	32	16	50.00		

注：两组差异有统计学意义（P<0.05）。

表 4 - 3 - 18　复发随访组 1 年后尿蛋白转阴并停用免疫抑制剂
（泼尼松 5 mg 隔日 1 次以下保持 3 个月以上）

组　别	n	1 年后尿蛋白转阴并停用免疫抑制剂，泼尼松 5 mg 隔日 1 次以下保持 3 个月以上		χ^2	P
		n	%		
中西医结合组	35	13	37.14	$\chi^2=1.145$	P=0.285
西医组	32	8	25.00		

注：两组差异无统计学意义（P>0.05）。

表 4 - 3 - 19　复发随访组 1 年以上至 2 年 3 个月随访尿蛋白阴性并停用
免疫抑制剂（泼尼松 5 mg 隔日 1 次以下保持 3 个月以上）

组　别	n	1 年以上至 2 年 3 个月随访尿蛋白阴性，并停用免疫抑制剂，泼尼松 5 mg 隔日 1 次以下保持 3 个月以上		χ^2	P
		n	%		
中西医结合组	24	10	41.67	$\chi^2=5.529$	P=0.019
西医组	25	3	12.00		

注：两组差异有统计学意义（P<0.05）。

表 4 - 3 - 20　复发随访组 2 年以上至 3 年 3 个月随访尿蛋白阴性并停用
免疫抑制剂(泼尼松 5 mg 隔日 1 次以下保持 3 个月)

组　别	n	2 年以上至 3 年随访尿蛋白阴性并停用免疫抑制剂,泼尼松 5 mg 隔日1 次以下保持 3 个月以上		P
		n	%	
中西医结合组	16	12	75.00	P=0.01
西医组	19	3	15.79	

注:两组差异有统计学意义(P<0.05)。

表 4 - 3 - 21　复发随访组 1 年以上随访并且用免疫制剂
(包括求诊以前用过免疫抑制剂)

组　别	n	1 年以上随访并且用免疫制剂,包括求诊以前用过免疫抑制剂		χ^2	P
		n	%		
中西医结合组	35	11	31.43	$\chi^2=10.941$	P=0.001
西医组	32	23	71.88		

注:两组差异有统计学意义(P<0.05)。

表 4 - 3 - 22　复发随访组 2 年内随访复发,并加用激素或免疫抑制剂

组　别	n	半年至 2 年内随访复发,并加用激素或免疫抑制剂		χ^2	P
		n	%		
中西医结合组	35	13	37.14	$\chi^2=11.437$	P=0.001
西医组	32	25	78.13		

注:两组差异有统计学意义(P<0.05)。

表 4 - 3 - 23　复发随访组 1 年至 3 年 3 个月随访的泼尼松 5 mg
隔日 1 次以下保持 3 个月以上的患儿

组　别	1 年后尿蛋白转阴并停用免疫抑制剂,泼尼松 5 mg 隔日 1 次以下保持 3 个月以上	1 年以上至 2 年 3 个月随访尿蛋白阴性,并停用免疫抑制剂,泼尼松 5 mg 隔日 1 次以下保持 3 个月以上	2 年以上至 3 年 3 个随访尿蛋白阴性并停用免疫抑制剂,泼尼松 5 mg 隔日 1 次以下保持 3 个月以上
	%	%	%
中西医结合组	37.14	41.67	75.00
西医组	25.00	12.00	15.79

表 4-3-24　复发随访组的相同治疗时间激素量比较

组　别	随访开始		1 年		2 年		3 年	
	n	激素量	n	激素量	n	激素量	n	激素量
中西医结合组	35	4.48±2.72	35	1.27±1.34	24	1.15±1.93	16	0.74±1.38
西医组	32	6.36±3.32*	32	3.08±3.14*	25	3.52±3.74**	19	2.32±2.84*

注：两组比较，$*P<0.05$，$**P<0.01$。

(四) 分析与讨论

陈师自拟儿童肾病方由生地、山茱萸、山药、丹皮、生黄芪、当归、益母草、玉米须等组成，具有健脾补肾活血化湿等功效。小儿为纯阳之体，生机蓬勃，精力充沛，但稚阴稚阳的生理特点，补肾阳时不能过用温性药物，并当重视补肾阴。因此方中以六味地黄丸为基础，增加健脾活血的药物。小儿运化功能尚未健全，而生长发育需要水谷精气，《育婴家秘》所说的小儿脾常不足的状态。脾为湿困，导致水湿内生而发生水肿。脾主升清，肾主藏精，如肾虚则失封藏，精气外泄，脾虚则致精微物质生化无源，人体精微物质容易外泄。尿中流失的蛋白质也属于中医的人体精微物质之一。西医认为肾病综合征大多存在高凝状态，所以常用抗凝药剂。中医治疗时除了提高脾的运化功能以外，运用益母草等活血化瘀药。所以方中充分考虑治脾和活血的问题。

防止肾病综合征的复发是治疗肾病综合征的难点。许多患者对激素有效，但激素减量时往往反跳。中医认为因正气虚弱，易复感外邪而病情加重，形成恶性循环。陈氏在临证中重视中医治病求本的重要性，考虑培补脾肾，调整患儿细胞免疫功能，减少复发次数。

此外陈师根据中医学冬气潜藏的思想，对停用激素后应用膏方以巩固疗效。患儿家长反馈服用膏方后前半年上感次数明显减少，精神状态以及抵抗力改善。

本研究所观察的中西医结合与西医治疗病例中，性别比例是男>女而且多发为 3~5 岁的学龄前儿童，与国际上公认一致。

初诊患儿中，1 年后尿蛋白转阴并停用免疫抑制剂，泼尼松 5 mg/隔日 1 次以下保持 3 个月的中西医结合组少于西医组；1 年以上至 2 年 3 个月随访尿蛋白阴性泼尼松 5 mg/隔日 1 次以下并保持 3 个月的中西医结合组多于西医组。随着随访时间的延长，中西医结合组的泼尼松 5 mg/隔日 1 次以下并保持蛋白尿阴性 3 个月的患儿比例增加，但西医组反而减少。使用免疫抑制剂的患儿，1 年以上随访并且用免疫制剂中西医结合组少于西医组，而且半年至 2 年内随访时复发的中西医结合组少于西医组，随着随访时间延长西医组服用免疫抑制剂的患儿和复发患儿比例急剧增加。不过中西医结合组初发患儿只有 8 例，无统计学差异。

复发随访组患儿中，中西医结合组与西医组半年治疗时效果无明显差异，但到 1 年时中西医结合治疗效果比西医组开始有优势。并且半年至 2 年内随访患儿中复发病例，中西医结合组少于西医组,两组差异有统计学意义。中西医结合组随访 2 年,3 年时治疗效果的明显上升,但西医组却在治疗的 2 年、3 年时治疗效果提高不明显。同时从激素的用量方面中西医结合组的长期随访组有优势。治疗 1 年以上至 2 年,3 个月随访尿蛋白阴性并停用免疫抑制剂,泼尼松 5 mg/隔日 1 次以下保持 3 个月以上的患儿中西医结合组多于西医组,两组差异有统计学意义。2 年以上至 3 年 3 个月随访尿蛋白阴性并停用免疫抑制剂,泼尼松 5 mg/隔日 1 次以下保持 3 个月的中西医结合组多于西医组,两组差异有统计学意义。体现了长期服用儿童肾病方治疗能减少复发进一步减少激素用量,减少免疫抑制剂的使用,避免激素和免疫制剂给患儿带来的副作用。

在免疫抑制剂的使用方面,研究发现 1 年以上随访并且用免疫制剂包括求诊以前用过免疫抑制剂的患儿,两组虽然没有统计学差异,但西医组使用免疫抑制剂的比例比中西医结合组高。并且随访 1 年内用过免疫抑制剂的患儿中西医结合组少于西医组,两组差异有统计学意义。复发组 1 年以上随访并且用免疫制剂包括求诊以前用过免疫抑制剂的患儿中西医结合组少于复发西医组,两组差异有统计学意义($P<0.05$)。

二、实验研究部分

(一)材料与方法

1. 实验动物　SD 大鼠,雄性,SPF 级,体重 180 g 左右,购中国科学院上海实验动物中心,生长良好,普通喂食;饲养环境为每一只放入代谢笼,温度 23℃,相对湿度 55%。

2. 实验药物及试剂　氨基核苷嘌呤霉素(PAN)购于 Sigma 公司;羊抗鼠 nephrin 多克隆抗体(C-17)及兔抗鼠 podocin 多克隆抗体(H-130)购于美国 Santa cruz 公司;免疫组化试剂盒 EnvisionTM,HRP,mouse(R4001)购于 Dako 公司;FQ-PCR 试剂购于达辉生物。儿童肾病方中药配方颗粒由黄芪、丹参、淮山药、猪苓、炙龟甲、玉米须、苍术、白术、生地、茯苓、石韦等的各中药颗粒组成,由江阴天江药业有限公司生产的中药配方颗粒组成。泼尼松片 5 mg,100 片,由上海医药(集团)有限公司出品。

3. 药物制备与动物分组　儿童肾病方饮片 1 剂约 271 g 相当于中药配方颗粒剂的 40 g。中药与泼尼松的给药浓度用蒸馏水调至人的 5 倍浓度,相当于肾病方 3 g/kg 体重,泼尼松 5 mg/kg 体重。实验用大鼠随机随机分为 5 组:正常组(Z 组)、模型组(M 组)、儿童肾病方组(R 组)、激素组(J 组)、激素加儿童肾病方组(JR 组),每组 6 只。

4. 造模　参照文献用 0.9% 生理盐水调节嘌呤霉素氨基核苷的浓度为 85 mg/100 g 体重在治疗前 1 日给予一次腹腔注射,正常组在治疗前 1 日腹腔注射等量 0.9% 生理盐水。

5. 给药方法　各组实验大鼠自由饮食,所有大鼠均饲养于代谢笼中。从造模第 1 日开始 J 组与 JR 组给予泼尼松溶液 1 ml/200 g 灌胃;JR 组,R 组给予儿童肾病方溶液 1 ml/100 g 灌胃;M 组灌服等体积的生理盐水,Z 组大鼠自由饮水。以上灌胃每日 1 次,共 14 日。

6. 标本处理　于第 3 日、7 日、10 日、15 日用代谢笼收集 24 小时尿液;于第 15 日大鼠麻醉情况下腹主动脉取血,分离血清,剥离肾脏,取肾脏皮髓交界处皮质约 1 mm×1 mm×1 mm 小块,以 2.5% 戊二醛固定用于电镜观察,其余右肾组织以 10% 甲醛固定后石蜡包埋,用于光镜观察,免疫组化。取左肾分离皮髓质后速冻于液氮中保存用于 FQ - PCR 检测。

7. 观察指标　观察大鼠的精神状态、体重、体毛、二便及活动状态;检测 24 小时尿白蛋白定量(放射免疫分析法);采用全自动生化分析仪器检测血清胆固醇、三酰甘油、肌酐、尿素氮、总蛋白、白蛋白;肾组织切片后行 HE 及 PAS 染色,进行光镜形态学观察;肾组织超薄切片后,进行铀和铅双重染色后,透射电镜下观察;肾组织切片后进行免疫组化染色、抗体孵育。每张切片在皮质处随机观察 3 个视野(光镜 250 倍)Motic Images Advanced 3.2 细胞图像分析系统中用免疫组化定量软件进行定量分析;采用 FQ - PCR 的方法检测肾小球 nephrin 和 podocine 的 mRNA 表达。根据 Gene Bank 提供的 nephrin 和 podocin 的基因序列,设计引物。FG - PCR 仪自动进行荧光信号的采集,并分析荧光信号,结果根据标准曲线由计算机软件计算得出。

8. 统计学方法　所有的数据采用 SPSS - 13.0 for Windows 软件包统计分析。结果用均数±标准差($\bar{x}±s$)表示。计量资料的组间比较采用单因素方差分析。以双侧 $P<0.05$ 为差异有统计学意义。

(二)实验结果

见表 4 - 3 - 25~表 4 - 3 - 30。

表 4 - 3 - 25　各组大鼠第 15 日体重比较

组　别	n	第 15 日体重(g)
正常组	6	353.67±35.66[#]
模型组	6	367.17±18.04[#]
激素组	6	284.17±11.90[*▲#]
中药组	6	319.67±31.63[*▲#]
激素加中药组	6	323.33±29.47[▲#]

注:与正常组比较 * $P<0.05$;与模型组比较 ▲ $P<0.05$;与激素组比较 # $P<0.05$。

表 4 - 3 - 26　24 小时白蛋白排泄率

组　别	n	治疗前 1 日	第 3 日	第 7 日	第 10 日	第 15 日
正常组	6	16.74±5.40	23.49±9.63[▲▲]	60.66±50.16[▲▲]	49.45±26.52[▲]	88.00±77.51[▲]
模型组	6	14.28±6.04	319.74±257.26[*]	4 470.38±1 902.41[*]	2 981.55±1 853.12[*]	2 546.97±1 146.77[*]

（续表）

组　别	n	治疗前 1 日	第 3 日	第 7 日	第 10 日	第 15 日
激素组	6	14.25±8.75	117.04± 126.22 *▲	1 150.23± 1 610.15 ▲▲	2 279.06± 3 065.29	1 538.29± 2 323.08
中药组	6	15.94±5.24	103.59± 58.88 *▲▲	2 748.98± 1 640.15 *	2 873.98± 2 255.46 *	2 249.54± 1 636.22 *
激素加中药组	6	17.33±5.42	119.09± 74.44 *▲	1 535.20± 1 665.45 ▲▲	19 534.00± 1 970.75	981.66± 871.01 ※

注：与正常组比较 * $P<0.05$；与模型组比较 ▲▲ $P<0.01$，▲ $P<0.05$，※ $P<0.1$。

表 4-3-27　第 15 日时各族大鼠生化指标结果

组　别	例数	肌酐 （μmol/L）	尿素氮 （mmol/L）	总蛋白 （g/L）	血清白蛋白 （g/L）	总胆固醇 （mmol/L）	三酰甘油 （mmol/L）
正常组	6	20.50±3.51	5.30±1.11	28.33±5.17	20.33±2.55	1.04±0.16	0.64±0.33
模型组	6	21.17±5.31	4.64±1.51	30.93±9.75	19.78±3.75	2.27±1.55 *	0.84±0.67
激素组	6	21.67±6.35	5.10±0.95	29.17±6.52	19.47±3.43	1.51±0.44	0.86±0.29
中药	6	21.67±1.86	5.38±0.66	30.67±3.78	20.72±2.39	1.39±0.77	0.85±0.31
中药加激素组	6	22.67±2.73	4.82±0.72	24.85±2.66	17.97±1.49	0.83±0.17 ▲▲	0.47±0.24

注：与正常组比较 * $P<0.05$；与模型组比较 ▲▲ $P<0.01$。

表 4-3-28　对各组大鼠肾组织 nephrin 蛋白表达指数分析

组　别	n	阳性面积	OD 值	阳性表达指数
正常组	6	17 404.33±1 543.08 ▲	15.00±1.33 ▲	262 541.00±43 791.66 ▲
模型组	6	15 226.17±1 907.76 *	13.28±0.71 *	202 696.39±31 222.03 *
激素组	6	15 941.44±1 625.74	14.39±0.83	229 859.07±30 385.21
中药	6	16 657±1 241.42	15.00±0.60 ▲	250 258.93±25 962.95 ▲
中药加激素组	6	16 520.44±2 364.25	14.22±1.24	236 326.44±47 122.50

注：与正常组比较 * $P<0.05$；与模型组比较 ▲ $P<0.05$。

表 4-3-29　对各组大鼠肾组织 podocin 蛋白表达指数分析

组　别	n	阳性面积	OD 值	阳性表达指数
正常组	6	16 818.72±2 407.07	13.89±1.24	235 959.50±51 723.68
模型组	6	14 830.18±1 082.84	13.83±0.55	205 524.85±22 006.85
激素组	6	13 354.89±1 824.56	12.22±1.11 ▲*	164 723.57±35 366.47 *

（续表）

组　别	n	阳性面积	OD 值	阳性表达指数
中药	6	13 683.78±2 455.30	12.44±1.23▲*	171 866.63±45 281.73*
中药加激素组	6	12 728.06±1 169.08	12.17±0.55▲*	155 348.67±20 372.05▲*

注：与正常组比较＊$P<0.05$；与模型组比较▲$P<0.05$。

表 4-3-30　FQ-PCR Nephrin mRNA Podocin mRNA 表达定量结果

	n	GAPDH Ct 值	Nephrin Ct 值	Podocin Ct 值	Nephrin m RNA（%）	Podocin m RNA（%）
正常组	6	18.18±0.58	22.51±1.04	22.74±1.16	6.33±2.59▲	4.47±1.82▲
模型组	6	18.02±0.95	25.93±1.51	25.31±2.08	5.88±0.46*	1.53±0.63*
激素组	6	17.47±0.36	23.93±1.23	23.04±2.07	1.73±0.70*	4.08±1.67
中药	6	17.57±0.91	24.12±2.80	23.14±1.95	2.28±2.02*	2.69±1.84
中药加激素组	6	17.52±0.840	23.70±1.39	23.25±1.39	2.00±1.88*	2.84±2.86

注：与正常组比较＊$P<0.05$；与模型组比较▲$P<0.05$；$\Delta Ct=$目标基因 CT 值-内参（GAPDH）Ct 值，mRNA 相对表达量$=2-\Delta\Delta Ct\times100\%$。

（三）肾组织形态学改变

1. 光镜形态学观察　经 HE 及 PAS 染色后置低倍镜（100 倍）与高倍镜（400 倍）观察。与正常肾小球相比，各组普遍均有以下病变。

（1）正常组：肾皮质，髓质的结构清晰，肾小球毛细血管丛无增生，肾间质无充血。肾小管及集合管结构清晰，肾小管上皮细胞未见细胞内水肿，水样变形。间质未见血管扩张，充血，间质纤维未见增生。

（2）模型组：均可见肾间质充血肾间质小血管扩张，其内充满红细胞明显，肾小管管型：在肾髓质的肾小管内，可见均质，红染物质。肾间质小叶间动脉可见平滑肌细胞增生，管壁增厚，并可见平滑肌细胞空泡变性。肾小管上皮，特别是近曲小管上皮细胞浊肿，水样变性。肾小球病变可见：肾小球充血，毛细血管祥中充满红细胞，肾小球基底膜均匀肥厚伴有肾小球系膜细胞增生，系膜基质增加、肾小球囊和肾小球系膜细胞呈结节性肥厚。

（3）激素组：肾间质充血均可见肾间质小血管扩张，其内充满红细胞明显有 1 例，肾小管管型：在肾髓质的肾小管内，可见均质，红染物质有 1 例明显，肾小球充血，毛细血管祥中充满红细胞，肾小球基底膜均匀肥厚伴有肾小球系膜细胞增生，系膜基质增加、肾小球囊和肾小球系膜细胞呈结节性肥厚 3 例明显。

（4）中药组：肾小管管型：在肾髓质的肾小管内，可见均质，红染物质有 1 例明显，肾间质小叶间动脉可见平滑肌细胞增生，管壁增厚，并可见平滑肌细胞空泡变性明显有 2 例。肾小管上皮，特别是近曲小管上皮细胞浊肿，水样变性有 1 例。肾小球病变相对比较轻。

（5）中药加激素组：肾间质充血均可见肾间质小血管扩张,其内充满红细胞明显有 2 例。肾小管上皮,特别是近曲小管上皮细胞浊肿,水样变性有 1 例。肾小球充血,毛细血管袢中充满红细胞,肾小球基底膜均匀肥厚伴有肾小球系膜细胞增生,系膜基质增加、肾小球囊和肾小球系膜细胞呈结节性肥厚 2 例明显。

总体看来,模型组的病变最为严重,特别是肾小球的病变。肾小球基底膜的增厚比较明显,血管袢僵硬;系膜基质增加明显,肾小球细胞数也明显增多;肾小球肿胀,体积增大,肾球囊狭窄或消失。中药组病变相对较轻。激素组和激素加中药组介于两者之间。

2. 各组大鼠电镜观察结果 电镜下（5 000 倍）正常组的足突排列比较紧密,间隙比较均等,可见足细胞 1~3 级分支。模型组足突排列疏松,间隙宽窄不等,某些足突变形弯曲,可见明显的足细胞损伤。中药组部分足突排列比较整齐,部分足突排列比较疏松,可见少量足突弯曲,足突间间隙变宽,少量足突断裂。中药加激素组足突疏松,足突间间隙宽窄不等,部分足突断裂,足突量比较少。激素组镜下未发现足突细胞。中药组和激素加中药组形态比模型组改善,其中中药组为优。

三、结论

（1）儿童肾病方在小儿肾病综合征激素减量过程中,减少复发,减少激素量,从而减少了激素的副作用。停激素后巩固疗效。并且减少了免疫抑制剂的使用人次,减轻患者的经济负担避免了很多免疫抑制剂带来的副作用。

（2）儿童肾病方治疗治疗病程到 1 年以上后疗效明确显现。小儿肾病综合征的治疗中尽管西医乃是疾病发生后首选的治疗手段,但是防止复发配合中医药采用中西医结合方案,也是治疗小儿肾病综合征的新思路。

（3）本临床研究采用蛋白尿阴性并泼尼松 5 mg/隔日 1 次以下保持 3 个月为疗效标准,并以不同的随访时间进行比较,避免因大量用激素使蛋白尿转阴而产生有效判断的误区。

（4）中药（儿童肾病方配方颗粒剂）加激素（醋酸泼尼松片）对 PAN 肾病模型大鼠有一定的效果,其主要表现在降低大鼠尿 24 小时白蛋白的排泄,可降低血清胆固醇。实验第 15 日时,激素组的大鼠体重明显减轻,但中药组和中药加激素组与模型组,激素组比较有统计学意义。各组大鼠的肌酐、尿素氮、白蛋白、三酰甘油的差异无统计学意义。

（5）PAN 肾病模型大鼠 nephrin mRNA 的相对表达量降低和 nephrin 蛋白的表达降低。但中药对 PAN 肾病大鼠模型 nephrin 蛋白的表达增加。

（6）PAN 肾病模型大鼠 podocin mRNA 的相对表达量降低。中药、激素、激素加中药组的 podocin 蛋白的表达也均降低。

（7）PAN 肾病大鼠模型组的肾脏病理病变最为严重,特别是肾小球的病变。中药组病变相对较轻,肾小球上皮细胞足突的病理变化和超微结构的改变较轻。

第四节　上海市部分儿童血尿及左肾静脉受压普查结果分析

血尿是儿童疾病中的常见的泌尿系统症状,病因复杂,诊断困难。随着诊断技术的不断进步,儿童血尿病例中左肾静脉受压的发现率有逐年增高的趋势,非肾小球性血尿在排除其他病因,如肿瘤、炎症、结石、高尿钙和肾实质损害外,应考虑左肾静脉受压的可能性。为此我们于 2007 年 8 月～2008 年 5 月,对上海市徐汇区及松江区的 97 所幼儿园,16 929 名 2～7 岁儿童进行了尿常规及 B 超普查。

一、资料与方法

(一) 一般资料

分别抽取徐汇区 90 所幼儿园与松江区 7 所幼儿园儿童 15 534 名、1 395 名,共计 16 929 名。其中男童 8 793 名,女童 8 136 名;2 岁 1 792 名,3 岁 4 969 名,4 岁 4 267 名,5 岁 4 351 名,6 岁 1 454 名,7 岁 96 名。

(二) 方法

1. 流行病学调查　由上海中医药大学附属龙华医院肾内科与徐汇区华泾卫生服务中心、徐汇区和松江区妇幼保健所协作,组成流行病调查组,研讨、制定流行病调查内容及方法,在卫生局支持和各幼儿园协作下开展普查。

2. 尿液留取　在幼儿园保健老师的配合下,在规定日期留取新鲜中段晨尿 10 ml,用 TcURS－10 TECO DI－AGNOSTICSANAHEIM,CA 92807U.S.A 进行尿常规检查。第 1 次有尿检异常者,到复旦大学附属儿科医院、上海中医药大学附属龙华医院及地段医院复查尿常规。连续 2 次尿检镜下血尿阳性者由家长带领到龙华医院作进一步检查。作彩色多谱勒 B 超检查(Philips HDI5000),用 X5Z－H 显微镜、0412－1 离心机做尿相差显微镜检查;彩色多谱勒 B 超检查显示,左肾静脉内径比值>3∶1 以及血液流速<20 cm/秒者诊断为左肾静脉压迫综合征。

3. 统计学方法　用 SPSS 13.0 统计软件包进行描述性统计分析。

二、结果

本次实际调查 16 929 名儿童,第 1 次尿检阳性者 638 名,阳性率为 3.77%,其中隐血阳性占 2.26%,尿蛋白阳性占 0.14%,白细胞阳性占 1.24%。第 2 次复查 638 名,复查率为 100%,其中隐血阳性者 132 例,占 0.78%,镜下血尿者 100 例,占 0.59%,左肾静脉受压者 45 例,占 0.27%。连续 2 次发现镜下血尿者 100 名,其中左肾静脉受压者 45 例,占 45%。同时发现肾小球性血尿 8 例,尿路感染 20 例,肾盂肾炎 1 例,返流性肾炎 1 例,左肾积水 1 例,特发性高钙尿症 1 例,紫癜型肾病 1 例,左重复肾 1 例。

三、讨论

儿童镜下血尿并非少见,尤其无症状性镜下血尿较难发现。因此要重视儿童尿常规普查的重要性。韩国曾在学龄儿童中进行大规模普查,普查结果发现,韩国儿童镜下血尿阳性率为 0.7%。2003 年上海市徐汇区 22 657 名中小学生的尿检中连续 2 次隐血阳性者占 0.45%。本课题用试纸筛查 16 929 名幼儿园儿童,第 1 次尿检中阳性者 638 名,阳性率为 3.77%,其中隐血阳性占 2.26%,尿蛋白阳性占 0.14%,白细胞阳性占 1.24%。连续 2 次隐血阳性者 132 例,占 0.78%,镜下血尿者 100 例,占 0.59%。发现幼儿园儿童的阳性率比学龄儿童高,足以提示幼儿园儿童尿检普查的重要性。对尿检异常的儿童应加强随访和进一步检查,及时明确病因。本次随访患者中还有肾小球性血尿、尿路感染、高尿钙、紫癜性肾病等病例,他们都得到了及时诊断与治疗。

近年来,随着诊断技术的发展,左肾静脉受压引起的血尿成为儿童血尿较为常见的病因,故左肾静脉受压引起的血尿已受到国内外学者的关注。但是目前国内外本病患病率尚无准确报道。因此本课题组通过幼儿园尿检体检发现镜下血尿患儿,进一步查出左肾静脉受压患病率为 0.27%(45/16 929),镜下血尿患者 100 例中患左肾静脉受压的比例为 45%。

由于血尿儿童中左肾静脉受压的患病率较高,故对于原因不明的非肾小球性血尿排除其他病因,如肿瘤、炎症、结石、高尿钙和肾实质损害外,应考虑到左肾静脉受压的可能性。

第五节　肾平颗粒治疗 IgA 肾病的临床前研究

肾平颗粒是根据陈以平临床治疗 IgA 肾病的有效方剂研制而成,该方以补肾滋阴、健脾利湿为主要功效,在长期临床应用中取得了良好的疗效。在陈以平带领下的研究组对其进行了系列临床前研究,旨在探讨肾平颗粒治疗 IgA 肾病的作用机制,为其临床新药开发奠定了基础。

一、肾平颗粒对 IgA 肾病小鼠肾组织 CD44 的影响

(一) 材料与方法

1. 实验动物　6~7 周龄雄性 BALB/C 小鼠,体重 16~18 g,上海西普尔-必凯实验动物有限公司提供。

2. 药物与试剂　牛血清白蛋白(BSA):AM - RESCO 公司;葡萄球菌肠毒素 B(SEB):1 mg/支,北京军事医学科学院微生物流行病研究所。肾平颗粒,12 g/袋,上海中医药大学附属龙华医院委托上海秀龙中药厂生产(由生地、女贞子、龟甲、山药、生蒲黄、墨旱莲、白术、苍术、薏苡仁等组成);贝那普利,10 mg/片,北京诺华制药有限公司。异硫氰酸荧光素(FITC)标记兔抗小鼠 IgA 抗体,Rocklang 公司;小鼠 CD44 单克隆抗体,Santa Crus 公司。

3. 主要仪器　80 - 2 离心沉淀器,日立 7170 型自动分析仪,LEICA CM1850 冰冻切片机,NikonE600 荧光显微镜,Nikon IX71 倒置式研究型显微镜。

4. 动物分组与造模　IgA 肾病模型制备参照黄文政等报道的方法,实验小鼠饲养于复旦大学医学院清洁级动物房,预养 1 周后查尿常规,选出尿蛋白及红细胞均为阴性的小鼠。随机取 8 只为正常组,其余小鼠均隔日口服 0.1% 牛血清白蛋白(BSA)酸化水(6 ml 盐酸),至处死日。第 6 周时造模小鼠定时尾静脉注射 1%BSA 缓冲液 0.4 ml/只,每日 1 次,连续 3 d;第 9 周起尾静脉注射葡萄球菌肠毒素 B(SEB),剂量为每周 0.8 mg/kg,每周 1 次,连续 3 周。正常组自由饮水,常规饲养,至处死日。在第 9 周时按体重将实验小鼠随机分为 5 组:模型组、贝那普利组、肾平颗粒高剂量组、肾平颗粒中剂量组、肾平颗粒低剂量组。

5. 给药方法　各药物干预组小鼠分别予相应的药物灌胃,每日 1 次,共 5 周。贝那普利组每日 2 mg/kg(剂量相当于成人剂量的 10 倍);肾平颗粒低剂量组每日 2.4 g/kg(剂量相当

于成人剂量的 5 倍)；肾平颗粒中剂量组每日 4.8 g/kg(剂量相当于成人剂量的 10 倍)；肾平颗粒高剂量组每日 9.6 g/kg(剂量相当于成人剂量的 20 倍)。模型组从第 9 周起每日用蒸馏水灌胃，共 5 周。在 14 周内各组动物自由进食、隔日自由饮水。

6. 检测项目及方法

(1) 肾功能检查：血肌酐、血尿素氮测定，采用日立 7170 型自动分析仪检测。

(2) 免疫荧光(IF)观察：取小鼠肾组织，即刻行 OCT 包埋，制成 5 μm 厚的冰冻切片，采用直接免疫荧光法进行 IgA 染色，观察肾小球内有无 IgA 沉积，双盲法记录分布及强度。在荧光显微镜下依其荧光强度分为：(－)无荧光；(±)荧光很弱；(＋)荧光较弱，但清晰；(＋＋)荧光明亮；(＋＋＋)荧光很强。

(3) 免疫组织化学检测：取石蜡切片，采用 ABC 法行 CD44 免疫组织化学染色，取 3 μm 厚石蜡切片，脱蜡水化，1.5% 过氧化氢-甲醇溶液阻断内源性过氧化物酶 30 分钟，置 0.1% 胰酶缓冲液中 30 分钟进行抗原修复，滴加 5% 正常马血清 20 分钟封闭非特异性抗原，然后用 5%—抗小鼠 CD44 单克隆抗体孵育 60 分钟并置 4℃ 冰箱过夜，次日取出，滴加 1% 二抗马抗小鼠 IgG 抗体孵育 60 分钟，滴加 ABC 试剂 50 分钟，后于 3,3-二氨基联苯胺(DAB)显色并与 0.2% 的甲基绿复染细胞核，烘干，封片。结果显示阳性呈棕褐色，细胞核呈淡绿色。在镜下观察所有标本，每个标本取 10 个大小相近的肾小球，根据软件分析(华东理工大学研制的细胞免疫组化分析法，版本：V3.0 for windows)每个肾小球免疫组化染色阳性面积占整个肾小球面积的比值，统计每组免疫组化阳性面积百分比。

7. 统计学方法　采用 SPSS Version 11.0 for Windows 进行数据统计，计量资料以($\bar{x}\pm s$)表示，多组资料间比较采用 One-Way ANOVA 分析，等级计数资料的比较采用秩和检验。

(二) 结果

1. 肾功能检测　见表 4－5－1。治疗后各组间肌酐、尿素氮无统计学差异。

表 4－5－1　各组小鼠肾功能检测情况($\bar{x}\pm s$)

组　别	n	血肌酐(μmol/L)	血尿素氮(mmol/L)
正常组	8	28.80±2.52	8.83±1.49
模型组	11	27.83±2.68	7.99±1.05
贝那普利组	13	27.58±2.75	6.96±1.34
肾平颗粒低剂量组	12	27.67±3.78	8.34±1.49
肾平颗粒中剂量组	13	28.16±1.74	9.32±1.12
肾平颗粒高剂量组	16	30.03±3.78	8.81±1.21

2. 免疫荧光观察　见表 4－5－2。正常组肾小球系膜区仅个别小鼠出现 IgA 沉积(＋)，其余小鼠均为阴性；模型组小鼠肾小球系膜区呈颗粒状、团块状的 IgA 沉积，个别小鼠出现

毛细血管壁的 IgA 沉积,其荧光强度大多为(++)~(+++)。各治疗组 IgA 沉积的免疫荧光强度则明显较模型组弱或呈阴性。

表 4-5-2　各组小鼠 IgA 免疫荧光检测情况

组　别	n	免疫荧光强度				
		−	±	+	++	+++
正常组	8	32	26	6	0	0
模型组	11	0	0	13	33	26
贝那普利组	13	0	0	26	55	23
肾平颗粒低剂量组	12	0	9	22	49	16
肾平颗粒中剂量组	13	5	19	42	19	3
肾平颗粒高剂量组	16	24	29	47	4	0

注:模型组与各治疗组之间相比有统计学差异($P<0.01$),贝那普利组与各肾平颗粒组之间相比有统计学差异($P<0.01$),肾平颗粒低、中、高治疗组间相比存在剂量依赖关系($P<0.01$)。

3. 免疫组化观察　见表 4-5-3。正常组小鼠肾组织有少量 CD44 阳性棕色染色,主要分布于肾小球系膜区、毛细血管襻及小管间质部位;模型组则在肾小球系膜区及毛细血管襻有大量沉积,肾小管上皮及肾小血管也有明显的阳性染色分布;贝那普利组及肾平颗粒中、高剂量组与正常组、模型组均有统计学差异($P<0.05$~0.01),同时肾平颗粒中、高剂量组优于贝那普利组,肾平颗粒高剂量组优于肾平颗粒中剂量组($P<0.01$),而肾平颗粒低剂量组与模型组无统计学差异($P>0.05$)。

表 4-5-3　CD44 染色肾小球基质阳性面积比(%)

组　别	n	CD44
正常组	6	32.04±9.50
模型组	6	74.85±11.22*
贝那普利组	6	69.79±11.98*##
肾平颗粒低剂量组	6	71.41±9.32*
肾平颗粒中剂量组	6	60.12±14.18*##△
肾平颗粒高剂量组	6	51.98±12.90*##△

注:与正常组比较,*$P<0.05$;与模型组比较,##$P<0.01$;与贝那普利组比较,△$P<0.05$。

(三)讨论

CD44 与系膜细胞的增殖、肾小球炎症细胞的浸润密切相关,推测其可能在 IgA 肾病发病过程中起重要作用。本研究在口服牛血清白蛋白及尾静脉注射葡萄球菌肠毒素 B 所致的小鼠 IgA 肾病模型中,观察 IgA 肾病中 CD44 的表达及贝那普利,肾平颗粒各剂量组对 CD44

表达的影响。

陈师主张将肾脏病理与中医辨证相结合,根据其长期临床经验研制开发的治疗 IgA 肾病的专方肾平颗粒,主要用于病理表现以肾小球系膜及基质增生为主的 IgA 肾病。陈氏认为,IgA 肾病为本虚标实之证,本虚为脾肾两虚为主,标实以湿热为主,治疗应注重扶正祛邪,标本兼顾,肾平颗粒具有滋阴补肾,健脾利湿之功效。方中生地养血补阴,补而不腻;龟甲滋补肾阴,补血止血,两药相合共为君药。女贞子、旱莲草组方二至丸,有益肝肾、补肝血之功效;山药、白术两药能平补脾阴脾阳,而使脾气健运,水湿得化。白花蛇舌草清热解毒凉血,蒲黄活血止血,苍术、苡仁加强健脾利湿之功效。诸药成方,共具滋阴补肾,健脾利湿之功,攻补兼施,可使阴虚得养、肾亏得补、湿热得清,瘀血得除,标本兼顾,而诸症向愈。

CD44 属于未分类的黏附分子,是一种可在多种细胞如白细胞、内皮细胞、和上皮细胞表达的膜表面糖蛋白,其正常功能是作为受体识别透明质酸(HA)、骨调素(OPN)和胶原蛋白 I、IV 等,参与细胞与细胞,细胞与细胞外基质之间的特异性粘连过程,可促进组织修复,维持组织器官的正常结构。本研究显示正常组小鼠肾组织有少量 CD44 表达,其主要见于包曼囊壁上皮细胞、肾小球内固有巨噬细胞、小管间质细胞,对维持肾组织结构起重要作用。

在疾病过程中,CD44 作为细胞外基质的主要受体,可吸引其他化学趋化因子在小管细胞局部黏附,从而导致炎症细胞在局部聚集,并通过炎症细胞的破坏和分解进一步导致局部的损伤,进而导致小管的破坏和萎缩,直至纤维化形成。

CD44 的表达和肾小球及肾小管的损害程度有紧密的关联,其程度甚至超过了公认为 IgA 肾病可靠指标——α-肌动蛋白阳性的肌纤维母细胞,因此认为 CD44 是 IgA 肾病进展的一个可靠依据。国外有研究显示,在 IgA 肾病患者肾穿刺标本中肾小球内透明质酸和骨调素沉积区可见大量 CD44 强表达的巨噬细胞和淋巴细胞浸润,其主要表达于系膜细胞、新月体、小管间质损害区的小管间质细胞。

本研究结果显示,模型组 CD44 在肾小球内呈明显的高表达状态,尤其以系膜区为明显,且与系膜增殖程度呈明显相关性,其阳性染色面积较正常组有统计学差异($P<0.01$),模型组 CD44 在小管间质的表达也较正常组有明显的增强。各治疗组(除肾平颗粒低剂量组)与模型组比较,CD44 的表达明显下调,其表达同样与系膜增殖的强弱相一致,呈显著性差异($P<0.05\sim0.01$)。我们的研究清楚地表明,肾平颗粒能明显下调 CD44 在系膜细胞及小管间质的表达,而且其下调程度与药物剂量密切相关。

本研究表明,在 IgA 肾病模型中,CD44 的表达与肾小球系膜细胞增殖程度相关,肾平颗粒可显著减少 CD44 在肾组织的表达,从而抑制肾小球系膜增殖、肾小管间质损害和细胞外基质的积聚,减轻肾小球及小管间质的损害,延缓 IgA 肾病的进展。

二、肾平颗粒对 IgA 肾病小鼠肾组织病理及 TGF－β1 的影响

（一）材料和方法

1. 实验动物　同上。

2. 药物与试剂　异硫氰酸荧光素（FITC）标记兔抗小鼠 IgA 抗体，ROCK－LANG 公司；兔抗小鼠 TGF－β1 多克隆抗体，SANTA CRUS 公司；余同上。

3. 主要仪器　同上。

4. 动物分组与造模　同上。

5. 给药方法　同上。

6. 检测项目及方法

（1）光镜（LM）观察：取小鼠肾组织常规甲醛溶液固定，梯度乙醇脱水，二甲苯透明，浸蜡、石蜡包埋后切成 3 μm 切片，行苏木素-伊红（HE）染色，观察肾组织病理变化，采用半定量方法评估肾小球系膜细胞增生程度，每张切片观察 10 个肾小球，并计数其系膜细胞数。

（2）免疫组织化学检测：取石蜡切片，采用 ABC 法行 TGF－β1 免疫组织化学染色，在镜下观察所有标本，每个标本取 10 个大小相近的肾小球，每个肾小球免疫组化染色阳性面积占整个肾小球面积的比值，统计每组免疫组化阳性面积百分比。

7. 统计学处理　同上。

（二）结果

1. 光镜观察　见表 4－5－4。正常组肾小球、肾小管结构正常，模型组肾小球体积增大，中度系膜细胞增多，系膜基质增生，肾小球内细胞数增多，部分肾小球毛细血管管腔受压变窄。各治疗组肾小球体积增大多不明显，系膜细胞增多，系膜基质增生较轻，细胞数相对较少。

表 4－5－4　各组肾小球系膜细胞数的比较

组　别	n	系膜细胞数
正常组	7	43.76±11.38
模型组	11	61.61±15.83 *
贝那普利组	11	57.39±10.47 *#
肾平颗粒低剂量组	11	53.15±11.65 *#
肾平颗粒中剂量组	11	45.31±11.88 #
肾平颗粒高剂量组	11	43.73±9.03 #

注：与正常组比较，* $P<0.01$；与模型组比较，# $P<0.01$。

2. 免疫组化观察　见表4-5-5。在正常组肾小球系膜区有少量TGF-β1阳性棕色染色分布,模型组则在肾小球系膜区有大量沉积,各治疗组阳性染色较对照组明显减少,其中肾平颗粒高剂量组在各治疗组中阳性染色分布最少。

表4-5-5　TGF-β1染色肾小球基质阳性面积比(%)

组　别	n	TGF-β1
正常组	6	29.18±13.08
模型组	6	60.60±13.21*
贝那普利组	6	56.25±11.61*#
肾平颗粒低剂量组	6	43.84±11.59*#△
肾平颗粒中剂量组	6	39.96±11.30*#△
肾平颗粒高剂量组	6	24.77±8.92*#△

注: *与正常组相比,$P<0.05$;#与模型组相比,$P<0.05$;△与贝那普利组相比,$P<0.05$。

（三）讨论

IgA肾病以系膜细胞和基质增生、系膜区大量颗粒状IgA沉积为主要病理特点。目前TGF-β1已被公认为是最重要的致纤维化的细胞因子之一,是肾脏疾病中肾小球硬化及间质纤维化发生的中枢趋动因子,是免疫调节和间质纤维化的重要介导者。在IgA肾病患者的不同Lee's分级中,TGF-β1的表达也有着极大的差异,Ⅰ级和Ⅱ级仅在系膜细胞胞浆中见微量表达,而Ⅲ级和Ⅳ级中,除了在系膜细胞胞浆中表达外,也可以在内皮细胞胞浆中表达,且表达量显著增加,但在Ⅴ级患者中几乎无表达。因此建议将肾TGF-β1表达的程度作为一项判断IgA肾病组织学损害程度和预后的指标。

陈师认为IgA肾病为本虚标实之证,本虚为脾肾两虚为主,标实以湿热为主,脾主运化,脾虚失运,生化乏源,升摄失司,则肾失水谷精微充养,加之水湿内停,又可壅滞伤肾,使肾失闭藏,血下注则尿血,精微下注则尿蛋白。结合IgA肾病病理,肾小球系膜及基质增生考虑中医为脾肾两虚,湿热内蕴多见,治以肾平颗粒滋阴补肾,健脾利湿,在IgA肾病临床治疗中取得良好的疗效。

本实验结果显示,模型组小鼠TGF-β1在肾小球的表达较正常组明显增强（$P<0.05$）,与文献报道一致,表明TGF-β1参与了IgA肾病的发病过程,是肾小球系膜增生的一个敏感指标。而通过某些手段抑制或减少其表达,可使IgA肾病的病理损伤和临床表现有一定程度的控制。而肾平颗粒组的TGF-β1与模型组比较,明显降低,在肾平颗粒低、中、高剂量组之间存在着剂量依赖关系（$P<0.01$）。提示肾平颗粒在治疗IgA肾病中可抑制肾组织中TGF-β1的升高,从而控制细胞外基质的增生,延缓肾小球硬化的进展。病理检查也证实,肾平颗粒治疗组系膜细胞数较模型组明显减少,从而更进一步证实了肾平颗粒有抑制IgA

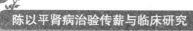

肾病系膜细胞增生的作用。

综上所述,TGF - β1 在 IgA 肾病的发病过程中发挥重要作用,而肾平颗粒对 IgA 肾病模型的 TGF - β1 增加有明显抑制作用。因此,肾平颗粒抑制 IgA 肾病模型肾组织的 TGF - β1 分泌作用可能是其治疗 IgA 肾病的作用机制之一。

第六节　IgA 肾病中医证型相关性研究

IgA 肾病是全世界范围内最常见的慢性肾小球肾炎,它的发病有明显的地域性,亚洲是它的多发地区之一。最初人们认为本病是一个良性病程,但长期的观察发现约 20% 的 IgA 肾病患者经 20 年临床演变后将进展至终末期肾功能衰竭。近年来中医药对本病的治疗取得了一定的进展,得到了医家广泛的认可。而将中医治疗规范化、找出辨证施治的规律对于进一步提高中医药治疗 IgA 肾病的疗效有着重要意义。

一、IgA 肾病中医证型与病理关系研究——附 112 例临床资料

(一) 临床资料

1. 一般资料　所选 112 例均为 2004 年 7 月~2005 年 7 月间于上海龙华医院就诊的 IgA 肾病患者,其中男性 39 例,女性 73 例;男性发病者中增生型病变占 72.09%,女性发病者中增生型病变占 79.27%,男女在病理分型轻重上无明显差异($P>0.05$)。

2. 中医辨证分型　按《中医病证诊疗常规》将 112 例患者分为 4 型,即肺脾气虚型、肝肾阴虚型、气阴两虚型与脾肾阳虚型。其中肺脾气虚型 48 例,占总数的 42.86%;肝肾阴虚型 23 例,占总数的 20.54%;气阴两虚型 26 例,占总数的 23.21%;脾肾阳虚型 15 例,占总数的 13.39%。由此看出,IgA 肾病的中医分型以肺脾气虚型最常见,这与 IgA 肾病患者多伴有反复上呼吸道感染有关。

(二) 研究方法与结果

所有患者均进行了肾活检。将肾活检的病理分型大致分为以增生为主与以硬化为主两型。112 例患者中,以增生为主者占 82%,以硬化为主者占 18%。这个结果与以往研究相符,即 IgA 肾病多以增生型表现为主,病理分型相对较轻。其中肺脾气虚型与气阴两虚型的病理表现以增生型为主,分别占 91.67% 与 92.31%,而硬化型分别占 8.33% 与 7.69%;肝肾阴虚型与脾肾阳虚型的病理分型相对较重,增生型分别占 69.57% 和 26.67%,而硬化型分别占 30.43% 与 73.33%。从本组观察结果可知,肺脾气虚型与气阴两虚型的病理分型较轻,以增生型病变为主;肝肾阴虚型相对病理分型较重,但仍以增生型为主;而脾肾阳虚型病理分型最重,以硬化型病变为主,这与此类患者多已出现一系列肾病并发症(高血压、大量蛋白尿、

肾功能减退）相符。

（三）讨论

我国 IgA 肾病在慢性肾小球肾炎中所占比例由以前的 30% 左右升至目前的 50% 左右，呈逐年上升趋势，是发展至终末期肾衰竭的主要病变之一。现代医学对其病因病机等方面的研究均有了一定的进展。目前的研究认为 IgA 肾病仍是一个以增生为主的慢性肾小球肾炎，但还有部分的 IgA 肾病病理分型较重，以硬化型为主，本研究结果与此相符。近年来人们开始重视对 IgA 肾病的治疗，应用激素、新型免疫抑制剂、抗凝、抗血小板聚集、促纤溶药物及转换酶抑制剂或受体拮抗剂等的治疗均取得了一定的疗效。

IgA 肾病属于中医学"尿血"范畴，众多医家对 IgA 肾病的辨证论治已积累了很多的经验，还有一部分学者已总结出自己的单方。但仍然缺少大样本的前瞻性研究来探询中医辨证治疗的规律。本研究采取的是前瞻性研究，对 112 例 IgA 肾病患者进行肾活检以及中医辨证分型，试图寻找 IgA 肾病可能的辨证规律。分析的结果表明，随着肾脏病理改变的加重，患者的中医证型由肺脾气虚型或气阴两虚型进而向肝肾阴虚型甚则脾肾阳虚型发展。

中医学认为肺主宣发，外合皮毛，主肃降，通调水道。肺气失宣，则卫表不固，易受外邪；通调失职则津液代谢失常，水泛肌肤，金不生水，殃及封藏，而使血尿、蛋白尿加重。古人云：肺金者，肾之水母，持之通调水道，下输膀胱也。肺有损伤，妄行之血若气逆上者，即为呕血矣，气不逆血，如之何不从水道下降于胞中，其热亦抵肾与膀胱可知也。脾属土，位居中焦，主运化，主统血。脾气虚，脾失健运，化源不足，肾失所养，封藏失职。脾气不足，脾失统血，尿血增多；脾阳虚，土不制水，则水湿不化，水津敷布失常，水湿停聚则见水肿。古人又云：脾土者，胜水之贼邪也，水津不布，则壅成湿热，陷下伤于水道，肾与膀胱俱受其害，害则阴络伤，伤则血散入胞中矣。肾主骨，生髓藏精，为先天之本，生命活动之根，主五液以维持体内水液平衡。肾不藏精，精气下泄是导致蛋白尿、血尿的直接病机。肝肾同源下焦，乙癸同源，大量精气外泄可导致肝血不足。因此，本研究的结论与中医学术思想中病变从上焦之肺发展至中焦之脾，终至下焦之肝肾相符。这对于将中医辨证与西医病理相结合来指导治疗起到了积极的推动作用。

二、Megsin 基因 E1 - 5′UTR 区 A267G 与免疫球蛋白 A 型肾病阴虚证的相关性

IgA 肾病（immunoglobulin A nephropathy，IgAN）是世界范围内最常见的原发性肾小球疾病，我国的患病率为 20%～47%。西医学的治疗以激素和免疫抑制剂为主，在取得一定疗效的同时不可避免地带来较大的副作用。中医药对本病的治疗具有一定的疗效，且副作用相对较小，已受到广大医师的关注与青睐。然而由于中医辨证施治受个人经验的制

约,证型客观化研究一直是中医界致力于解决的一个瓶颈问题。以往的研究发现,原发性 IgAN 患者中阴虚体质和阴虚证(气阴两虚证、肝肾阴虚证)占很大比例,且与系膜区增生相关。由于基因与患者的体质与表现的证型有很多的切合点,因此本研究试图从基因单核苷酸多态性(single nucleotide polymorphism, SNP)入手,研究区分 IgAN 阴虚证中气阴两虚证与肝肾阴虚证的微观物质基础。本研究所选择的 SNP 即 *megsin* 基因 E1 - 5′UTR 区 A267G,上海瑞金医院已证实其在 IgAN 患者与正常人群中的表达具有差异性,且 *megsin* 与 IgAN 系膜区增生密切相关。本研究则在此基础上比较此 SNP 在肝肾阴虚证与气阴两虚证之间的差异性。

(一)材料与方法

1. 临床资料   2005～2006 年就诊于上海中医药大学附属龙华医院肾内科门诊或病房的原发性 IgAN 患者 120 例,其中男性 54 例,女性 66 例。年龄(36.29±10.51)岁,其中男性(36.14±10.41)岁,女性(36.40±10.66)岁。血肌酐(87.12±30.75)μmol/L,其中男性(99.68±32.74)μmol/L,女性(77.66±25.57)μmol/L。尿素氮(5.69±1.90)mmol/L,其中男性(5.91±1.88)mmol/L,女性(5.53±1.92)mmol/L。24 小时尿蛋白定量(1.47±0.80)g,其中男性(1.43±0.82)g,女性(1.50±0.79)g。诊断标准:经肾活检结合临床表现诊断为原发性 IgAN。

2. 纳入标准   ① 签署知情同意书。② 经肾活检确诊为 IgAN。③ 年龄 18～65 岁,性别、民族不限。④ 肾脏病理为 Haas 氏 Ⅱ～Ⅳ级。⑤ 中医证型属于气阴两虚证或肝肾阴虚证。⑥ 新发病患者(发现即行肾活检明确诊断)且未经任何治疗。

3. 排除标准   继发性 IgAN,或伴新月体肾炎和小血管炎的患者。

4. 观察方法

(1)证型:根据临床症状进行中医辨证,参照《中药新药治疗慢性肾小球肾炎的临床研究指导原则》(2002 年)。

(2)检测方法:采用聚合酶链式反应(PCR)产物直接测序法对外周血 *megsin* 基因 E1 - 5′UTR 区 A267G 进行测序。

(3)主要试剂和仪器:PCR 扩增系统(大连 TaKaRa 公司);rTaqTM 酶系统;BIG dye terminator V3.1 测序试剂盒(美国 ABI Biosystem 公司);DNA Marker DL 2000(大连 TaKaRa 公司);GenElute TM Blood Genomic DNA Kit(美国 Sigma 公司,NA2010);ABI 373xl 自动测序仪(美国 ABI Biosystem 公司)。

(4)相关数据查询、分析的网站和软件:基因位置序列查询为 http://www.ncbi.nlm.nih.gov;测序相关软件:ABI Prism 3730 Data Collection、Sequencing Analysis 5.1 和 Chromas;序列差异比较软件:http://www.ebi.ac.uk/clustalw/index.html 网站 Clustal 软件。

5. 实验方法

(1)外周血白细胞 DNA 的制备(层析法):按 GenElute TM Blood Genomic DNA Kit 说明书步骤操作。

（2）候选基因 SNP 的 PCR 引物设计及合成：设计对应于该基因第一个外显子上游 120 bp 至下游 220 bp 区域序列的引物对，引物长度为 19~24 bp，G 或 C 碱基含量在 40%~60% 之间，变性温度 55~60℃，末端碱基以 G 或 C 为主，最终待测序片断长度一般小于 1 200 bp，以保证双向全长测序。设计的 PCR 引物需作为测序引物，引物应避免多聚体。引物为 SERPINB 7f（5′- CAACCACCTTAGTCAGATAC -3′）和 SERPINB 7r（5′- AAGCACATTTG TGTATGGTG -3′）。

（3）PCR 反应：采用 TaKaRa TaqTMPCR 系统，以各样本的总 DNA 为模板，使用引物对 SERPINB 7f/SERPINB 7r 进行 PCR，扩增出 *megsin* 基因的第 1 个外显子区域的双链 DNA 片段。

（4）DNA 片段的纯化和序列测定：对于 PCR 的产物，使用单向引物 SERPINB 7f，用 ABI 3730 自动测序系统（Applied Biosystems）进行序列测定。

（5）序列的比较分析：将这些序列靠近测序引物处的质量较低的部分去掉；根据测序获得的波形图（trace files），对每条序列进行仔细检查，对测序仪中读错的碱基加以修正；将测得的序列和数据库中已有正常人的该基因的序列放在一起，使用 Clustal X（1.81）软件进行多重序列比较。找出具有一定发生频率的 SNP 位点，根据 SNP 的位置，查看每条序列的波形图，确定每个样本在该 SNP 处的基因型，并分类、汇总和统计。

6. 统计学方法　对分类资料采用卡方检验及分层卡方检验，组间比较采用比数比（odds ratio，OR）分析，统计软件使用 SPSS 11.5。

（二）结果

1. *megsin* 基因 E1－5′UTR 区 A267G 测序结果　本研究对 120 例患者进行了 *megsin* 基因 E1－5′UTR 区 A267G 位点的测序，结果显示，GG 型 83 例，GA 型 34 例，AA 型 3 例。

2. *megsin* 基因 E1－5′UTR 区 A267G 位点与阴虚证的相关性　见表 4－6－1。120 例增生为主的原发性 IgAN 患者中气阴两虚证 72 例，肝肾阴虚证 48 例。经卡方检验，肝肾阴虚证和气阴两虚证在 *megsin* 基因 E1－5′UTR 区 A267G 不同 SNP 表型中分布的差异有统计学意义（P<0.01）。然后，进一步进行 OR 值计算的比较。由于已有研究证实 *megsin* 基因 E1－5′UTR 区 A267G 中 GA 和 AA 基因型是 IgAN 病情加重的危险因素之一，故将 GA 型与 AA 型合并。以 GG 型作为对照，得出肝肾阴虚证中出现 GA 型或 AA 型的概率是 GG 型的 9.800

表 4－6－1　不同中医证型间 *megsin* 基因 E1－5′UTR 区 3 个 SNP 的分布差异

中医证型	n	*megsin* 基因 E1－5′UTR 区 A267G 基因多态性			合计
		GA	AA	GG	
气阴两虚型	72	9（12.50%）	0（0.00%）	63（87.50%）	72（100%）
肝肾阴虚型	48	25（52.08%）	3（6.25%）	20（41.67%）	48（100%）
合计	120	34（28.33%）	3（2.50%）	83（69.17%）	120（100%）

倍[$OR=9.800$, 95%可信区(confidence interval, CI)3.969~24.199]。由此得出 GG 型
与 GA 型加 AA 型在原发性 IgAN 阴虚证(气阴两虚证、肝肾阴虚证)患者间分布的差异
有统计学意义,即 GA 型加 AA 型更易出现在肝肾阴虚证中,而 GG 型更易出现在气阴
两虚证中。

3. 不同性别之间的分布差异　见表4-6-2。考虑到不同性别可能会对统计结果产生
一定的影响,故进一步进行了不同性别之间的分层卡方检验。男性与女性中 GA、AA、GG 基
因型在中医证型分布的差异均有统计学意义($P<0.01$)。进一步进行 OR 值计算的比较。以
GG 型作为对照,将 GA 型与 AA 型合并,得出男性肝肾阴虚证中出现 GA 型或 AA 型的概率
是 GG 型的 8.400 倍($OR=8.400$, 95%CI 2.194~32.155);女性肝肾阴虚证中出现 GA 型或
AA 型的概率是 GG 型的 11.200 倍($OR=11.200$, 95%CI 3.288~38.152)。故由此得出不同
性别间 GG 型与 GA 加 AA 型在原发性 IgAN 阴虚证(气阴两虚证、肝肾阴虚证)患者间的分
布差异均具有统计学意义。

表 4-6-2　不同性别患者不同中医证型间 *megsin* 基因
E1-5′UTR 区 3 个 SNP 的分布差异

性别	中医证型	*megsin* 基因 E1-5′UTR 区 A267G 基因多态性			合　计
		GA	AA	GG	
男性					
	气阴两虚型	28(87.50%)	4(12.50%)	0(0.00%)	32(100%)
	肝肾阴虚型	10(45.45%)	11(50.00%)	1(4.55%)	22(100%)
	合计	38(70.37%)	15(27.78%)	1(1.85%)	54(100%)
女性					
	气阴两虚型	35(87.50%)	5(12.50%)	0(0.00%)	40(100%)
	肝肾阴虚型	10(38.46%)	14(53.85%)	2(7.69%)	26(100%)
	合计	45(68.18%)	19(28.79%)	2(3.03%)	66(100%)

4. 不同年龄层次之间的分布差异　见表4-6-3。为排除不同年龄层次对于结果的干
扰,进行了同一年龄层次的分层卡方检验。不同年龄分层中 GA、AA、GG 基因型在中医证型
的分布差异均有统计学意义($P<0.01$)。进一步进行 OR 值计算的比较。以 GG 组作为对
照,将 GA 型与 AA 型合并,得出<35 岁患者肝肾阴虚证中出现 GA 型或 AA 型的概率是 GG
型的 8.267 倍($OR=8.267$, 95%CI 2.298~29.741);≥35 岁患者肝肾阴虚证中出现 GA 型或
AA 型的概率是 GG 型的 11.636 倍($OR=11.636$, 95%CI 3.196~42.365)。故由此得出不同
年龄分层间 GG 型与 GA 加 AA 型在原发性 IgAN 阴虚证(气阴两虚证、肝肾阴虚证)患者间
的分布差异均具有统计学意义。

表 4 - 6 - 3　不同年龄患者不同中医证型间 megsin 基因
E1 - 5′UTR 区 3 个 SNP 的分布差异

| 年龄 | 中医证型 | megsin 基因 E1 - 5′UTR 区 A267G 基因多态性 | | | 合　计 |
		GA	AA	GG	
<35 岁					
	气阴两虚型	31(86.11%)	5(13.89%)	0(0.00%)	36(100%)
	肝肾阴虚型	9(42.86%)	10(47.62%)	2(9.52%)	21(100%)
	合计	40(70.18%)	15(26.32%)	2(3.50%)	57(100%)
≥35 岁					
	气阴两虚型	32(88.89%)	4(11.11%)	0(0.00%)	36(100%)
	肝肾阴虚型	11(40.74%)	15(55.56%)	1(3.70%)	27(100%)
	合计	43(68.25%)	19(30.16%)	1(1.59%)	63(100%)

（三）讨论

中医证候是病邪对机体的影响及机体对病邪的反映这两者之间相互作用后产生的一种病理状态。不同的个体患同一种疾病时，所表现的证具有个体差异性，而且同一患者在患病的不同阶段所表现的证也是不同的。考虑到疾病发展至后期影响证候的因素颇多，故本次研究侧重于疾病早期阶段，即不同个体在患 IgAN 时，最初所表现出来的证型差异的内在因素。证不仅与致病因素的性质、强弱有关，也与患者个体的体质因素有关。体质是中医证型的物质基础之一，又与遗传因素密切相关。而疾病最初所表现出的证型往往与患者的体质最为相关。基因组学认为基因表达的差异及基因序列的多态性决定了个体的差异。由于基因的研究忽略了器官组织的解剖定位，强调的是生物化学的某一环节的改变和疾病过程的内在联系，所以基因与中医体质、证型有很多的切合点。本研究初步探讨 megsin 基因 E1 - 5′UTR 区 A267G 位点与 IgAN 患者疾病最初的阴虚证的相关性。

本研究选择 megsin 基因，首先是由于 megsin 基因的编码产物 megsin 特异性地沉积于系膜区，研究表明其与 IgA 系膜区增生密切相关，是 IgAN 的重要候选基因之一。其次，本实验选择了气阴两虚证和肝肾阴虚证为研究对象，以往多中心、随机对照试验的研究结果提示这两个证型在肾脏病理中主要对应于增生型。

megsin 基因 E1 - 5′UTR 区 A267G 是该基因的一个 SNP，此 SNP 的不同表型将会影响 megsin 蛋白水平的表达量。本实验在上海瑞金医院已证实 megsin 基因 E1 - 5′UTR 区 A267G 中 GA 和 AA 基因型是 IgAN 病情加重的危险因素之一的基础上，首先发现 megsin 基因 E1 - 5′UTR 区 A267G 中 GG 型在气阴两虚证中所占的比例较高，而 AA 型与 GA 型在肝肾阴虚证中所占的比例较高。这样的结果提示 megsin 基因 E1 - 5′UTR 区 A267G 可能可以作为区分原发性 IgAN 气阴两虚证和肝肾阴虚证的物质基础之一。在进一步对不同性别

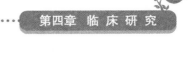

（男、女）和不同年龄（<35 岁、≥35 岁）患者阴虚证与 *megsin* 基因 E1 - 5′UTR 区 A267G 相关性研究中得出了相同的结论。因此，本研究对提高 IgAN 阴虚证的辨证准确率有一定的参考意义。

第七节　金蝉补肾汤治疗慢性间质性肾炎的临床观察

慢性间质性肾炎是由不同病因引起的一系列慢性间质炎症性反应,往往同时伴有不同程度的肾小管损害。细胞外基质(ECM)在间质的沉积是形成纤维化的病理学基础。近年来研究发现,肾间质纤维化是各种肾脏疾病发展至慢性肾功能衰竭的共同途径,其主要病理特征表现为肾间质成纤维细胞的增生和细胞外基质的过度积聚。间质小管病变的轻重取决于纤维化的程度及病变小管的数量。故慢性间质性肾炎治疗的目的在于控制炎症反应,补肾活血,防止纤维化的发生。

金蝉补肾汤是陈以平在长期临床治疗慢性间质性肾炎过程中探索总结形成的经验方,成为临床常用的协定处方。本研究通过金蝉补肾汤的临床疗效观察,探索其对慢性间质性肾炎的作用机制。

一、材料与方法

1. 纳入病例标准

(1)西医临床诊断标准:参照《肾脏病学》关于慢性间质性肾炎的临床诊断标准。① 病史:肾毒性药物(如含马兜铃的中药、镇痛药等)使用史,或长期痛风、肾盂肾炎发作史等。② 临床表现:多无水肿、高血压等表现,而有肾小管酸中毒(如多尿、肌无力等)、肾浓缩功能减退(如多尿、夜尿增多等)等表现为主,尿蛋白少量。③ 实验室检查:肾浓缩功能减退(尿比重、尿渗透压下降等)、肾小管酸中毒(低血钾、代谢性酸中毒、低钙等)、尿蛋白电泳以肾小管型蛋白尿为主。④ 肾穿刺病理:肾间质-小管病变为主。

(2)中医辨证标准:参照《中医证候鉴别诊断学》,符合脾肾两虚和气滞血瘀型的辨证标准。

2. 临床资料　选择2004年1月~12月来上海龙华医院肾科门诊或住院的患者共72例,其中有4例经肾活检明确诊断为"马兜铃酸肾病-间质性肾炎",其余病例均临床诊断为"慢性间质性肾炎"(明确有痛风性肾病、慢性肾盂肾炎、马兜铃酸肾病等原发病史)。全部患者均有慢性肾功能衰竭,且血肌酐<300 μmol/L。

3. 分组　按随机数字表分为两组:治疗组 36 例,其中男性 17 例,女性 19 例;年龄 20 岁~ 83 岁,平均(47.8±5.4)岁;原发病为马兜铃酸肾病 16 例,痛风性肾病 6 例,慢性肾盂肾炎 14 例;病程平均(7.8±3.6)年,其中 5 年以上 5 例。对照组 36 例,其中男性 16 例,女性 20 例;年龄 14~84 岁,平均(50.1±4.4)岁;原发病为马兜铃酸肾病 10 例,痛风性肾病 6 例,慢性肾盂肾炎 20 例;病程平均(6.2±2.8)年,其中 5 年以上 6 例。两组患者在血压、尿血钾、尿糖、尿 pH 等方面均无明显差异,具有可比性。

4. 治疗方法　两组治疗前 2 周均开始低蛋白饮食。治疗组:服用金蝉补肾汤(由黄芪、山茱萸、黄精、蝉花、莪术等组成)煎剂,200 ml/次,每日 2 次。对照组:服用氯沙坦钾(杭州默沙东制药有限公司生产)50 mg/次,每日 1 次;保肾康(成都亨达利药厂生产)3 粒/次,每日 3 次。两组均治疗 3 个月。

5. 观察指标

(1)临床症状:观察患者面浮肢肿、面色萎黄、少气乏力、畏寒肢冷、腰酸腿软、足跟疼痛、腰部疼痛、夜尿增多、纳呆或便溏等临床症状。

(2)检测指标:检测治疗前后肾功能,血、尿 β2-M,血、尿 THP,尿渗透压,24 小时尿蛋白定量,尿蛋白电泳,tpA/PAI,6-K-PGF1α,TXB$_2$。

6. 统计学方法　全部数据采用 SPSS11.0 统计软件进行处理,计量资料用 $\bar{x}\pm s$ 表示,两组间比较用 t 检验,计数资料采用 χ^2 检验,$P<0.05$ 为有统计学意义。

二、结果

1. 治疗前后 24 h 尿蛋白定量及尿渗透压比较　见表 4-7-1。

表 4-7-1　两组治疗前后 24 小时尿蛋白定量及尿渗透压比较($n=36$, $\bar{x}\pm s$)

组　别	分　期	24 小时尿蛋白(g/24 小时)	尿渗透压(mOsm/kg·H$_2$O)
治疗组	治疗前	0.48±0.08	392.17±29.27
	治疗后	0.29±0.07 *△	433.17±19.08 *
对照组	治疗前	0.42±0.04	408.27±32.71
	治疗后	0.31±0.04 *	420.17±16.30

注:与治疗前比较,* $P<0.05$;与对照组治疗后比较,△ $P<0.05$。

2. 治疗前后血常规、肾功能及电解质比较　见表 4-7-2 和表 4-7-3。

表 4-7-2　两组治疗前后血常规比较($n=36$，$\bar{x}\pm s$)

组　别	分　期	红细胞 ($\times10^{12}$/L)	血红蛋白 （g/L）	红细胞压积 （%）	血小板 ($\times10^9$/L）
治疗组	治疗前	3.43±0.18	106.19±5.07	33.24±1.89	183.38±13.88
	治疗后	3.89±0.18 **	113.30±5.23 **	34.28±1.69	178.62±9.11
对照组	治疗前	3.65±0.19	110.35±8.72	33.59±1.50	182.57±13.32
	治疗后	3.78±0.20	107.98±8.20	33.84±1.38	162.76±9.70

注：与治疗前比较，* $P<0.05$，** $P<0.01$。

表 4-7-3　两组治疗前后肾功能及电解质比较($n=36$，$\bar{x}\pm s$)

组　别	分　期	血肌酐 （μmol/L）	血尿素氮 （mmol/L）	尿酸 （μmol/L）	CO_2-CP （mmol/L）
治疗组	治疗前	205.38±34	8.98±1.41	425.13±29.93	21.76±0.74
	治疗后	158.331±6.99 **△	8.07±1.16 **	413.89±17.47	22.83±0.90
对照组	治疗前	208.11±34.31	8.85±1.20	429.75±35.46	22.59±0.93
	治疗后	198.83±16.90	8.08±1.08	403.64±23.96	24.46±1.00 **

注：与治疗前比较，** $P<0.01$；与对照组比较，△△ $P<0.01$。

3. 两组治疗前后肾小管指标比较　见表 4-7-4。

表 4-7-4　两组治疗前后肾小管各项指标比较($n=36$，$\bar{x}\pm s$)

组　别	分　期	血 β2-M （mg/L）	尿 β2-M （ng/ml）	血 THP （mg/L）	尿 THP （mg/24 小时）
治疗组	治疗前	5.34±0.65	1.96±0.46	235.26±24.17	29.81±0.04
	治疗后	4.90±0.63	1.39±0.36 *	241.14±24.78	33.05±0.03
对照组	治疗前	4.76±0.48	1.99±0.36	236.89±22.98	25.39±0.04
	治疗后	3.30±0.58 ***	1.05±0.36 ***	267.22±14.78	26.05±0.05

组　别	分　期	t-PA （U/ml）	PAI （AU/ml）	6-K-PGE1 （pg/ml）	TXB_2 （pg/ml）
治疗组	治疗前	0.15±0.01	0.65±0.03	70.90±11.82	169.3±4.71
	治疗后	0.25±0.02 *	0.25±0.05 *	84.25±11.00 *	154.66±5.03
对照组	治疗前	0.19±0.01	0.68±0.01	76.72±4.34	171.84±3.91
	治疗后	0.28±0.02 **	0.56±0.02 ***	80.05±2.85	165.12±3.29

注：与治疗前比较，* $P<0.05$，** $P<0.01$，*** $P<0.001$。

三、讨论

慢性间质性肾炎是一组以肾间质广泛纤维化、肾小管萎缩、坏死,间质少量单核细胞浸润为病理特征的疾病。由于原发疾病不同,其临床表现各异,但肾脏病表现基本一致。表现为肾小管功能障碍,包括尿浓缩稀释功能障碍,尿酸化功能障碍,失钠及肾性贫血等。疾病的后期表现为慢性进行性肾功能衰竭。近年来研究发现,肾间质纤维化(RIF)是各种肾脏疾病发展至慢性肾功能衰竭的共同途径,其主要病理特征表现为肾间质成纤维细胞的增生和细胞外基质(ECM)的过度积聚。肾间质微血管主要是指源于出球小动脉并分布于肾小管周围的毛细血管网,即肾小管周围毛细血管(peritubular capillaries,PTC)。据报道,肾间质纤维化与PTC进行性减少密切相关。虽然,西医学抗肾间质纤维化治疗已取得了长足的发展,但其治疗效果尚不理想。

有研究发现,ACEI能延缓毛细血管减少及改善肾间质纤维化,而且AngⅡ能强力抑制mTAL的vEGF表达,从理论上,为ACEI提供了一个新的肾保护机制。虽然国外研究最多的是给予ACEI来治疗,降低蛋白尿,阻止肾小管间质纤维化,但实践证明,抗肾小球硬化,减少ECM过度堆积从而达到抗肾间质纤维化的效果并不理想,故临床上未广泛应用。而氯沙坦钾是一种口服的血管紧张素Ⅱ受体,AT1型拮抗剂,国外动物实验已证实,其能减少肾炎多种因子如TGF等的产生,减少ECM沉积,防止肾硬化,延缓肾功能衰竭。又有实验研究证实,氯沙坦钾可减少蛋白尿,导致系膜细胞增殖及显著减少肾小球硬化及动脉和小动脉壁厚度,并使肾小管间质病变减轻。所以,在保护肾脏方面,氯沙坦钾作为全球第1个全新类型的血管紧张素Ⅱ受体拮抗剂较ACEI更有益处。中药保肾康其主要成分为川芎嗪,川芎是临床常用的活血化瘀药物,经实验研究证实,其有效成分川芎嗪能够抑制肾损伤状态下成纤维细胞的转化,使肌成纤维细胞的表达减少,从而抑制了肾脏间质纤维化的形成和发展。

陈师在长期的临床实践中始终在探索寻求有效的中药治疗途径。陈氏在临床治疗间质性肾炎过程中总结形成了经验方金蝉补肾汤,在本课题的预初实验中,已经过动物实验数据表明该方在改善肾功能、肾组织病理改变方面有一定疗效。经实验研究,tpA/PAI、血AngⅡ、6-K-PGF1α、TXB₂等指标的变化均与肾间质微血管病变密切相关,而肾间质微血管病变造成的肾小管间质慢性缺氧性损伤是肾间质纤维化发病机制之一。本次通过临床疗效观察,可见金蝉补肾汤能使患者24小时尿蛋白定量下降,尿渗透压提高;血红蛋白升高;肾功能明显好转(肌酐、尿素氮均明显下降);明显降低尿β₂M及升高6-K-PGF1α。从而证实了其疗效的确切性,由此可以推测金蝉补肾汤对肾间质纤维化的作用机制。对照组予氯沙坦钾与中药保肾康服用,治疗前后相关指标检测比较可见:患者24小时尿蛋白定量下降,检测肾小管功能的相关指标,以血、尿β₂M降低及tpA/PAI升高尤其显著。但尿渗透压无明显提高;血红蛋白降低;肾功能未见明显好转。治疗组与对照组在用药前后检测相关指标的统计说明,治疗组与对照组的作用相当,也相应证实了治疗组具有对照组药物相类似的作用机制,同时在某些指标方面结果更胜一筹。

慢性间质性肾炎的中医辨证以脾肾两虚型多见,脾虚则气血生化乏源,水湿运化失司;肾虚则不能生化精血,气化功能障碍,水液代谢失常,由此,湿浊内蕴,日久气机不畅,血行受阻,气滞血瘀,瘀阻络脉。金蝉补肾汤中药成分由黄芪、山茱萸、黄精、莪术、蝉花等组成,组方配伍,共奏健脾补肾,活血化瘀之功。根据近代动物实验及临床观察对中药药理的分析研究报道均证实了以上中药有效组分对肾脏纤维化的作用。黄芪具有补益脾肾、益气升阳、行气利水等功效,现代药理研究证实,它可通过提高血浆蛋白水平,调节脂质代谢,促进水钠排泄,改善高凝状态,减轻肾损害,保护肾功能来治疗肾病。同时,黄芪通过抑制 TGF - β 的过度表达,防止肾脏纤维化。蝉花是我国古代早已应用的中药,是虫与菌的复合体,也是一种有价值的药用真菌。近年的药理药化实验证明蝉花含丰富的蛋白质、氨基酸、真菌多糖及其他生理活性物质。临床研究表明蝉花具有降低血、尿肌酐,提高内生肌酐清除率,改善血清蛋白含量,减少尿蛋白的排出等功能,因此,对早、中期肾功能衰竭疗效确切。经进一步证实蝉花对肾间质小管病变有较好疗效,能保护肾小管细胞 Na^+, K^+-ATP 酶,减轻细胞溶酶体和细胞脂质过氧化损伤,改善肾血流动力学,减轻内皮细胞损伤和血液凝固性,故认为能改善肾功能。莪术性温,味辛苦,具有破血行气,消积止痛的功效,实验表明,莪术可以降低大鼠肾小球透明变性及硬化百分率,改善肾功能。莪术减轻大鼠肾小球硬化作用机制可能与其扩张血管,改善高凝状态,促进细胞外基质(ECM)降解,减少 $CD8^+T$ 细胞浸润和影响TGF - β 等细胞因子产生,防止或减少 ECM 积聚,防止肾间质的纤维化。山茱萸、黄精等均有抗氧化、抗炎、免疫调节等作用,对间质性肾炎抗纤维化也起到一定药理作用。

综上所述,金蝉补肾汤能够阻止肾间质损伤,延缓肾功能减退,它具有潜在的抗肾脏间质纤维化的临床价值,其作用机制可能与保护肾间质微血管而减少肾小管间质慢性损伤相关,但是该组方的作用途径还有待于动物实验的进一步证实。

第八节　蝉花治疗慢性肾衰的实验研究

一、临床研究

(一) 研究对象

以 1995 年 2 月~2000 年 12 月在上海龙华医院肾科门诊就诊的慢性肾功能衰竭 I 、II 期的患者为研究对象。临床共收集患者 130 例,其中原发性肾小球肾炎 74 例,高血压性肾病 8 例,糖尿病性肾病 21 例,慢性肾盂肾炎 11 例,狼疮性肾炎 6 例,痛风性肾炎 8 例,多囊肾 2 例,全部病例随机分为蝉花组(治疗组)和虫草组(对照组),两组患者一般情况经 t 检验,无显著性差异,具有可比性。

(二) 分组及用药

两组患者在原来治疗的基础上(其中药原方不变),分别加入蝉花和百令胶囊治疗。

治疗组:蝉花每日 12 g,加入汤药中,煎煮 30 分钟,分两次口服。

对照组:汤药煎煮 30 分钟,分两次口服,加服百令胶囊,8 粒,每日 3 次。

两组患者疗程均为 2 个月。

(三) 肾功能的变化

两组患者在治疗以后血清血肌酐、血尿素氮比治疗前均有明显下降($P<0.01$)。在降低血肌酐上两组之间无明显差异($P>0.05$),但在降低血尿素氮上两组之间有显著差异($P<0.05$),见表 4 - 8 - 1。

表 4 - 8 - 1　治疗前后血肌酐,血尿素氮变化情况($\bar{x}±s$)

组　别	治疗组($n=68$)		对照组($n=62$)	
	治疗前	治疗后	治疗前	治疗后
血肌酐(μmol/L)	221.78±120.62*	178.23±120.22▲*	219.02±113.17	164.35±115.34▲
血尿素氮(mmol/L)	10.31±4.74*	8.27±3.82▲	11.36±4.36	8.06±4.15▲

注:* 与对照组相比 $P>0.05$,▲与治疗前相比 $P<0.05$。

(四) 血红蛋白、红细胞压积的变化

观察患者治疗后血红蛋白、红细胞压积都有明显升高,显示两组患者均能改善患者贫血

341

状况,在升高血红蛋白上,两组无显著性差异($P>0.05$),而在升高红细胞压积上虫草较蝉花明显($P<0.05$),见表$4-8-2$。

表$4-8-2$ 治疗前后血红蛋白,红细胞压积变化情况($\bar{x}\pm s$)

组 别	治疗组($n=68$)		对照组($n=62$)	
	治疗前	治疗后	治疗前	治疗后
血红蛋白(g/L)	105.42±16.13*	126.26±19.41▲*	101.93±16.71	125.28±15.31▲*
红细胞压积(%)	26.61±5.21*	32.28±5.83▲	25.94±6.24	33.65±5.36▲

注:* 与对照组相比 $P>0.05$,▲与治疗前相比 $P<0.05$。

二、蝉花对 5/6 肾大部切除致慢性肾衰大鼠肾功能的影响

(一)方法

采用二步切除法 5/6 肾大部切除致慢性肾衰大鼠模型蝉花按人的剂量的 20 倍煎汤后给大鼠灌胃,疗程 2 个月。对照组为人工虫草菌丝按人的剂量的 20 倍煎汤后给大鼠灌胃,疗程 2 个月。

(二)治疗后肾功能的比较

观察治疗后肾功能的变化,对照组血肌酐、血尿素氮升高最为明显,其次为蝉花组与虫草组蝉花与虫草两组与对照组相比均有显著性差异。在血肌酐上两组之间无明显差异($P>0.05$),但在血尿素氮上两组之间存在明显差异($P<0.05$),虫草组明显低于蝉花组,见表$4-8-3$。

表$4-8-3$ 治疗后 CRF 大鼠血肌酐、血尿素氮的比较($\bar{x}\pm s$)

组 别	n	血肌酐(μmol/L)	血尿素氮(mmol/L)
正常组	8	56.38±1.38	9.43±0.47
对照组	7	290.67±44.19	79.23±16.28
蝉花组	8	154.80±46.78▲◇	45.10±5.96*▲▲
虫草组	8	115.00±11.59▲	29.42±5.42▲

注:▲与对照组对比 $P<0.005$,*与对照组对比 $P<0.05$,◇与虫草组对比 $P>0.05$,▲▲与虫草组对比 $P<0.05$。

(三)治疗后血红蛋白与红细胞压积的比较

观察治疗后 CRF 大鼠的血红蛋白与红细胞压积蝉花组与虫草组均有不同程度的升高,两组与对照组相比,都有显著性差异。在升高血红蛋白上,两组之间无明显差别($P>0.05$),而在升高红细胞压积上,虫草组红细胞压积较蝉花组明显($P<0.01$),见表$4-8-4$。

表 4-8-4　治疗后 CRF 大鼠血红蛋白、红细胞压积的比较（$\bar{x}\pm s$）

组　别	n	血红蛋白（g/L）	红细胞压积（%）
正常组	8	151.60±4.62	43.35±5.63
对照组	7	80.50±10.15	27.50±4.07
蝉花组	8	129.80±7.89 *◇	34.21±5.49 *▲▲
虫草组	8	137.25±5.41 *	40.80±4.18 ▲

注：▲与对照组对比 $P<0.001$，*与对照组对比 $P<0.01$，◇与虫草组对比 $P>0.05$，▲▲与虫草组对比 $P<0.01$。

三、人工培养蝉花菌丝延缓慢性肾功能衰竭的作用机制研究

1. 人工培养蝉花菌丝的生产　分离蝉拟青霉，以不同培养剂、不同培养条件的研究。（略）

2. 固体培养人工蝉花菌丝对 5/6 肾大部切除致慢性肾衰大鼠肾功能的影响

（1）方法：造模和给药方法蝉花菌丝按人的剂量的 20 倍煎汤后给大鼠灌胃，对照组为人工虫草菌丝，疗程同上。

（2）各组大鼠肾重/体重、平均肾小球面积、24 小时尿蛋白、肾功能、白蛋白测定结果：模型组大鼠的肾重明显增加，而体重显著下降，致肾重/体重比值超过假手术组、平均肾小球面积也明显大于假手术组，其差异有显著性意义（$P<0.01$ 或 $P<0.05$）；蝉花菌丝组和氯沙坦钾组大鼠肾重/体重比值、平均肾小球面积均明显低于模型组大鼠，24 小时尿蛋白定量明显减少（$P<0.01$ 或 $P<0.05$），尿素氮和血肌酐得到改善，其差异有统计学意义（$P<0.05$），见表 4-8-5。

表 4-8-5　各组大鼠体重、肾重/体重、平均肾小球面积、
24 小时尿蛋白定量比较表（$\bar{x}\pm s$）

组　别	例数	体重（g）	肾重/体重（×10⁻³）	尿素氮（mmol/L）	血肌酐（mmol/L）	24 小时尿蛋白定量（mg/24 小时）
假手术组	6	387±17.47	3.752±0.413	7.91±0.79	39.15±2.05	9.06±4.22
模型组	8	321.25±17.76	6.026±0.680	21.50±6.13	109.99±37.76	26.40±7.11
蝉花菌丝组	12	374.83±22.52 ***	4.273±0.507 ***	14.54±2.58 **	68.71±12.45 **	16.98±3.52 ***
氯沙坦钾组	10	343.60±15.65 *	4.679±0.810 ***	16.46±2.07 *	74.86±8.09 *	19.26±6.14 *

注：***与模型组比较 $P<0.001$；**与模型组比较 $P<0.01$；*与模型组比较 $P<0.05$。

（3）大鼠尾动脉血压测定结果：模型组大鼠第 1、14、28、42 日尾动脉血压明显高于假手术组大鼠，其差异有显著性意义（$P<0.01$）；蝉花菌丝组大鼠在第 14 日之前的尾动脉血压逐渐

上升,但低于模型组大鼠,其差异有统计学意义($P<0.05$);在第 14 日后其尾动脉压较稳定,但模型组大鼠的尾动脉压仍高于蝉花菌丝组,其差异有统计学意义($P<0.05$)。氯沙坦钾组大鼠在第 14 日前尾动脉血压稍有上升,但低于模型组大鼠($P<0.05$),第 14 日后尾动脉血压逐渐下降,第 42 日尾动脉血压明显低于模型组($P<0.01$),与假手术组比较无统计学意义($P>0.05$),见表 4-8-6。

表 4-8-6　各组大鼠尾动脉血压检测指标($\bar{x}\pm s$)

日　数	假手术组	模　型　组	蝉花菌丝组	氯沙坦钾组
第 1 日	95.00±4.90	103.75±5.83	102.58±7.59	101.33±6.08
第 14 日	93.50±2.74	128.50±8.20	116.67±8.67[b*]	111.91±5.34[b**]
第 28 日	97.00±2.83	128.89±7.42	120.67±9.13[b]	110.80±5.59[b***c]
第 42 日	96.00±4.86	126.63±6.57	119.50±6.04[b]	103.30±6.46[ab***c]

注:a:与假手术组比较 $P>0.05$;b:与模型组比较 $P<0.05$;b*:与模型组比较 $P<0.01$;b**:与模型组比较 $P<0.001$,c:与蝉花菌丝组比较 $P<0.05$。

(4)肾小球组织病理学改变:造模组大鼠与假手术组大鼠相比出现较明显的系膜细胞增生,部分肾小球节段硬化的病理表现。模型组大鼠病理损伤较蝉花菌丝组和氯沙坦钾组严重,系膜细胞增殖明显,系膜增宽,部分肾小球出现节段硬化,甚至毛玻璃样病变和全球硬化,其差异十分显著($P<0.01$);蝉花菌丝组同氯沙坦钾组大鼠相比,肾组织病理损伤无差异($P>0.05$),见表 4-8-7(照片略)。

表 4-8-7　各组大鼠肾组织病理损伤的比较($\bar{x}\pm s$)

组　别	例数	百分率(%)
假手术组	6	1.040±0.637[#]
模型组	8	31.270±3.696
蝉花菌丝组	12	23.317±2.553[***]
氯沙坦钾组	10	26.236±1.621[**▲▲]

注:#:与各组比较 $P<0.001$;**:与模型组比较 $P<0.01$;***:与模型组比较 $P<0.001$;▲▲:与蝉花菌丝组比较 $P<0.01$。

(5)肾小球中 u-PA 和 PAI-1mRNA 的表达:原位杂交结果表明 u-PA 和 PAI-1 mRNA 主要表达定位在肾小球系膜区、毛细血管襻和部分肾小球脏层上皮细胞,假手术组肾小球仅有弱阳性表达,模型组大鼠 u-PA 和 PAI-1 mRNA 的表达强于假手术组,其差异有显著性意义($P<0.01$);蝉花菌丝组和氯沙坦钾组大鼠的 u-PA mRNA 的表达高于模型组或明显高于模型组($P<0.05$ 或 $P<0.01$),而 PAI-1 mRNA 的表达弱于模型组大鼠($P<0.05$),见表 4-8-8(照片略)。

（6）肾小球 u－PA、PAI－1 和 Col－Ⅳ免疫组化染色：造模组大鼠 u－PA 和 PAI－1 的表达强于或明显强于假手术组，其差异有显著性意义（$P<0.05$ 或 $P<0.01$）。蝉花菌丝组和氯沙坦钾组大鼠 u－PA 的表达明显高于模型组大鼠（$P<0.001$），而 PAI－1 的表达明显弱于模型组大鼠（$P<0.001$）。Col－Ⅳ的在造模型组大鼠肾小球内呈强阳性表达，其与假手术组比较差异显著（$P<0.01$）。模型组大鼠肾小球内 Col－Ⅳ的表达明显强于蝉花菌丝组和氯沙坦钾组大鼠（$P<0.01$）蝉花菌丝组和氯沙坦钾组肾小球内 Col－Ⅳ的表达无明显差异（$P>0.05$），见表 4－8－8（照片略）。

表 4－8－8　各组大鼠免疫组化和原位杂交平均阳性面积的比较（$\bar{x}\pm s$）

组　别	免 疫 组 化			原 位 杂 交	
	PAI－1	u－PA	Col－Ⅳ	PAI－1mRNA	u－PAmRNA
假手术组	13.70±7.03	16.88±7.05	12.73±7.49	8.22±4.76	9.30±5.63
模型组	33.39±12.26[a]	21.92±12.08[△]	36.42±13.33[a]	12.90±8.41[a]	13.62±10.78[a]
蝉花菌丝组	19.44±7.87[a, b**]	35.93±12.71[a, b**]	25.09±8.79[a, b**]	9.28±5.90[a, b]	20.15±13.21[a, b]
氯沙坦钾组	20.74±8.06[a, b**]	34.17±10.57[a, b**]	28.30±10.84[a, b*]	9.72±5.95[a, b]	20.92±9.59[a, b*]

注：▲：与假手术组比较 $P<0.05$；a：与假手术组比较 $P<0.01$；b：与模型组比较 $P<0.05$；b＊：与模型组比较 $P<0.01$；b＊＊：与模型组比较 $P<0.001$。

四、讨论

1. 中医学对蝉花的认识　蝉花是我国传统的名贵中药材，《本草图经》说："今蜀中有一种蝉，其蜕壳上有一角，如花冠状，谓之蝉花。西人有赍至都下者，医工云，入药最奇。"

蝉花原植物为蝉棒束孢菌，孢梗束丛生，由蝉幼虫的前端发出，新鲜时呈白色，高 1.5～6 cm，柄分支或不分支，粗 1～2 mm，有时基部连接，顶部分支并有粉末状分生孢子，分生孢子长方卵形，两端稍尖，（6～9）μm×（2～2.5）μm，往往含有 2 个油滴。一般在 6～8 月间采集，自土中挖出，去掉泥土，晒干。入药蝉花为带菌的干燥虫体。虫体长椭圆形，微弯曲，长约 3 cm，径 1～1.4 cm，形似蝉蜕，头部有数枚灰黑色或灰白色的孢梗束，长条形或卷曲，或有分支，长 2～5 cm，质脆易断。虫体表面棕黄色，大部为灰白色菌丝所包被。折断后，可见虫体内充满粉白色或类白色松软物质，气微香。以具孢梗束、个大、完整、肉白、气香者为佳。产于浙江、四川、云南、江苏等地。关于其炮制方法，《雷公炮制论》中记载："凡使（蝉花），要白花全者。收得后于屋檐下悬干，去甲、土后，用浆水煮一日，至夜焙干，研细用之。"蝉花性味干寒无毒，宋代唐慎微，《证类本草》上记载蝉花能解痉散风热，治疗小儿惊风、夜啼、痰疾、心悸之功效。明代李时珍在《本草纲目》中已讲到蝉花可治疗"小儿吊天，惊痫瘈疭，夜啼心悸，功同蝉蜕，又止疟。"

2. 蝉花的现代药理研究及立题意义 蝉花(*Isaria cicadae Miq*)又称金蝉花、虫花。是一些蝉的土栖若虫受到蝉拟青霉(paecilomgces cicadea)等真菌寄生的产物。根据现代药理研究蝉花含有肝糖、虫草酸、多种氨基酸、D-甘露醇、多种生物碱及麦角甾醇等有效物质,具抗肿瘤和调节免疫作用,较强的抗辐射现象及明显的镇痛、镇静、解热等功效。蝉花与冬虫夏草同属真菌,两者只是寄主不同,其多糖成分及虫草酸含量较近。冬虫夏草是我国名贵传统的强壮滋补药材,具有益肾补肺之功效,并可增强机体免疫功能。

3. 蝉花菌丝对肾小球病变的保护作用及可能机制 我们观察到,慢性肾功能衰竭大鼠在服用蝉花菌丝6周后,能明显改善大鼠的肾功能,降低血肌酐和血尿素氮水平,减少24小时尿蛋白量,大鼠肾重/体重值明显下降,改善大鼠尾动脉压,并可能通过减轻残余肾组织的代偿性肥大,减少肾小球的高灌注,来减轻残余肾功能的进一步损害,这与我们以往实验结果类似。我们进一步研究发现,大鼠用蝉花菌丝治疗6周后血压逐渐稳定,较模型组大鼠差异显著($P<0.05$)。病理检测发现蝉花菌丝具有减少系膜细胞增生,明显减少肾小球内Col-Ⅳ的表达,减轻肾组织损伤的作用;PAI-1mRNA可能有系膜细胞合成,并分泌到基质中,使ECM的降解减少,从而促进了肾小球的硬化。肾小球毛细血管襻、系膜区、部分肾小球上皮细胞上存在着u-PAmRNA的表达,并且主要是以毛细血管襻上的表达最为明显;蝉花菌丝可能具有下调PAI-1mRNA和蛋白表达,使肾小球毛细血管襻上u-PAmRNA和蛋白的表达增高,从而有利于发挥对ECM的降解作用,延缓了肾小球硬化的进程。

4. 蝉花与虫草的区别 上述研究结果表明蝉花与虫草均有延缓慢性肾衰的作用,但中医以往认为蝉花性凉与虫草的性温是有不同的,我们在临床上也观察到一部分慢性肾衰伴有小管功能不全的患者经蝉花治疗后小管功能得到好转,这是用虫草的患者所没有观察到的。此外因两者性味不同,如两者合用会对慢性肾衰起到协同或拮抗的作用还有待研究。

第九节　补肾生血颗粒剂对肾性
贫血的治疗研究

肾脏纤维化是各种慢性肾脏疾病的共同归属,是引起慢性肾功能衰竭的主要原因,肾脏纤维化包括肾小球硬化和肾小管间质纤维化。现已证实肾脏纤维化主要是肾脏受损后,浸润的炎症细胞(T细胞和巨噬细胞)和肾脏固有细胞(系膜细胞、肾小管上皮细胞、肾脏成纤维细胞等)分泌的一些细胞因子、长生因子是导致纤维化的主要原因。因此应用血管紧张素转换酶抑制剂、血管紧张素Ⅱ受体拮抗剂在临床上取得了一定的疗效。中医中药在调节机体免疫功能中已取得了公认的成绩,对肝纤维化、肾纤维化、心肌胶原重构也有了很大进展。我们以前的研究表明补肾生血颗粒剂能改善慢性肾衰大鼠的肾功能和延缓肾小球硬化的进展,为进一步探明补肾生血颗粒剂的作用机制,本课题应用细胞生物学、分子生物学、免疫组织化学等方法在体内和体外研究了补肾生血颗粒剂对肾脏纤维化的影响,并在临床上观察了其对慢性肾衰患者肾功能、肾性贫血的作用。

一、补肾生血颗粒剂对共培养的肾间质成纤维细胞的影响

(一) 大鼠肾脏成纤维细胞,肾小管上皮细胞共培养实验的准备

1. 肾成纤维细胞(PTF)的培养、肾小管上皮细胞(TEC)的培养及鉴定　按文献方法进行。

细胞形态学鉴定:成纤维细胞为梭形、上皮细胞为卵石状。免疫组化鉴定:成纤维细胞抗 α-平滑肌肌动蛋白(α-SMA)、波形蛋白(Vimentin)阳性,而抗细胞角蛋白及抗角蛋白阴性,肾小管上皮细胞抗细胞角蛋白及抗角蛋白阳性。

2. 成纤维细胞和肾小管上皮细胞共培养方法　将原代培养的 TEC 消化后计数,接种于预先放有备用盖玻片的 24 孔或 6 孔板中,以含10%小牛血清的 DMEM 培养液培养 24 小时,细胞快呈融合生长状态时,更换培养液为含 1%小牛血清的 DMEM,每孔加入 200 μg/ml 庆大霉素 24 小时后进行共培养。取第 3 代的 PTF,计数后植入 24 孔或 6 孔板内以含10%小牛血清的 DMEM 培养液培养 12 小时,细胞贴壁生长后,将培养液更换为含 1%小牛血清的 DMEM 继续培养 24 小时,更换培养液为含药血清后放入备用不锈钢筛网支架,再放入上述

长有 TEC 的盖玻片,共培养 48 小时后,去盖玻片及不锈钢筛网支架,进行指标测定。

3. 各种大鼠含药血清的制备　补肾生血颗粒剂组成:冬虫夏草、黄芪、当归、黄精、淫羊藿、制大黄、枸杞子、巴戟天等由上海中医药大学科技中心制成颗粒剂。200 g 左右 SD 大鼠数只,分别灌服生理盐水,补肾生血高剂量组(30 g/kg),补肾生血中剂量组(20 g/kg),补肾生血低剂量组(10 g/kg),每日 2 次,3 日后空腹 12 小时再灌胃 1 次,2 小时后无菌下腔静脉采血,自然凝固,离心,分离血清,过滤后 56℃ 灭活 30 分钟,4℃ 冰箱保存。

4. 实验分组

A 组:空白对照组(成纤维细胞加上皮细胞组),DMEM 加 10% 正常鼠血清。

B 组:对照组(成纤维细胞组),DMEM 加 10% 正常鼠血清。

C 组:地塞米松组(成纤维细胞加上皮细胞组),DMEM 加 10% 正常鼠血清加 2 μg/ml 地塞米松。

D 组:中药高剂量组(成纤维细胞加上皮细胞组),DMEM 加 10% 高剂量鼠血清。

E 组:中药中剂量组(成纤维细胞加上皮细胞组),DMEM 加 10% 中剂量鼠血清。

F 组:中药低剂量组(成纤维细胞加上皮细胞组),DMEM 加 10% 低剂量鼠血清。

(二)补肾生血冲剂对共培养大鼠肾成纤维细胞表面纤维状物的影响

NEC T-300 扫描电镜结果显示,地塞米松组与高剂量组的成纤维细胞表面纤维状物明显减少,而空白对照组较对照组的成纤维细胞表面纤维状物增多。

(三)补肾生血药物血清对共培养大鼠肾成纤维细胞增殖的影响

1. 方法　MTT 法测定细胞增殖。

2. 结果　结果表明空白对照组较对照组的成纤维细胞增殖明显增加($P<0.001$),激素及中药组均能抑制共培养的成纤维细胞的增殖。

表 4-9-1　补肾生血冲剂对共培养成纤维细胞增殖的影响(吸光度 A)

组　别	例　数	吸 光 度
A	6	0.569±0.056
B	6	0.469±0.052*
C	6	0.249±0.029#
D	6	0.378±0.024#
E	6	0.405±0.047#
F	6	0.365±0.029#

注:*与 A 组比较 $P<0.001$;#与 A、B 组比较 $P<0.001$。

(四)补肾生血冲剂对共培养体系 FN、COLⅣ 的影响

1. 方法　免疫酶联吸附法测定,按试剂盒说明进行。

2. 结果 结果表明空白对照组较对照组的 FN,COLⅣ的含量明显增加($P<0.05$),西药及中药组均能抑制共培养体系中 FN、COLⅣ的含量,见表 4-9-2。

表 4-9-2 共培养细胞培养液中细胞外基质的变化(吸光度 A)

组　别	例　数	FN	COLⅣ
A	6	0.806±0.091	0.852±0.083
B	6	0.574±0.084 *	0.712±0.079 #
C	6	0.548±0.050 #	0.603±0.071 $
D	6	0.496±0.080 #	0.585±0.062 $
E	6	0.352±0.040 $	0.577±0.035 $
F	6	0.388±0.049 $	0.632±0.075 $

注:∗与 A 组比较 $P<0.05$;#与 A 组比较 $P<0.01$;$ 与 A 组比较 $P<0.001$。

(五)讨论

1. 细胞共培养 同一类型或不同类型的细胞是通过旁分泌可溶性因子或直接接触而进行相互作用的。因此,细胞间相互关系的研究是当今医学和生物学的一个重要方向。要进行这方面的研究往往离不开细胞培养,特别是细胞共培养。目前见于文献报道的主要有下述几种方法:① 混合培养(mixculture)。② 微载体培养法(microcarrier beads),即将一种细胞培养在微载体上,另一种细胞培养在培养皿中,随后将微载体细胞也加入培养皿中,过一定时间即可观察两种细胞相互作用,但这种方法一般应小于 4 小时,以防止细胞从微载体上迁移至培养皿中。③ 微孔底膜套皿培养法(micropore membrane insert well)。④ 三维凝胶共培养(collagen coculture system)。我们设计了本篇所用的细胞共培养方法,其特点为:① 简单易行,在一般实验室即可进行。② 在共培养过程中可以清楚地观察到两种细胞的生长情况,便于拍照等观察,不像微孔底膜套皿不易观察细胞生长情况。③ 在细胞接种时,玻片大小一样,玻片上的细胞数可由每孔总的细胞数减去每孔剩余的细胞数而得,只要在实验前试验几次即可得到。④ 共培养的是贴壁细胞,细胞不易交叉污染。⑤ 通过在筛网上再固定盖玻片的方法还可观察三种贴壁细胞的共培养情况,以便更好地模拟体内环境。⑥ 实验结束后可在玻片上进行扫描电镜、免疫组化等研究。

2. 补肾生血颗粒剂对共培养成纤维细胞产生细胞外基质的影响 本研究证实肾小管上皮细胞由庆大霉素损伤后采用与肾成纤维细胞共培养的方法,能明显增加培养液中 FN、Ⅳ型胶原的浓度,其机制可能与刺激肾成纤维细胞的增殖和减少肾成纤维细胞的凋亡有关。通过采用血清药理学的方法证明了补肾生血颗粒剂能抑制其增殖,减少其分泌的 FN,Ⅳ型胶原。补肾生血颗粒剂中的主药冬虫夏草据文献报道在体内及体外实验中可提高肾小管 Na^+,K^+-ATP 酶活力,减轻氨基糖苷溶酶体损伤和脂质过氧化损伤、降低组织钙含量、诱导

肾小管细胞 c - myc 基因表达,促进肾小管细胞的再生修复。本实验中补肾生血颗粒剂所起的作用可能与上述机制有关。

二、补肾生血颗粒剂对单侧输尿管梗阻大鼠肾间质纤维化的影响

(一) 方法

1. 动物模型和分组　动物分为假手术组、模型组、依那普利组、中药 1 组(补肾生血 30 g/kg)、中药 2 组(补肾生血 20 g/kg)、大黄组。手术前 1 日开始喂药。右侧输尿管结扎术致肾间质纤维化模型手术过程:戊巴比妥钠腹腔麻醉后固定,腹正中切口,在近右肾下极处用 3 - 0 丝线双重结扎输尿管后中间剪断,逐层缝合。假手术组除不做输尿管结扎外,其余步骤均相同。5 日后结束实验,按张明的方法进行肾原位灌流以去除血细胞后取右肾一部分固定于 10%中性缓冲福尔马林,别一部分放入液氮中保存以备提取 mRNA。

2. 石蜡切片免疫组化方法　α - SMA、肾间质 CD8[+]T 细胞数用 ABC 法。肾间质 Ⅰ、Ⅲ、Ⅳ型胶原用 PAP 法。α - SMA、Ⅰ、Ⅲ、Ⅳ型胶原采用半定量法,计数 50 个 400 倍视野内积分,取均值。肾间质 CD8[+]T 细胞数采用计数 50 个 400 倍视野内细胞数,取均值。

3. 肾组织分子生物学部分材料与方法　RT - PCR 法

4. 药物　中药同上,依那普利为杭州默沙东药厂产品。

5. 统计方法　所有数据以 $\bar{x} \pm s$ 表示,采用方差分析进行数据处理。用 SPSS 软件包统计分析处理。

(二) 结果

1. 补肾生血颗粒剂对大鼠单侧输尿管梗阻(UUO)肾间质 CD8[+]T 细胞浸润的影响　结果表明造模后大鼠肾间质中浸润的 CD8[+]T 细胞数明显增加,治疗各组肾间质中浸润的 CD8[+]T 细胞数明显减少,而依那普利、中药 1、中药 2 组比大黄组肾间质中浸润的 CD8[+]T 细胞数明显减少(P<0.01),见表 4 - 9 - 3。

表 4 - 9 - 3　各组肾间质 CD8[+]T 细胞浸润的情况

组　　别	CD8[+]T 细胞数/400 倍视野
假手术组	12.0±4.5
模型组	60.4±7.7[a]
依那普利组	20.7±3.0[a,d]
中药 1 组	17.2±3.3[b,d]
中药 2 组	18.5±5.3[c,d]
大黄组	25.7±4.8[a,e]

注:a 与假手术组比较 P<0.001,b 与假手术组比较 P<0.05,c 与假手术组比较 P<0.01,d 与模型组和大黄组比较 P<0.01,e 与模型组比较 P<0.01。

2. 补肾生血颗粒剂对大鼠单侧输尿管梗阻(UUO)肾 ECM 沉积的影响　结果显示,模型组大鼠梗阻肾中 ECM 沉积和 α-SMA 表达明显增加,各治疗组 UUO 大鼠肾间质 ECM 的沉积明显减轻,α-SMA 在肾间质的表达强度明显减轻 P<0.01,依那普利、中药 1、中药 2 组比大黄组肾间质中 COL Ⅳ沉积明显减少 P<0.01,大黄对肾间质 COL Ⅲ 的沉积作用不大(与模型组比较 P>0.05),中药 1 组肾间质中 α-SMA 的表达比大黄组明显减少 P<0.05,见表 4-9-4。

表 4-9-4　补肾生血颗粒剂对 UUO 大鼠肾间质 ECM 的影响

组　别	百　分　率				积　分
	0	1	2	3	
α-SMA					
假手术组	85.2±7.2	14.8±3.7	0	0	1.15±0.12
模型组	0	10.6±7.1	62.6±9.6	26.8±9.5	3.16±0.14
依那普利组	19.4±4.7	45.6±11.3	28.8±10.8	6.2±5.3	2.22±0.22[a]
中药 1 组	18.6±6.8	52.2±13.3	25.0±11.6	4.2±3.9	2.15±0.16[a,b]
中药 2 组	18.0±5.1	49.2±11.2	25.4±8.4	7.4±7.7	2.22±0.27[a]
大黄组	16.4±5.9	43.4±7.4	30.4±7.7	9.8±5.1	2.34±0.15[a]
COL Ⅰ					
假手术组	28.1±6.2	47.1±10.1	25.3±13.4	0	1.97±0.47
模型组	0	7.6±7.2	56.8±17.0	35.6±19.7	3.28±0.24
依那普利组	12.2±7.7	35.0±11.1	37.8±13.2	15.0±7.6	2.56±0.33[a]
中药 1 组	9.2±7.6	37.2±12.9	37.6±10.5	16.0±11.3	2.60±0.34[a]
中药 2 组	9.6±7.2	33.6±10.5	39.2±6.3	17.6±14.2	2.65±0.33[a]
大黄组	3.2±4.0	35.0±12.3	38.0±8.8	23.8±13.8	2.82±0.28[a]
COL Ⅲ					
假手术组	28.1±9.3	33.1±7.5	22.4±7.3	17.4±8.5	2.28±0.41
模型组	8.6±4.4	15.0±10.1	49.2±14.3	27.2±15.0	2.95±0.26
依那普利组	17.2±10.8	33.2±13.6	37.2±15.2	12.4±9.5	2.45±0.39[c]
中药 1 组	14.8±7.4	37.2±16.5	36.2±14.8	11.8±12.5	2.45±0.38[c]
中药 2 组	14.8±10.0	33.4±9.2	39.6±6.1	12.2±14.6	2.49±0.37[c]
大黄组	11.6±8.2	32.2±13.7	35.6±11.7	20.6±15.9	2.65±0.42
COL Ⅳ					
假手术组	89.4±6.7	11.3±4.3	0	0	1.11±0.06
模型组	0	5.4±3.9	67.0±11.1	27.6±8.4	3.22±0.07
依那普利组	11.6±5.6	39.4±7.5	37.6±11.0	11.4±4.5	2.49±0.20[a,d]
中药 1 组	10.6±5.3	38.6±4.8	39.2±6.1	11.6±7.5	2.52±0.19[a,d]
中药 2 组	7.2±5.3	43.4±10.4	34.4±6.0	15.0±5.1	2.57±0.13[a,d]
大黄组	4.2±3.3	34.8±6.0	36.4±5.3	24.6±8.8	2.81±0.17[a]

注:a 与模型组比较 P<0.001,b 与大黄组比较 P<0.05,c 与模型组比较 P<0.01,d 与大黄组比较 p<0.01。

3. 补肾生血颗粒剂对大鼠单侧输尿管梗阻肾 TGF-β1mRNA,TIMP-1mRNA 表达的影响

(1) 总 RNA 纯度鉴定:260 mm/280 mm 比值为 1.8~2.0,琼脂糖凝胶电泳显示:28S、18S 两条带清晰,且前后的荧光强度约为后者的 2 倍,无其他大分子条带,表明总 RNA 无蛋白质污染,无降解。

(2) 输尿管结扎后大鼠肾脏 TGF-βmRNA、TIMP-1mRNA 表达均明显增加,用依那普利、补肾生血颗粒剂、大黄治疗 UUO 大鼠能明显降低梗阻肾 TGF-βmRNA、TIMP-1mRNA 水平,依那普利和中药 1 组比大黄组 TIMP-1mRNA 明显减少($P<0.05$),见表 4-9-5。

表 4-9-5　各组大鼠梗阻肾 TGF-β1mRNA、TIMP-1mRNA 水平

组　　别	样　　本	TGF-β1	TIMP-1
假手术组	4	0.63±0.11[a]	0.27±0.07[b]
模型组	4	1.52±0.22	1.03±0.14
依那普利组	4	0.74±0.11[a]	0.62±0.07[a]
中药 1 组	4	0.77±0.14[a]	0.54±0.10[a]
中药 2 组	4	0.79±0.10[a]	0.66±0.14[a]
大黄组	4	0.74±0.19[a]	0.83±0.18[c,d]

注:a 与模型组比较 $P<0.01$,b 与各组比较 $P<0.01$,c 与模型组比较 $P<0.05$,d 与依那普利和中药 1 组比较 $P<0.05$。

(三) 讨论

细胞外基质(extra cellular matrix, ECM)处于不断代谢更新,降解重塑的动态平衡中,当这种动态平衡失调,ECM 在肾间质的过度沉积是引起肾间质纤维化的主要原因。受损伤的肾小管上皮细胞和间质细胞分泌一些化学趋化因子如 MCP-1,2,3,4(macrophage chemoattractant protein);RANTES(regulated upon activation, normal T cell expressed and secreted),引起 T 细胞活化,粘附分子表达,进一步导致巨噬细胞浸润,T 细胞和巨噬细胞产生一些细胞因子和生长因子如 TGF-β、PDGF、IL-1、IL-6、FGF、TNF 等对肾间质纤维化的形成有重要意义。肾间质成纤维细胞可获得平滑肌细胞的某些特性如 α-平滑肌肌动蛋白(α-SMA),转化成肌成纤维细胞(myofibroblast)并逐渐成为间质的主要细胞,同时产生大量 ECM,致间质纤维化。此外有研究发现肌成纤维细胞其可能至少部分是由肾小管上皮细胞转化而来。肌成纤维细胞能积极地分泌细胞外基质、产生细胞因子、生长因子,促进细胞增殖,细胞外基质沉积而形成纤维化病变。已有大量实验资料证实,丝氨酸蛋白酶类和基质金属蛋白酶(MMP)在多数组织降解过程中起主要作用。活化的 MMP 还要受到其特异抑制物,即 TIMP-1、TIMP-2、TIMP-3 的调控。我们的实验表明补肾生血颗粒剂能明显减少 UUO 大鼠梗阻肾 TIMP-1mRNA、TGF-β1 mRNA 水平,改善Ⅳ型胶原、α-SMA 的表达。中

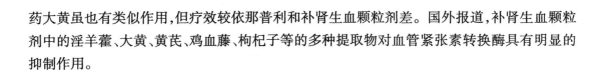

药大黄虽也有类似作用,但疗效较依那普利和补肾生血颗粒剂差。国外报道,补肾生血颗粒剂中的淫羊藿、大黄、黄芪、鸡血藤、枸杞子等的多种提取物对血管紧张素转换酶具有明显的抑制作用。

第十节　斡旋三焦法治疗慢性肾病的临床应用与机制研究

一、研究背景与意义

我国慢性肾脏病（CKD）总体患病率达 10.8%，约有 1.2 亿患者。肾小球疾病是导致终末期肾病（ESRD）即尿毒症（占 57.4%）的最常见病因，其中 IgA 肾病（IgAN）和膜性肾病（MN）分别是原发性肾小球肾炎（占 45.3%～54.3%）和肾病综合征（NS）（占 29.5%）的首位病因；糖尿病肾病（DN）是导致 ESRD（占 16.4%）的第 2 位病因，但随着我国糖尿病患病率的快速上升以及我国人口老龄化的现状（在老年患者中糖尿病已经成为导致 CKD 的主要病因），DN 的患病率必将呈现增长态势。CKD 已经成为我国公共健康资源的沉重负担，防治形势非常严峻。

IgAN 是一组进展性肾小球疾病，易导致肾小球硬化、间质纤维化的发生，至今仍缺乏行之有效的治疗方法；MN 以肾病综合征或大量蛋白尿为主要临床表现，有 30%～40% 的患者会发展成为慢性肾功能衰竭，大量临床研究证实激素及免疫抑制治疗没有改善 MN 患者远期生存率和肾脏存活率；DN 早期诊断易被忽视，而一旦进入临床蛋白尿期，病变呈不可逆性进展，现代医学对于中晚期 DN 缺乏延缓疾病进展的有效手段，成为临床治疗的难点。

由于 CKD 进展机制纷繁复杂、中医辨证认识难于统一，中西医临床诊治不规范，极大限制了临床疗效的提高。上海龙华医院肾病研究团队长期坚持中医药防治 CKD 的临床与应用基础研究，将"三焦辨证观"融入临床实践，将肾脏病理诊断引入中医辨证，微宏二观互参、辨病辨证结合，针对临床难点开发专方专药，采用循证医学方法取得中药复方治疗难治性肾病安全有效的高水平证据，临床方案等创新成果已经广泛推广，显著提高临床治疗有效率。

二、研究内容及创新性

1. 首创"斡旋三焦"辨治 CKD 的理论体系，指导形成系列专方专药　根据 CKD 发生、发展和演变过程中三焦及其所属脏腑出现的水火失调，气化失常，气机郁滞的基本病理，以及由此而导致的外感、内生之湿热毒邪弥漫于上、中、下三焦所引起的临床证候，首创"斡旋三

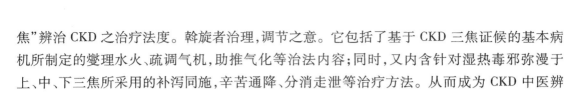

焦"辨治 CKD 之治疗法度。斡旋者治理,调节之意。它包括了基于 CKD 三焦证候的基本病机所制定的燮理水火、疏调气机,助推气化等治法内容;同时,又内含针对湿热毒邪弥漫于上、中、下三焦所采用的补泻同施,辛苦通降、分消走泄等治疗方法。从而成为 CKD 中医辨证论治的重要方法之一。具体体现如下。

膜性肾病(MN):将中医经典理论与现代微观病理紧密融合,制定"益气活血化湿"之补泻同施之治法,强调治脾肾气虚重在补脾以复中焦气化,以收病下(焦)治中(焦),土封肾藏之效;治湿热当取分消走泄之法,以渗湿于热下,获"湿去热孤,孤热易除"之功;同时配合活血化瘀法,除络脉之癥瘕,复血脉之畅通。诸法兼施确能破解 MN 之大量蛋白尿、严重低蛋白血症、顽固性高凝高黏状态等临床难题。在此理论指导下,制成参芪膜肾方、黑料豆经验方等专方,临床疗效显著,研究成果得到国际认可,确立了中医药在治疗难治性肾病中的重要地位。

糖尿病肾病(DN):结合中西医 DN 发病机制,率先提出分期论治 DN 的诊治理念。以三焦水火失调为 DN 核心病机,以"始上焦,终下焦"为 DN 病机传变规律,早期病位在上焦,病机为水亏火旺,阴虚热炽,治疗重在清利上焦,重用清热养阴;中、晚期病位在中、下焦,病机为上焦证久延不愈,累及中、下二焦,导致脾肾气虚或阳虚,治当调和中、下二焦,尤需温补脾肾;益气活血贯穿始终。据此开发了特色鲜明的系列方药-黄芪牛蒡子葛根系列方。研究成果为开发防治早中期糖尿病肾病、延缓中晚期糖尿病肾病进展的新型中药制剂奠定了坚实的基础。

IgA 肾病(IgAN):高度凝炼 IgAN 的中医发病病机,认为三焦及其所隶属脏腑的水火失调参与 IgAN 发生和发展全过程,其病机变化遵循早期上、中二焦脾肺气虚,渐至气伤及阴之气阴两虚;病深者入下焦,导致肝肾阴虚,终至阴伤及阳而表现为脾肾阳虚或阴阳两虚的发展规律。除本虚证外,风热客于上焦,湿热蕴于中焦、阻滞于下焦也是病机中标实证的重要内容。鉴此,首创"斡旋三焦"之法,形成肾平方、肾安方等系列专方,显著提高临床疗效。

2. 率先构建难治性肾病——MN 的中医综合方案,完成多中心、大样本、随机对照临床研究 所发论文成为首篇发表于国际肾病权威杂志的该类研究论文,确立中医药在治疗难治性肾病中的重要地位;针对临床治疗难点,研制专方,显著提高临床疗效,获新药转让 1 项;应用基因芯片技术,探索其疗效预测因子。

(1)通过系统的临床与基础研究,构建中医综合方案,形成核心处方——参芪膜肾方。本项研究历时 30 余年,先后采用多种临床研究方法,证实了中药治疗 MN 的安全及有效性,构建中医综合方案,并确立了核心处方——"参芪膜肾方",为后续研究及新药开发奠定了坚实的基础。

(2)完成了多中心、大样本、随机对照临床研究,证明了参芪膜肾颗粒治疗 MN 疗效确切、安全无毒副作用。制订了参芪膜肾颗粒治疗 MN 的随机、对照、多中心临床研究方案,在 http://www.chictr.org 注册,受试者来源于 7 个临床研究中心,共计 190 例。治疗组(给予参芪膜肾颗粒)和对照组(给予激素加环磷酰胺方案)各 95 例,按照研究方案完成 48 周的治疗。与治疗前相比,两组 24 小时尿蛋白定量均明显下降、血浆白蛋白均明显提高、血脂情况均得到明显改善($P<0.05$);与对照组相比,治疗组肾功能得到显著改善($P<0.05$)。治疗过程中,对照组共发生严重不良事件 10 例(死亡 3 例),其中与药物可能有关者 9 例,而治疗组发生严重不良事件 1 例(无死亡病例),与药物可能有关者 0 例。研究结果证明参芪膜肾颗粒与西药经典治疗方案一年的疗效相当,但具有副作用小、可改善肾功能的优势。该成果发表于美国肾脏病杂志(*AJKD*,2013,IF5.294),这是国内首篇在国际肾病权威杂志发表的中药复方治疗 CKD 的临床研究报告,具有划时代的深远意义,为中医药治疗难治性 CKD 获得国际认可做出了重大贡献。

(3)针对病程中顽固性低蛋白血症的临床难点,创制黑料豆经验方,取得显著疗效,获得新药转让证书。临床观察发现,与对照组(泼尼松)比较,黑料豆组 24 小时尿蛋白和血浆白蛋白等指标均显著改善($P<0.05$);免疫功能紊乱得到改善,IgG 明显提高,$CD4^+$ 提高、$CD8^+$ 降低,$CD4^+/CD8^+$ 比值提高,治疗前后比较 $P<0.05$。研究结果显示黑料豆经验方能降低患者尿蛋白、升高血白蛋白、调节免疫功能、降低血脂,对肾病综合征低蛋白血症具有良好的治疗作用。该经验方已经获得新药转让证书。

(4)率先应用基因芯片技术,探索参芪膜肾方治疗 MN 的疗效预测因子。在国内首次开展了中医综合方案治疗 MN 的疗效预测基因靶标的相关研究,通过分析有效与无效病例间的基因差异,进一步探索中药治疗 MN 的基因机制,力图从分子水平精准定位中医药治疗 MN 的适合人群。研究发现中药有效组与中药无效组在第5、第6及第8染色体上检测到的拷贝变异数差异具有统计学意义($P<0.05$);其中位于 6 号染色体上的 HLA 族基因在中药有效组多数病例中表现为拷贝数扩增,而中药无效组的多数病例则表现为拷贝数缺失。该项研究结果提示,基因背景差异可能是导致参芪膜肾方取得不同疗效的基因水平机制,HLA 的同族基因拷贝数变异影响参芪膜肾方疗效的发挥。

通过以上系统研究,以益气活血化湿法为主的治疗方案达到临床可重复性强、疗效巩固持久的目标,证明了中医药在难治性 CKD 治疗中发挥重要作用,研究水平居国内领先。

3. 率先应用冬虫夏草治疗慢性肾衰,开创蝉花治疗慢性肾病新用途 先后开展了 241 例临床研究,证实冬虫夏草及其人工菌丝治疗慢性肾衰有效性;经 481 例临床研究证实蝉花具有保护肾功能,减缓肾纤维化进程,开展天然蝉花及人工替代物的开发研究,为丰富慢性肾病的治疗手段做出突出贡献,获新药转让 1 项;引发蝉花研究热潮、实现蝉花菌粉产业化。

(1)本研究属于天然药物临床新用途及其人工替代物开发的开创性研究。率先应用冬虫夏草治疗慢性肾衰:冬虫夏草的记载于清代才见载于本草书,获得许多医家的重视,认为其可治"诸虚百损",但是首次将冬虫夏草明确用于"慢性肾衰竭"属陈氏首创,本团队自 1981 年开始使用冬虫夏草治疗"尿毒症",研究成果于 1984 年发表,此后先后开展了 241 例临床研究,证实其有效性,由此奠定了冬虫夏草在治疗慢性肾病领域的重要地位。并通过动物试验证实,冬虫夏草制剂延缓慢性肾衰竭进展的机制可能与降低中分子物质、纠正脂质代谢紊乱、改善贫血有关。

(2) 蝉花古已有,治肾是新篇。蝉花最早记载见于南北朝时期,然考历代古籍未见有治疗水肿、癃闭等类似现代医学肾系疾病之记载。陈氏团队于 20 世纪 80 年代率先在国内开展冬虫夏草及其菌丝体治疗慢性肾功能衰竭的研究,取得了多项研究成果。根据其生长性质及药理成分均与冬虫夏草相似的特性,"蝉花治肾"的科学设想应运而生,并就此展开系统的临床与基础研究。

本研究历时 30 余年,研究发现蝉花改善肾功能、延缓肾衰进展的作用与冬虫夏草相当,从此开辟了蝉花药用新领域——CKD 的防治,为我国现代中医药和保健食品的开发,再次提供了新的重要原料。在此基础上,开发了以蝉花为主药的金蝉补肾方,用于治疗慢性间质性肾炎,通过临床观察发现,金蝉补肾方能有效提高患者尿渗透压,升高血红蛋白水平,改善肾功能,具有延缓肾脏纤维化之功效。金蝉补肾胶囊已经获得新药转让证书。

(3) 天然蝉花人工替代物的研发。应用天然蝉花治疗 CKD 取得了良好的临床疗效,为缩短蝉花生产周期,扩大药物来源,研发其人工替代品是势在必行。通过系列实验研究,证实了人工培养蝉花菌丝在改善肾衰大鼠肾功能、减缓肾纤维化进程等方面与天然蝉花作用相似;筛选出人工蝉花菌丝的最佳培养方式——固体培养蝉花菌丝优于液体培养蝉花菌丝;初步确定了人工蝉花菌丝中蝉花菌丝总提物、蝉花菌丝乙酸乙酯部、蝉花麦角甾醇过氧化物等为其有效部位与组分;揭示了蝉花菌丝延缓肾脏纤维化进展的作用机制可能与减少肾组织内细胞外基质成分堆积、下调 TGF-β1、CTGF 蛋白及其 mRNA 的表达及调节肾组织中 uPA/PAI-1 蛋白及 mRNA 的表达紊乱有关。

(4) 引发了研究热潮、实现蝉花菌粉产业化。"蝉花治肾"之创举,一度引发了学界对蝉花的研究热潮。泛亚生物医药集团就此确立了以开发人工培育蝉花产品作为企业发展的重点,在国内率先攻克了蝉花的人工培育,实现了人工培育蝉花的规模化生产及产业化,产品研发在国内外处于领先地位,先后建立了蝉花菌粉的工厂店、成立了首家虫草博物馆启动了工业旅游项目,2014~2015 年累计销售蝉花虫草粉约达 5 千万元,取得了一定的经济效益。

4. 率先建立分期论治 DN 的诊治理念,开发黄芪牛蒡子系列方,为开发糖尿病肾病中药新药奠定坚实基础,为攻克顽疾做出重要贡献

(1) 倡导分期论治,创建特色方药。研究团队潜心于中医药防治 DN 的临床与基础研究 40 余载,参合 DN 中、西医病理机转,认为 DN 早中期属水亏火旺,阴虚热炽,兼挟血瘀;病变至Ⅳ期、Ⅴ期则转为脾肾阳虚、瘀阻脉络。率先提出 DN 当以分期论治"早期重在清热养阴,重在清利上焦;中晚期尤需温补脾肾;益气活血贯穿始终";并在前人应用单味黄芪或牛蒡子治疗 DN 的经验基础上,创造性地将两药合用,确立了特色鲜明的系列方药——黄芪牛蒡子系列方。

本研究的学术贡献在于创建了复杂性疾病的中西医结合辨治观,将中医证候变化与西医病程进展紧密结合,充分体现了中医时间与空间、整体与局部之辨证观与现代医学的有机结合,为复杂疾病的中西医结合研究起到了示范性作用。该项成果获得2010年中国中西医结合学会科技进步一等奖。

(2)率先开展黄芪牛蒡子系列方的临床与基础研究,明确了作用机制是拮抗DN氧化应激这一核心机制。从20世纪90年代起,在多项部市级课题的资助下,开展了系列深入的研究工作。通过多项临床研究,累计观察了249例Ⅲ期、Ⅳ期、Ⅴ期糖尿病肾病患者的疗效,结果证实该系列方可有效保护DN患者肾功能,延缓DN患者进展为ESRD的进程。通过系列实验研究,阐明了黄芪牛蒡子系列方的作用机制;通过正交试验进行拆方研究,揭示了黄芪牛蒡子系列方的配伍规律。

系列方之黄芪牛蒡子合剂——应用黄芪或牛蒡子治疗糖尿病及DN见有个案报道,但将两者合而为剂、配伍使用确属首创。两药合用,一阴一阳,一补一清,相反相承,方小而力专,药轻然效宏,共奏健脾益气,清热养阴之效。对DN,尤其是早中期的肺脾燥热、气阴亏耗所出现的各种症状有良好的治疗作用。系列研究证实,该合剂能够显著减少Ⅲ期、Ⅳ期DN患者的24小时尿蛋白定量;研究同时发现,糖尿病大鼠肾组织处于氧化应激状态,黄芪、牛蒡子配伍是通过减少肾组织中ROS的含量,减轻了其作为DN的糖信号分子作用,从而抑制核转录因子NF-κB的过度活化,降低多种细胞/生长因子的表达,减轻DN病变,延缓了DN的发展。

系列方之黄芪注射液——DN进入中晚期可出现大量蛋白尿、低蛋白血症、全身水肿,利尿剂常不敏感,严重者可导致重度心衰甚至死亡,治疗非常棘手。陈以平团队经过多年的临床实践及随机对照临床研究证实黄芪注射液对表现为NS的DN患者具有良好的利尿消肿之功效,是国内较早应用该药治疗DN性水肿的临床研究,并将其纳入到中晚期DN特色治疗方案中。

系列方之陈氏糖肾方——该方是用治中晚期DN的主要方剂,根据分期论治理论,Ⅳ期至Ⅴ期当治以温补脾肾、益气活血之法。故而方中重用黄芪力专补气;黄精、灵芝、山茱萸等滋肾补精;葛根升清引诸药畅行;牛蒡子疏散郁热、解毒消肿;桂枝、附子温肾壮阳,助气化以行血脉;对于阳虚水泛重症,更喜用鹿角片或鹿角胶以壮肾阳、益精血。通过前瞻性对列研究发现陈氏糖肾方联合西医常规治疗可明显降低患者尿蛋白定量,改善肾功能,提高血浆白蛋白水平,上述作用均优于单纯西医常规治疗($P<0.05$)。该项研究结果提示中医药在中晚期DN治疗中亦可以发挥重要作用。

黄芪牛蒡子方之配伍规律探索——通过正交试验发现,病程早期以牛蒡子高剂量为主的配伍组合对改善糖脂代谢的作用较好;中晚期时在减少24小时尿蛋白及系膜基质积聚方面随黄芪剂量的增加而作用明显。该项研究结果明确了DN不同时期黄芪等益气温补之品与牛蒡子等清热解毒药的合理配伍比例,即在DN早期,多见阴虚内热之证,此时清热解毒药物作用明显;疾病日久,阴损及阳,可出现气阴两虚或阴阳俱虚之证,晚期甚可出现以阳虚为主,此时当重用主益气升阳、利水消肿之剂。

5. 首创"斡旋三焦"法论治中重症 IgAN,形成系列专方,显著提高临床疗效;利用系统生物学研究手段,揭示中药治疗 IgA 肾病的作用机制

(1) 首创"斡旋三焦"法辨治中重症 IgAN,创制专方,开展系列临床研究,显著提高临床疗效。提出 IgAN 病变机制总关上、中、下三焦功能紊乱,上下、内外邪毒弥漫,正邪、虚实交错混杂;治当调和各方、转利枢机、爕理水火、平衡阴阳,方可化解僵局,拨乱反正,以归正途。是以创造性地提出"斡旋"三焦之理论,创立系列专方,通过多项临床研究,累计观察 IgA 肾病患者 858 例,显著提高临床疗效,为促进中重症 IgAN 的新药开发奠定了坚实的基础。① 研究证实肾安方能显著降低脾肾阳虚型 IgAN 患者的 24 小时尿蛋白和血肌酐水平,提高其肾小球滤过率和尿渗透压。② 研究证实中西医结合治疗(陈氏系列方联合激素及免疫抑制剂)对于肾脏病理表现为活动性病变及慢性病变的 IgAN 患者均具有疗效;对于西药无法干预治疗的重症型 IgAN 患者,单纯中药(陈氏系列方)辨证治疗临床治疗总有效率仍有 60.7%。③ 采用多中心、随机、双盲、对照的研究方法观察 200 例病理表现为 Lee Ⅲ 级及以上、临床表现较重的进展型 IgAN 患者的临床疗效,结果显示中药(健脾补肾通络颗粒,滋补肝肾颗粒)联合激素的中西结合治疗方案在改善患者肾功能及减轻临床症状方面的疗效优于单纯激素组。

(2) 利用系统生物学研究手段,揭示中药治疗 IgAN 的作用机制。研究发现 IgAN 阴虚证者的 Megsin 和 TGF-β1 的差异 SNP 遗传背景;证实滋补肝肾法可以抑制 IgAN 大鼠肾组织系膜细胞增生,通过上调 S1P 的 2 个受体 S1PR2 和 S1PR3,来抑制其下游 CTGF 的表达,最终实现保护肾脏损伤的作用。

上述五项创新研究成果系统、科学地证明了"斡旋三焦"法辨治 CKD 具有明确的临床指导价值,显著提高了难治性 CKD 的临床疗效,提高了中医药临床研究在国际学术界的认可度。

获国家"十一五"攻关计划项目等 30 项国家及省部级项目资助。先后培养博士后 2 名,博士及硕士研究生 67 名。发表论文 179 篇,中文他引 2 637 次,SCI 收录 9 篇(总影响因子 33.88,他引 65 次)。主办国际中西医结合学术会议 2 次,参加国际学术会议交流 10 次。出版相关著作 4 部;形成院内制剂 2 个,协定处方 21 张,转让新药成果 2 项;鉴于本学科在 MN(水肿病)的学术成就,成为"十一五"重点专病"水肿病"的协作组组长单位,承担"水肿病"诊疗方案的组织与管理工作,组织梳理并制订"水肿病"的临床诊疗方案,研究成果在多家单位推广应用,极大地推动了学科的发展。

"斡旋三焦"法治疗慢性肾脏病临床应用 30 余年,就诊病患遍及海内外(包括印尼、日本、澳大利亚、美国、加拿大、西班牙、瑞典等国),累计受益患者达 300 万余人次。可延迟约 60% 的慢性肾病患者进入透析的进程,每延缓一年,可为每位患者节约 10 万元的医疗费用。

参考文献

[1] 贺学林,章素云,陈以平,等.牛蒡子防治 STZ 糖尿病大鼠早期肾脏病变的实验研究.浙江中医杂志,2003,2:88-90.

[2] 贺学林,陈以平,邓跃毅,等.复方黄芪合剂对早期 DN 模型鼠 Col-Ⅳ及的影响.上海中医药杂志,2003,37(6):51-54.

[3] 王海颖,陈以平.牛蒡子及其提取物对大鼠肾皮质糖基化终产物的影响.上海中医药大学学报,2004,18(3):48-51.

[4] 王海颖,陈以平.牛蒡子提取物对糖尿病大鼠肾脏病变作用机制的实验研究.中成药,2004,26(9):745-749.

[5] 王海颖,朱戎,邓跃毅,等.牛蒡子提取物对糖尿病大鼠肾脏蛋白激酶 C 活性作用的研究.中国中医基础医学杂志,2002,8(3):47-49.

[6] 王海颖,陈以平.牛蒡子提取物对糖尿病大鼠作用机制的实验研究.中国中西医结合肾病杂志,2004,5(7):379-383.

[7] 王海颖,陈以平.牛蒡子提取物减轻糖尿病大鼠肾脏病变的机制研究.中医药学刊,2004,22(7):1250-1252.

[8] Mason RM, Wahab NA. Extracellular matrix metabolism in diabetic nephropathy. J Am Soc Nephrol, 2003, 14(5): 1358-1373.

[9] Dentelli P, Rosso A, Zeoli A, et al. Oxidative stress-mediated mesangial cell proliferation requires RAC-1/reactive oxygen species production and beta 4 integrin expression. J Biol Chem, 2007, 282(36): 26101-26110.

[10] Schmid H, Boucherot A, Yasuda Y, et al. European renal cDNA bank (ERCB) consortium. Modular activation of nuclear factor-kappa B transcriptional programs in human diabetic nephropathy. Diabetes, 2006, 55(11): 2993-3003.

[11] Ito Y, Aten J, Bende RJ, et al. Connective tissue growth factor mediates the profibrotic effects of transforming growth factor-beta produced by tubular epithelial cells in response to high glucose. Clin Exp Nephrol, 2005, 9(2): 114-121.

[12] Wang S, Denichilo M, Brubaker C, et al. Connective tissue growth factor in tubulointerstitial injury of diabetic nephropathy. Kidney Int, 2001, 60(1): 96-105.

[13] Annalisa Perna, Sta tSciD, Arrigo Schieppati, et al. Immunosuppressive Treatment for Idiopathic Membranous Nephropathy: A Systematic Review. Am J Kidney Dis, 2003, 44: 385-401.

[14] 陈以平.益气活血化湿法为主治疗膜型肾炎临床与动物实验研究.中医杂志,1987,28(2):30-34.

[15] 陈以平,唐利群,胡仲仪,等.益气活血系列方治疗膜性肾炎 31 例临床观察.中医杂志,1998,39(12):731-734.

[16] 唐利群,陈以平.益气活血系列方治疗膜性肾炎的临床观察和实验研究.上海中医药杂志,1998,(10):4-7.

[17] 胡仲仪,唐利群,陈以平,等.益气活血系列方对膜性肾炎基底膜影响的实验研究.中国中西医结合杂志,1999,19(2):96-99.

[18] Schlesinger ER, Sultz HA, Mosher WE, et al. The nephritic syndrome: Its incidence and implications for the community. Am J Dis Child, 1968, 116: 623-632.

[19] Koskimies O, Vilska J, Rapola J, et al. Long-term outcome of primary nephritic syndrome. Arch Dis Child, 1982, 57: 544-548.

[20] Tarshish P, Tobin JN, Bernstein J, et al. Prognostic significance of the early course of minimal change nephrotic syndrome: report of the International Study of Kidney Disease in Children. J Am Soc Nephrol,

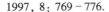
1997,8:769-776.

[21] Anonymous. Effect of cytotoxic drugs in frequently relapsing nephrotic syndrome with and without steroid dependence. N Engl J Med, 1982, 306:451-454.

[22] 中华医学会儿科学分会肾脏病学组.小儿肾小球疾病的临床分类、诊断及治疗.中华儿科杂志,2001, 12:746-749.

[23] 铃木顺造等.実験ネフローゼラットに対する漢方薬柴苓湯及び防已黄芪湯の効果.日本小児東洋医学会誌,2003,19:69-74.

[24] Cho BS. School urinary mass screening test and renal disease. J Korean soc Pediatr Nephrol,2002, 6:31-36.

[25] 邓珠丽,华炳春,杨鹰,等.上海市徐汇区22657名中小学生尿液普查资料分析.中国医师杂志,2004, 增刊:193.

[26] 黄文政,马红梅.牛血清白蛋白和葡萄球菌肠毒素诱发小鼠IgA肾病的研究.第十二届全国中医肾病学术会议论文汇编,1996:120-122.

[27] Wuthrich RP. The proinflammatory role of hyaluronan-CD44 interactions in renal injury. Nephrol Dial Transplant, 1999, 14(11):2554-2556.

[28] Sano N, Kitazawa K, Sugisaki T.Localization and roles of CD44, hyaluronic acid and osteopontin in IgA nephropathy. Nephron, 2001, 89(4):416-421.

[29] Florquin S, Nunziata R, Claessen N, et al.CD44expression in IgA nephropathy.Am J Kidney Dis, 2002, 39(2):407-414.

[30] Border WA, Noble NA. Transforming growth factor beta in tissue fibrosis. N Eng JMed, 1994, 331(19):1286-1291.

[31] Farmaki E, Papachristou F, Winn RM, et al. Transforming growth factor-betal in the urine of young children with urinary tract infection. Pediatr Nephrol, 2005, 20(2):180-183.

[32] 王文新,张青霞,刘宏伟,等.TGF-β1在IgA肾病患者肾组织中的表达.基础医学与临床,2002, 22(1):43-44.

[33] 李素敏,杨林,傅淑霞,等.浅析IgA肾病患者的病理与临床关系.临床荟萃,2004,19(24):1405.

[34] Barratt J, Feehally J. IgA Nephropathy. J Am Soc Nephrol, 2005, 16(7):2088-2097.

[35] Li LS, Liu ZH. Epidemiologic data of renal diseases from a single unit in China: analysis based on 13, 519 renal biopsies. Kidney Int, 2004;66(3):920-923.

[36] 陈香美,陈以平,谌贻璞,等.286例IgA肾病中医辨证与肾脏病理关系的多中心前瞻性研究.中国中西医结合杂志,2004;24(2):101-105.

[37] 王朝晖,陈楠,潘晓霞,等.Megsin基因单核苷酸多态性与IgA肾病相关性研究.中华医学杂志,2006; 86(19):1337-1341.

[38] 王朝晖,陈楠,王伟铭,等.IgA肾病候选基因单核苷酸多态性的搜寻和确定.中华肾脏病杂志,2006; 22(5):282-285.

[39] Miyata T, Nangaku M, Suzuki D, et al. A mesangium-predominant gene, megsin, is a new serpin upregulated in IgA nephropathy. J Clin Invest, 1998;102(4):828-836.

[40] 王海燕.肾脏病学.第2版.北京:人民卫生出版社,2001:367.

[41] 李灿东.中医辨证与基因及其产物相关性研究的回顾与展望.湖南中医药导报,2000,6(6):6-8.

[42] 王海燕.肾脏病学.第2版.北京:人民卫生出版社,1997:101.

[43] 赵金锋,张镜人,张震.中医证候鉴别诊断学.北京:人民卫生出版社,1987:35-38.

[44] 罗海清,梁东,刘华锋,等.肾间质纤维化的形成机制及中药防治作用.中国中西医结合肾病杂志, 2004,5(7):432-433.

［45］ Nagaku M. Mechanisms of tubulointerstitial injury in the kidney：final common pathways to end-stage renal failure.Inter Med, 2004, 43(1)：9−17.

［46］ Satoh M, Kashihara N, Yamasaki Y, et al. Renal interstital fibrosis is reduced in angiotensin 2type La receptor-deficient mice.J AM SOC Nephrol, 2001, 12(2)：317−325.

［47］ 唐政,宦红娣.血管紧张素Ⅱ与肾脏硬化的研究进展.肾脏病与透析肾移植杂志,1996,5(5)：43−46.

［48］ 孙立,冯江敏,马健飞,等.前列腺素 E1 治疗慢性间质性肾炎患者中 Ang Ⅱ,6−K−PGF1α/TXB$_2$ 的变化及意义.中国医科大学学报,2003,32(5)：464−465.

［49］ 牟娜,张庆怡,倪兆慧,等.黄芪对高血糖作用下肾间质纤维细胞表达 HGF 的影响.中国中西医结合杂志,2002,22(1)：47.

［50］ 李文歌,陈香美,程庆砾,等.用共培养体系观察缺氧肾小管上皮细胞对成纤维细胞的调节作用.中华内科杂志,1996,35：810−813.

［51］ Saunders KB, D'Amore PA. An in vitro model for cell-cell interactions. In Vitro Cell Dev Biol,1992, 28A (7−8)：521−528.

［52］ Van-Den-Berg-DJ, Sharma AK, Bruno E, et al. Role of members of the *Wnt* gene family in human hematopoiesis.Blood, 1998, 92：3189−3202.

［53］ Ganz P, Davies PF, Leopold JA, et al. Short-and long-term interaction of endothelium and vascular smooth muscle in coculture：Effects on cyclic GMP production. Proc Natl Acad Sci USA, 1986, 83：3552−3556.

［54］ Zhau HE, Goodwin TJ, Chang SM, et al. Establishment of a three-dimensional human prostate organoid coculture under microgravity-simulated conditions：evaluation of androgen-induced growth and PSA expression. In Vitro Cell Dev Biol Anim, 1997, 33：375−380.

［55］ Nakano N, Morishita R, Moriguchi A, et al. Negative regulation of local hepatocyte growth factor expression by angiotensin Ⅱ and transforming growth factor-beta in blood vessels：potential role of HGF in cardiovascular disease.Hypertension, 1998, 32：444−451.

［56］ Reyes-Moreno C, Sourla A, Choki I, et al. Osteoblast-derived survival factors protect PC−3 human prostate cancer cells from adriamycin apoptosis.Urology, 1998, 52：341−347.

［57］ 黎磊石,郑丰,刘志红,等.冬虫夏草防治氨基糖苷肾毒性损伤的实验研究.中国中西医结合杂志,1996,16(12)：733−737.

［58］ 郑丰,梁兰青,黎磊石,等.冬虫夏草对体外肾小管细胞庆大霉素毒性的影响.中华肾脏病杂志,1995,11(1)：42−43.

［59］ 张明,郭慕依,陈琦,等.大鼠肾小球系膜细胞培养.上海医科大学学报,22(3)：207−209.

［60］ Norman-JT, Lewis-MP. Matrix metalloproteinases（MMPs）in renal fibrosis. Kidney Int. 1996, 49(supple 54) S61−S63.

［61］ 钟正贤.药用植物血管紧张素转换酶抑制剂的研究概况.国外医药·植物分册,1993,8(1)：9−10.

附录　陈以平主要学术著作及研究论文

学术著作

［1］　胡建华主编,《进补与养生》,上海科学技术出版社,1989 年;副主编。

［2］　胡熙明主编,《中国中医秘方大全》(内科分卷 泌尿系统疾病部分),文汇出版社,1989 年;编者。

［3］　宋祖敬主编,《当代名医证治汇粹》,河北科学技术出版社,1990 年;编者。

［4］　张天、陈以平主编,《实用中医肾病学》,上海中医学院出版社,1990 年;主编。

［5］　蔡淦主编,《中医内科学》,上海科学技术出版社,1991 年;编者。

［6］　施杞、贝润浦主编,《实用家庭中医全书》,知识出版社,1992 年;编者。

［7］　李青等主编,《现代肾脏病治疗学》,江西科学技术出版社,2000 年;编委。

［8］　陈以平编著,《肾病的辨证与辨病治疗》,人民卫生出版社,2003 年;主编。

［9］　王钢、陈以平等主编,《现代中医肾脏病学》,人民卫生出版社,2003 年;主编。

［10］　陈以平工作室编著,《陈以平学术经验撷英》,上海中医药大学出版社,2010 年;主审。

［11］　陈以平主编,《常见肾系疾病的中医预防和护养》,复旦大学出版社,2013 年;主编。

研究论文(第一作者)

［1］　降气活血法治疗咯血 13 例.辽宁中医杂志,1982(11):44。

［2］　中西医结合治疗内科疑难病的点滴体会.中西医结合杂志,1983(06):366。

［3］　癃闭证治及其探讨.辽宁中医杂志,1983(12):38 - 40。

［4］　冬虫夏草为主治疗慢性肾功能衰竭 28 例初步观察.上海中医药杂志,1984(02):11 - 13。

［5］　虫草菌丝治疗慢性肾功衰竭.中医药研究杂志,1985(02):41 - 42。

［6］　更年期常见的几种病症的治疗经验.辽宁中医杂志,1985(07):23 - 24。

［7］　中药为主治疗各类肾炎的临床报道.中医杂志,1985(08)：28-31。

［8］　以"至灵胶囊"等虫草制剂为主治疗慢性肾功能衰竭117例总结.上海中医药杂志,1986(06)：29-31。

［9］　中西医结合治疗狼疮性肾炎31例报告.中医杂志,1986(08)：28-30。

［10］　中医中药治疗慢性肾功能衰竭疗效观察.中西医结合杂志,1986(08)：465-467,452。

［11］　益气活血化湿法为主治疗膜型肾炎临床与动物实验研究.中医杂志,1987(02)：30-34。

［12］　过敏性紫癜性肾炎的中医治疗.广西中医药,1988(06)：41-43。

［13］　中医辨证治疗IgA肾炎23例.中西医结合杂志,1988(09)：556。

［14］　166例肾病病理分型与中医辨证分型之关系探讨.上海中医药杂志,1992(04)：1-3。

［15］　中西医结合方法处理慢性肾功能衰竭血透前后并发症的体会.中国中西医结合杂志,1993(02)：124。

［16］　益气活血系列方治疗膜性肾炎31例临床观察.中医杂志,1998(12)：731-734,708。

［17］　黑料豆丸治疗肾病综合征低蛋白症107例疗效观察.上海中医药杂志,1999(11)：18-19,23。

［18］　虫草制剂对延缓慢性肾衰竭进展的实验研究.中国中西医结合肾病杂志,2000(03)：140-143。

［19］　尿酸性肾病的治疗进展.中国中西医结合肾病杂志,2001(05)：249-251。

［20］　胡桃夹性儿童血尿的诊断与治疗.中国中西医结合肾病杂志,2002(02)：65-68。

［21］　新月体性肾炎的中西医结合治疗.中国中西医结合肾病杂志,2005(05)：249-252。

［22］　湿热病邪与新月体肾炎.江苏中医药,2006(06)：3-4。

［23］　中西医结合肾病研究的发展概况.中国中西医结合杂志,2007(06)：554-555。

［24］　特发性膜性肾病.中国中西医结合肾病杂志,2007(08)：435-437。

［25］　中西医结合治疗肾病临床研究思考.中西医结合学报,2008(05)：446-448。

［26］　益气活血化湿方案治疗膜性肾病之研究.上海中医药大学学报,2009(01)：1-3。

［27］　Experiences on the Integrative Medical Diagnosis and Treatment of Acute Kidney Injury.中国结合医学杂志(英文版),2010(03)：207-212。

［28］　探索中医辨证与肾脏病理分型之关系.中国中西医结合肾病杂志,2011(11)：

946 - 948。

［29］ 提倡辨病论治,力主微观辨证.中国中西医结合肾病杂志,2012(05)：377 - 378。

［30］ 中医方案治疗特发性膜性肾病肾病综合征的前瞻性、随机、对照、多中心临床研究.中国中西医结合肾病杂志,2012(06)：471 - 474。

［31］ 中医药诊治糖尿病肾病的现状与展望. 中华肾病研究电子杂志,2013(04)：164 - 167。

后　记

　　二○一七年是陈以平先生从医五十五周年，恰逢先生伞寿之年，作为先生教导多年的弟子，我们在先生数年来精心培育的医疗、教学、科研之姹紫嫣红的百花园中，撷取一些奇葩异卉，汇集成本书，以作为献给先生的一份绵薄礼物，亦期望先生的临床经验、学术理论、科研成果能够惠及广大同道和患者。

　　先生 1962 毕业于上海中医学院（现上海中医药大学），是新中国第 1 代由中医院校培养出来的中医人。毕业后先生积极响应党的号召，奔赴西北边疆，在新疆医学院附属医院（现新疆医科大学附属医院）开始了她行医生涯。先生博闻强记，勤于临床，治愈了不少民族同胞内、外、妇、儿科的疾病。她用当归六黄汤成功治愈颅脑手术后头汗淋漓的患者；用大补气血、托毒生肌法使外科臀部大面积经久不愈的伤口迅速痊愈；还用鹿茸血治疗再生障碍性贫血。在当地一时声名鹊起。

　　奉调回到上海进入龙华医院工作后，先生又得到了前辈张伯臾、徐嵩年、丁济民、张志秋、徐福民等老师指导，使她的学术水平更加精湛。其后先生受到徐嵩年老师的器重，参与组建龙华医院肾病研究小组，开展肾病专科门诊。从此，先生在中西医结合防治肾脏病的医疗、教学和科研工作上走出了一条叹为观止的精彩人生之路，成为现代中西医结合的积极倡导者和实践者，我国中西医结合治疗肾脏病学科的奠基人和开拓者之一。

　　数年来，先生以顽强的意志和不懈地努力，在学科发展的崎岖道路上进行着艰苦卓绝而又永不停顿地跋涉，取得了很大成功。先生倡导"辨证与辨病相结合、宏观辨证与微观辨病相结合"的学术思想，为中医、中西医结合诊治肾脏疾病开辟了一条成功之路。她带领龙华医院肾病专科团队开展了大量的肾脏病临床与基础研究，创造性地将肾脏病理诊断引入中医辨证论治之中，成功地摸索出一套肾病病理分型的中医治疗方法，尤其对膜性肾病的临床研究取得了突破性进展，首创以"益气活血化湿"为主要治则的中医治疗方案，确立了中医药在难治性肾病治疗上的地位，并被国家列为"十一五"重大支撑计划课题，其成果分获上海市科技进步奖和中国中西医结合学会科学技术奖；先生在治疗重症 IgA 肾病中，以"斡旋三焦"为总体辨证指导思想贯穿该病各阶段的治疗，根据患者的不同证型，"斡旋三焦"治则可以分别以"调畅气机""和解少阳""清热化湿"等不同治法，在具体治疗中灵活地、有选择地联合运用，达到了最佳治疗效果。其"斡旋三焦"法治疗肾脏病的研究荣获上海市科技进步一等奖。并与陈香美院士共同主持的国家科技部"十五"攻关课题"IgA肾病中医证治规律的研究"获中国中西医结合学会科技进步一等奖;她总结出糖尿病肾病"早期重在清热养阴;中晚期尤需温补脾肾;益气活血贯穿始终"之分期论治的方法和开发出疗效明显的黄芪牛蒡子系列方,获得了2010年中国中西医结合学会科学技术一等奖。先生在积累大量临床病例的基础上,摸索总结出一系列肾病的中医治疗规律,形成了完整的陈氏肾病系列方,如尿毒症系列方、血尿系列方、慢性肾小球系列方、继发性肾病系列方等以及系列院内制剂,在临床上均收到较为满意的疗效。先生还开创了多种单味药治疗肾病之先河。在国内首先报道昆明山海棠治疗肾炎蛋白尿,冬虫夏草、虫草菌丝及蝉花治疗慢性肾衰。通过临床及动物实验发现冬虫夏草及虫草菌丝功效相近,且在机制方面进行了深入的研究,目前已被国内肾病同道认可并在临床上广泛使用。蝉花治疗慢性肾衰的临床及实验研究已申报国家级专利。先生在临床和科研诸多创新成为本书中最大亮点。

　　先生十分注重人才的培养,她怀着培英育秀,济世活人的仁爱之心,主持编写了《实用中医肾病学》《现代肾脏病治疗学》《肾病的辨证与辨病治疗》《陈以平临床经验撷英》等十多部学术专著,并在国内外期刊杂志上发表了大量学术论文,毫无保留将自己多年的临床经验和盘托出、录著笔端以奉献给大家。在本书"临证发微"章节中我们即收集了先生发表的部分文章以与大家分享。在对我们培养过程中,先生思维敏捷,逻辑严密,善于以深厚的专业理论知识、丰富的实践案例,通过深入浅出的讲解,启发和诱导大家的思维和创造能力,使我们获益很多。书中"肾病传薪实录"皆来自先生在门诊和病房查房时对我们的指导而成篇。即使是我出站离校多年了,一见到老师,她总是关切地询问我学习和工作情况,谈她对一些疑难杂证诊治的新感悟。由于老师的精心培育,不少师门弟子在毕业后都有不凡的表现,有的走上医院领导岗位,有的成为了三甲医院重点肾病专科带头人,有的成为全国优秀中医临床培养人才和上海市卫生局优秀青年培养人才,还有一些被派遣到国外深造学习。今天的我也成了北京中医药大学东直门医院的卫生部重点肾病专科的学术带头人、博士生导师。有感于郑板桥的一首诗:"新竹高于旧竹枝,全凭老干为扶持。"没有老师的栽培,怎会有我等今天的成就!

　　"菩萨心肠,神仙手眼"是著名画家刘旦宅先生对陈老师的高度评价,它道出了广大患者的心声。精湛的医术、高尚的医德,使陈氏名扬海内外,她的年门诊量多达6 000人次以上。面对患者,她总是一丝不苟地诊治,常常因延长门诊而耽误了就餐。她经常为年高病重的患者及外地患者加号诊治,为经济拮据的患者减免特需专家挂号费。对于网上求治者,她总是热情回复,在中国中西医结合肾脏病网站的留言板上,上千条给患者的复函饱含着陈氏对患者的一片深情。她时时刻刻把危重患者的病情挂在心上,即使是出差在外也要打电话到病房询问患者的病况。看到年事已高的导师,我们常常劝她多注意身体,适当控制一下门诊量,而先生总是笑而不应,她以其高尚的医德感染和影响着我们。

　　先生以其高尚的医德和渊博的学识而深受世人景仰,2005年德高望重的先生众望所归地当选为第3届中国中西医结合学会肾病专业委员会主任委员。她以永不止步的事业追求和海纳百川的宽广胸襟,带领这个充满朝气的学术团队,推动着本学科与时俱进地向前发展。几年来,成功地举办了第3、4、5届国际中西医结合肾病学术会议、第7、8、9届国内学术年会以及青年论坛和学习班等,并先后与新加坡中医药学会、泰国卫生部泰医及替代医学司建立了长久的合作关系;与韩医师学会及我国香港大学附属东华三院及台湾长庚医院建立了学科互访式交流机制。她倾注心血打造的中国中西医结合肾脏病网站已成为日访问量万人次以上的专业网站。她倡导和主持的中西医结合肾脏病前瞻性、多中心、随机、对照的循证医学研究,取得了"十五""十一五"国家科技攻关项目的支持,成绩令人瞩目。如今一个和谐、合作、创新、进取的中西医结合肾病学科队伍活跃在国内外学术舞台上,学科的发展呈现出一幅"日出山花红似火,春来江水绿如蓝"的生动画卷。

先生在学科内的重要贡献使其蜚声国内外。她先后担任中国中西医结合学会肾脏病专业委员会主任委员,上海中医药大学龙华医院终身教授、内科首席主任医师,上海市名中医,上海市名老中医经验继承高级研修班指导老师,国家中管局肾病重点专科学术带头人,中华中医药学会肾脏病分会、世界中医药联合会肾脏病分会顾问,《中国中西医结合肾病杂志》《上海中医药杂志》等多家杂志的名誉主编、编委,台湾长庚医院中医部、香港大学东华三院客座教授,新加坡同济医院肾脏病科研究组顾问等。

今天,先生快要迎来她的八十寿诞,可她还在老骥伏枥,乐此不疲地活跃在她热衷的事业中,为战胜肾病恶魔,甘洒热血写春秋……

刘玉宁

丁酉年仲夏于北京上地菊香书屋